基礎医学大要 1

放射線生物学 2

放射線物理学 3

医用工学 4

放射化学 5

放射線計測学 6

X線撮影技術学 7

診療画像機器学 8

診療画像検査学 9

核医学検査技術学 10

放射線治療技術学 11

画像工学 12

医用画像情報学 13

放射線安全管理学 14

診療放射線技師

先手必勝！

弱点克服

完全ガイド

福士政広　首都大学東京 健康福祉学部 放射線学科 教授

MEDICAL VIEW

本書では，厳密な指示・副作用・投薬スケジュール等について記載されていますが，これらは変更される可能性があります．本書で言及されている薬品については，製品に添付されている製造者による情報を十分にご参照ください．

A Guidebook for Radiological Technologist National Examination
(ISBN 978-4-7583-1498-5 C3047)

Editor: Masahiro Fukushi

2015. 1. 10 1st ed

Medical View Co., Ltd.
2-30 Ichigayahonmuracho, Shinjyukuku, Tokyo, 162-0845, Japan
E-mail ed@medicalview.co.jp

編集の序

　診療放射線技師に限らず，国家資格の医療職における国家試験は，臨床現場で働くために必要な知識を身に付けているかどうか，国が求める医療職としての知識レベルに到達しているかどうかを判定する試験である。国家試験は国家試験出題基準を基に施行されるが，時代によって医療職に求められる知識・技術レベルは自ずと変わるため，それに合わせて出題基準も数年ごとに改定が繰り返されてきている。診療放射線技師国家試験は現在，平成24年版の出題基準を基に作成されている。その年によって出題傾向は若干変わるが，診療放射線技師として求められる基本的な知識は大きくは変わらないため，重要な項目は多く出題される傾向がみられる。

　本書は，過去6回（第61～66回）分の診療放射線技師国家試験の出題傾向を精査し，出題数が多い試験科目の内容を重点的に解説した書籍である。国家試験出題基準の試験科目・大項目に合わせて章を構成し，さらに各項目を「弱点克服への道」「ポイントねらい撃ち」「知識の幅を広げよう」の3つに分けて解説している。「弱点克服への道」では，学生諸君が苦手としている内容をわかりやすく解説した。「ポイントねらい撃ち」では，国家試験の過去問から重要なものを選び，その選択肢を正しい文章（正文）に直して掲載している。正文を覚えることで，誤った選択肢を判断することができるようになる。「知識の幅を広げよう」では，「ポイントねらい撃ち」に掲載した過去問を補足する解説やその他の覚えておくべき事項を，図表や簡潔な文章でまとめている。

　これまでに，書き込み式サブノート『診療放射線技師 ブルー/イエロー・ノート 3rd edition』，穴埋め問題集『診療放射線技師 グリーン・ノート 基礎/臨床編 2nd edition』，携帯用参考書『診療放射線技師 ポケットレビュー帳 2nd edition』，画像問題解説集『診療放射線技師 画像攻略 テク・ナビ・ガイド』を編纂してきたが，本書『診療放射線技師 先手必勝！ 弱点克服完全ガイド』は，国家試験合格のための総仕上げの本である。なお本書の各項目には，『診療放射線技師 ブルー/イエロー・ノート』の参照項目も掲載しているので，合わせて学習することも可能である。本書で苦手科目をなくし，国家試験合格を勝ち取ってほしい。

　最後に，本書にご執筆いただいた先生方に深く感謝申し上げます。

2014年12月

首都大学東京　福士政広

本書の使い方

『診療放射線技師国家試験出題基準』をまとめて記載しました。

7章　X線撮影技術学

4 X線撮影技術　X線撮影：脊柱・四肢・その他

亀澤 秀美

出題基準

- X線撮影（頭部，脊柱，体幹部，四肢，乳房，軟部組織，歯・顎顔面，断層撮影，立体撮影，拡大撮影）

第1ステップ：弱点克服への道

その項目の最重要ポイントや多くの学生さんがつまずく内容をまとめました。まずは，ここをしっかり理解して，自信をもって次へ進みましょう!!

弱点克服への道　椎体，四肢，その他のX線撮影方法や観察部位を押さえよう。

- 上部頸椎（第1・2頸椎）正面撮影は上部頸椎が後頭骨，下顎骨に重なるため，開口位にて撮影する。第3～7頸椎の中心線は，**第4頸椎**の位置へ尾頭方向15°で入射する。
- 頸椎側面像は後縦靱帯の骨化，圧迫骨折の診断に用いられる。
- 胸椎正面撮影の中心線は**第7胸椎**に対して垂直入射する。
- 腰椎正面撮影の中心線は**第3腰椎**に対して垂直入射する。
- 腰椎斜位撮影では**ドッグライン（スコッチテリア像）**が描出される。
- グスマン法，マルチウス法は**骨盤計測**に用いられる。
- 手根骨は**豆状骨，三角骨，月状骨，舟状骨，大菱形骨，小菱形骨，有頭骨，有鈎骨**の8個の骨で構成される。
- 足根骨は**踵骨，距骨，舟状骨，立方骨，第1楔状骨，第2楔状骨，第3楔状骨**の7個の骨で構成される。
- 距骨と舟状骨，踵骨と立方骨からなる関節を**ショパール関節**，楔状骨と中足骨，立方骨と中足骨からなる関節を**リスフラン関節**とよぶ。

第2ステップ：ポイントねらい撃ち

過去6年間（第61～66回）の国家試験問題から重要な選択肢を抽出し，正しい文章に変換して箇条書きにまとめました。

ポイントねらい撃ち　過去問から，覚えるべきポイントをピックアップ！

◉頸椎X線撮影

❶正面撮影では**ルシュカ関節**が観察対象である。[65-71PM]
❷側面（中間位）撮影では**環椎歯突起間距離**が観察対象である。[65-71PM]
❸側面（前屈位）撮影では**椎体間隙**が観察対象である。[65-71PM]
❹開口位撮影では**環軸関節**が観察対象である。[65-71PM]
★❺斜位撮影では**椎間孔**が観察対象である。[61-82PM, 65-71PM]
❻斜位撮影では前額面とカセッテのなす角度は**50度**である。[63-74PM]

◉腰椎X線撮影

❼正面撮影では膝を**屈曲**させる。[61-74PM]
❽側面撮影ではX線中心を**第3腰椎**の高さとする。[61-74PM]
❾斜位撮影では背面を撮影台に対し**30～45度**にする。[61-74PM]
❿斜位撮影では**ドッグライン（スコッチテリア像）**が観察される。[65-71PM]

◉四肢・その他X線撮影

⓫肩関節正面撮影では入射中心線をカセッテ面に対し**頭尾方向20度**で入射する。[62-73PM]
★⓬マルチウス法は**骨盤計測**撮影法である。[62-74PM, 65-73PM, 66-73PM]
★⓭アントンセン法は**距踵関節**のX線撮影法である。[62-74PM, 65-73PM]
★⓮ラウエンシュタイン法は**大腿骨頸部**のX線撮影法である。[62-74PM, 65-73PM, 66-73PM]
★⓯ローゼンバーグ法は**膝関節**のX線撮影法である。[62-74PM, 64-77PM, 65-73PM, 66-73PM]
★⓰ストライカー法は**肩関節**のX線撮影法である。[64-77PM, 65-73PM]

★：2回以上出題

国家試験の回数，問題番号，午前・午後を表しています。「61-74PM」の場合は，第61回国家試験の午後の部，74問目を意味しています。

過去問をやみくもに解くより簡単に，その項目の要点がつかめます。特に，2回以上出題された内容（★印が付いています）は要チェック!!

第3ステップ：知識の幅を広げよう

「ポイントねらい撃ち」を補足する説明やその他に覚えておくべき事項をまとめました。ここまで知識が広がれば，苦手意識はかなり克服できるはず!?

『診療放射線技師 ブルー・ノート 基礎編 3rd edition』『診療放射線技師 イエロー・ノート 臨床編 3rd edition』（メジカルビュー社）と連動して学習できるように参照項目番号をつけました!!

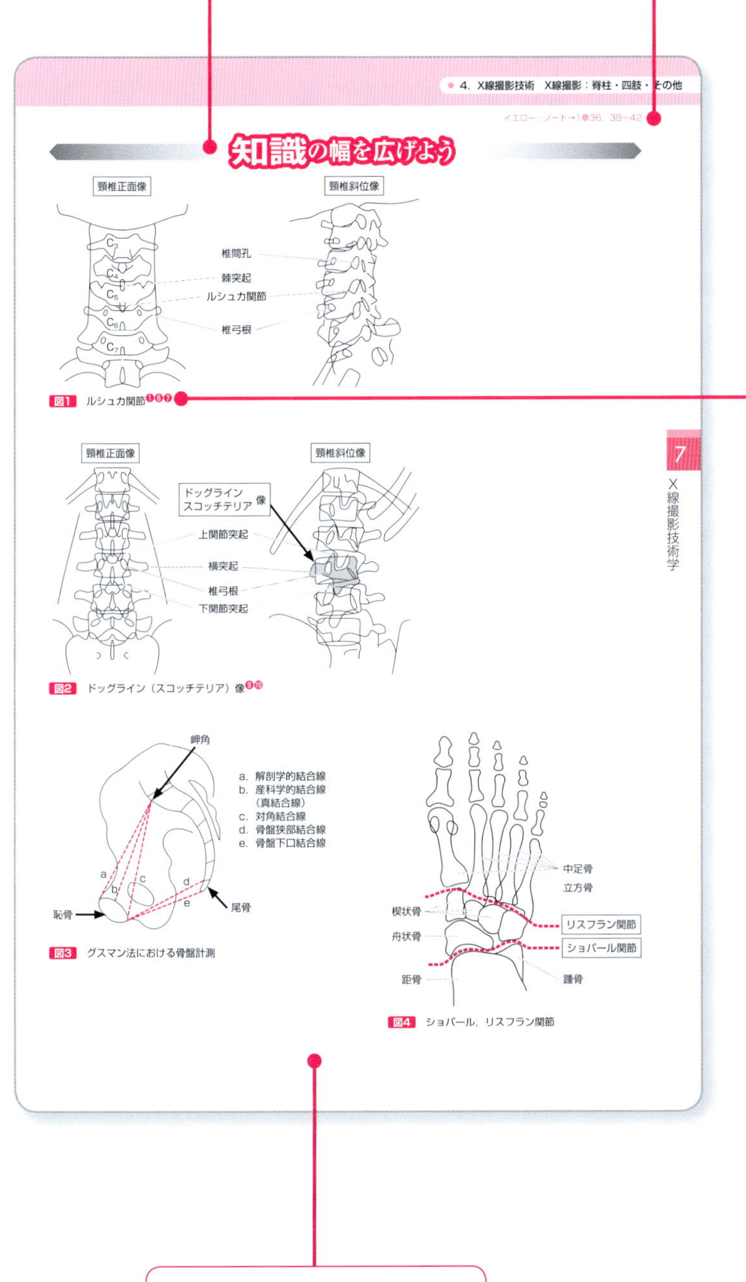

「ポイントねらい撃ち」に関係した箇所には該当する番号をつけてあります!!

「＋αの知識」をまとめました。

執筆者一覧

■編　集

福士政広　首都大学東京 健康福祉学部 放射線学科 教授

■執筆者（掲載順）

佐藤英介　杏林大学 保健学部 診療放射線技術学科
高田健太　筑波大学 医学医療系
布施　拓　茨城県立医療大学 保健医療学部 放射線技術科学科
川村　拓　茨城県立医療大学 保健医療学部 放射線技術科学科
亀澤秀美　帝京大学 福岡医療技術学部 診療放射線学科
津田啓介　つくば国際大学 医療保健学部 診療放射線学科 講師
志田晃一　つくば国際大学 医療保健学部 診療放射線学科 講師
中世古和真　つくば国際大学 医療保健学部 診療放射線学科
井上一雅　首都大学東京 健康福祉学部 放射線学科

■編集協力

芝　紀代子　文京学院大学 名誉教授

contents

7章 ▪ X線撮影技術学……145

8章 ▪ 診療画像機器学……185

9章 ▪ 診療画像検査学……203

10章 ▪ 核医学検査技術学……227

11章 ▪ 放射線治療技術学……267

12章 ▪ 画像工学……301

13章 ▪ 医用画像情報学……307

14章 ▪ 放射線安全管理学……325

1章

基礎医学大要

1 構造と機能　人体の構造と機能の基礎

佐藤 英介

出題基準

- 人体の構成（人体を構成する主要元素，細胞，組織，器官），体腔（頭蓋腔，脊柱管，胸腔，腹骨盤腔），人体の方向と断面（立位，仰臥位，腹臥位，仰臥位，頭側と尾側，前方と後方，腹側と背側，内側と外側，近位と遠位，表層部と深部，矢状面，冠状断面，軸位断面〈横断面〉），内部環境の恒常性（ホメオスタシス〈恒常性〉）

弱点克服への道　人体の方向と断面について整理しよう!!

◉方向

- 人体の主な3方向として，**頭足**（HF：Head-Foot），**前後**（AP：Anterior-Posterior），**左右**（LR：Left-Right）がある。
- これらの方向は，向きによって逆の表現も使われる（例：PAやRLなど）。
- **頭足**（HF）は，**上下**（SI：Superior-Inferior）や**頭尾**（CC：cranio-caudal）などと表現されることもある。

◉断面

- 人体の主な3断面として，**横断面**（axial），**冠状断面**（coronal），**矢状断面**（sagittal）がある。
- これら3断面を基本とするが，人体を斜めに切った場合は**斜断面**（oblique）とよぶ。
- 斜断面（oblique）が横断面（axial）に近い場合は**斜横断面**（oblique axial），冠状断面（coronal）に近い場合は**斜冠状断面**（oblique coronal），矢状断面（sagittal）に近い場合は**斜矢状断面**（oblique sagittal）とよぶ。

ポイントねらい撃ち　過去問から，覚えるべきポイントをピックアップ！

◉方向

❶脛骨，腓骨，距骨，膝蓋骨，中足骨のうち，中足骨は最も**遠位**にある。[61-1PM]
❷手掌，足背，大腿伸側は**前面**である。[61-2PM]
❸前腕は上腕よりも**遠位**にある。[61-2PM]
❹顎下線，甲状腺，喉頭蓋，耳下腺，軟口蓋のうち，最も**尾側**に位置する構造は甲状腺である。[66-4PM]

◉断面

❺前額面は**冠状面**と同義である。[61-2PM]
❻脊髄，脾臓，副腎，大動脈，下大静脈のうち，冠状断面で最も**外側**にあるのは脾臓である。[62-6PM]

ブルー・ノート ⇒ 1章8，9，22，30 イエロー・ノート ⇒ 1章33

知識の幅を広げよう

方向と断面❶❷❺

- 図1に各方向と各断面を示す。
- 横断面は水平面，冠状断面は前額面とよばれることもある。
- 四肢では，体幹に近い側を近位，遠い側を遠位とよぶため，前腕（下腿）は上腕（大腿）よりも遠位に位置すると表現する。
- 通常，中間位に対し，手掌および足背は前面，手背および足底は後面とする。

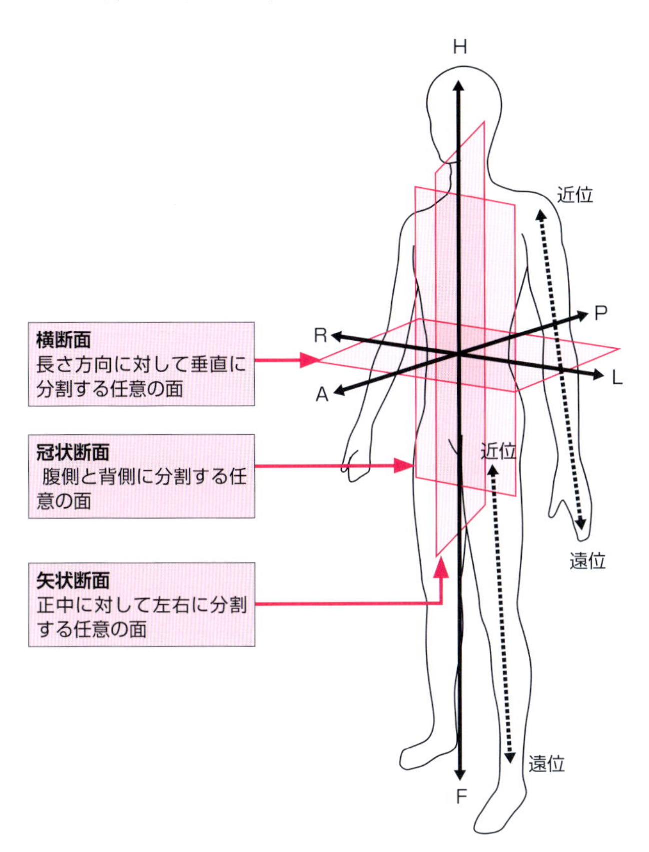

図1　人体の方向と断面

豆知識

●臓器の位置関係を各方向および各断面で把握しておこう！

・診療放射線技師として，人体の構造をきちんと理解しておく必要がある。人体の構造を理解する際，各方向および各断面で各臓器の位置関係を把握しておくことが重要であるため，CT画像やMR画像で確認すること！

2 構造と機能　細胞と組織

佐藤 英介

出題基準

- 細胞の構造と機能（細胞内小器官の構造と機能），細胞の分化と分裂（細胞分裂，DNA，遺伝子と遺伝情報），組織の種類（上皮組織，結合組織，筋組織，神経組織），細胞傷害（ネクローシス〈壊死〉とアポトーシス）

弱点克服への道　細胞と組織について整理しよう!!

細胞の構造と機能

- 細胞は，核（核膜，核基質，クロマチン，核小体）と細胞質（細胞膜，**ミトコンドリア**，小胞体，リボソーム，リソソーム，ゴルジ体，中心小体）で構成されている（図1）。
- **ミトコンドリア**は，好気呼吸の場であり，外から取り入れた酸素を使ってエネルギー物質である**ATP**を産生（**合成**）する。

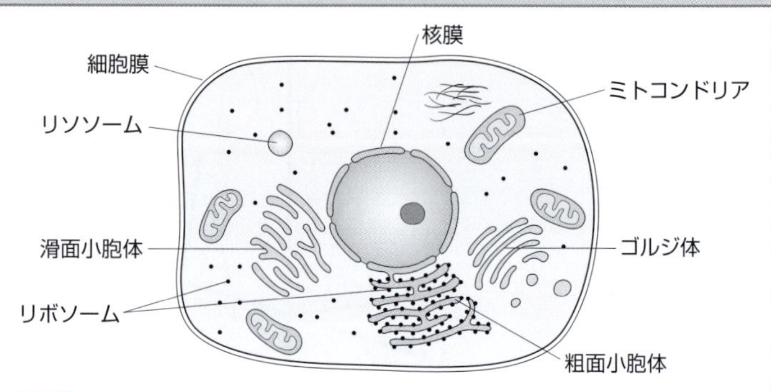

図1　細胞の構造
（福士政広：診療放射線技師 ブルー・ノート 基礎編 3rd edition，p.3，図2，メジカルビュー社，2012．より引用）

細胞の分化と分裂

- 個々の細胞が不可逆的に構造および機能を変化させることを**分化**とよび，1つの細胞が2つ以上の細胞に分かれることを**分裂**とよぶ。
- 細胞は，**分裂期**と**間期**で構成される細胞周期を有し，分裂期を**M期**，DNA合成前期を**G_1期**，DNA合成期を**S期**，分裂前期を**G_2期**，G_1期の途中で細胞周期を回らずに終止期にあるものを**G_0期**とよぶ（図2）。

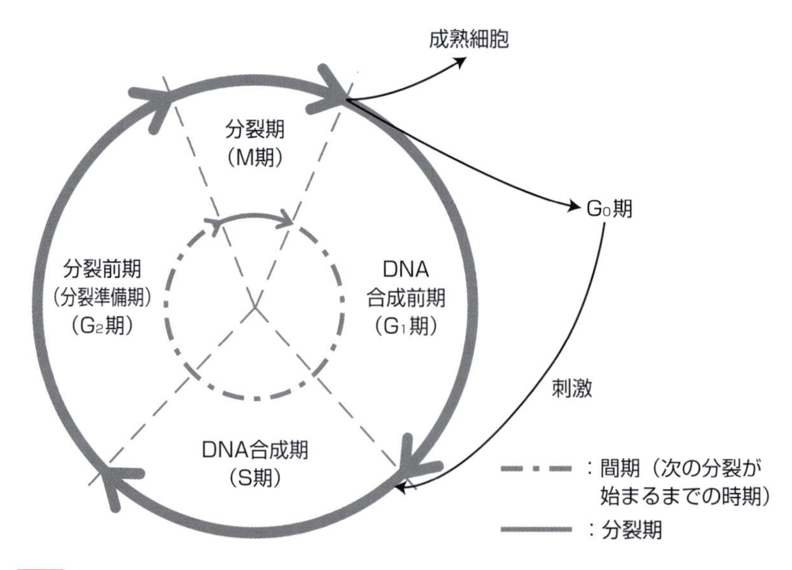

図2　細胞周期
（福士政広：診療放射線技師 ブルー・ノート 基礎編 3rd edition，p.263，図7，メジカルビュー社，2012．より引用）

●核酸

- **核酸**は，塩基，糖，リン酸からなるヌクレオチドが鎖状に結合した高分子物質であり（図3），**DNA（デオキシリボ核酸）**と**RNA（リボ核酸）**に大別され，生命活動の維持に重要な働きをする。
- **DNA**および**RNA**のヌクレオチドの構成は表1の通りである。

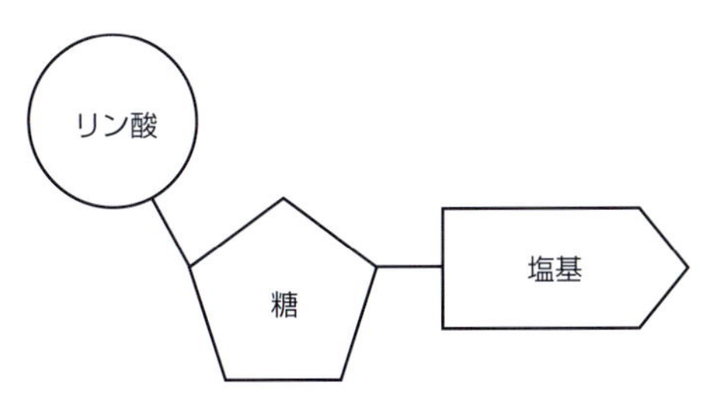

図3　ヌクレオチド
（福士政広：診療放射線技師 ブルー・ノート 基礎編 3rd edition, p.4, 図3, 2012, メジカルビュー社, より引用）

表1　核酸，DNA，RNAの構成

核酸	DNA	RNA
糖	デオキシリボース	リボース
塩基	アデニン（A） グアニン（G） シトシン（C） チミン（T）	アデニン（A） グアニン（G） シトシン（C） ウラシル（U）
リン酸	リン酸	リン酸

●組織の種類

- 組織には，**上皮組織**，支持組織，筋組織，神経組織がある（図4）。
- **上皮組織**は，細胞の形状や細胞の重なりの程度で，表2のように分類される。

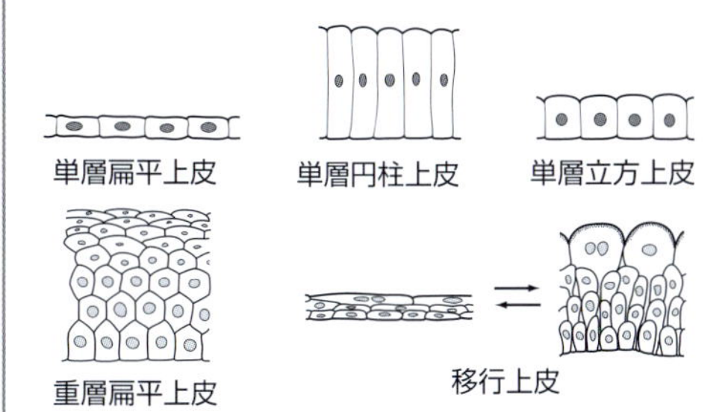

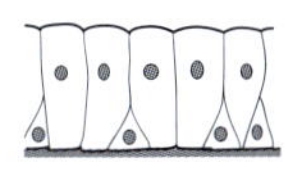

細胞核が数列並ぶため，一見，重層上皮に似ているが，すべての細胞が基底膜に接することから，単層上皮にも類似している。特に，線毛をもつ多列上皮を多列線毛上皮という。

図4　上皮組織の種類
（福士政広：診療放射線技師 ブルー・ノート 基礎編 3rd edition, p.5, 図4, メジカルビュー社, 2012, より引用）

表2　上皮組織の種類

上皮組織	部位
単層扁平上皮	漿膜，血管，リンパ管，肺胞壁
単層円柱上皮	胃の粘膜，腸の粘膜
単層立方上皮	甲状腺の濾胞細胞，腎臓の尿細管
重層扁平上皮	表皮，口腔，食道，直腸下部
重層円柱上皮	結膜
移行上皮	膀胱，尿管，腎盂
多列上皮	気管，気管支，鼻腔

ポイントねらい撃ち 過去問から，覚えるべきポイントをピックアップ！

●細胞の構造と機能

★❶**ミトコンドリア**は細胞内で酸化的リン酸化（ATP産生）を行う。63-1PM，64-1PM，65-2PM

❷細胞膜の層構造を形成する主成分は**リン脂質**である。64-2PM

❸K^+は細胞外液より細胞内液の濃度が高い。66-1PM

●細胞の分化と分裂

❹S期は**DNA合成期**である。64-3PM

❺胸腺と骨髄は**免疫担当細胞の分化**に関与する。65-3PM

●核酸

❻DNAが直接かかわるのは**転写**と**複製**である。61-3PM

❼DNAを構成する塩基は，**チミン**，**アデニン**，**グアニン**，**シトシン**である。62-7PM

●組織の種類

❽**線毛上皮**は，粉塵を気道から排除する機能を有する。61-4PM

★❾口腔と食道は粘膜が**重層扁平上皮**で覆われている。61-9PM，66-5PM

❿尿管は**移行上皮**で覆われている。65-1PM

⓫副腎と腎臓は**皮質**と**髄質**で構成される。66-2PM

★：2回以上出題

知識の幅を広げよう

細胞内液と細胞外液❸

- 細胞外液と細胞内液とでは，イオン（電解質）の濃度が異なる（表3）。
- 一般に，細胞外液にはNa^+やCl^-が多く，細胞内液にはK^+が多い。
- 両者は細胞膜で仕切られ，その細胞膜にあるナトリウム−カリウムポンプで浸透圧を維持している。
- また，H^+濃度は細胞内液より細胞外液のほうが高い。

表3 無機イオンの濃度

イオン	Cl^-	HCO_3^-	K^+	Na+
細胞外液濃度（mM）	113	27	5	152
細胞内液濃度（mM）	7	10	157	14

（芝　紀代子，下村弘治 編：臨床検査技師 先手必勝！ 弱点克服完全ガイド 2nd edition，p.178，メジカルビュー社，2014．より改変引用）

ブルー・ノート ⇒ 1章4，2章2〜4

免疫担当細胞❺

- **免疫担当細胞**（マクロファージ，リンパ球，樹状細胞）は，骨髄などの造血器に存在する造血幹細胞から分化する。
- 血液細胞の1つであるT細胞は，他の血液細胞と同様に造血器幹細胞で作られるが，T細胞の元になる前駆細胞が胸腺に移住することでT細胞が作られる。

線毛上皮❽

- **線毛上皮**は，線毛（細胞から生える毛の一種）をもつ上皮のことであり，気管（気道）や卵管といった粘膜上皮細胞がこれに当たる。
- 気管（気道）における線毛上皮は，空気中に含まれる異物を体外に排泄する。

皮質と髄質⓫

- 臓器の中心部と表面部とで機能や構造が異なる際，中心部を髄質，表面部を皮質とよぶ。
- 皮質と髄質をもつ臓器としては，大脳，小脳，副腎，腎が挙げられる。

3 構造と機能　生体の防御機構と免疫

佐藤 英介

出題基準

●免疫（免疫系の構成，免疫系の機能）

弱点克服への道　ヒトの免疫について勉強しよう!!

◉**免疫系**

●人体に害を及ぼす種々の要因（病原体，異物，がん細胞など）から免れるための生体防御システムを免疫系とよぶ。

●**抗原抗体反応**により，抗原を攻撃して病原体や異物などを排除する。

●また，自己と非自己を識別する（自分以外の物質を攻撃する）機能をもつ。

●これには，リンパ球が抗原を直接的に攻撃する**細胞性免疫**と，リンパ球が抗体を作って抗原を攻撃する**体液性免疫**とがある。

◉**細胞性免疫**

●体内に異物が入ると，マクロファージからヘルパーT細胞（Th）に異物の情報が伝えられ，この情報をThがリンパ球と細胞障害性T細胞（CTL）に伝える。すると，リンパ球は増殖し，CTLは異物を非自己であると認識して攻撃する。

◉**体液性免疫**

●体内に異物が入ると，細胞性免疫と同様に，マクロファージからThに異物の情報が伝えられ，ThがB細胞（骨髄由来）に抗体を産生するように指示を出す。すると，B細胞は抗体を産生する細胞（形質細胞，プラズマ細胞）へと分化して抗体を産生し，抗原抗体反応を起こす。

ポイントねらい撃ち　過去問から，覚えるべきポイントをピックアップ！

◉**免疫**

❶**好中球**は病原体を貪食する。63-2PM

❷移植免疫は**細胞性免疫**と関連が深い。63-3PM

❸**B細胞**は抗体を産生する形質細胞に分化する。64-4PM

ブルー・ノート⇒1章35，41

知識の幅を広げよう

白血球❶

- 種々の感染症が起こると白血球数は正常より増加し，放射線照射や薬剤投与などによって骨髄の造血機能が障害されると正常より減少する。
- 白血球は，リンパ球と顆粒球（好中球，好酸球，好塩基球，単球）（表1）に大別される。

表1　顆粒球の種類

好中球	好中性の顆粒をもつ。遊走性を有し，組織内の炎症巣に集まり，細菌などを貪食・除去する。
好酸球	好酸性顆粒をもつ。好中球と同様な走化能と貪食能を有するが，殺菌能は劣る。アレルギー病変と関連が深いことが知られている。
好塩基球	好塩基性顆粒をもつ。好塩基球の中には，ヒスタミンやヘパリンなどが含まれており，アレルギー反応の際，このヒスタミンの放出によりアナフィラキシーショック・蕁麻疹・気管支喘息などを引き起こすとされている。
単球	白血球の中で最大。単球は遊走能・貪食能・粘着能が盛んであるが，本来の機能はマクロファージに変化してから発揮される。

移植免疫❷

- 臓器や組織を移植する際，移植される臓器や組織は異物（非自己）と認識されるため，CTLによる拒否（拒絶）反応が生じる。そのため，移植免疫は細胞性免疫との関連が深いといわれる。

●移植片対宿主病（GVHD：graft versus host disease）

- GVHD（移植片体宿主病）とは，臓器移植に伴って生じる合併症の1つである。
- 白血病などに対する骨髄（造血幹細胞）の移植では，免疫反応や拒絶反応が問題となる。
- 特に，造血幹細胞の移植では，ドナー（臓器提供者）の移植片（移植した造血幹細胞）がレシピエント（臓器受給者）の臓器を異物として認識して攻撃するケースがあり，これに伴って生じる症状をGVHDとよぶ。
- 臓器移植では，レシピエントの臓器がドナーの臓器を拒絶（攻撃）するケースもあるが，これとは逆の現象であるため，注意が必要である。

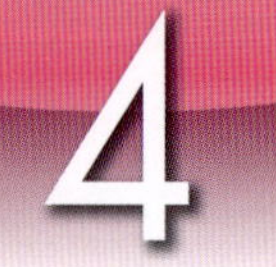

構造と機能　運動器

佐藤 英介

出題基準

●骨・関節の構造と機能（骨，軟骨，関節，滑膜，骨格），筋の構造と機能（骨格筋・腱・靱帯の構造と機能）

弱点克服への道　上肢・下肢の骨・関節・筋について勉強しよう!!

◉骨（上肢・下肢）（図1）

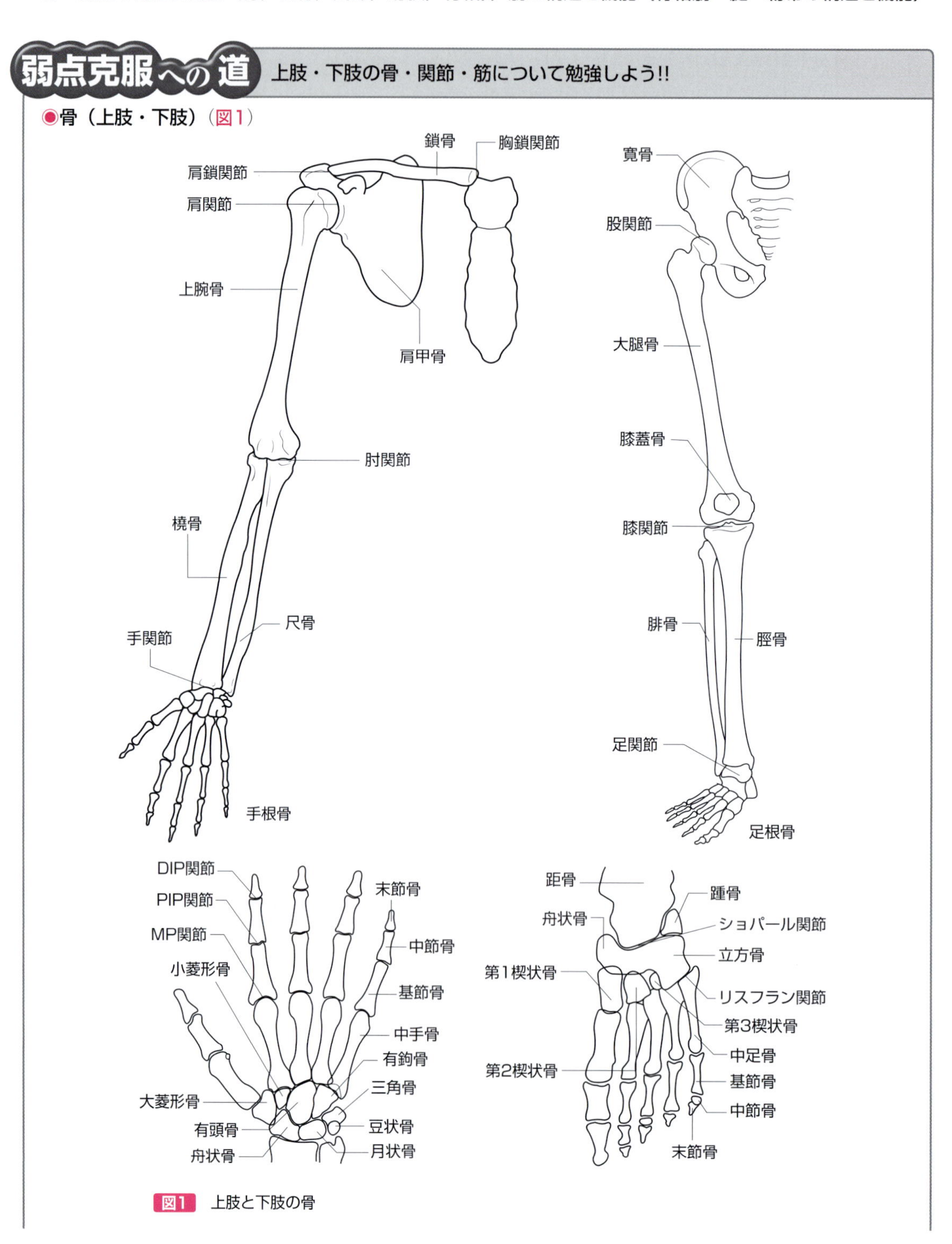

図1　上肢と下肢の骨

●関節（肩・肘・膝）（図2〜4）

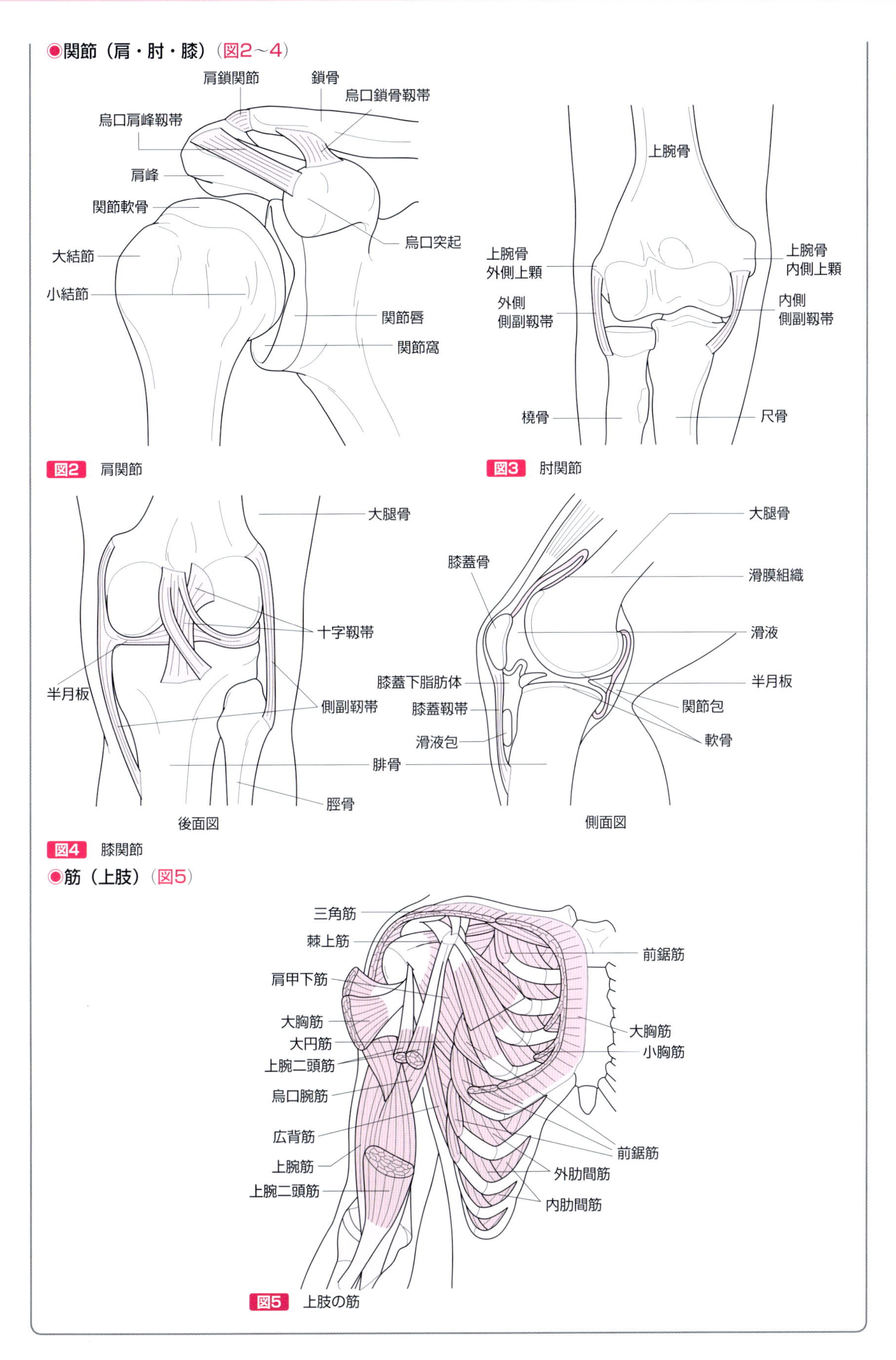

図2　肩関節

図3　肘関節

図4　膝関節

●筋（上肢）（図5）

図5　上肢の筋

ポイント ねらい撃ち 過去問から，覚えるべきポイントをピックアップ！

◉**骨**

❶第8～10肋骨は**肋骨弓**を形成する。61-5PM

❷**横突起，関節突起，椎間孔，椎弓根**は対構造である。63-4PM

❸右心室，奇静脈，左心室，左心房，上大静脈のうち，**胸骨体部**に最も近いのは右心室である。64-4PM

◉**関節**

❹**半月板**は膝関節で衝撃を和らげる。62-8PM

❺**ツチ骨，胸骨，肋骨，仙骨**は関節を形成する。66-6PM

❻立方骨は**Lisfranc（リスフラン）関節**を形成する。66-7PM

◉**筋**

❼**棘上筋，広背筋，三角筋，大円筋**は肩関節の運動に関与する。66-8PM

知識の幅を広げよう

椎骨❷（図6）

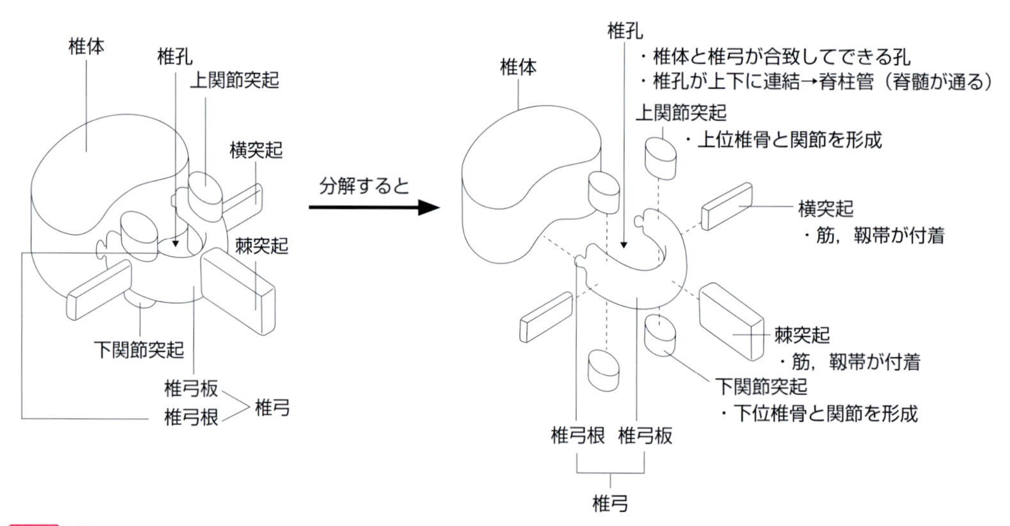

図6 椎骨

（松村讓兒：イラスト解剖学 第4版，p.33，中外医学社，2004．より一部改変引用）

半月板損傷❹

- 半月板は，大腿骨と脛骨の間（膝関節）にあり，クッションの役割を果たしている。
- 半月板が損傷すると，膝の関節腔に水がたまり，屈伸運動が困難になる。
- 症状が悪化すると，膝が動かなくなり，強い痛みも生じる。

ブルー・ノート ⇒ 1章2〜12

耳小骨[5]（図7）

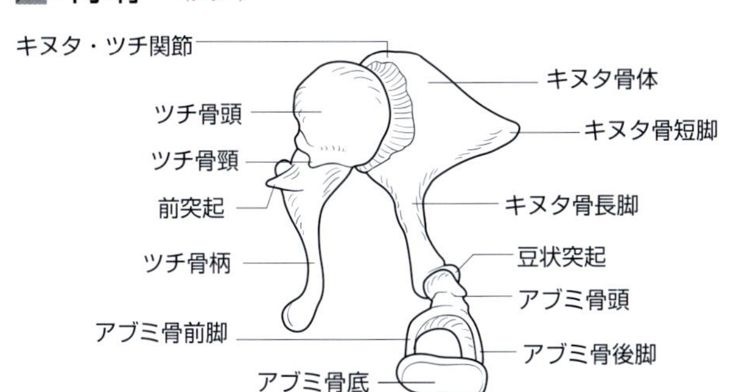

図7　耳小骨
（前原忠行 編著：側頭骨・内耳のCT・MRI解剖図譜 改訂第2版，p.6，日本シエーリング，1999．より改変引用）

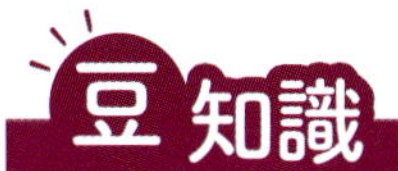

●骨・関節だけでなく，筋肉も覚えよう！

・骨（頭蓋骨，脊椎，四肢，骨盤）および関節の名称や動き（働き）を覚えることは必須である。また，運動時に関与する（働く）筋肉の名称を動き（働き）とともに理解しておく必要がある。

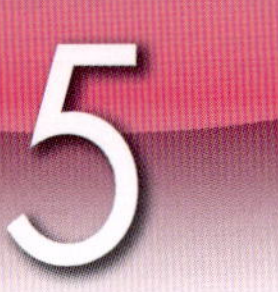

構造と機能　呼吸器，胸郭，胸壁，胸膜，乳房

佐藤 英介

出題基準

●胸郭・胸壁・乳房の構造と機能（胸膜，胸郭，胸壁，乳房，縦隔，横隔膜），気道の構造と機能（鼻腔，副鼻腔，咽頭，喉頭，気管支），肺の構造と機能（肺胞と肺血管系，呼吸機能）

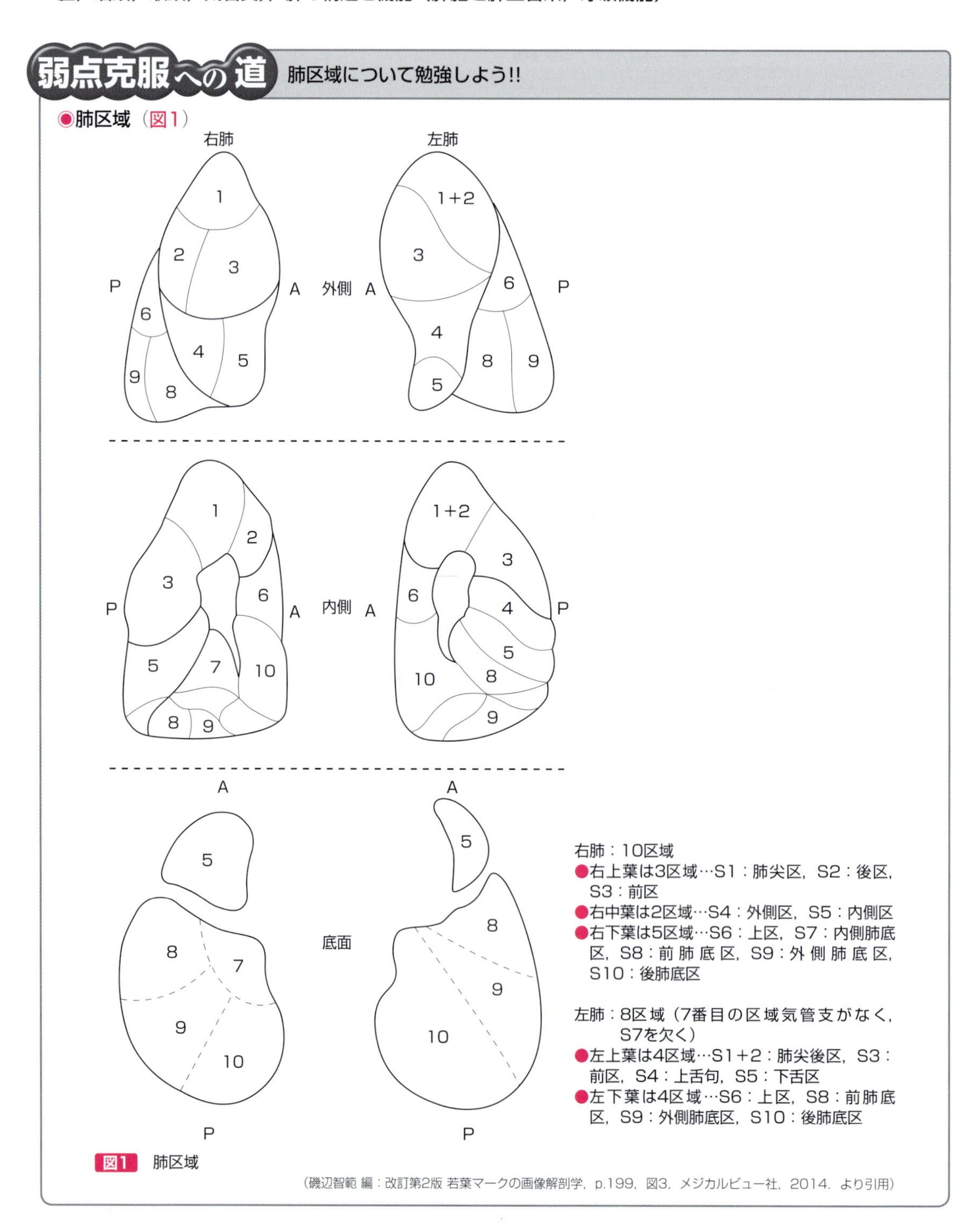

右肺：10区域
●右上葉は3区域…S1：肺尖区，S2：後区，S3：前区
●右中葉は2区域…S4：外側区，S5：内側区
●右下葉は5区域…S6：上区，S7：内側肺底区，S8：前肺底区，S9：外側肺底区，S10：後肺底区

左肺：8区域（7番目の区域気管支がなく，S7を欠く）
●左上葉は4区域…S1+2：肺尖後区，S3：前区，S4：上舌区，S5：下舌区
●左下葉は4区域…S6：上区，S8：前肺底区，S9：外側肺底区，S10：後肺底区

図1　肺区域

（磯辺智範 編：改訂第2版 若葉マークの画像解剖学，p.199，図3，メジカルビュー社，2014．より引用）

ブルー・ノート ⇒ 1章13〜19

ポイントねらい撃ち　過去問から，覚えるべきポイントをピックアップ！

●**胸郭，胸壁，乳房**

❶心臓，食道，気管，胸腺は**縦隔**内に存在する。61-6PM

❷奇静脈は**後縦隔**に存在する。66-9PM

●**呼吸器（気道，肺）**

❸**肺胞，気管支，細気管支，呼吸細気管支，終末細気管支**のうち，肺胞は最も末梢にある。62-9PM

知識の幅を広げよう

縦隔❶❷（図2）

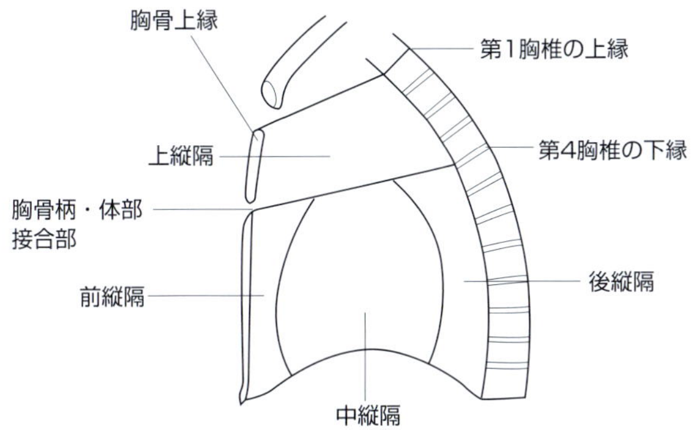

【各縦隔内の存在器官】
・中縦隔：心臓，気管支，上行大動脈，上大静脈，肺動静脈，気管支動静脈，横隔神経
・上縦隔：胸腺，気管，食道，大動脈弓とその枝，奇静脈，胸管，横隔神経，迷走神経，交感神経幹，上大静脈など
・後縦隔：食道，胸大動脈（下行大動脈）とその枝，胸管，迷走神経，交感神経幹，奇静脈，半奇静脈など
・前縦隔：胸腺下部

図2　縦隔

（福士政広：診療放射線技師 ブルー・ノート 基礎編 3rd edition，p.65，図62，メジカルビュー社，2012．より引用）

呼吸器（気道，肺）❸（図3）

- 気管は，第4〜6胸椎の高さで左右の葉気管支（左3本，右2本）に分岐する。
- 気道の経路は，「気管－気管支－区域気管支－細気管支－終末細気管支－呼吸細気管支－肺胞」である。

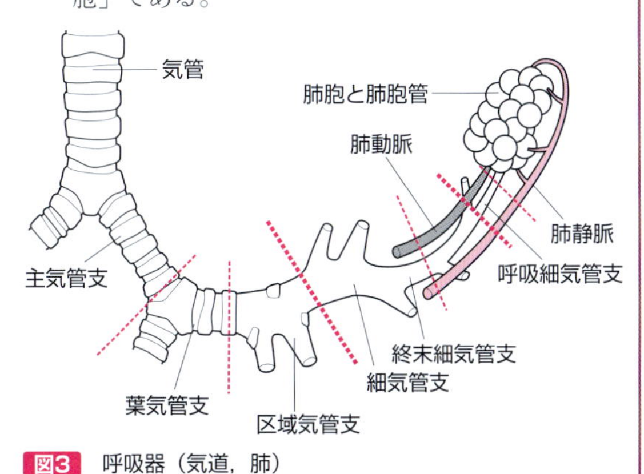

図3　呼吸器（気道，肺）

豆知識

●**胸郭内にある臓器の位置関係を把握しよう！**（図4）

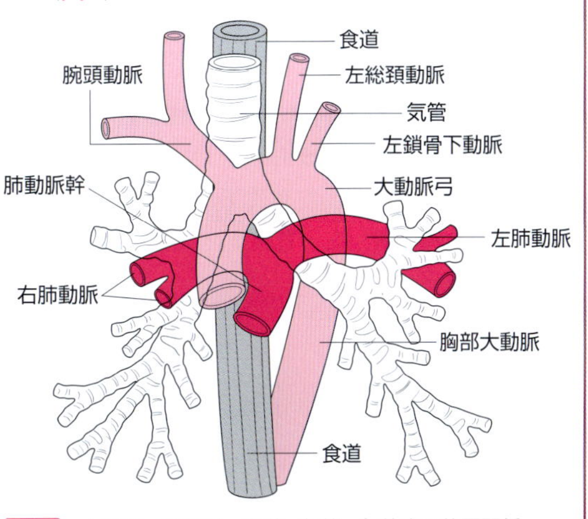

図4　大動脈，肺動脈，食道，気管，気管支の位置関係
（福士政広 編：診療放射線技師 グリーン・ノート 基礎編 2nd edtion，p.18，図2，メジカルビュー社，2012．より引用）

6 構造と機能　心臓，脈管

佐藤 英介

出題基準

● 心臓・血管の構造と機能（心臓，大血管，冠血管，末梢血管，心機能，血圧，肺循環と体循環），リンパ管の構造と機能（リンパ管とリンパ節，胸管）

弱点克服への道　リンパ系と心拍動（刺激伝導系）を整理しよう!!

◉リンパ系

- 体内には，**リンパ液**が流れる**リンパ管**が走行している。
- 毛細血管から組織に漏れ出た血液成分を組織液とよび，この組織液が集まったものが**リンパ球**である。
- 組織液の大半は毛細血管に戻るが，一部は**リンパ管**に流入し，最終的に静脈に入る。この循環のことを**リンパ系**とよぶ（図1）。
- **リンパ管**の通り道には**リンパ節**が多数存在し，外界から侵入した細菌などを捕らえ，免疫抗体を産生して処理する働きをもつ（図2）。
- 主な**リンパ節**は，頸部，腋窩，骨盤内，鼠径にある。
- **右リンパ本幹**と**左リンパ本幹**（**胸管**）に大別される。
- 右リンパ本幹は，右上半身からのリンパを受け，右頸リンパ本幹，右鎖骨下リンパ本幹，気管支縦隔リンパ本幹が合流する。
- 左リンパ本幹（胸管）は，横隔膜以下の下半身と左上半身からのリンパを受け，左頸リンパ本幹，左鎖骨下リンパ本幹，腸リンパ本幹，左・右腰リンパ本幹が合流する。

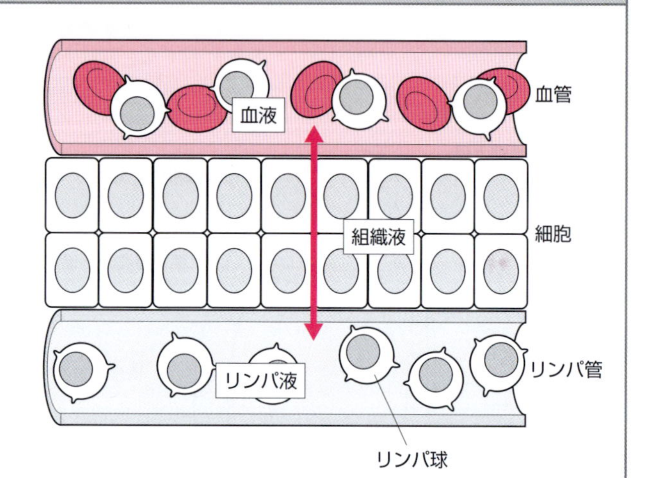

図1　リンパ球・リンパ管・リンパ液

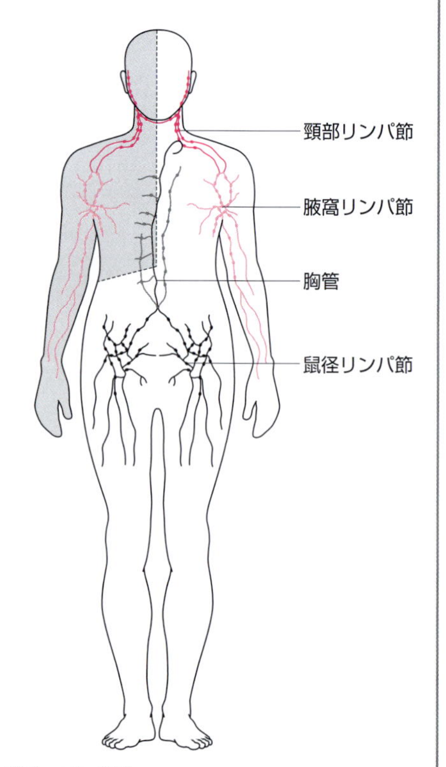

図2　リンパ節・リンパ管

ブルー・ノート ⇒ 1章31～34，37～41

◉心拍動と刺激伝導系（図3）

- 心拍動とは，心房と心室が交互に収縮と弛緩を規則正しく繰り返す自律的な運動であり，刺激伝導系の働きによって行われる。
- 刺激伝導系の流れは，「洞房結節（左右の心房を収縮）-房室結節－His束－左脚・右脚－Purkinje線維（左右の心室を収縮）」である。
- 心房と心室との間には，筋同士の直接的な連絡はなく，この刺激伝導系（電気信号の流れ）によって交互に規則正しく動く仕組みになっている。
- 「収縮期＋弛緩期＝1拍動」であり，これを「心周期」とよぶ。
- 成人の安静時の心拍数は，60～90（平均70）回/分である。

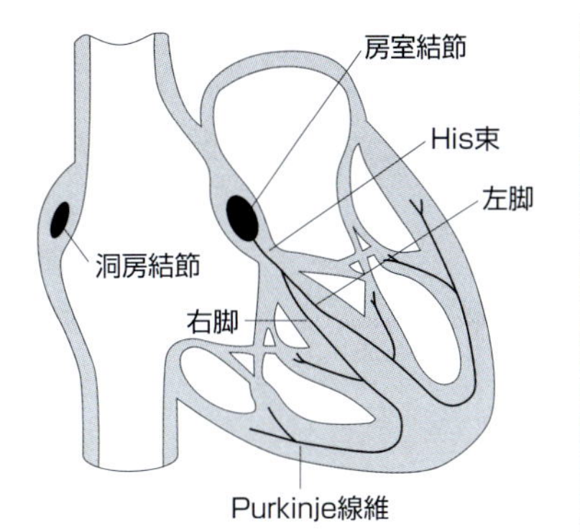

図3　刺激伝導系（流れ）
（福士政広：診療放射線技師 ブルー・ノート 基礎編 3rd edition，p.110，図104，メジカルビュー社，2012．より引用）

ポイントねらい撃ち　過去問から，覚えるべきポイントをピックアップ！

◉心臓，血管

❶**肺動脈**と**臍動脈**には静脈血が流れている。62-10PM

❷大動脈から直接分岐するのは**左総頸動脈**と**右冠動脈**である。62-11PM

❸奇静脈，肺静脈，肺動脈，上大静脈，気管支動脈のうち，健常成人で動脈血が流れるのは**肺静脈**と**気管支動脈**である。64-5PM

❹右心房，右心室，左心房，左心室，上行大動脈のうち，健常人で最も前方に位置するのは右心室である。64-7PM

❺肺と肝臓は**機能血管**と**栄養血管**とが異なる。64-8PM

❻健常人の心臓では大動脈弁の開放時に**僧帽弁**が閉じる。65-5PM

◉リンパ管

❼**胸腺**と**骨髄**はヒトの中枢性（一次）リンパ組織である。61-11PM

❽**胸管**が流入するのは左鎖骨下静脈である。66-10PM

❾**胸管**，門脈，肺静脈，肺動脈，海綿静脈洞のうち，**胸管**の速度が最も遅い。65-6PM

知識の幅を広げよう

冠状動脈と大動脈の分岐[2]（図4）

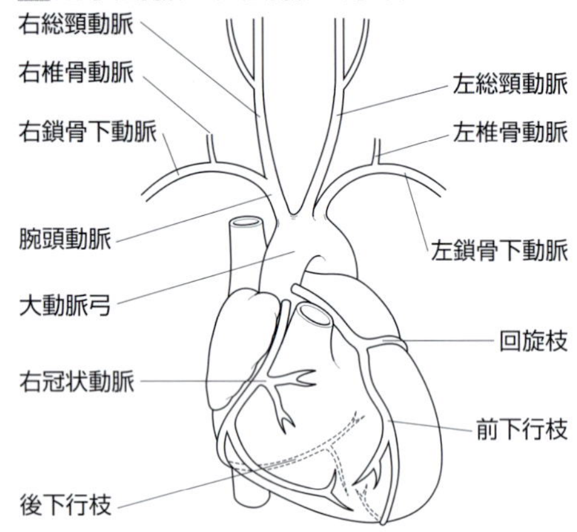

図4 冠状動脈と大動脈の分岐

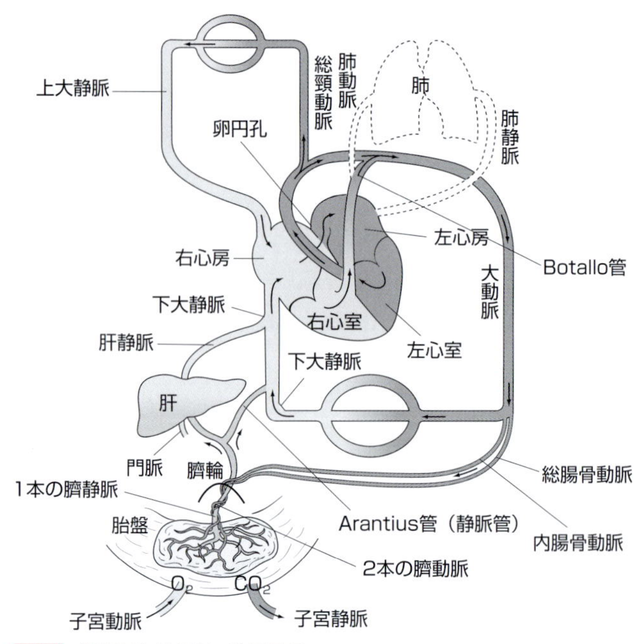

図5 肺循環と体循環，胎児循環

（福士政広 編：診療放射線技師 グリーン・ノート 基礎編 2nd edtion，p.36，図2，メジカルビュー社，2012．より引用）

肺循環と体循環，胎児循環[1,3]（図5）

- 肺循環は，「心臓－**肺動脈**（**静脈血**）－肺－**肺静脈**（**動脈血**）－心臓」の経路を辿る。
- 体循環は，「心臓－大動脈－動脈－毛細血管－静脈－大静脈－心臓」の経路を辿る。
- 胎児と胎盤は，2本の**臍動脈**（**静脈血**）と1本の**臍静脈**（**動脈血**）でつながっている。
- 胎児は，酸素や栄養の摂取および二酸化炭素や老廃物の排泄を胎盤を介して行う。
- **臍動脈**（**静脈血**）は，胎児から胎盤へ血液を送り，二酸化炭素や老廃物の排泄を行う。
- **臍静脈**（**動脈血**）は，胎盤から胎児へ血液を送り，酸素や栄養の摂取を行う。

機能血管と栄養血管[5]（図6）

- 機能血管とは，「器官（臓器）を機能させるのに必要な血管」である。
- 栄養血管とは，「器官（臓器）に栄養や酸素を供給する血管」である。
- 人体において，機能血管と栄養血管の区別がある器官は「肺」と「肝」である。
- 肺の栄養血管は「気管支動脈」，機能血管は「肺動脈」「肺静脈」である。
- 肝の栄養血管は「固有肝動脈」，機能血管は「肝門脈」である。

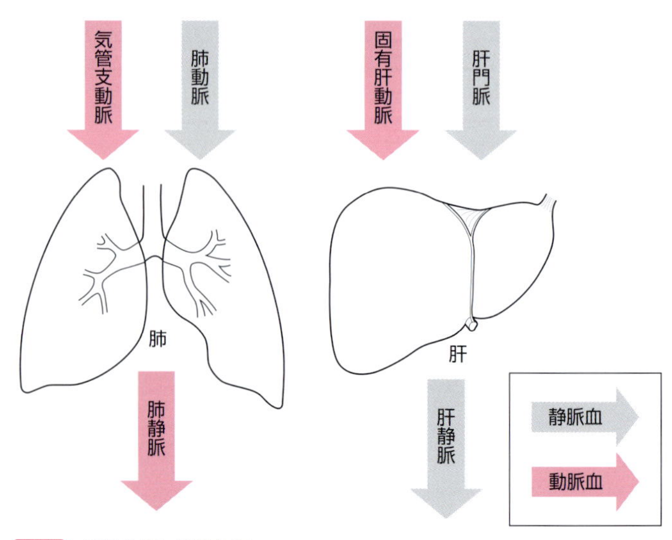

図6 機能血管と栄養血管

心臓の血液循環と弁装置[4,6]（図7）

- 心臓は，「右心房」「右心室」「左心房」「左心室」の4つの部屋からなり，各部屋に弁装置を有する。
  - ⓐ右房室弁（三尖弁）
  - ⓑ左房室弁（僧帽弁）
  - ⓒ大動脈弁
  - ⓓ肺動脈弁
- 心臓の血液循環は，「全身（上大静脈・下大静脈）－右心房－ⓐ－右心室－ⓓ－肺動脈－肺－肺静脈－左心房－ⓑ－左心室－ⓒ－大動脈」である。
- 血液が次の部屋（もしくは血管）に流入する際，各部屋の出口側の弁は開き，入口側の弁は閉じる。
- これにより，各々の弁装置は，前の部屋に血流が逆流するのを防いでいる。

肺動脈幹
・左右肺動脈に分かれる
までの肺動脈
上半身へ
右肺動脈
大動脈弓
上半身から
左肺動脈
右肺静脈
上大静脈
左心房
左肺静脈
右心房
心房中隔
左心室
下大静脈
下半身から
心室中隔
右心室
←血液の流れ

図7　心臓の血液循環と弁装置
（福士政広：診療放射線技師 ブルー・ノート 基礎編 3rd edition, p.106, 図99, 2012. より引用）

リンパ系[7]

- リンパ系は，リンパ管，リンパ節（第2次リンパ性器官に分類されることもある），リンパ性器官に大別される（表1）。

表1　リンパ系の分類

リンパ管	・リンパ管リンパを入れる管	
リンパ節	・リンパの濾過装置	頸部，腋窩，鼠径部，腹腔など
リンパ性器官	**第1次リンパ性器官** ・リンパ球の分化・成熟の場	**骨髄，胸腺**
	第2次リンパ性器官 ・第1次リンパ性器官で分化・成熟したリンパ球が分布し，実際に働く場（すなわち，免疫の場）	脾臓，扁桃，リンパ小節，虫垂など

（福士政広 編：診療放射線技師 ブルー・ノート 基礎編 3rd edition, p.149, 図133, メジカルビュー社, 2012. より改変引用）

胸管[8]（図8）

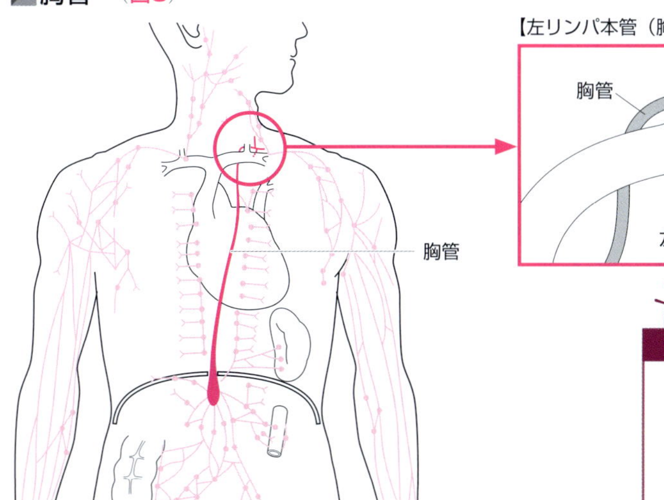

【左リンパ本管（胸管）への合流部の拡大図】

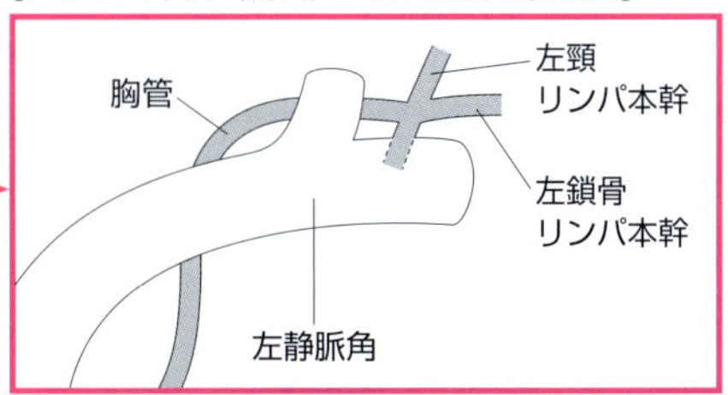

図8　胸管

豆知識

●心臓・血管からの出題頻度は高い！

・心臓の解剖・生理・機能をはじめ，体循環（動脈・静脈）も多く出題されている。
・心臓だけでなく，各臓器とかかわりのある血管をきちんと把握しておこう！

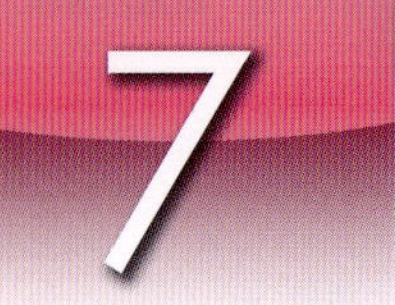

構造と機能　消化器，腹壁，腹膜

佐藤 英介

出題基準

- 口腔・咽頭の構造と機能（歯，舌，唾液腺，口蓋，扁桃，咽頭，唾液，嚥下，消化），消化管の構造と機能（消化管の構造，消化液と消化管ホルモン），肝・胆・膵の構造と機能（肝，胆，膵，膵外分泌・内分泌），腹壁・腹膜の構造と機能（腹壁の筋肉・筋膜，腹腔内臓器・腹膜，後腹膜臓器）

弱点克服への道　腹腔内臓器および後腹膜臓器について勉強しよう!!

◉肝臓

- 腹膜内に位置し，右葉・左葉・方形葉・尾状葉に区別される（図1a）。
- 臨床では，Couinaudの肝区域分類（S1-S8）が用いられる（図1b）。
- 肝門には，門脈，固有肝動脈，左右の肝管，神経，リンパ管が出入りする（図1a）。
- 肝の血管には，門脈（機能血管），固有肝動脈（栄養血管），肝静脈がある（図1c）。
- 肝臓の機能には，血糖値の調節（ブドウ糖↔グリコーゲン），胆汁の分泌（外分泌腺），脂肪の代謝（脂肪酸の分解，コレステロールの生成），血漿蛋白の合成（アルブミン，フィブリノーゲンの生成），尿素の合成（不要なアミノ酸を分解），解毒作用（血液中の有毒物質を分解）などがある。

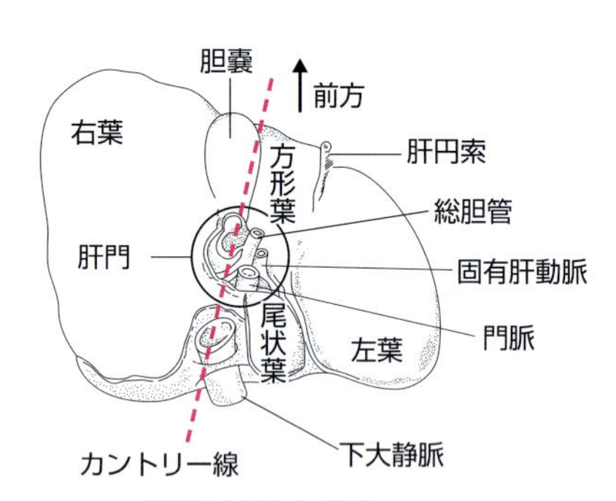

a．肝臓の外観（下面）

（福士政広：診療放射線技師 ブルー・ノート 基礎編 3rd edition，p.94，図85，メジカルビュー社，2012．より引用）

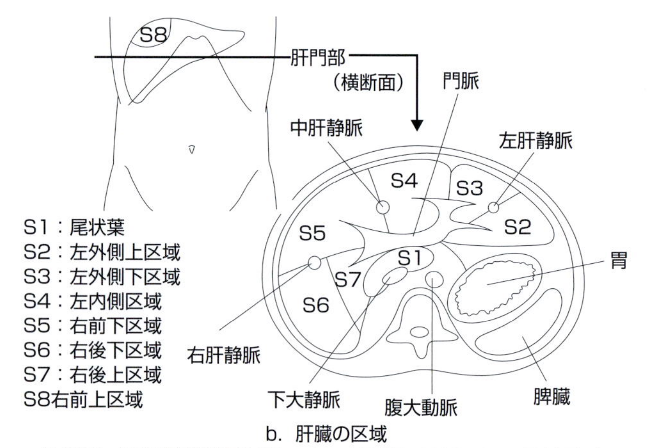

b．肝臓の区域

（小林敏雄：新X線解剖学 改訂第4版，p.74，金原出版，1993．より一部改変引用）

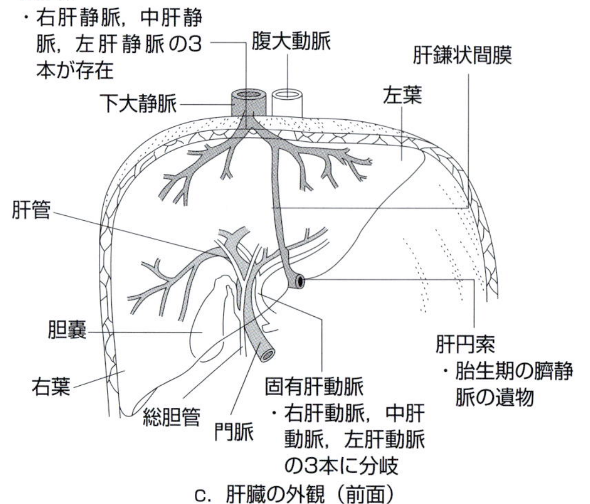

c．肝臓の外観（前面）

図1　肝臓

（佐藤昭夫 ほか：人体の構造と機能 第2版，p.139，医歯薬出版，2003．より一部改変引用）

◉胆嚢

- 胆嚢は，胆汁を一時的に蓄えて10～20倍に濃縮し，水分を吸収しやすくする。
- 胆汁の成分は，水分，胆汁酸塩，胆汁色素（ビリルビン），コレステロールなどであり，脂肪を乳化して消化しやすくする働きをもつ。
- 肝臓で生成・分泌された胆汁は，「毛細血管→小葉間胆管→肝管→総肝管→総胆管→Vater乳頭」へと排泄され，この経路を胆道とよぶ（図2）。
- 食後に脂肪や蛋白が十二指腸に入ると，胆嚢が収縮して胆汁を十二指腸に放出する。

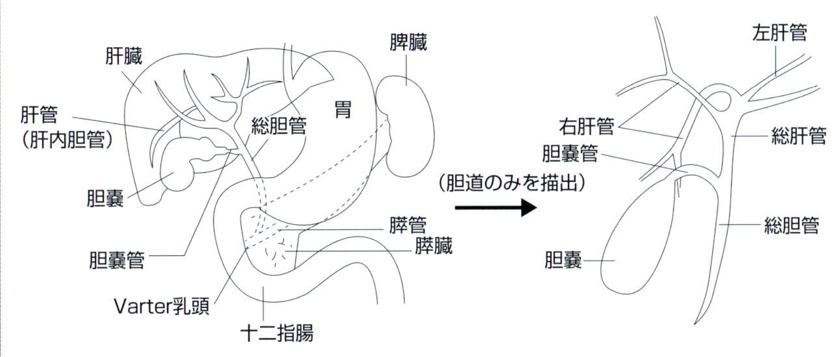

図2　胆嚢
（福士政広：診療放射線技師 ブルー・ノート 基礎編 3rd edition，p.97，図87，メジカルビュー社，2012．より引用）

◉膵臓

- 頭部・体部・尾部に区分され（図3），後腹膜に位置する（後腹膜器官）。
- （主）膵管（Wirsung管）と副膵管（Santorini管）をもつ。
- 約100万個のランゲルハンス島が点在する（膵尾部に多い）。
- 働きは，消化酵素による栄養素の分解（消化作用）と血糖量の調節（内分泌作用）である。

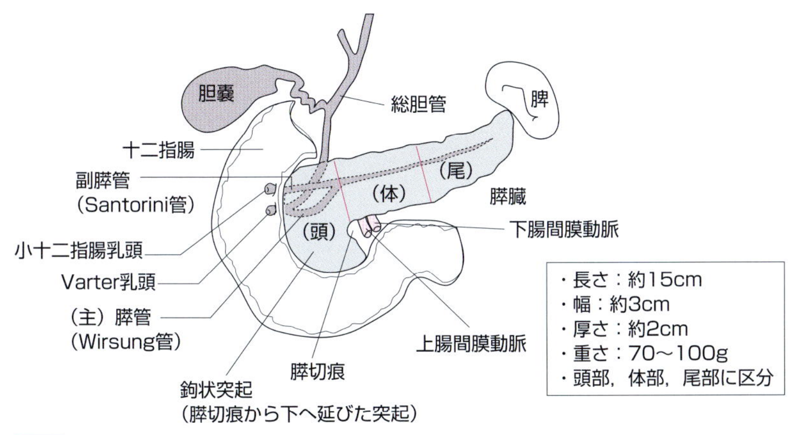

図3　膵臓
（福士政広：診療放射線技師 ブルー・ノート 基礎編 3rd edition，p.99，図90，メジカルビュー社，2012．より引用）

◉腹膜

- 壁側腹膜・臓側腹膜・間膜に区分され（図4），臓器を覆う人体で最大の漿膜である。
- 腹膜で囲まれた内腔（空間）を腹膜腔とよび，少量の漿液が存在する。
- 腹腔内器官には，胃，肝臓，脾臓，小腸，結腸，卵巣，子宮体部などがある。
- 間膜は，壁側腹膜と臓側腹膜を結ぶ二重層の薄膜であり，血管や神経などが通る。
- 間膜には，腸間膜，虫垂間膜，卵巣間膜などがあり，空腸と回腸の腸間膜が最も長い。
- 腸間膜には，中性脂肪がたまりやすい。

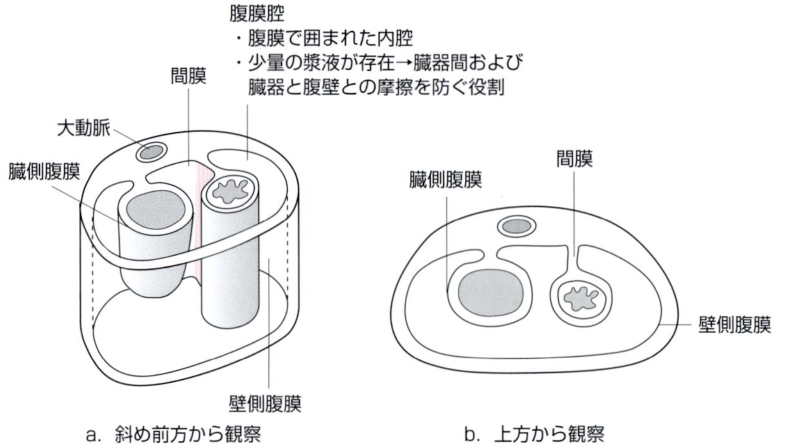

腹膜腔
・腹膜で囲まれた内腔
・少量の漿液が存在→臓器間および臓器と腹壁との摩擦を防ぐ役割

間膜
大動脈
臓側腹膜
壁側腹膜

a. 斜め前方から観察　　b. 上方から観察

図4 腹膜

（松村讓兒：イラスト解剖学 第4版，p.338，中外医学社，2004．より一部改変引用）

●後腹膜器官（腹膜後器官）

- 壁側腹膜より後方に位置する器官であり（図5），腹膜後器官ともよぶ。
- 後腹膜器官には，十二指腸，膵臓，腎臓，副腎，尿管・腹大動脈，下大静脈，交感神経などがある。
- 臓側腹膜を一部欠く器官を半腹膜後器官とよび，肝臓，上行結腸，下行結腸，直腸，膀胱，子宮などが挙げられる。

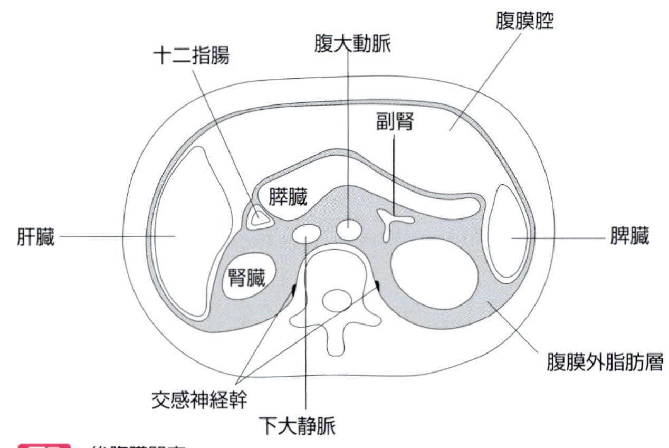

図5 後腹膜器官

（福士政広：診療放射線技師 ブルー・ノート 基礎編 3rd edition，p.102，図94，メジカルビュー社，2012．より引用）

ブルー・ノート ⇒ 1章15，20，21，23〜30，40

ポイント ねらい撃ち　過去問から，覚えるべきポイントをピックアップ！

◉**腹部の動脈**

❶**門脈**と**肝動脈**は**肝臓**に流入する。[62-12PM]

❷**左胃動脈**，**左肝動脈**，**右肝動脈**，**胆嚢動脈**，**胃十二指腸動脈**のうち，最も径が細い血管は**胆嚢動脈**である。[63-5PM]

❸**右胃動脈**，**左胃動脈**，**短胃動脈**，**右胃大網動脈**，**左胃大網動脈**のうち，**腹腔動脈**から直接分岐するのは**左胃動脈**である。[64-6PM]

◉**腹部の臓器**

❹塩酸，内因子，ガストリン，ペプシノゲンは**胃腺**から分泌される。[61-10PM]

❺**横行結腸**と**S状結腸**は間膜を有する。[61-25PM]

❻**食道**は重層扁平上皮で覆われている。[62-15PM]

❼**中肝静脈**は肝の外科的左葉と外科的右葉との境界に位置する。[63-6PM]

❽**脾臓**は腹腔内臓器である。[63-7PM]

❾**上行結腸**と**下行結腸**は後腹膜腔に存在する。[64-9PM]

❿**胃液**の作用は，食物の殺菌，脂肪の分解，胃粘膜の保護，蛋白質の分解である。[65-7PM]

⓫**門脈**，肺静脈，肺動脈，**脾静脈**，内頸動脈のうち，食後の血中糖度は**門脈**が最も高い。[65-8PM]

⓬**卵巣**は**腹腔内臓器**である。[66-3PM]

⓭**肝臓**と**脾臓**は赤血球を分解する。[66-11PM]

知識の幅を広げよう

腹部の動脈❷❸（図6）

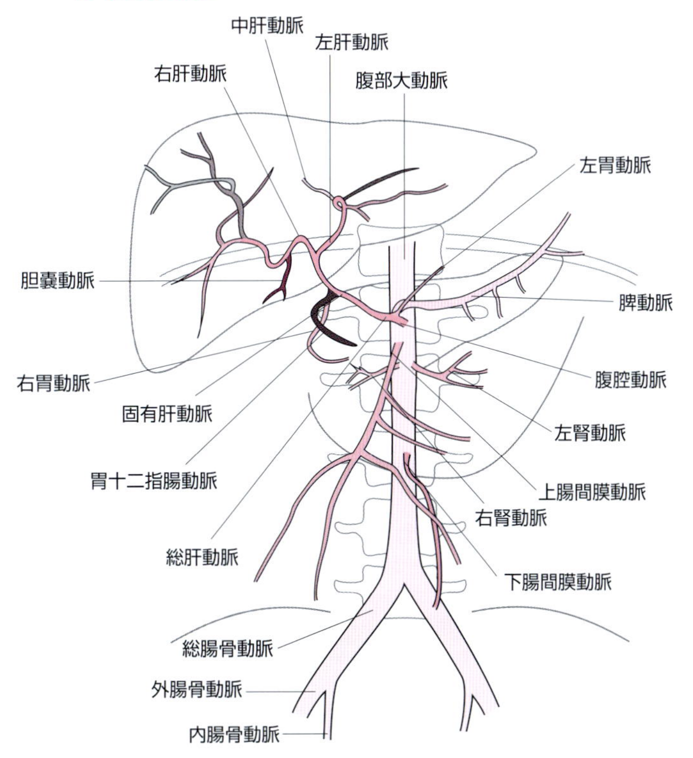

図6　腹部の動脈
（磯部智範 編：改訂第2版 若葉マークの画像解剖学，p.330，図1，メジカルビュー社，2014. より引用）

消化液とその作用[4,10]（表1）

表1 消化液とその作用

消化液	分泌腺	作用場所	酵素名	分解作用
唾液	唾液腺	口腔	プチアリン（唾液腺アミラーゼ）	デンプン → 麦芽糖
胃液	胃腺	胃	ペプシン レンニン（擬乳酵素）	蛋白質 → ポリペプチド 蛋白質（カゼイン）→ パラカゼイン
膵液	膵臓	小腸	トリプシン，キモトリプシン ペプチターゼ ステアプシン（膵液リパーゼ） アミロプシン（膵液アミラーゼ） マルターゼ	ポリペプチド → ペプチド ペプチド → アミノ酸 脂肪 → 脂肪酸＋グリセリン デンプン，デキストリン → 麦芽糖 麦芽糖 → ブドウ糖
腸液	腸腺 十二指腸腺	小腸	ペプチターゼ（エレプシン） マルターゼ サッカラーゼ ラクターゼ	ポリペプチド → アミノ酸 麦芽糖 → ブドウ糖 ショ糖 → ブドウ糖＋果糖 乳糖 → ブドウ糖＋ガラクトース
胆汁	肝臓	小腸	酵素なし	消化を助ける－脂肪を乳化 －脂肪酸と結合 －蛋白質を凝固

（福士政広 編：診療放射線技師 ブルー・ノート 基礎編 3rd edition，p.75，メジカルビュー社，2012．より改変引用）

門脈[1,11]

- 腹腔内の消化管と脾臓からの静脈血（栄養素や代謝物など）を集め，肝臓に運ぶ静脈であり（図7），通常は肝門脈を指す。
- 門脈血は，酸素量に乏しいが，栄養素を豊富に含む。
- 脾静脈，下腸間膜静脈，上腸間膜静脈，臍傍静脈，左右の胃静脈，胆嚢静脈は門脈へと入り，肝臓に送られる。
- 肝臓では，栄養素や代謝物などの貯蔵および代謝，有害成分の解毒などが行われる。
  その後，肝静脈→下大静脈へと運ばれ，心臓に戻る。

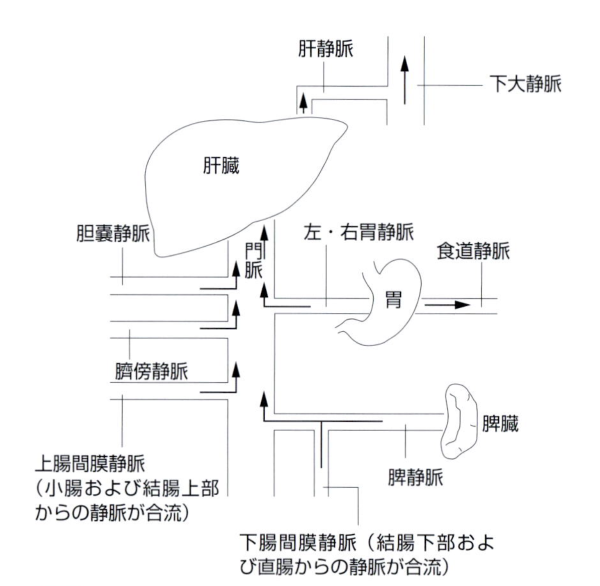

図7 門脈
（福士政広：診療放射線技師 ブルー・ノート 基礎編 3rd edition，p.145，図130，メジカルビュー社，2012．より引用）

豆知識

●非アルコール性脂肪性肝疾患（NAFLD）

・脂肪肝の主な原因は肥満やアルコールとされてきたが，近年，明らかな飲酒歴がない（20g以下/日）にもかかわらず，アルコールが原因の脂肪肝に類似した脂肪沈着を呈する非アルコール性脂肪性肝疾患（NAFLD：nonalcoholic fatty liver disease）が注目を集めている。
・NAFLDのリスクファクターとして，メタボリックシンドローム，肥満，糖尿病，高脂血症，高血圧，高尿酸血症，睡眠時無呼吸症候群などが挙げられる。
・NAFLDが進行すると，非アルコール性脂肪性肝炎（NASH：nonalcoholic steatohepatitis）となり，肝硬変や肝癌を発症する危険性がある。

（日本肝臓学会 編：NASH・NAFLDの診療ガイド，文光堂，2006．を参考）

8 構造と機能　泌尿器，生殖器

佐藤 英介

出題基準

● 腎・尿路の構造と機能（腎臓，尿路の構造，尿の生成と排泄，水，電解質の代謝，腎臓の血圧調節），生殖器の構造と機能（男性生殖器，女性生殖器）

弱点克服への道　腎臓の機能（尿の排泄）を復習しよう!!

●腎臓の機能（尿の排泄）（図1）

- 腎臓は「血圧の調節・老廃物の排出・体液量の調節・酸塩基平衡の調節」などの機能をもち，主に尿を生成して体外に排泄する働きを担う。
- 腎臓は，**腎皮質**・**腎髄質**（**腎錐体**）・**腎盤**（**腎盂**）に区別される。
- 腎皮質には**腎小体**（**マルピギー小体**）が存在し，その中には**ボーマン嚢**（**糸球体**）がある。
- ボーマン嚢（糸球体）からは尿細管が出ており，「近位尿細管 - ヘレンループ - 遠位尿細管集合管」へとつながり，最後に集合管で他の尿細管と合流する。
- 腎小体～遠位尿細管までのルートにおいては，他の尿細管と合流することがないため，1つの腎臓の単位と見なすことができ，これをネフロン（腎単位）とよぶ。
- すなわち，**ネフロン**（**腎単位**）は「腎臓の構造上・機能上の単位」であり，血液を濾過して尿を生成する。
- また，腎周囲は脂肪組織で囲まれ，副腎とともに**Gerota筋膜**で包まれている。

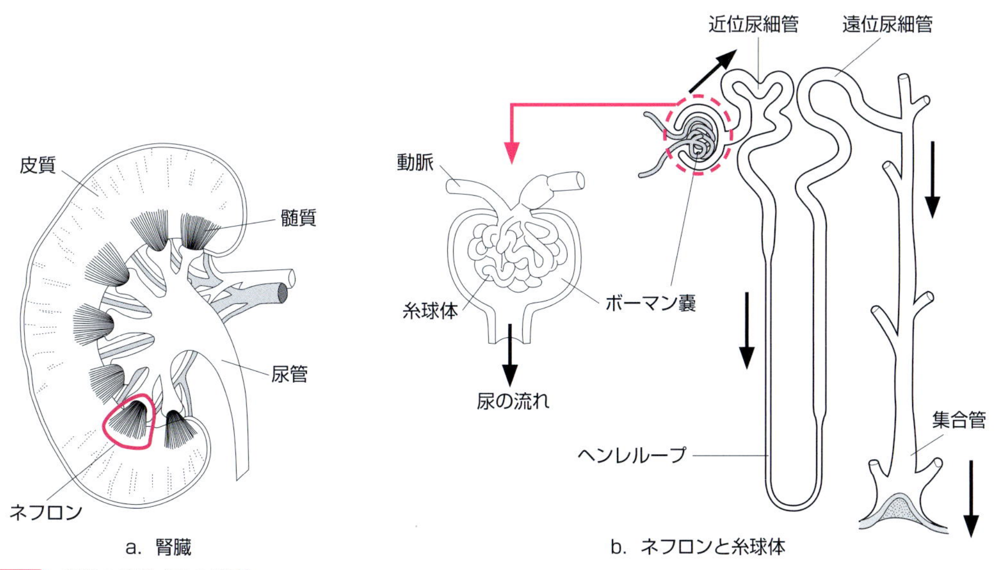

図1　腎臓の機能（尿の排泄）
（福士政広 編：診療放射線技師 ブルー・ノート基礎編 3rd edition，p.158，図139，メジカルビュー社，2012．および，臨床検査技師 グリーン・ノート基礎編 2nd edition，p.26，図2，メジカルビュー社，2013．より一部改変引用）

ブルー・ノート ⇒ 1章44~47

ポイントねらい撃ち 過去問から，覚えるべきポイントをピックアップ！

●泌尿器

❶尿は「腎杯－腎盂－尿管－膀胱－尿道」の順に排泄される。62-16PM

❷腎臓の機能は，血圧の調節・老廃物の排出・体液量の調節・酸塩基平衡の調節である。64-10PM

●生殖器

❸月経が28日周期の場合，月経開始日を1日目とすると，排卵日は14日目前後である。63-8PM

知識の幅を広げよう

基礎体温と排卵❸（図2）

- 基礎体温（BBT：basal body temperature）を計測しておくと，月経周期が推測できる。
- 月経開始から一定期間（14～16日）は低温相（卵胞成熟期）が続く。
- 排卵期を境に体温は上昇し，高温相（黄体形成期）が2週間ほど続く。

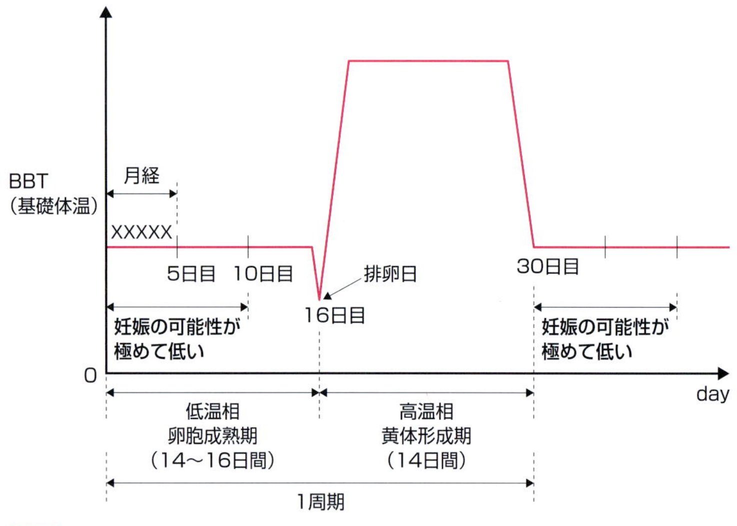

図2 基礎体温と排卵
（福士政広 編：診療放射線技師 ブルー・ノート基礎編 3rd edition，p.169，図154，メジカルビュー社，2012．より一部改変引用）

豆知識

●前立腺癌と前立腺肥大症の好発部位

・前立腺は，内腺（中心領域または移行領域）および外腺（辺縁領域）とに区分される。

・前立腺癌は主に外腺（辺縁領域），前立腺肥大症は内腺（移行領域）に好発する。

9 構造と機能　脳，神経

佐藤 英介

出題基準

● 神経の構造と機能（神経細胞〈ニューロン〉，神経膠細胞〈グリア〉，反射），中枢神経（脳・脊髄の構造と機能），末梢神経（脳神経，脊髄神経，自律神経系）

弱点克服への道　神経系について整理しよう!!

●ヒトの神経系

- ヒトの神経系は，中枢神経系と末梢神経系とに大別される。
- 中枢神経系は，「脳（大脳，間脳，中脳，橋，延髄，小脳）」と「脊髄（頸髄，胸髄，腰髄，仙髄，尾髄）」であり，外部（末梢神経系）からの情報を司る。
- 末梢神経は，外部の情報を中枢神経系に送る，または中枢神経系からの情報を末梢側に送る役割を担う。
- この末梢神経系を中枢とのかかわりから分類すると，「脳神経（12対）」と「脊髄神経（31対）」とに大別される。
- また，役割（働き）の面から分類すると，「体性神経（運動神経・感覚神経）」と「自律神経（交感神経・副交感神経）」とに大別される。

●脳神経

- 脳神経は12対あり，各神経は頭蓋底にある各々の孔を通る（図1）。

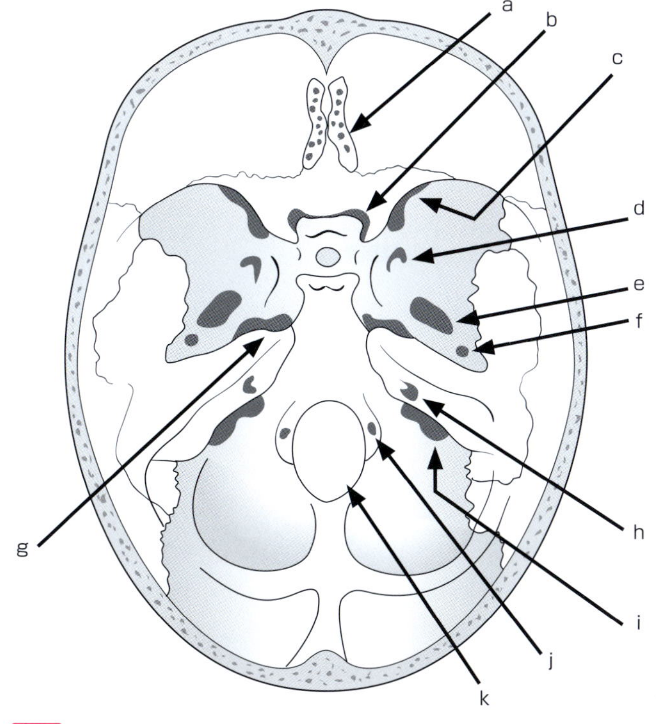

孔	頭蓋窩	通過するもの
a．篩骨篩板	前頭蓋窩	Ⅰ 嗅神経
b．視神経管	前頭蓋窩	Ⅱ 視神経 眼動脈
c．上眼窩裂	中頭蓋窩	Ⅲ 動眼神経 Ⅳ 滑車神経 Ⅴ 三叉神経（眼神経） Ⅵ 外転神経 上眼静脈
d．正円孔	中頭蓋窩	Ⅴ 三叉神経（上顎神経）
e．卵円孔	中頭蓋窩	Ⅴ 三叉神経（下顎神経）
f．棘孔	中頭蓋窩	中硬膜動静脈
g．破裂孔	中頭蓋窩	頸動脈 交感神経
h．内耳孔	後頭蓋窩	Ⅶ 顔面神経 Ⅷ 内耳神経
i．頸静脈孔	後頭蓋窩	Ⅸ 舌咽神経 Ⅹ 迷走神経 Ⅺ 副神経 内頸静脈
j．舌下神経管	後頭蓋窩	Ⅻ 舌下神経
k．大後頭孔	後頭蓋窩	椎骨動脈

図1　脳神経

（福士政広 編：診療放射線技師 グリーン・ノート基礎編 3rd edition，p.54，図2，メジカルビュー社，2012．より一部改変引用）

ポイントねらい撃ち 過去問から，覚えるべきポイントをピックアップ！

◉**神経系**

❶**破裂孔**は脳神経が通過しない。61-14PM

❷**中心溝**は**前頭葉**と**頭頂葉**とを分ける。61-15PM

❸**第三脳室**は正中部にある。61-16PM

❹腸蠕動抑制は**交感神経**の刺激によって起こる。61-17PM

❺健常成人の脳重量はおよそ1,400gである。62-4PM

❻瞳孔収縮は**副交感神経**刺激による反応である。62-5PM

❼**側脳室**は左右一対ある。63-9PM

❽**滑車神経，顔面神経，三叉神経，内耳神経，迷走神経**のうち，**内耳神経**は平衡覚に最も関連が深い。63-10PM

❾**淡蒼球**と**尾状核**は**大脳基底核**に含まれる。64-11PM

❿**滑車神経**は眼球運動にかかわる。64-12PM

⓫**硬膜，軟膜，くも膜，側頭動脈，硬膜静脈洞**のうち，**くも膜**は4番目の深部にある。65-9PM

⓬**視床下部**は自律神経機能を調節する。66-13PM

知識の幅を広げよう

大脳半球の区分❷（図2）

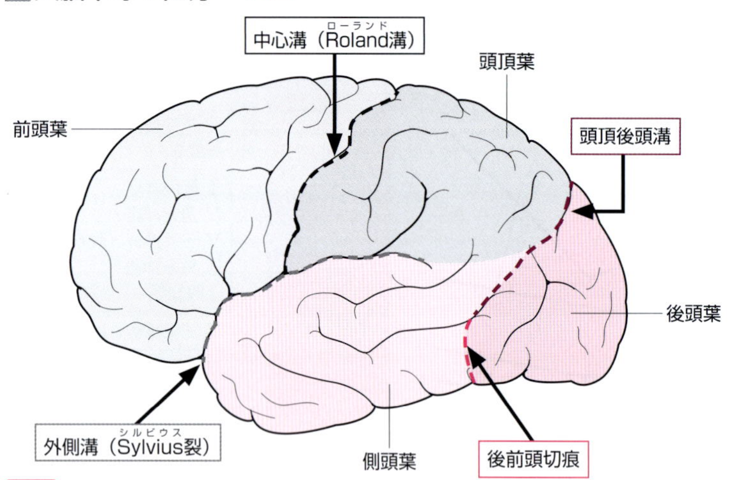

図2 大脳半球

ブルー・ノート ⇒ 1章21，22，48〜50

髄膜・脳室・脳脊髄液[3,7,11]（図3）

- 髄膜は，硬膜・くも膜・軟膜の3枚で構成され，脳および脊髄を包む。
- 脳室には，側脳室（左右）・第三脳室（間脳の中央）・第四脳室（橋・延髄・小の間）があり，これらに存在する血管に富む組織を脈絡叢とよぶ。
- 各脳室間は，側脳室－第三脳室が室間孔（Monro孔（モンロー）），第三脳室－第四脳室が中脳水道（Sylvius水道），第四脳室－くも膜下腔が正中孔（Magendie孔（マジャンディ））および外側孔（Luschka孔（ルシュカ））で連絡されている。
- 脳脊髄液は，脳室内にある脈絡叢で産生され，主にくも膜顆粒から吸収される。
- この脳脊髄液は，脳や脊髄に対する衝撃や熱などから保護するほか，栄養補給や排泄物の運搬などの役割も担う。
- 脳圧が高くなる（脳内の血液量が増加する）と，脳脊髄液を減少させて脳圧を下げる。

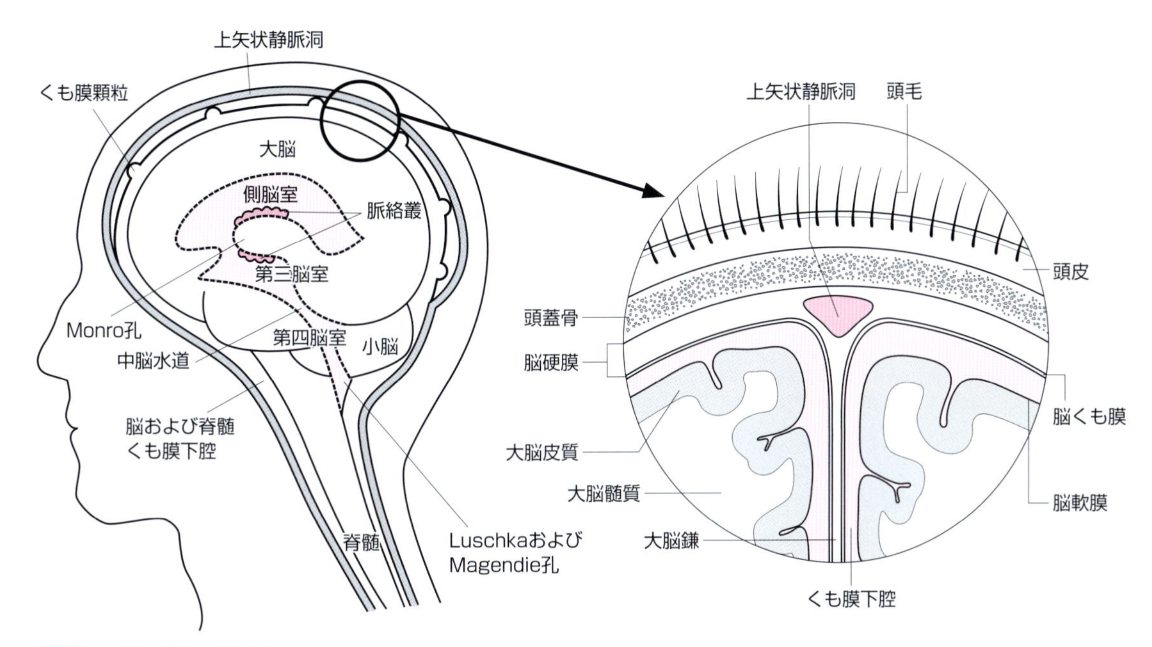

図3　髄膜・脳室・脳脊髄液

大脳基底核[9]（図4）

- 線条体（被核・尾状核）・レンズ核（被核・淡蒼球）・黒質・視床下核に大別される。
- 随意運動をコントロールするなど，さまざまな役割を担う。
- 大脳基底核に異常が生じると不随意運動が顕著となる。
- 代表的な変性疾患としてパーキンソン病が挙げられる。

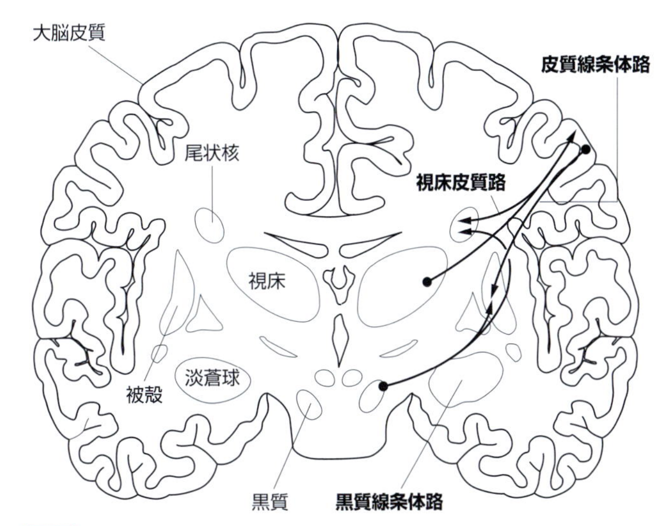

図4　大脳基底核
（福士政広 編：診療放射線技師 ブルー・ノート基礎編 3rd edition，p.197，図171，メジカルビュー社，2012．より一部改変引用）

自律神経❹❻⓬

- 生体の基本的な機能（呼吸・消化・代謝・分泌など）を無意識（不随意）で行う神経系のこと。
- 視床下部は自律神経の中枢であり，自律機能を調節している。
- この自律神経は，交感神経・副交感神経とに大別される。
- 交感神経は，運動などの体を活発に動かすときに働く神経である。
- 交感神経を活発にする神経伝達物質は，副腎髄質で産生されるカテコールアミン（アドレナリン・ノルアドレナリン）である。
- 副交感神経は，交感神経と対称的に働き，体を休めるときに働く神経である。
- 副交感神経の神経伝達物質は，アセチルコリンである。

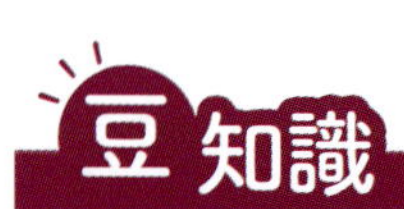

●脳・神経の解剖を画像と比較して覚えよう！

・脳・神経の解剖は非常に重要である。
・解剖名を覚える際はイラストのほうが覚えやすいが，画像解剖学が重視される傾向にある。
・そのため，イラストをX線写真・X線CT画像・MR画像などと比較して覚えることを推奨する。

10 構造と機能　内分泌，代謝，栄養

佐藤 英介

出題基準

- 内分泌器官の構造と機能（内分泌器官，内分泌と代謝，栄養素の代謝，ビタミンとミネラル）

弱点克服への道　内分泌腺とホルモンの作用について整理しよう!!

◉ホルモン（図1）

- 内分泌腺の分泌細胞で産生される。
- 体液中へ直接分泌されるため，遠くの器官にも作用する。
- ホルモンは，「内分泌腺－血液中に分泌－全身を循環－特定の細胞に作用－恒常性の維持，機能・代謝・成長などの調節」の流れで作用する。
- ホルモンの分泌は，「上位→下位」という階層（ヒエラルキー）により調節されるが，「下位→上位」というフィードバック制御も兼ね備えている。

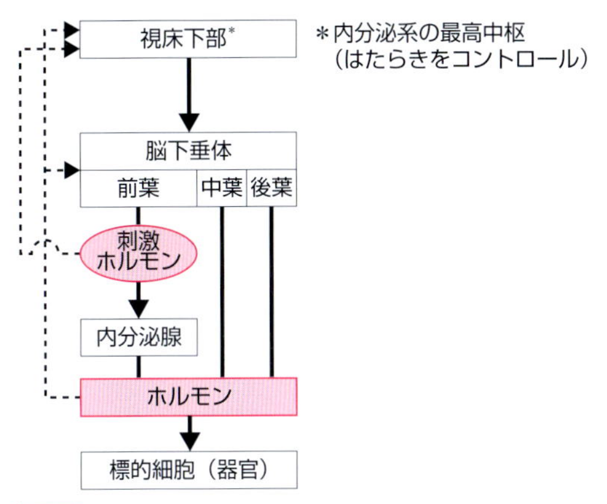

図1　ホルモン
（福士政広 編：診療放射線技師 ブルー・ノート基礎編 3rd edition, p.173, 図157, メジカルビュー社, 2012. より一部改変引用）

◉内分泌腺

- 主な内分泌腺には，視床下部・松果体・下垂体・甲状腺・副甲状腺・副腎・膵臓・卵巣・精巣がある（図2）。
- 内分泌腺の各々は，特定のホルモンを産生し，各々の部位に作用する（表1）。

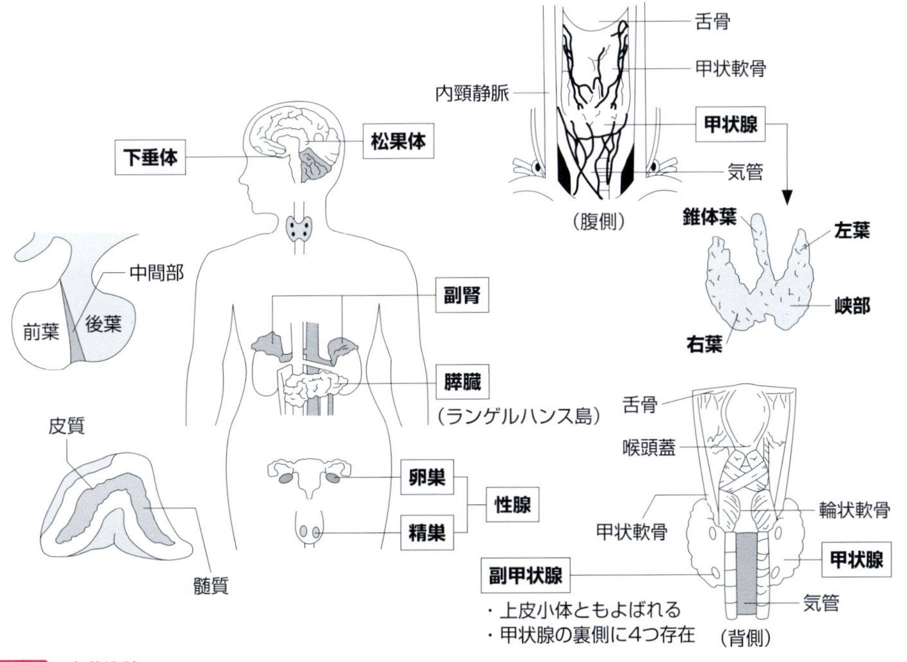

図2　内分泌腺
（福士政広 編：診療放射線技師 ブルー・ノート基礎編 3rd edition, p.172, 図156, メジカルビュー社, 2012. より一部改変引用）

表1　主な内分泌腺とホルモンの作用

内分泌腺		ホルモン	作用場所
視床下部		生殖腺刺激ホルモン放出ホルモン 甲状腺刺激ホルモン放出ホルモン 副腎皮質刺激ホルモン放出ホルモン 成長ホルモン放出ホルモン 成長ホルモン抑制ホルモン プロラクチン放出ホルモン プロラクチン抑制ホルモン	下垂体前葉
下垂体	前葉	成長ホルモン	全身
	前葉	甲状腺刺激ホルモン	甲状腺
	前葉	副腎皮質刺激ホルモン	副腎皮質
	前葉	性腺刺激ホルモン	卵巣，精巣
	前葉	プロラクチン（乳腺刺激ホルモン）	乳腺
	後葉	オキシトシン（子宮収縮ホルモン）	子宮
	後葉	バソプレッシン（抗利尿ホルモン）	尿細管，毛細血管
松果体		メラトニン	黒色色素胞，生殖腺
甲状腺		サイロキシン（甲状腺ホルモン）	全身
		カルシトニン	骨，尿細管
副甲状腺		パラトルモン（副甲状腺ホルモン）	骨，尿細管
副腎	皮質	糖質コルチコイド	−
	皮質	電解質コルチコイド（アルドステロン）	尿細管
	皮質	性ホルモン（アンドロゲン）	−
	髄質	カテコールアミン （アドレナリン，ノルアドレナリン）	全身，循環器系・呼吸器系・消化器系・泌尿器系，筋
膵臓	A（α）細胞	グルカゴン	肝臓
	B（β）細胞	インスリン	肝臓，筋肉，脂肪
	D（δ）細胞	ソマトスタチン	膵臓
生殖腺	卵巣	エストロゲン（ろ胞ホルモン）	全身，子宮
	卵巣	プロゲステロン（黄体ホルモン）	乳腺，子宮
	精巣	アンドロゲン（テストステロン）	精巣，全身

（福士政広 編：診療放射線技師 ブルー・ノート 基礎編 3rd edition，p.175-177，メジカルビュー社，2012．より一部改変引用）

ポイント ねらい撃ち　過去問から，覚えるべきポイントをピックアップ！

●ホルモンと内分泌腺

❶**バソプレッシン**は下垂体後葉で分泌される。[62-1PM]

❷くる病は**ビタミンD**不足で生じる。[62-26PM]

❸**グルカゴン**は血糖値を上昇させる。[64-13PM]

❹生理的状態で脳細胞がエネルギー産生に主に利用するのは**ブドウ糖**である。[65-10PM]

❺**コルチゾール**と**アルドステロン**は副腎皮質から分泌される。[65-11PM]

❻膵は**外分泌機能**と**内分泌機能**とを有する。[65-12PM]

ブルー・ノート ⇒ 1章21，22，48～50

知識の幅を広げよう

栄養素❷

- 糖質・蛋白質・脂肪を三大栄養素，無機塩類・ビタミン・水を副栄要素とよぶ。
- ビタミンは体内で合成されないため，食物から摂取する必要がある。
- ビタミン不足によって生じる主な症状（一覧）を表2に記す。

表2 ビタミン不足で生じる主な症状

	ビタミンA	夜盲症，眼球乾燥，失明，皮膚の乾燥・角化，感染に対する抵抗力の低下
*	ビタミンB_1	**脚気**，ウェルニッケ脳症
	ビタミンB_2	成長障害，口唇炎，口内炎，舌炎，てんかん
	ビタミンB_6	貧血，舌炎，多発性末梢神経炎，てんかん
*	ビタミンB_{12}	巨赤芽球性貧血（**悪性貧血**），ハンター舌炎，末梢神経炎
*	ビタミンC	**壊血病**，倦怠感
*	ビタミンD	**くる病**（生後2ヶ月～2歳位），骨軟化症（成人），骨粗鬆症（老人）
	ビタミンE	溶血性貧血，神経機能低下，シミが出やすい
	ビタミンK	出血傾向
*	ナイアシン	**ペラグラ**（皮膚の炎症），下痢

*：5大ビタミン欠乏症，太字・下線：主な症状
（福士政広 編：診療放射線技師 ブルー・ノート 基礎編 3rd edition，p.76，メジカルビュー社，2012．より一部改変引用）

血糖❸❹

- 血漿中のグルコース（ブドウ糖）量のこと。
- 血糖量は，ホルモンと自律神経により常に一定の値に調節されている。
- 血糖量の正常値は，絶食時：80～110mg/dl，食後：150～160mg/dlである。
- 血糖量が160mg/dlを超えると，糖が尿中に排泄される（糖尿）。
- 血糖量が80mg/dlを下回ると，頭痛や目眩などの症状を引き起こす。
- 血糖量を上昇させるホルモンは，「アドレナリン・グルカゴン・糖質コルチコイド・サイロキシン・成長ホルモン」である。
- 血糖量を減少させるホルモンは，「インスリン」である。

豆知識

●ホルモンに関する問題は出題頻度が高い！
・ホルモンの名称を覚えるだけでは国家試験に対応できない。
・それぞれのホルモンが，どの器官で分泌され，どの器官にどのように作用するのかまで知っておく必要がある。
・また，ホルモン異常が生じた場合の各種疾患についても整理しておこう！

11 臨床医学の基礎　病態の基礎

高田 健太

出題基準

- 炎症（炎症の成り立ち，炎症の種類，炎症反応），感染（病原微生物，感染と発症，感染経路，感染と免疫，宿主側の要因，垂直感染と水平感染，性感染症，院内感染，市中感染，日和見感染，菌交代現象），アレルギー，免疫異常（アレルギーの機序，免疫不全，自己免疫），腫瘍（腫瘍の定義，腫瘍の病因〈発がん物質，がんと遺伝子異常〉，腫瘍の病理〈良性・悪性，上皮性・非上皮性〉，早期がん，進行がん，浸潤，リンパ行性転移，血行性転移，播種），循環障害，循環不全（血行障害，梗塞，リンパ流障害，ショック，血圧異常，臓器不全），外傷，中毒（外傷の発生要因と病態，中毒の発生要因と病態）

弱点克服への道　腫瘍について整理しよう!!

◉癌の組織学的分類

同じ臓器から発生した癌であっても，細胞組織のどの部分が癌化したのかによって癌の性質は異なる。つまり，癌の発生母地が重要なのである。

- **扁平上皮癌の割合が高い臓器**
  →食道癌，子宮頸癌，肺癌（肺門型に多い）
- **腺癌の割合が高い臓器**
  →胃癌，大腸癌，子宮体癌，肺癌（末梢型に多い），前立腺癌，乳癌
- **移行上皮癌の割合が高い臓器**
  →膀胱癌

◉癌の発生に関連するさまざまな因子❷

- 肝細胞癌－B型，C型肝炎ウイルス
- 子宮頸癌－ヒトパピローマウイルス（Human papilloma virus：HPV）
- 胸膜中皮腫－石綿（アスベスト）
- 上咽頭癌－EBウイルス（Epstein-Barr virus）
- 成人T細胞性白血病－HTLV-Ⅰ型（ヒトT細胞白血病ウイルス1型）
- 皮膚癌－紫外線❹

ポイントねらい撃ち　過去問から，覚えるべきポイントをピックアップ！

◉癌の組織学的分類

❶食道癌は扁平上皮癌の頻度が高い。64-16PM

◉癌の発生に関連するさまざまな因子

★❷上咽頭癌，肝細胞癌，子宮頸癌，成人T細胞性白血病では，発症に関与するウイルスの存在が認められている。61-20PM，62-19PM

★❸中皮腫，肺癌はアスベスト曝露との関係が深い。62-28PM，63-14PM，65-19PM

❹皮膚癌の危険因子として紫外線が考えられる。63-13PM

★：2回以上出題

ブルー・ノート ⇒ 1章63

知識の幅を広げよう

がんの組織学的分類（表1）

表1 がんの組織学的分類

腫瘍	悪性	上皮性（癌腫）	扁平上皮癌[1]	皮膚癌，頭頸部癌，食道癌，肺癌，子宮頸癌など
			腺癌	肺癌，胃癌，大腸癌，膵癌，乳癌，子宮体癌，前立腺癌
			移行上皮癌	膀胱癌，尿管癌
		非上皮性（肉腫）	肉腫	横紋筋肉腫，骨肉腫，血管肉腫，脂肪肉腫など
			造血組織	白血病，悪性リンパ腫
			その他	脳腫瘍，肝芽細胞腫，腎芽細胞腫，神経芽細胞腫など
		上皮性，非上皮性の区別ができない		悪性黒色腫，癌肉腫
	良性	上皮性		腺腫，乳頭腫
		非上皮性		線維腫，平滑筋腫，血管腫，脂肪腫

（福士政広 編：イエロー・ノート 臨床編 3rd edition，p.356，表1，メジカルビュー社，2012．より改変引用）

- 上記は頻度が多いものを示している（例えば，食道癌のすべてが扁平上皮癌なわけではない）。
- 悪性腫瘍と良性腫瘍の特徴についても学んでおこう。

がんの発生に関連するさまざまな因子（表2）

表2 がんの発生に関する因子

- タバコ（30%）
- 成人期の食事・肥満（30%）
- 生活様式（5%）
- 職業要因（5%）
- がんの家族歴（5%）
- ウイルス・他の生物因子（5%）
- 周産期要因・成長（5%）
- 生殖要因（3%）
- 飲酒（3%）
- 社会経済的状況（3%）
- 環境汚染（2%）
- 電離放射線・紫外線（2%）
- 医薬品・医療行為（1%）
- 塩蔵品・他の食品添加物・汚染物（1%）

（Harvard Center for Cancer Prevention: Harvard Report on Cancer Prevention, Volume 1: Causes of Human Cancer. Cancer Causes Control 1996 ;7:S3-S59.より，一部改変引用）

- がんの発生に関連がある要因が種々あることを知っておこう。特に，ウイルスなどの持続的感染により発生するがんについては重要である。

TNM分類

- 国際対がん連合（Union for International Cancer Control：UICC）が定めるがんの病期分類の指標。
- T：Tumor（腫瘍），N：Lymph Node（リンパ節），M：Metastasis（遠隔転移）の3つの因子からなる。
- 例えば，T2N1M0のように，3つの因子に対して数字が割り当てられる。TとNに対する数字は，各臓器別に数字が規定されている。M因子については，遠隔転移がなければ0，遠隔転移があれば1となる。

Performance Status（PS，表2）

- 患者の全身状態を示す指標で，次のように5段階に区分される。

PS	全身状態
0	まったく問題なく活動できる 発病前と同じ日常生活が制限なく行える
1	肉体的に激しい活動は制限されるが，歩行可能で，軽作業や座っての作業は行うことができる 例：軽い家事，事務作業
2	歩行可能で自分の身の回りのことはすべて可能だが作業はできない 日中の50%以上はベッド外で過ごす
3	限られた自分の身の回りのことしかできない。日中の50%以上をベッドか椅子で過ごす
4	まったく動けない 自分の身の回りのことはまったくできない 完全にベッドか椅子で過ごす

（Common Toxicity Criteria, Version2.0, 1999. より引用）

良性腫瘍と悪性腫瘍の違い（表3）

表3　良性腫瘍と悪性腫瘍の違い

	良性	悪性
発育速度	ゆっくり	速い
発育形式	膨張性（周囲組織を圧排） →被膜を有し，境界明瞭	浸潤性（周囲組織に浸潤し，破壊） →被膜がなく，境界不明瞭
転移	なし	あり
再発	まれ	多い
全身への影響	脈管・管腔臓器・神経組織などを圧迫するが，腫瘍切除により圧迫症状は軽減	臓器組織を破壊するため，腫瘍切除によっても機能回復困難

12 臨床医学の基礎　疾病と障害の基礎

高田 健太

出題基準

- 運動器（脊椎・脊髄疾患，骨関節疾患，骨・軟部腫瘍と類似疾患，外傷，損傷，代謝内分泌疾患），呼吸器・胸郭・胸壁・乳腺（気管・気管支疾患，無気肺，肺腫瘍，呼吸器感染症，間質性肺疾患，慢性閉塞性肺疾患，職業性肺疾患，肺循環障害，呼吸不全，胸膜・胸壁疾患，縦隔腫瘍，縦隔気腫・血腫，乳腺疾患），心臓・脈管（先天性心疾患，弁膜症，虚血性心疾患，心不全，心筋症，心膜疾患，大動脈疾患，末梢血管疾患），消化管・腹壁・腹膜（食道疾患，消化性潰瘍，胃腫瘍，先天性腸疾患，炎症性腸疾患，大腸腫瘍，腸閉塞，ヘルニア，腹膜疾患，急性腹症），肝・胆・膵（びまん性肝疾患，肝腫瘍，胆道系の腫瘍と結石，膵炎，膵腫瘍），血液・造血器（赤血球系疾患，白血球系疾患，リンパ増殖性疾患，出血性疾患），泌尿器・生殖器（炎症性腎疾患，慢性腎疾患，尿路感染症，腎尿路の先天異常，腎尿路系腫瘍，腎尿路系結石，前立腺腫瘍，精巣腫瘍，子宮腫瘍，卵巣腫瘍，生殖器炎症性疾患，生殖器の先天異常），脳・神経系（脳血管障害，脳腫瘍，神経変性疾患・脱髄疾患，感染性疾患，頭部外傷，末梢神経疾患，精神疾患），内分泌・代謝疾患（間脳・下垂体疾患，甲状腺疾患，副甲状腺疾患，副腎疾患，糖代謝異常，脂質代謝異常），膠原病〈結合組織病〉・免疫病・アレルギー（膠原病〈結合組織病〉と類縁疾患，免疫不全疾患，アレルギー疾患），皮膚・頭頸部・感覚器（皮膚疾患，眼疾患，鼻・副鼻腔疾患，咽頭，喉頭，唾液腺疾患，聴覚，平衡感覚器疾患），成長・発達・加齢に伴う疾患（新生児の疾患，染色体異常による疾患，高齢者疾患の特徴〈非定型的症状，多臓器疾患〉）

弱点克服への道　血液の流れ（特に体循環と門脈）について理解しよう!!

◉体循環の動脈

- 動脈の流れ：上行大動脈⇒大動脈弓⇒胸大動脈⇒腹大動脈⇒左右の総腸骨動脈
- 大動脈弓からは3本の枝が分岐する。**腕頭動脈，左総頸動脈，左鎖骨下動脈**
- 腹大動脈から直接分岐する動脈。腹腔動脈，上腸間膜動脈，腎動脈，下腸間膜動脈，腰動脈，精巣動脈，卵巣動脈など
- 腹腔動脈からは3本の枝が分岐する。**左胃動脈，総肝動脈，脾動脈**

◉門脈

- 消化管（胃，大腸など）と脾臓からの静脈血を肝臓へ運ぶ役割がある。大腸で吸収した栄養分を肝臓へ運ぶため，静脈血でありながら，栄養分は豊富。
- 門脈に入る3本の枝。**脾静脈，上腸間膜静脈，下腸間膜静脈**

◉血液の循環

- 動脈とは心臓から各臓器へ血液を運ぶ経路，静脈は各臓器から心臓へ血液を運ぶ経路。
- 動脈血とは酸素や栄養素に富む血液，静脈血とはそれらが少ない血液を意味する。

ポイントねらい撃ち　過去問から，覚えるべきポイントをピックアップ！

◉体循環の動脈

❶上行大動脈～大動脈弓から直接分岐するのは，冠動脈，腕頭動脈，左総頸動脈，左鎖骨下動脈である。[62-11PM]

❷腹腔動脈から直接分岐するのは，左胃動脈，総肝動脈，脾動脈である。[64-6PM]

❸右精巣動脈は腹大動脈から分岐する。[61-13PM]

◉門脈

❹血液が肝臓に流入するのは，門脈と肝動脈である。[62-12PM]

◉血液の循環

❺肺動脈，臍動脈には静脈血が流れている。[62-10PM]

知識の幅を広げよう

体循環の動脈（図1）

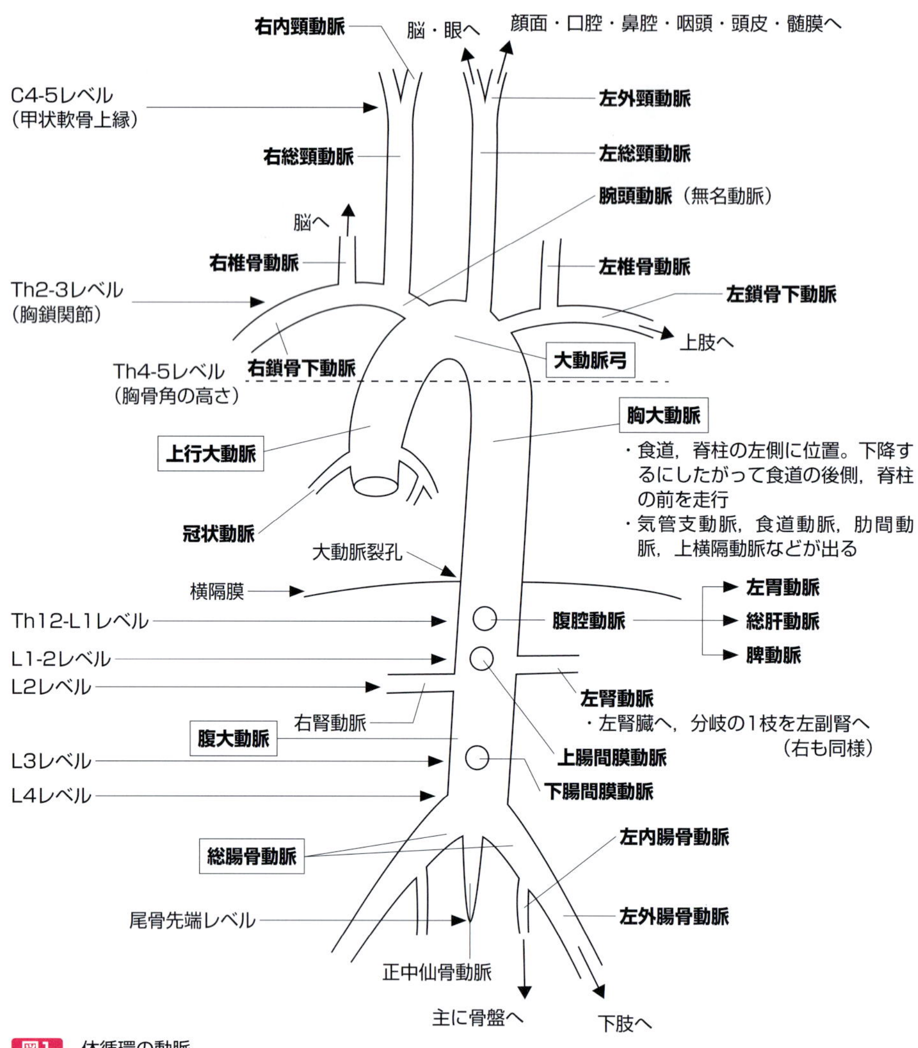

図1 体循環の動脈
（福士政広 編：診療放射線技師 ブルー・ノート基礎編 3rd edition，p.135，図119，2012．より一部改変引用）

• 大動脈弓から分岐した動脈のうち，脳内に分布する動脈についても成書で学んでおこう。

イエロー・ノート ⇒ 1章51

門脈（図2）

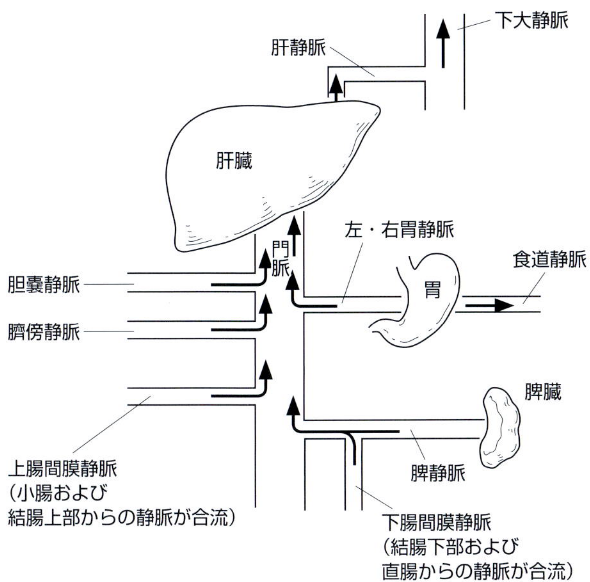

図2　門脈系
（福士政広：診療放射線技師 ブルー・ノート 基礎編 3rd edition，p.145，図130，2012．より引用）

血液の循環（図3）

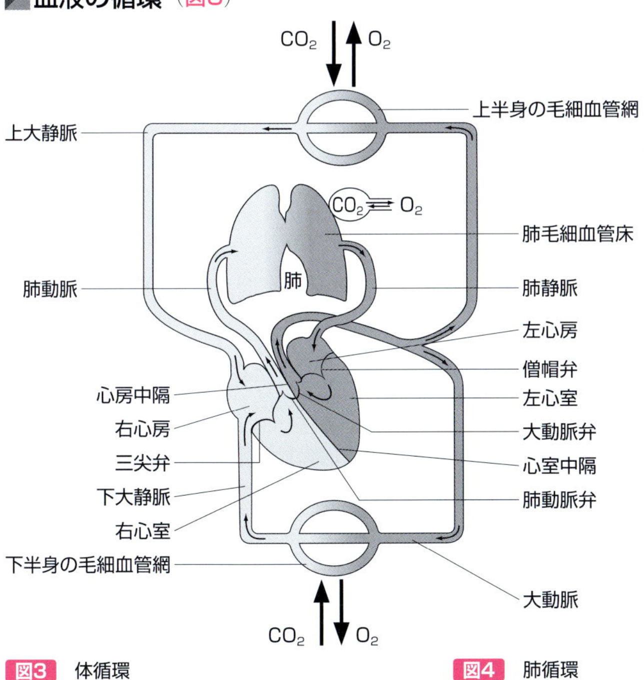

図3　体循環　　図4　肺循環

- 動脈という名でありながら静脈血が流れるのは，“**肺動脈**”と“**臍動脈**（胎児）”。
- 静脈でありながら動脈血が流れるのは，“**肺静脈**”と“**臍静脈**（胎児）”および**門脈**。

13 臨床医学の基礎　治療

高田 健太

出題基準

●内科的治療（治療法と特徴），外科的治療（治療法と特徴），放射線治療（治療法と特徴），IVR〈インターベンショナルラジオロジー〉（塞栓術，血管形成術，動脈内注入療法，ドレナージ，除石術，胃瘻造設，経皮的エタノール注入療法），緩和治療（治療法と特徴），救急蘇生法（一時的救命処置，二次的救命処置）

弱点克服への道　IVRについて理解しよう。

◉IVRとは

- IVRとはInterventional Radiologyの略で，日本語として画像支援治療，治療的応用などがある。一般的には日本語よりIVRとして認知されている。
- IVRはX線透視装置，X線造影検査，X線CT装置，超音波装置などの各種画像診断装置と，カテーテル（または針など）を用いて，疾患の治療を行う技法である。

◉IVRの種類

- IVRには，血管系IVRと非血管系IVRとがあり，血管系IVRではほぼ全身に適応がある。

◉血管系IVR

- 血管系IVRとして，動脈塞栓術（腫瘍に対するもの，出血に対するもの），動注リザーバー療法，血管の拡張・維持を目的とした経皮的血管形成術，下大静脈フィルター留置術などが挙げられる。

◉非血管系IVR

- 非血管系IVRとして，経皮的生検，経皮経肝胆管ドレナージ，ステント留置術，経皮経食道胃管・イレウス管挿入術，経皮的胃瘻・腸瘻造設術などが挙げられる。

ポイントねらい撃ち　過去問から，覚えるべきポイントをピックアップ！

❶IVRに該当するものとして，胃瘻造設術，肝動脈塞栓術，腸骨動脈形成術，経皮的エタノール注入療法などが挙げられる。[64-25PM]

❷冠動脈狭窄症，腎血管性高血圧症，閉塞性動脈硬化症，肝部下大静脈狭窄症は，経皮的血管形成術の適応である。[65-29PM]

❸肺血栓塞栓症の治療には，外科的血栓摘除術，経皮的血栓摘除術，経皮的血栓溶解術，下大静脈フィルター留置術などが行われる。[66-27PM]

知識の幅を広げよう

IVRの種類（表1）

• IVRとして行われるものは非常に多岐にわたるので，ここでは代表的なIVRについて解説した。

表1　代表的なIVR

	名称	英略語	内容
血管系	動脈塞栓術	TAE	肝細胞癌への血管を塞栓物で閉塞させる
	経皮的冠動脈血管形成術	PTCA	虚血性心疾患に対して，バルーン等により狭窄した冠動脈を拡張させる
	経皮経冠動脈血栓溶解療法	PTCR	冠動脈内に血栓溶解剤を流し，血栓を溶かすことにより，血流を回復させる
	動注リザーバー療法		抗がん剤を注入するためのリザーバーを皮下に留置する
	下大静脈フィルター留置術❶		深部静脈血栓症による肺塞栓症を予防するため，IVC内にフィルターを留置する
	ステント（グラフト）留置術		血管の狭窄や瘤形成に対してステント（グラフト）を留置し，血流を安定に保つ
	経頸静脈肝内門脈大循環短絡術	TIPS	門脈圧亢進症に対し，門脈と体循環との間に短絡ルートを作り，治療する
非血管系	経皮的生検		CTや超音波画像で腫瘍の位置を確認しつつ，組織を採取する
	経皮経肝胆管ドレナージ	PTCD	胆管にカテーテルを刺入し，胆汁を体外に排出する
	（消化管）ステント留置術		消化管の狭窄や閉塞に対し，ステントを用いて腸管を拡張させる治療法
	経皮経食道胃管挿入術	PTEG	栄養投与や腸液排出のために，経皮的に食道を介し，胃や小腸へ管を通す
	経皮的エタノール注入療法	PEIT	腫瘍内にエタノールを注入し，腫瘍を壊死させることで治療するもの
	経皮的ラジオ波焼灼術	RFA	ラジオ波を用いて腫瘍を焼灼する治療。主に肝がんに対して行われる
	経皮的マイクロ波凝固療法	PMCT	CTや超音波によるガイド下で，マイクロ波を用いて腫瘍を凝固・壊死させる

＊日本語の名称は文献によって異なる。

■参考文献

・福士政広 編：診療放射線技師イエロー・ノート 臨床編 3rd edition，メジカルビュー社，2012
・福士政広 編：診療放射線技師ブルー・ノート 基礎編 3rd edition，メジカルビュー社，2012
・国立がん研究センター がん対策情報センター がん情報サービス（http://ganjoho.jp/public/pre_scr/cause/factor.html#hyo01，2014年11月現在）

14 社会医学　健康と公衆衛生

高田 健太

出題基準

- 公衆衛生の定義（定義と特徴），健康及び身体的，精神・心理的影響（健康，疾病・傷病・疾患，機能障害・能力障害，社会的不利〈参加制約〉），疫学的方法による健康の理解（疫学の概念，疫学の方法），保健統計（人口動態，罹患率，死亡率，三大死因〈がん，心臓病，脳血管疾患〉）

弱点克服への道　がん医療に関する統計について理解しよう!!

◉死因別人口動態

- 直近10年程度のわが国の死因別死亡率（男女計）
  第1位：がん，第2位：心臓病，第3位：脳卒中，第4位：肺炎
- 平成24年度のわが国の死因別死亡率（男女計）
  第1位：**がん**，第2位：**心臓病**，第3位：**肺炎**，第4位：**脳卒中**
  （第1位と第2位は変わらないが，平成23年に3位と4位が入れ替わった）

（厚生労働省：平成26年度 我が国の人口動態（平成24年までの傾向），2014．より引用）

◉がん罹患率

- 2008年の部位別がん粗罹患率について，上位3位を男女別に示した（表1）。

表1　部位別がん粗罹患率（2008年）

	第1位	第2位	第3位
男性	胃	肺	大腸
女性	乳房	大腸	胃

（がん研究振興財団：がんの統計'13，2013．より引用）

◉がん死亡率

- 2012年の部位別がん死亡率について，上位3位を男女別に示した（表2）。

表2　部位別がん死亡率（2012年）

	第1位	第2位	第3位
男性	肺	胃	大腸
女性	大腸	肺	胃

（がん研究振興財団：がんの統計'13，2013．より引用）

ポイントねらい撃ち　過去問から，覚えるべきポイントをピックアップ！

❶平成20年の人口動態で，わが国の死因の1位は悪性新生物，2位は心疾患である。62-29PM
❷胃がん，子宮頸がんによる死亡率は，近年減少傾向にある。65-25PM

ブルー・ノート ⇒ 1章62

知識の幅を広げよう

がんの部位別死亡率の年次推移[2]（図1）

・どの部位から発生するがんによる死亡率が高いのかを把握しておこう。

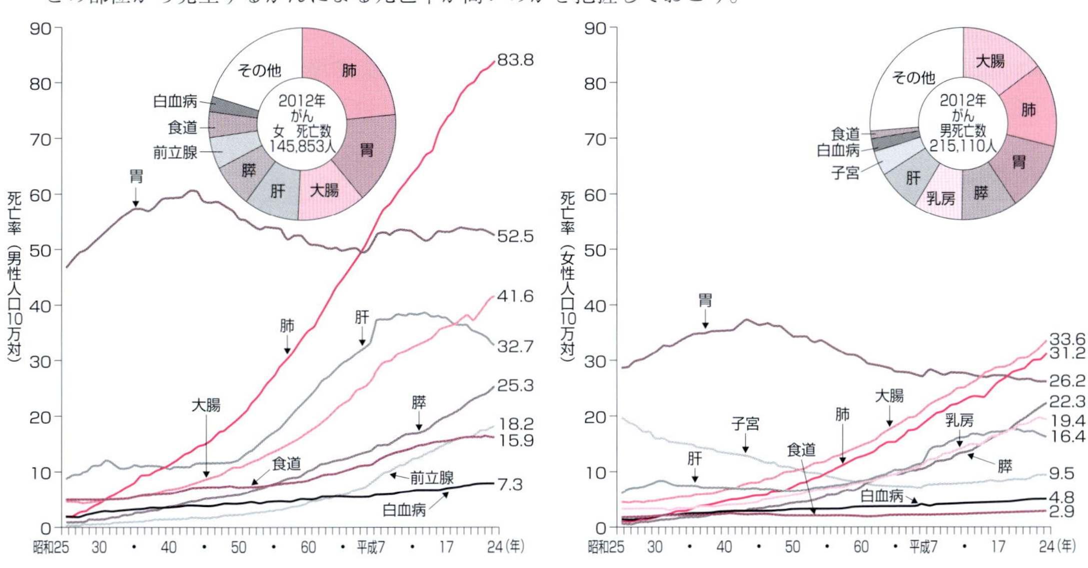

図1 部位別にみたがんの死亡率年次推移（昭和25～平成24年）

（厚生労働省：平成26年度 我が国の人口動態（平成24年までの傾向），18-19，2014．より引用）

- がんの死亡率の年次推移をみると，肺がん，大腸がん，膵がんによる死亡率は男女とも上昇していることがわかる。また，女性の乳がんによる死亡率も近年増加している。

粗死亡率と年齢調整死亡率

■粗死亡率

ある疾患による死亡率を求める際，死亡数を人口で割ったものを粗死亡率という。粗死亡率の場合，例えば都道府県別で比較する場合，各都道府県の人口の年齢構成が強く反映されるため，高齢者が多い場合は当然高くなる。そのため，粗死亡率によって地域ごとに比較すると，疾患による影響と，人口の年齢構成による影響とが混合し，比較の意義が曖昧になってしまう。

■年齢調整死亡率

年齢調整死亡率は，人口の年齢構成の異なる地域間における死亡状況を比較できるようにするものである。具体的には，その地域の人口の年齢構成を，ある共通のモデルによって調整した死亡率である。この共通のモデルとして“昭和60年モデル人口”が用いられる（**表3**）。

表3 昭和60年モデル人口

年齢層	基準人口（人）
0～4	8,180,000
5～9	8,338,000
10～14	8,497,000
15～19	8,655,000
20～24	8,814,000
25～29	8,972,000
30～34	9,130,000
35～39	9,289,000
40～44	9,400,000
45～49	8,651,000
50～54	7,616,000
55～59	6,581,000
60～64	5,546,000
65～69	4,511,000
70～74	3,476,000
75～79	2,441,000
80～84	1,406,000
85～	784,000
合計	120,287,000

15 社会医学　感染症とその予防

高田 健太

出題基準

- 感染症の成立（感染と発病，感染源，感染経路，宿主の感受性），感染症の種類と予防（HIV感染と後天性免疫不全症候群〈AIDS〉，C型肝炎，院内感染），感染症の予防対策（感染症予防法の原則，対策）

弱点克服への道　感染症について理解しよう!!

感染症とは

- なんらかの病原体が体内に入り，体内で増殖することで症状を出す疾患。
- 原因となる病原体には，ウイルス，マイコプラズマ，細菌，真菌，原虫などがある。

感染方法の種類

- 経口感染：病原性大腸菌，腸チフス，コレラ，A型肝炎など
- 経気道感染：ウイルス性感冒，麻疹，風疹，流行性耳下腺炎，肺結核など
- 経皮感染：B型肝炎ウイルス，C型肝炎ウイルス，性感染症，破傷風，狂犬病など

垂直感染（母子感染）

- 親から子へ伝播する感染経路。梅毒，B型肝炎ウイルス，サイトメガロウイルスなど

日和見感染

- 健康体では症状が現れないが，免疫が低下している際に症状が出るもの。
- 主な日和見感染症：カンジダ，ニューモシスチス肺炎，ヘルペスなど

ポイントねらい撃ち　過去問から，覚えるべきポイントをピックアップ！

1. 淋菌，クラミジアは，性感染症の原因菌として多い。[61-19PM]
2. 淋病，破傷風，帯状疱疹，流行性耳下腺炎は，いずれも感染症である。[64-14PM]
3. AIDS，B型肝炎は，垂直感染を引き起こす。[62-17PM]
4. オウム病とは，オウム病クラミジアによって引き起こされる感染症である。[63-11PM]
5. 日和見感染を生じやすい基礎疾患として白血病がある。[65-13PM]
6. 汗，尿，唾液は，ヒト免疫不全ウイルス（HIV）の感染源とならない。[61-29PM]
7. C型肝炎はわが国の肝硬変の原因で最も多い。[64-19PM]

ブルー・ノート ⇒ 1章64

知識の幅を広げよう

肝炎ウイルス[3]

- 肝炎を発症する原因のひとつがウイルス感染である。
- 5種類の肝炎ウイルスがよく知られており，その特徴を表1にまとめた。

表1　肝炎ウイルスの特徴

ウイルス	主な感染経路	垂直感染	主な特徴
A型	経口感染	－	・衛生状態の悪い海外など等で感染することがある ・劇症肝炎にならなければ予後良好で，二度目は発病しない
B型	血液，体液など	○	・感染時期や健康状態により，一過性感染になる場合と持続性感染になる場合がある ・ウイルスキャリアから肝硬変，肝がんに進行する例がある
C型	血液	△（まれ）	・血液を介したウイルス感染後，高い確率で慢性化する ・慢性肝炎が数十年持続したのち，肝硬変，その後肝がん発症へと進行することがある
D型	血液	－	B型肝炎ウイルスに感染している人にだけ感染
E型	経口感染	－	・加熱不十分な肉を摂食することで急性肝炎を発症する例がある ・慢性化することはないが，妊婦が感染すると重篤な経過になる場合がある

日和見感染しやすい場合[5]

がん　白血病　AIDS　膠原病　免疫抑制剤　ステロイド製剤　など

（免疫抑制剤・ステロイド製剤：薬剤性）

性感染症（sexually transmitted disease: STD）[1]

性的接触によって病原体が感染することによって生じる疾患。

- 梅毒
- 淋菌感染症
- 性器クラミジア感染症
- 性器ヘルペスウイルス感染症
- 尖圭コンジローマ
- HIV感染
- 性器カンジダ症
- 腟トリコモナス症
- B型肝炎

など

ワクチン（図1）

ワクチン
- 生ワクチン
  - ・減毒した生きた病原体を抗原として投与
  - ・対象となる感染症：結核，麻疹，風疹，水痘，流行性耳下腺炎，ポリオ（経口），黄熱病など
- 不活化[*1]ワクチン
  - ・対象となる感染症：インフルエンザ，B型肝炎，コレラ，百日咳，日本脳炎，狂犬病など
- トキソイド
  - ・不活化ワクチンの一種
  - ・毒素（toxin：トキシン）の毒性をなくして抗原性を残したものを投与
  - ・対象となる感染症：破傷風，ジフテリア，炭疽など

図1　ワクチンの種類

＊1：ここでいう「不活化」とは，微生物の免疫抗原物質をできるだけ変性しないで増殖性をなくすこと
DTP〔(沈降精製）ジフテリア・破傷風・百日咳混合〕ワクチンという混合ワクチンも存在する

（福士政広 編：診療放射線技師 ブルー・ノート 基礎編 3rd edition，p.251，図205，2012．より一部改変引用）

16 社会医学　生活習慣病，疾病予防

高田 健太

出題基準

- 生活習慣病の動向と対策（ライフスタイルと生活習慣病，健康増進法とメタボリック症候群），疾病予防と健康管理（一次・二次・三次予防，健康診断）

弱点克服への道　生活習慣病とがん検診について理解しよう!!

生活習慣病とは

- 食事や飲酒，運動や喫煙などの生活習慣が，発症に強く関与すると考えられる疾患。

生活習慣病の種類

- 糖尿病，高血圧，脂質異常症，肥満，脳卒中，心疾患，がん（一部）など

生活習慣病の予防

- 一般的な方法として，適切な栄養と適度な飲酒，十分な休息と適度な運動，および禁煙といった正しい生活習慣を実践する。

がん検診と有効性

- 検診にはさまざまな種類がある。健康増進法に基づき，健康増進事業として市町村が実施するがん検診は以下の通りである。
  胃がん検診，子宮がん検診，肺がん検診，乳がん検診，大腸がん検診
- 検診は，科学的に有効性が認められた内容を実施することが推進されている。

ポイントねらい撃ち　過去問から，覚えるべきポイントをピックアップ！

❶糖尿病，脳梗塞は生活習慣病である。[64-29PM]

❷結核，バセドウ病，潰瘍性大腸炎は生活習慣病ではない。[64-29PM]

❸肺線維症は生活習慣病ではない。[65-27PM]

❹健康増進法に基づくがん検診で対象年齢が20歳以上なのは，子宮頸がんである。[65-28PM]

❺ある集団を対象に潜血反応による大腸がんのスクリーニング検査を行った。大腸がんが実際に存在し，検査でも陽性だった者の比率を感度という。[63-27PM]

ブルー・ノート ⇒ 1章62，63

知識の幅を広げよう

生活習慣病の罹患者数（図1）

• 平成23年の代表的な生活習慣病患者数を，男女別に示した（厚生労働省発表データ）。

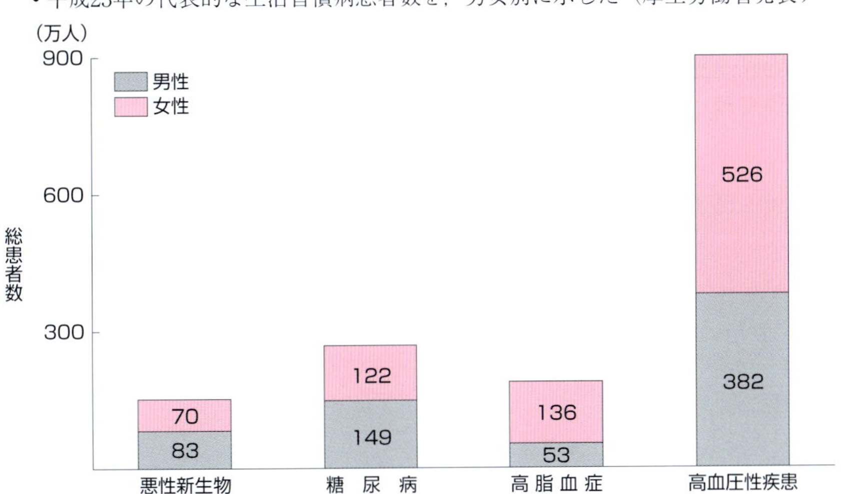

（厚生労働省大臣官房統計情報部：平成23年 患者調査（傷病分類編），2011．より引用）

図1　生活習慣病の罹患者数（平成23年）

健康増進法に基づくがん検診❹

• 厚生労働省が定めた指針により，各部位において実施が推進されている検査を記載した（表1）。

表1　がん検診の部位別検査法

種類	検査項目	対象年齢	受診間隔
肺がん検診	胸部X線検査及び喀痰細胞診	40歳以上	年1回
胃がん検診	胃部X線検査	40歳以上	年1回
乳がん検診	視触診及び乳房X線検査	40歳以上	2年に1回
子宮がん検診	子宮頸部の細胞診及び内診，視診	20歳以上	2年に1回
大腸がん検診	便潜血検査	40歳以上	年1回

このほか，問診が行われる
（厚生労働省ウェブサイト：http://www.mhlw.go.jp/bunya/kenkou/dl/gan_kenshin01.pdf，より引用）

診断精度が高いがん検診とは❺

• がん検診は多くの対象者から精度よく，かつ効率よくがん有病者を見つけ出す必要がある。
そのための考え方として，感度，特異度がある（表2）。

表2　がん検診の感度と特異度

	検査時に発見可能ながん	
	有	無
検査で陽性	a	b
検査で陰性	c	d
合計	a+c	b+d

感度
・a/（a+c）
・がん有病者が検査で陽性と判断
特異度
・d/（b+d）
・がんがない状態を検査で陰性と判断

17 社会医学　保健

高田 健太

出題基準

- **老人保健（老化と寿命，平均寿命と健康寿命，老年病の特徴，認知症），精神保健（精神障害者の保健・医療・福祉），産業保健（労働安全衛生管理）**

弱点克服への道　医療に関する各種統計について理解しよう!!

◉平均余命

- 基準としたある年の死亡状況が今後変化しないという仮定の下で，各年齢にいる者が，平均的にその後何年生きられるかという期待値を平均余命という。

◉平均寿命

- 0歳児の平均余命のことを特別に平均寿命という。
- 平成25年度の平均寿命は，男性80.21歳，女性86.61歳である。

◉人口動態

- わが国の平成25年の総人口は1億2,729万人である（平成25年10月1日現在）。
- 出生者数約103万人に対し，死亡者数約127万人で人口は減少している。
- 0～14歳を年少人口，15～64歳を生産年齢人口，65歳以上を老年人口という（平成24年は年少人口13.0%，老年人口24.1%）。

◉合計特殊出生率

- ひとりの女性が生涯で産む平均の子供数。
- 合計特殊出生率が2.08（あるいは2.07）を下回ると少子化（もしくは少子化が進んでいる）といわれる。
- わが国の平成25年における合計特殊出生率は1.43である。

ポイントねらい撃ち　過去問から，覚えるべきポイントをピックアップ！

❶平成20年簡易生命表によるわが国の女性の平均寿命は86歳である。 62-30PM
❷平成22年簡易生命表によるわが国の男性の平均寿命は80歳である。 64-27PM

ブルー・ノート ⇒ 1章62

知識の幅を広げよう

わが国の平均寿命の年次推移❶❷（図1）

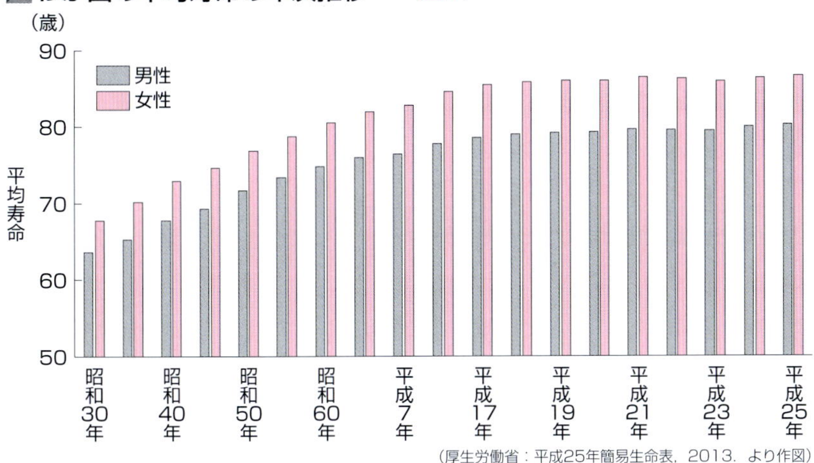

（厚生労働省：平成25年簡易生命表，2013．より作図）

図1 わが国の平均寿命の年次推移

わが国の合計特殊出生率の年次推移（図2）

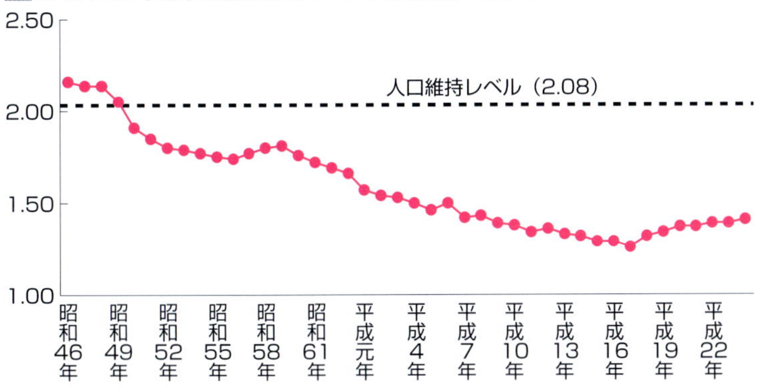

（厚生労働省：平成24年人口動態統計（確定数）の概況，2013．より作図）

図2 わが国の合計特殊出生率の年次推移

- 人口を維持するための合計特殊出生率 ≠ 2.0はなぜ？

> 2人の親から2人の子供が産まれれば，人口は維持できそうだが，実際には生まれた子供が生殖年齢に達する前に亡くなる場合もある。そのため，2.0では人口が維持できないのである。

わが国における国民医療費と年齢階級別の割合（表1）

- 平成23年度の国民医療費は38兆5,850億円で，前年度より3.1％増加している。
- これは人口1人当たり30万1,900円に相当する。
- 国民医療費の国民所得に対する比率は11.3％

表1 わが国の年齢階級別の国民医療費

年齢層	国民医療費が占める割合
0～14歳（年少人口）	6.4％
15～64歳（生産年齢人口）	38.0％
65歳以上（老年人口）	55.6％

（厚生労働省：平成23年度 国民医療費の概況，結果の概要，2013，より一部抜粋引用）

18 社会医学　医療安全対策

高田 健太

出題基準

- 医療とリスクマネジメント（リスク評価とリスク管理），医療と医薬品等による健康被害（造影剤，放射性医薬品，放射線治療，医療機器）

弱点克服への道　医療における安全管理について理解しよう!!

●造影剤の副作用

- 画像診断に使用される造影剤には副作用があることが知られている。なかでもヨード造影剤は，従来に比べ副作用の発生は著明に減少してはいるものの，悪心，嘔吐，発疹，蕁麻疹，徐脈などの発生が知られている。また，まれではあるが，重篤な副作用（血圧の急激な低下，アナフィラキシーなど）の発生もあるとされており，留意が必要である。

●ショックとは❷

- 医学的な意味でのショックとは，体内の血液循環がなんらかの原因によって障害され，臓器への血流が維持できなくなることを意味する。
- 血液循環を障害する原因は，心筋梗塞，心タンポナーデ，出血，熱傷，敗血症，アナフィラキシーなど，さまざまである。

●院内感染（医療関連感染）

- 入院中などに細菌やウイルスなどの病原体に感染すること。医療に関連する施設（在宅ケアや老人福祉施設など）を含めた呼び名として，医療関連感染という言葉もある。

  代表的な病原体
  - メチシリン耐性黄色ブドウ球菌（MRSA）
  - 多剤耐性緑膿菌（MDRP）
  - ノロウイルス
  - 腸管出血性大腸菌
  - *Clostridium difficile*（クロストリジウム ディフィシル）
  - 流行性角結膜炎（アデノウイルス）

ポイントねらい撃ち　過去問から，覚えるべきポイントをピックアップ！

❶ヨード造影剤の副作用として，悪心，蕁麻疹，顔面蒼白，呼吸困難などが挙げられる。[64-30PM]
❷冷や汗はショック時の症状のひとつである。[62-21PM]
❸AEDとは，除細動の要否を自動的に判定する装置である。[63-26PM]
❹宿主の感受性に対する予防対策として，ワクチン接種が挙げられる。[64-28PM]

ブルー・ノート ⇒ 1章65

知識の幅を広げよう

各種検査で用いられる造影剤（表1）

表1 造影剤の種類と用いる検査

造影剤の種類	検査	備考
ヨード造影剤	CT検査，血管造影	現在の主流は非イオン性モノマー型造影剤
経口ヨード造影剤	消化管造影	ガストログラフィン®が使用される
硫酸バリウム造影剤	消化管造影	上部消化管造影には高濃度（200～220w/v%）を用いるのが近年の主流
ガドリニウム製剤	MRI	細胞外液に非特異的に分布するもの（マグネビスト®，プロハンス®，オムニスキャン®，マグネスコープ®）が主に使用されてきたが，最近になり，血管内および細胞間隙にも非特異的に分布し，さらに肝臓の類洞側から肝細胞へ移行する造影剤（EOB・プリモビスト®）も使用されるようになってきた
超常磁性体酸化鉄微粒子（superparamagnetic iron oxide：SPIO，リゾビスト®）	MRI	肝特異性造影剤。EOB・プリモビスト®の登場により，現在では使用頻度は少ない
クエン酸鉄アンモニウム（フェリセルツ®）	MRI	経口造影剤。粉末状になっており，使用時に水で溶解する必要がある
塩化マンガン四水和物（ボースデル®）	MRI	経口造影剤。はじめから溶液になっている
マイクロバブル（ソナゾイド®，レボビスト®）	超音波	空気やフッ化炭素（ともに無害）が主成分

院内感染の予防（表2）

- 感染症成立のためには，感染源の存在，感染経路の存在，宿主の感受性という3つの要素が必要である。
- 院内感染の対策の主軸は“感染経路の存在”を断ち切ることである。

表2 感染経路と対応策

感染経路	具体的な対応策
空気感染	・病室の空調管理（陰圧） ・医療従事者は高性能マスク着用
飛沫感染	・罹患者は原則個室使用 ・罹患者の傍に接近する（数m内）際にはマスク着用
接触感染	・個人防護具（手袋，ガウン，マスクなど）の適切な使用 ・手袋をはずした後，消毒の実施 ・使用する医療器具（聴診器など）の専用化

AEDとは❸

- automated external defibrillatorの略で，日本語では自動体外式除細動器という。
- 公共の場所に広く設置されており，一般市民でも使用できるよう設計されている。
- 心臓が心室細動という不整脈に陥った場合，その細動を取り除く（除細動）ための装置である。

■ **参考文献**

・国立がん研究センター がん対策情報センター がん情報サービス
（http://ganjoho.jp/professional/statistics/backnumber/2013_jp.html，2014年11月現在）
・厚生労働省ウェブサイト（2014年11月現在）
http://www.mhlw.go.jp/toukei/list/81-1a.html
http://www.mhlw.go.jp/toukei/saikin/hw/kanja/11/dl/04.pdf
http://www.mhlw.go.jp/bunya/kenkou/dl/gan_kenshin01.pdf
・松島敏春 ほか編：診療に役立つ学べる感染症，診断と治療社，2012
・中村 實 監：X線造影検査の実践，医療科学社，2002

2章

放射線生物学

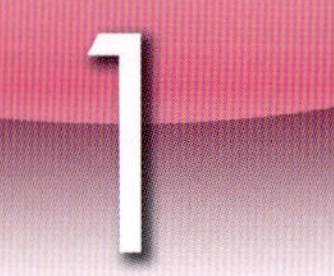

1 放射線の細胞に対する作用

布施 拓

出題基準

●物理学的過程（紫外線と電離放射線，電離作用，線量単位と線エネルギー付与〈LET〉），化学的過程（水の放射線分解，フリーラジカル），生化学的過程（直接作用と間接作用），生物学的過程（DNA損傷と細胞への影響，DNA損傷の修復），細胞死（分裂死と間期死，ネクローシスとアポトーシス），細胞の生存曲線（標的理論，直線－2次直線モデル〈LQモデル〉），細胞の放射線感受性（ベルゴニエ・トリボンドーの法則，α/β），組織の放射線感受性（感受性の決定因子，腫瘍組織と臓器の早期反応と後期反応），突然変異（遺伝子突然変異，染色体異常）

弱点克服への道

細胞周期の名称・放射線感受性を覚えよう。DNA損傷とその修復機構について理解しよう。放射線生物学の基礎となるLQモデルを理解しよう。

●細胞周期（図1）

●M期＞G2期－M期＞G1期後期－S期で放射線感受性が高い。

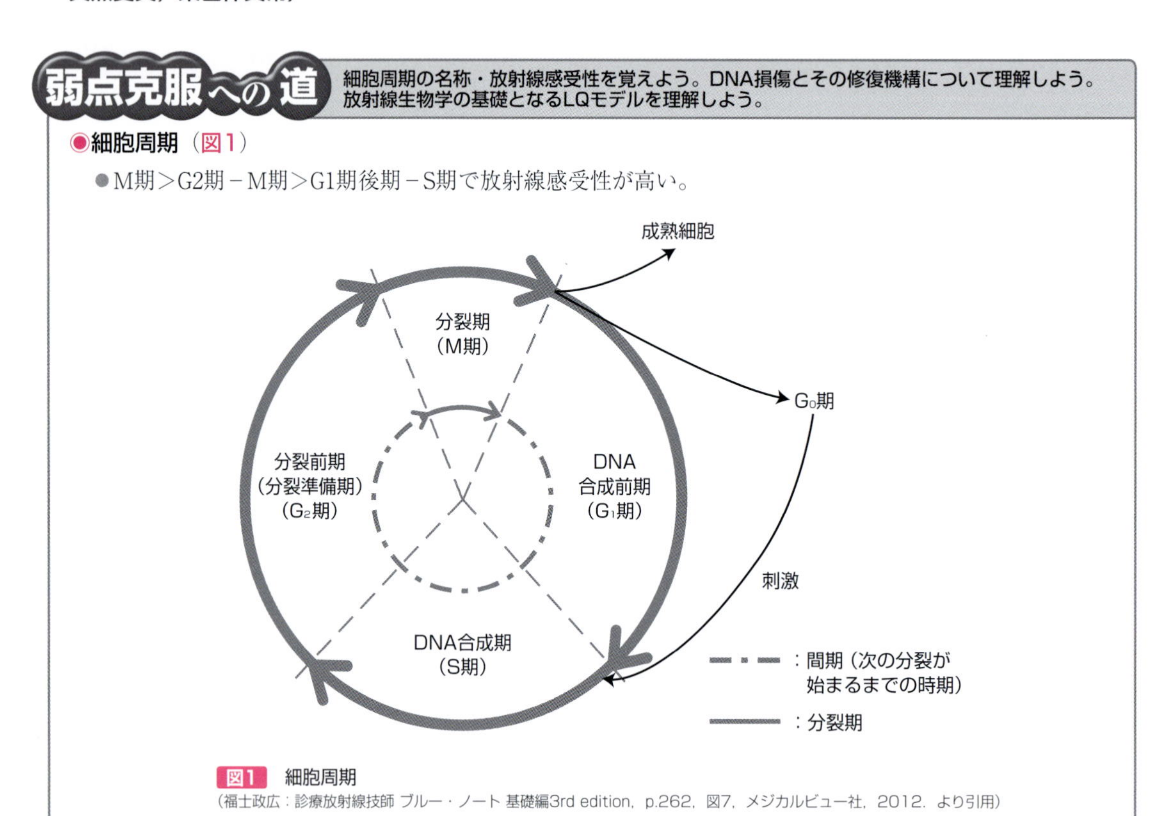

図1　細胞周期

（福士政広：診療放射線技師 ブルー・ノート 基礎編3rd edition，p.262，図7，メジカルビュー社，2012．より引用）

ブルー・ノート ⇒ 2章1～7

ポイントねらい撃ち 過去問から，覚えるべきポイントをピックアップ！

❶細胞周期はG_1期→S期→G_2期→M期である。61-31PM
❷正常細胞にG_0期がある。61-31PM
❸S期はDNA合成が行われる。61-31PM
★❹G_0期にある細胞は放射線感受性が低い。61-31 PM，63-39 PM
❺赤外線はDNAに障害を起こさない。61-32PM
★❻DNA二本鎖切断は一本鎖切断より起こりにくい。61-33PM，64-31PM
❼相同組み換え修復機構は放射線によるDNA二本鎖切断の修復機構である。61-33PM
❽放射線以外でもDNA二本鎖切断を生成する。61-33PM
❾相同組み換え修復機構は細胞周期のS，G_2期で作用する。61-33PM
❿紫外線は塩基を励起してピリミジン二量体を生成する。ピリミジン二量体は間接的にDNA二本鎖切断を生成する。61-33PM
⓫成人正常組織のうち，神経は放射線感受性が低い。61-34PM
⓬紫外線は電離作用を有している。62-31PM
⓭間接効果は放射線の生物作用を示す用語である。62-32PM
⓮βは曲線部の係数である。62-34PM
⓯α/βの単位はGyである。62-34PM
⓰1回線量2Gy付近で実験値と一致する。62-34PM
⓱腫瘍縮小効果のα/β値は大きい。62-34PM
★⓲正常組織の急性反応のα/β値は大きい。62-34PM，63-32PM
⓳細胞の分化度はベルゴニー・トリボンドウの法則に関係する。62-35PM
⓴細胞へのγ線照射において，S期細胞は感受性が低い。62-39PM
㉑細胞に対するγ線照射によって最も多く生じるのは，DNA塩基損傷，DNA一本鎖切断である。63-31PM
㉒放射線による細胞生存率曲線の多標的モデルでのD_0は，平均致死線量を表す。63-32PM
㉓LQモデルは1Gy程度で実際の生存率曲線に一致する。63-32PM
㉔放射線による細胞生存率曲線の多標的モデルでのD_0は，生存率が1となる線量である。63-32PM
㉕LQモデルのαはD，βはD^2の係数である。63-32PM
㉖放射線がDNAに与える損傷には，塩基損傷・架橋形成・一本鎖切断・二本鎖切断がある。65-32PM
㉗G_1期後期とM期で放射線感受性が高い。66-39PM

★：2回以上出題

知識の幅を広げよう

直接作用

- 直接DNAを電離・励起すること。

間接作用⑬

- 主にOH（ヒドロキシラジカル）による細胞膜・核・ミトコンドリアなどの障害によって，致死作用をもたらすこと。

希釈効果

- 酵素の濃度によらず一定数しか不活性化しないため，酵素の濃度が薄くなると不活性化する割合は大きくなる。

温度効果

- 低温状態ではフリーラジカルの拡散が妨げられるため，間接作用が減少する。

酸素効果

- 酸素が存在している場合に，低LET放射線では放射線感受性が2.5～3.0倍に上昇する。また，高LET放射線では，ほとんど酸素効果がない。照射時の酸素分圧が酸素効果に影響する。

保護効果

- フリーラジカルを除去する物質が存在すると，放射線による障害が軽減される。フリーラジカルを除去する物質は放射線防護剤とよばれる（図2）。

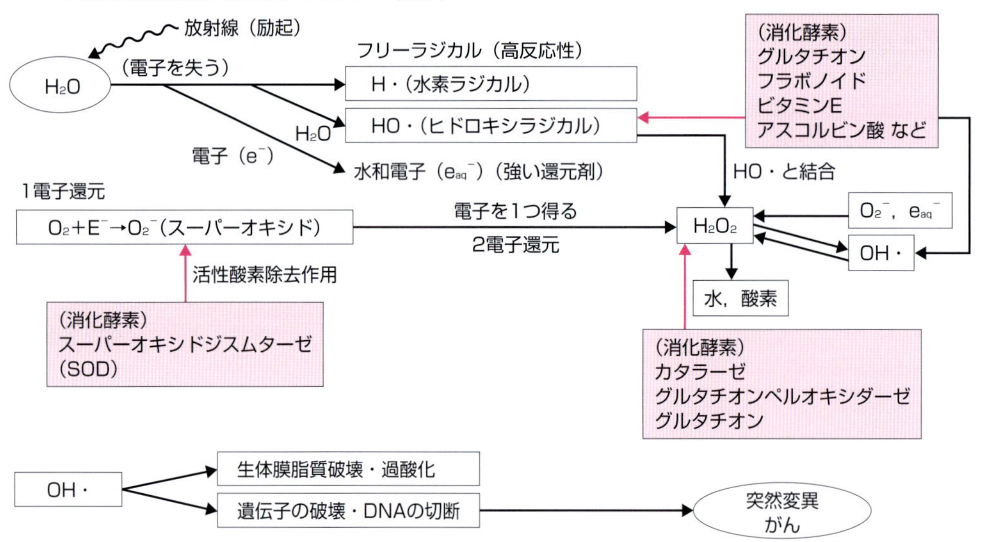

図2 フリーラジカルの生成および分解
（福士政広：診療放射線技師 ブルー・ノート 基礎編3rd edition，p.257，図3，メジカルビュー社，2012．より引用）

DNAの損傷（図3）❻❻㉑㉖

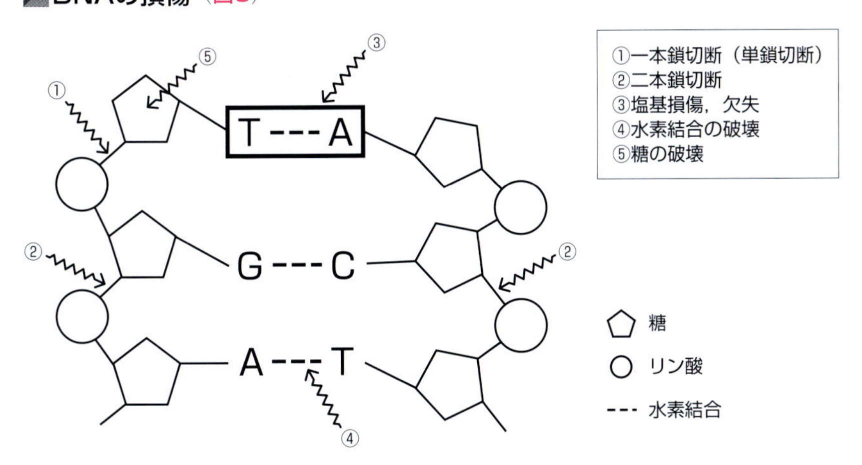

図3　DNAの損傷の模式図
（福士政広：診療放射線技師 ブルー・ノート 基礎編3rd edition，p.258，図4，メジカルビュー社，2012．より引用）

一本鎖切断の修復機構

■損傷の直接消去

- 損傷を直接修復する機構。例えば，メチルグアニンメチル基転移酵素によるグアニンからのメチル基の除去や光回復酵素（photolyase）の存在下での紫外線照射などにより生じたピリミジン二量体の単量体へ修復がある。この光回復酵素（photolyase）は，可視光スペクトルの紫色や青色を選択的に使用してピリミジン二量体の修復を行っている。

■除去修復機構

- ヌクレオチド除去修復（nucleotide excision repair：NER，図4）：紫外線によるものを含め，数十塩基対に及ぶ比較的大きな損傷を修復。損傷を受けたDNAを除去（切り出し）し，損傷を受けていない鎖のギャップを埋め合わせることで情報を元通りに修復する機構。

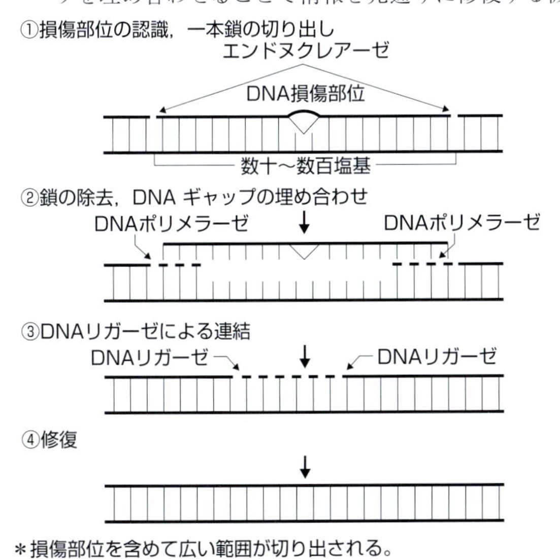

図4　ヌクレオチド除去修復の模式図
（福士政広：診療放射線技師 ブルー・ノート 基礎編3rd edition，p.260，図5，メジカルビュー社，2012．より引用）

- 塩基除去修復（base excision repair：BER，図5）：損傷した塩基を除去し，酵素によって正常塩基を挿入する修復機構。AP部位に損傷がある場合は，ヌクレオチド除去修復に移行し，損傷部位を修復する。
- ミスマッチ修復（mismatch repair：MMR）：DNA複製で生じた誤り（核酸塩基のミスマッチ）を校正するための修復機構。
- 校正修復（proof-reading repair）：DNAの複製に伴う単塩基対のミスマッチ修復機構。
- 一本鎖切断修復：酸化によるDNAの一本鎖切断を再結合させる修復機構。
- 組換え修復：正常な鎖を交換しながら，DNAを再結合させる修復機構。

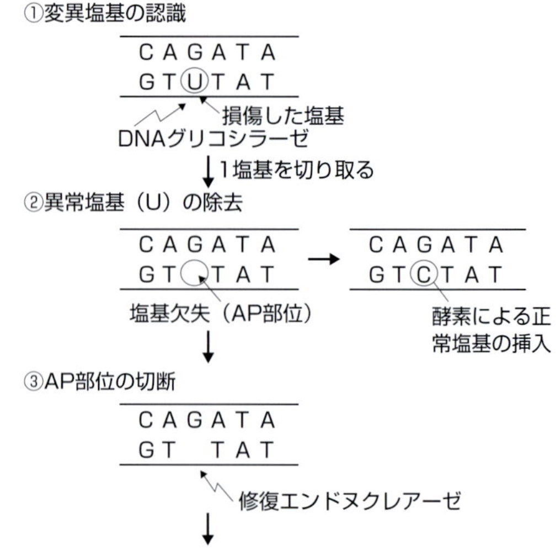

図5　塩基除去修復の模式図
（福士政広：診療放射線技師ブルー・ノート基礎編3rd edition，p.261，図6，メジカルビュー社，2012．より引用）

二本鎖損傷の修復機構[7][10]

相同組換え（homologous recombination：HR）

- 切断部の修復では同一か，類似した配列をもつゲノムを利用する。この機構は細胞周期において，DNAの複製中か，または複製終了後（S期とG_2期）に主に作用し，姉妹染色分体を利用する。結果として染色体の転座などを引き起こすことがある。

非相同末端再結合（non-homologous end-joining：NHEJ）

- 損傷を受けた鎖の両端をつなぐ修復機構である。DNA配列が乱れてしまうことがあり，変異の原因となることがある。相同組換えとは異なり，細胞周期のすべての段階で実行可能であるが，おおよそ相同組換えと競合しない段階で作用する。

細胞周期[1]～[4][9][20][27]

- M期＞G_2期－M期＞G_1期後期－S期で放射線感受性が高い（図6）。G_0期にある細胞は，筋・神経（非再生系），肝臓・腎臓（潜在的再生系），リンパ球などがある。非再生系は放射線低感受性である。

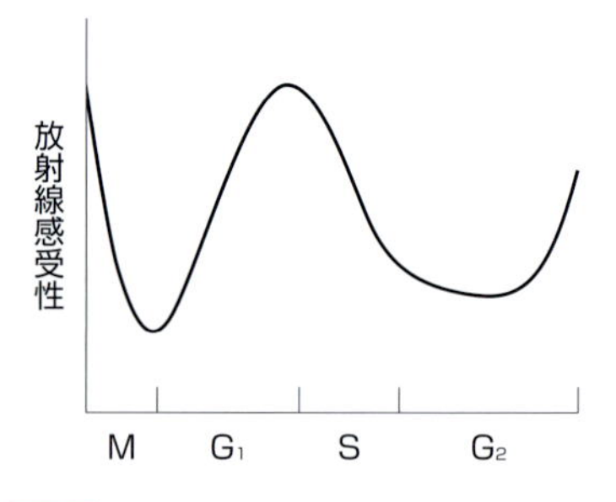

図6　細胞周期による放射線感受性の変化

標的説（表1，図7）と生存率曲線[22][24]

- 生存率が37%になるときの線量をD_0（平均致死線量）という。
- D_0が小さい値であるほど放射線感受性が高い。哺乳動物細胞では1～2Gyである。
- 高LET放射線ほどD=0Gy（外挿値）のときの標的数は1となる。
- D_qは亜致死損傷からの回復能力の程度，放射線感受性の程度を表す。

表1　D_qと回復能力・放射線感受性の関係

	D_q：↑	D_q：↓
回復能力	↑	↓
放射線感受性	↓	↑

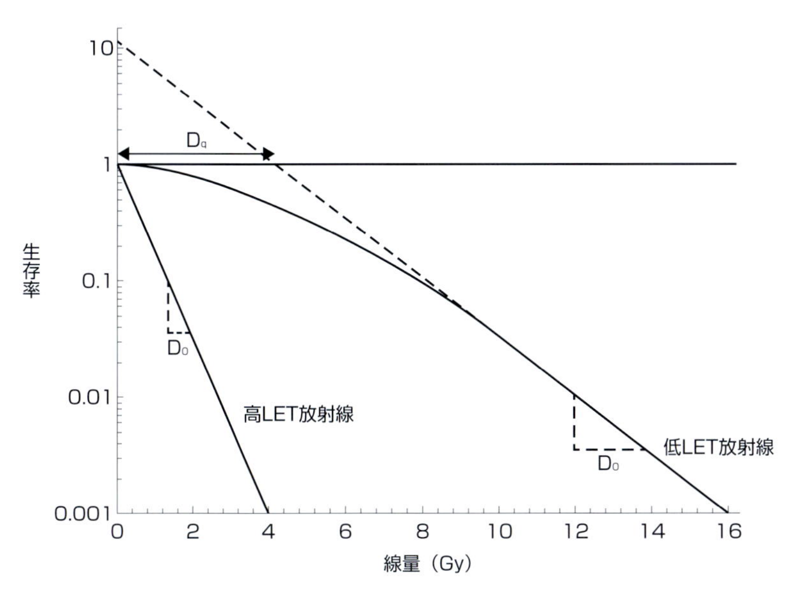

図7 多標的1ヒットモデル

■ LQモデル[23,25]

- αとβによる効果が等しくなるところがα/βであり，図の横軸が放射線量なので単位はGyである。ここで，αは直線成分，βは曲線を決める係数である（図8）。
- LQモデルは1回線量が2Gy周辺のみで当てはまる。
- α/βは細胞の種類によって決定される。早期に反応する細胞や腫瘍細胞は10Gy程度。後期に反応する細胞は1～3Gyとして計算される。
- 2本の放射線で二本鎖切断が生じる確率は線量の2乗に比例する。
- 1本の放射線で二本鎖切断は線量に比例する。
- 致死障害は二本鎖切断であり一本鎖切断では致死的でないとしたモデルである。

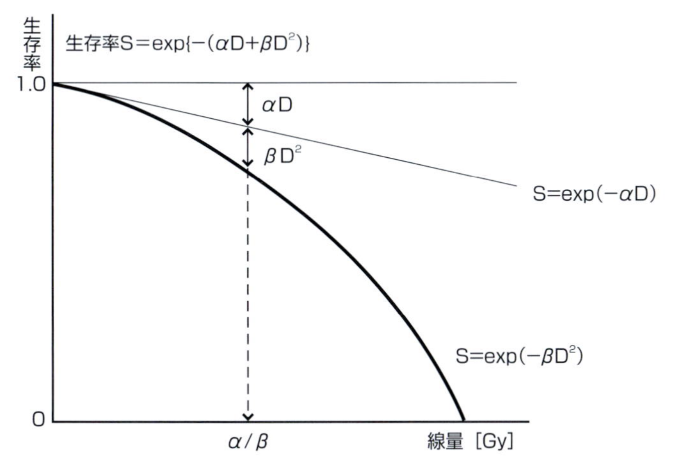

図8 生存率曲線

（福士政広：診療放射線技師 ブルー・ノート 基礎編3rd edition，p.272，図18，メジカルビュー社，2012．より引用）

ベルゴニー・トリボンドウの法則[19]

- 次に示す細胞ほど，放射線感受性が高いというものである（表2）。

（1）細胞分裂頻度が高い細胞

（2）将来行う細胞分裂の数が多い細胞

（3）形態および機能が未分化な細胞

表2　放射線感受性の分類

放射線感受性	組　織
最も高い	リンパ組織（胸腺，脾臓），骨髄
	生殖腺〔精巣（精原細胞），卵巣（卵母細胞）〕
高い	小腸上皮，粘膜，皮膚上皮，毛細血管，水晶体，毛嚢
中程度	腎臓，肝臓，肺，唾液腺
中程度〜低い	甲状腺，膵臓 副腎 筋肉 結合組織
最も低い	骨，脂肪，神経細胞

（福士政広：診療放射線技師 ブルー・ノート 基礎編3rd edition，p.276，表2，メジカルビュー社，2012．より引用）

2 放射線の人体への影響

布施 拓

出題基準

- 組織・臓器への影響（造血臓器，生殖腺，水晶体，皮膚，消化器，神経組織），大線量被ばくによる死（骨髄死，腸管死，中枢神経死），確定的影響と確率的影響（確定的影響，確率的影響，放射線のリスク），内部被ばく（天然放射性核種，人工放射性核種），放射線発がん（しきい値なし仮説，放射線によって誘発されやすいがん，潜伏期），放射線の遺伝的影響（倍加線量），妊婦の被ばくと胎児への影響（胎児の発育段階と放射線の影響）

弱点克服への道

急性障害と晩期障害を，確定的影響と確率的影響と関連させて理解しよう。
胎内被ばく，内部被ばくについて理解しよう。

◉確定的影響と確率的影響（表1）

表1 確定的影響と確率的影響

	定 義	しきい値	重篤度
確定的影響	しきい線量と，線量の増加に伴う反応の重篤度の増加によって特徴づけられる，細胞集団の障害	あり	線量の増加とともに重篤度は増加
確率的影響	発生する影響の確率が，その重篤度ではなく，しきい値なしの線量の関数とみなされるようながんおよび遺伝的影響	なし	線量の大小に関係しない

（ICRP Pub. 60，1990. およびICRP Pub. 103，2007. より引用）

- 確定的影響のしきい値は，線量率によって変化する。
- 確率的影響の発生頻度は，線量によって変化する。
- 確率的影響における致死がんの総確率は男女を比較すると女性が高くなっている。
- 確率的影響における致死がんの総確率は0～19歳と20～64歳を比較して0～19歳が高くなっている。

ポイントねらい撃ち

過去問から，覚えるべきポイントをピックアップ！

❶再生不良性貧血は放射線晩期障害である。61-37PM
❷白血病は放射線発がんのなかで潜伏期間が短い。61-38PM
❸^{59}Feは骨髄に集積する。62-36PM
❹^{90}Srは骨に集積する。62-36PM
❺^{131}Iは甲状腺に集積する。62-36PM
❻^{137}Csは筋肉に集積する。62-36PM
❼^{232}Thは肝臓・骨・肺に集積する。62-36PM
❻成人で幹細胞が最も多く存在するのは皮膚である。62-37PM
❾新生児疾患として，胎内被ばくが原因となるのは白血病である。62-38PM
❿健常成人で幹細胞が少ないのは小腸である。63-33PM
⓫膀胱萎縮は放射線治療の晩期障害として起こることがある。63-35PM
⓬体重60kgの男性がγ線の全身急性被ばくをしたときの半致死量に相当する吸収エネルギーは240［J］である。63-36PM
⓭放射線の確定的影響には，しきい値が存在する。63-37PM
⓮放射線の確定的影響には，性別，年齢は無関係である。63-37PM

⑮放射線の確定的影響の重症度には，線量依存性がある。[63-37PM]
⑯放射線の確率的影響の発生頻度には，線量依存性がある。[63-37PM]
⑰放射線の全身被ばくによる晩期障害として，急性白血病がある。[64-33PM]
⑱放射線の影響として，早期障害では確率的影響はない。[64-35PM]
⑲血球のうち，2Gyの全身被ばくで赤血球の減少が最も遅い。[65-34PM]
⑳^{222}Rnは人体に摂取されたときに肺癌のリスクが高い。[63-33PM，66-34PM]
㉑胎児被ばくによる奇形のしきい線量は，おおよそ100mGyである。[65-37PM]
㉒半致死線量$LD_{50/50}$を被ばくしたときの主な死因は，骨髄障害である。[66-33PM]
㉓^{40}Kは全身に集積する。[66-34PM]
㉔がんリスクの名目確率係数として，全集団に対して5.5×10^{-2}[Sv^{-1}] である。[66-35PM]
㉕妊娠中に2Gy被ばくした場合，器官形成期では奇形が生じる可能性が高い。[66-36PM]

知識の幅を広げよう

造血組織の放射線障害⑲⑳

- 3～15Gyを被ばくした場合30～60日以内に骨髄障害をきたし，各種の血球減少症が起こり（図1），これに伴う感染症や出血で死亡する。これを骨髄死という。一般に，被ばくした半数（50％）がある期間内に死亡する線量を半数致死線量といい，LD_{50}と表す。被ばくした50％が30日以内に死亡する線量を$LD_{50/30}$と表す。

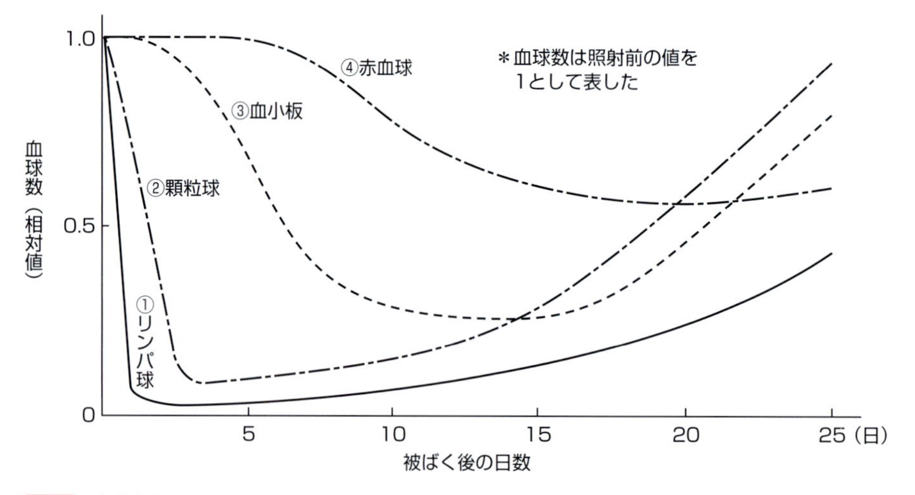

図1　末梢血液の時間経過による血球数の変化
（日本アイソトープ協会：放射線取扱の基礎，丸善出版．より引用）

消化管の障害

- 小腸上皮は細胞再生系であり，放射線感受性が“高い”に分類される臓器である（p.60，表2参照）。幹細胞は腺窩（クリプト）から成長するにつれて絨毛の先端に向けてヒトで3～4日かけて移動する（図2）。被ばく線量が5～15Gyで幹細胞は死に至るが，絨毛先端に移動した細胞は生存し続ける。しかし，幹細胞がなくなってしまったため絨毛先端への供給が減少していき，腸上皮は消滅（絨毛が消滅）する。下痢，下血，感染などによって死に至る。これを腸死という。

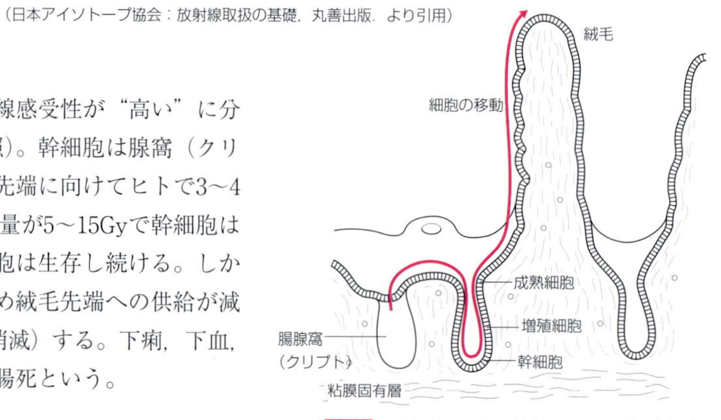

図2　小腸上皮における細胞増殖と分化と移動の模式図

ブルー・ノート ⇒ 2章8～22

中枢神経の障害

- 被ばく後1～5日で脳浮腫などの死因により死亡する。これを中枢神経死という。大量の放射線を全身または身体の広い範囲に受けた場合，さまざまな放射線障害が発生するため総称として急性放射線症候群という（表2）。

表2 急性全身均等被ばくによる死亡に関する線量と生存期間

全身吸収線量（Gy）	死をもたらす主な影響	被ばくから死亡するまでの期間（日）
3～15	骨髄損傷	30～60
5～15	胃腸管	7～20
5～15	肺，腎臓の損傷	60～150
>15	神経系の損傷	<5 （線量に依存）

（ICRP Pub. 60，2007．より引用）

皮膚の障害

- 表皮にある基底層が障害されることで，皮膚の細胞供給が途絶え皮膚障害をきたす。皮膚表面から平均70 μm の深さに基底層がある。

確定的影響と確率的影響[1][2][11][13]～[18]

- 放射線防護の観点から，確定的影響は完全に防止するように努め，確率的影響は容認できるレベルに抑えるようにする。
- 確定的影響は急性障害に該当し，確率的影響は晩発障害の影響を示すものとされている。急性障害は被ばく後，遅くとも2～3カ月以内に現れてくるものであり，晩発障害は急性障害から回復した後，長期間の潜伏期（数年から数十年後）を経て発現するものである。

胎内被ばく（表3）[9][21][25]

- 原爆被爆者の研究では，小頭症，精神遅滞，成長障害が認められている。これは，胎児の細胞数が急激に増加し，形態と機能が発達している中で被ばくすることで細胞死が大量に発生するためである。

表3 胎内被ばくの影響

時　間	胎　齢	妊娠周期	主な影響	しきい値	備　考
着床前期	受精～9日	2～3週	死亡（胚死亡）	0.1Gy	胚に異常がなければ，正常に発育する
器官形成期	受精後2～8週	4～10週	奇形発生	0.1Gy	小頭症，無脳症，四肢異常などの先天異常 重症な場合，新生児死亡
胎児期	受精後8週～出生	10～40週	発育異常	0.5～1.5Gy	－
			精神発達の遅れ	0.2～0.4Gy	特に妊娠8～15週で好発 25週を過ぎると起こる可能性は低くなる
妊娠全期間	－	－	遺伝的影響 発がん	なし	発がんのリスクが高まる

（福士政広：診療放射線技師 ブルー・ノート 基礎編3rd edition，p.298，表6，メジカルビュー社，2012．より引用）

内部被ばく[3]~[7][20][23]

- 経口摂取，吸入摂取，経皮摂取などにより体内に摂取された放射線同位元素からの被ばくをいう。飛程の短いα線やβ線が主な要因となり，核種や化学的性質によって影響を与える臓器が異なる（表4）。
- 被ばく線量は，核種の半減期による物理的半減期と代謝・排泄による生物的半減期によって決定される。

表4 核種の集積部位と影響

部位	核種	放射線障害	備考
骨	^{32}P ^{45}Ca ^{90}Sr ^{226}Ra ^{232}Th ^{238}U ^{239}Pu ^{241}Am	血球の減少 白血病 骨肉腫	・これらの核種を向骨性核種という ・生物学的半減期の長いものが多い
全身（体液）	^{3}H（トリチウム水） ^{24}Na（^{24}NaCl）	白血病 突然変異 不妊	^{24}Naは人体に中性子が照射されたときに体内で作られる可能性がある ^{23}Na（n，γ）^{24}Na
全身（筋肉）	^{40}K ^{137}Cs		
甲状腺	^{123}I ^{125}I ^{131}I	甲状腺機能低下症 甲状腺癌	事前に非放射性ヨードを投与することで障害の発生を防止できる
肝臓（脾臓）	^{59}Fe ^{60}Co ^{65}Zn ^{232}Th ^{239}Pu	慢性の肝臓障害 肝臓癌	・トロトラスト（造影剤）中の$^{232}ThO_2$によって肝臓癌が高い率で発生した ・コロイド状のものは網内系組織に集積
肺	^{222}Rn ^{239}Pu	肺癌	・^{239}Puは肺に行き，その後体液に取り込まれて骨および肝に集積する ・不溶性の^{239}Puは肺に集積し，ほとんど血中に移行しない
骨髄	^{55}Fe ^{59}Fe	白血病	肝臓，脾臓，筋肉，赤血球にも集積
腎	^{203}Hg	腎炎	－

（福士政広：診療放射線技師 ブルー・ノート 基礎編3rd edition，p.300，表7，メジカルビュー社，2012．より引用）

がんリスクの名目確率係数[24]

- 全集団に対し$5.5\times10^{-2}Sv^{-1}$，成人作業者に対しては$4.1\times10^{-2}Sv^{-1}$の値をICRU 103では提案している。

3 放射線の生物学的効果と放射線治療

布施 拓

出題基準

- 正常組織と腫瘍の放射線感受性（正常組織の放射線感受性，腫瘍の放射線感受性），生物学的効果の修飾（線質効果，線量率効果，分割効果，酸素効果，細胞周期，温熱効果，放射線増感剤・防護材，分子標的薬剤），分割照射（分割照射の生存率曲線，多分割照射，小〈寡〉分割照射），分割照射と4R（亜致死障害からの回復〈Repair〉，再増殖〈Repopulation〉，再酸素化〈Reoxygenation〉，再分布〈Redistribution〉，潜在致死障害〈Potentially lethal damage〉からの回復），LETと生物学的効果（LETとRBE〈生物学的効果比〉の関係，LETとOER〈酸素効果比〉の関係，LETと回復の大きさの関係，LETと放射線感受性の細胞周期依存度の関係，低LET放射線と高LET放射線），温熱療法〈ハイパーサーミア〉（ハイパーサーミアの生物学的効果）

弱点克服への道

分割照射が実施される理由を理解しよう。
放射線生物学で使用される用語を理解して覚えよう。

◉LETの違いによる放射線の影響の違い（表1）

表1 LETと生物作用

	低LET放射線	高LET放射線	高LET放射線の特徴
作用	間接作用が主	直接作用が主	直接，DNAに作用する
回復	大	小	SLDおよびPLD回復ともに小さい
RBE	小	大	分割照射にするとさらにRBEが大きくなる
OER	大	小	OERは1に近い
線量率効果	大	小	－
増感剤の効果	大	小	ラジカルの生成が少ない
防護材の効果	大	小	ラジカルの生成が少ない
温度効果	大	小	ラジカルの生成が少ない
細胞周期依存性	大	小	－

（福士政広：診療放射線技師 ブルー・ノート 基礎編3rd edition，p.303，表9，メジカルビュー社，2012．より一部改変引用）

ポイントねらい撃ち

過去問から，覚えるべきポイントをピックアップ！

❶放射線治療では腫瘍組織の回復が起こる。61-36PM，65-38PM

★❷放射線治療では腫瘍組織の再増殖が起こる。61-36PM

★❸放射線治療では腫瘍組織の再酸素化が起こる。61-36PM，64-40PM

❹正常神経細胞では再分布は起こりにくい。61-36PM

❺全治療期間が短縮するにしたがって，再増殖は起こりにくくなる。61-36PM

❻LETはkeV/μmで表す。61-39PM

❼陽子線のLETはX線よりも高い。61-39PM

★❽LETはエネルギーや粒子の質量が大きいほど高くなり，RBEは線量率が小さいほど上昇する。61-39PM，62-40PM，65-40PM

★❾LETが高くなると酸素増感比は低下する。[61-39PM, 62-40PM, 65-40PM, 66-40PM]

★❿高LET放射線ではDNA修復が起こりにくい。[61-39PM, 62-40PM]

★⓫^{125}I永久挿入は低線量率照射である。[61-40PM]

⓬低線量率照射では酸素増感比が小さい。[61-40PM]

⓭線量率が低下するほど細胞生存率が低下する。[61-40PM]

⓮低線量率照射とは0.1mGy/分以下の照射である。[61-40PM]

⓯遠隔操作式後充填システム治療（RALS）は高線量率照射である。[61-40PM]

⓰細胞へのγ線照射において，線量率が低いほど効果が低い。[62-39PM]

⓱細胞へのγ線照射において，腫瘍細胞の組織型により感受性は異なる。[62-39PM]

⓲細胞へのγ線照射において，1回4Gy照射は2Gyの2回照射よりも効果が高い。[62-39PM]

⓳細胞へのγ線照射において，低酸素細胞を照射前に有酸素状態にすると感受性が上昇する。[62-39PM]

⓴炭素線はX線よりもLETが高い。[62-40PM]

★㉑高LET放射線では殺細胞効果の細胞周期依存性が低い。[62-40PM, 65-40PM, 66-40PM]

㉒放射線感受性腫瘍は低分化型である。[63-38PM]

㉓放射線感受性腫瘍は血流が豊富である。[63-38PM]

㉔放射線感受性腫瘍は分裂増殖が盛んである。[63-38PM]

㉕放射線感受性腫瘍は壊死組織の占める割合が低い。[63-38PM]

㉖放射線感受性腫瘍は照射後のアポトーシスの出現頻度が高い。[63-38PM]

㉗細胞へのγ線照射において，G_2期が延長する。[63-39PM]

㉘線量率が一定のとき，培養細胞に対するX線照射で細胞生存率が上昇するのは，照射時にSH基を添加した場合と照射後に細胞を低栄養状態にした場合である。[63-40PM]

㉙悪性黒色腫は放射線感受性が低い。[64-38PM]

㉚γ線はOERが大きい。[64-39PM]

㉛^{10}B（n, α）^{7}Liの反応を用いる中性子補足療法では，回復が小さい。[65-39PM]

㉜高LET放射線は細胞の損傷からの回復が遅い。[66-40PM]

㉝陽子線は低LET放射線である。[66-40PM]

㉞高LET放射線は放射線低感受性の腫瘍の治療に適する。[66-40PM]

★：2回以上出題

知識の幅を広げよう

分割照射と4つのR（図1）❶～❺⓲⓳㉑㉗

■Re-pair（回復）：照射後細胞の回復。腫瘍＜正常組織

- 亜致死損傷からの回復と潜在的致死損傷からの回復を指す。

■Re-distribution（再分布）：細胞周期の再分布

- 放射線感受性が高い細胞周期にいた細胞は死滅し，感受性の低い細胞周期にあった細胞は分裂遅延（G_2ブロック）の後，照射前と同じ細胞周期分布に戻る。

■Re-population（再増殖）：生き残った細胞の再増殖。腫瘍＜正常組織

- 照射後腫瘍細胞は分裂遅延（G_2ブロック）後に再増殖する。照射時間が長くなると腫瘍細胞の再増殖が問題となる。

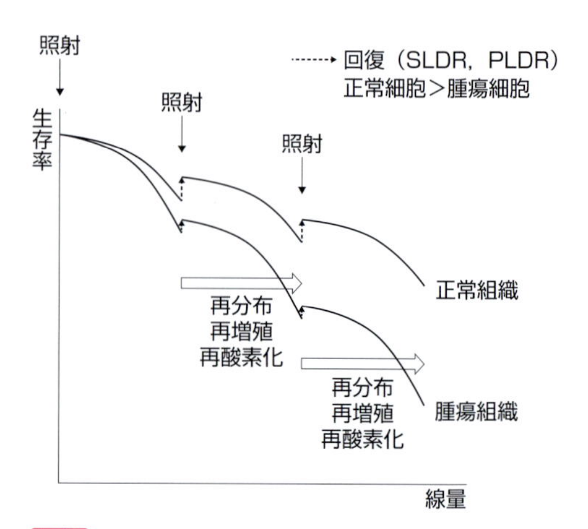

図1　4Rと生存率・線量の関係

ブルー・ノート ⇒ 2章23〜26

■ Re-oxygenation（再酸素化）：酸素分圧の高い細胞の死滅後の血流回復

- 毛細血管の近傍にある細胞は酸素分圧が高く，放射線感受性が高い。これらの細胞の死滅後，内部にあった酸素分圧が低い放射線低感受性の細胞は毛細血管より酸素の供給を受けられるようになり，放射線感受性が高くなる。

放射線の影響因子

■ LET（線エネルギー付与：keV/μm）[6,7,10,20,32,33,34]

- 本来は荷電粒子に適応される量であるが，光子や中性子の相互作用による2次荷電粒子に対しても使用される。単に長さ当たりにエネルギーをどれだけ与えるかを示す量である（図2）。

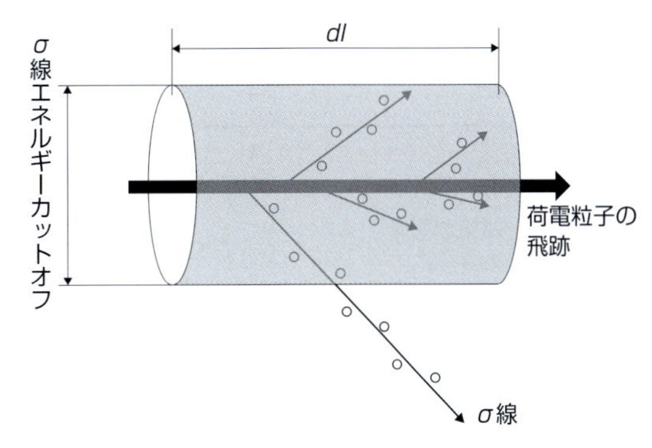

図2　LETの概略図
（西臺武弘：放射線医学物理学 第3版増補，p.167，図V-1，文光堂，2011．より一部改変引用）

生物学的効果比（relative biological effectiveness：RBE）[7,8,10,20,31]〜[34]

- 低 LET 基準放射線の線量と同じ生物学的効果を与える対象放射線の線量の比。RBEの値は，対象とされる線量，線量率などによって変わる。RBEを参考にして，放射線加重係数が決定されている。

$$\mathrm{RBE} = \frac{\text{対象放射線の線量}}{\text{低LET基準放射線の線量}}$$

＊分子・分母ともに生物学的に同じ効果が得られる線量。

放射線加重係数[31]

- 低 LET放射線と比べて高LET放射線の高い生物学的効果を反映させるための係数（表2，図3）。それぞれの臓器の平均吸収線量に乗じて，等価線量を求めるために用いられる。

表2　放射線加重係数の勧告値

放射線のタイプ	放射線荷重係数，wR
光子	1
電子a）とミュー粒子	1
陽子と荷電パイ中間子	2
アルファ粒子，核分裂片，重イオン	20
中性子	中性子エネルギーの連続関数（図3参照）

すべての数値は人体へ入射する放射線，または内部放射線源に関しては取り込まれた放射線核種から放出される放射線に関係する
（ICRP Pub. 103，2007．より引用）

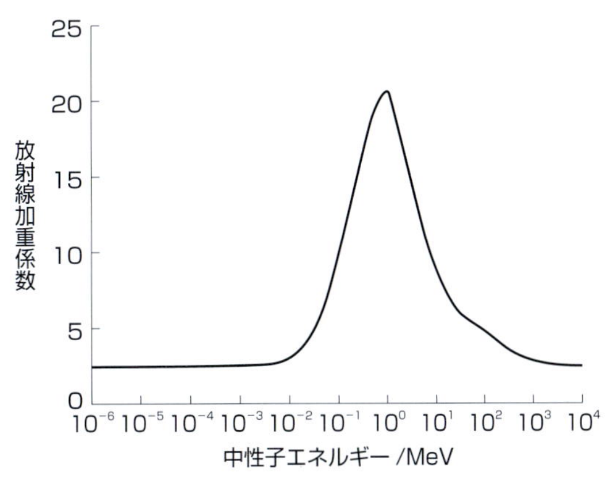

図3　中性子に対する放射線加重係数と中性子エネルギーの関係
（ICRP Pub. 103，2007．より引用）

LETとRBEの関係（図4）

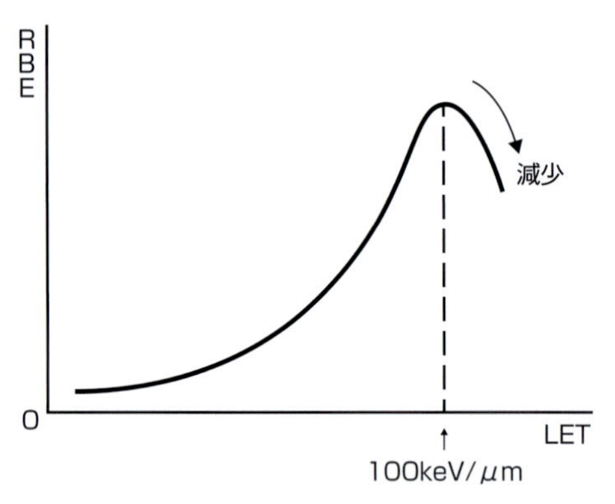

図4 LETとRBEの関係
（福士政広：診療放射線技師 ブルー・ノート 基礎編3rd edition，p.303，図34，メジカルビュー社，2012．より一部改変引用）

酸素増感比（oxygen enhancement ratio：OER）⑦⑨⑩⑫⑬⑳㉜㉝㉞

- 放射線の間接作用である酸素効果の大きさを表す指標である。

$$\mathrm{OER}=\frac{\text{無酸素状態の線量}}{\text{酸素存在状態での線量}}$$

＊分子・分母ともに生物学的に同じ効果が得られる線量。

LETとOERの関係

- 低LET放射線では2.5～3.0で，粒子線のような高LET放射線では低LET放射線よりも酸素による放射線感受性が小さく1に近づく（図5）。腫瘍細胞は低酸素であり，放射線感受性が正常細胞より低下している。また，酸素効果は照射時に酸素が存在することが必要であるため，照射後に酸素分圧を高めたとしても効果はない。

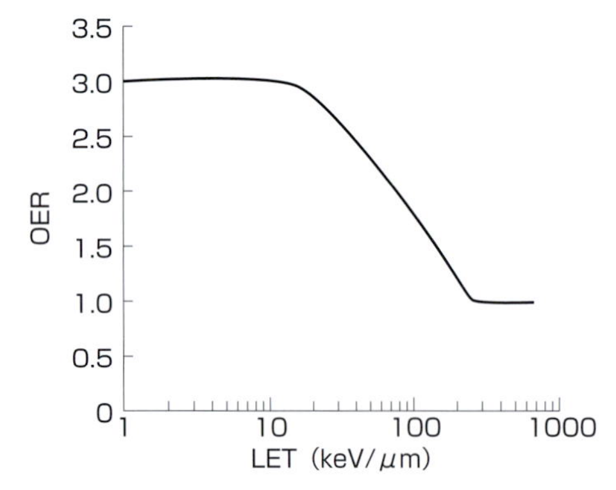

図5 LETとOERの関係

3章

放射線物理学

1 放射線の基礎事項

布施 拓

出題基準

●種類と性質（放射線の定義と種類，放射線の基本的性質，放射線のエネルギー）

弱点克服への道

放射線の種類とその性質を理解しよう。特殊相対論的力学の基礎を理解しよう。

◉直接電離放射線

●この放射線自体が軌道電子など束縛されている電子に対して，電気的な力で電離する放射線。

◉間接電離放射線

●原子または原子核との相互作用を経て2次的に発生した荷電粒子によって電離する放射線。

◉相対論的質量と静止質量の関係

$$m(v)=\frac{m_0}{\sqrt{1-\left(\frac{v}{c}\right)^2}}$$

ポイントねらい撃ち

過去問から，覚えるべき問題をピックアップ！

❶荷電粒子の運動エネルギーKの比

$$\frac{K_2}{K_1}\approx\left(\frac{\frac{1}{2}m_2v^2}{\frac{1}{2}m_1v^2}\right)$$

それぞれのm_1，m_2を原子質量単位で表す。陽子であれば1u，α粒子であれば4uとする。[62-41PM]

❷陽子線照射で生成される代表的な放射線同位元素は生体を構成する代表的な元素^{12,13}C，^{14,15}N，^{16,18}Oなどから発生する。[65-44PM]

知識の幅を広げよう

放射線の分類

- 電磁放射線――――――赤外線・可視光線・紫外線・X線・γ線など
- 荷電粒子線――――――電子線・β線・陽子線・$\pi^{\pm}$中間子線・α線など
- 非荷電粒子線―――――π^{0}中間子線・中性子線など
- 非電離放射線―――――赤外線など
- 直接電離放射線――――荷電粒子線
- 間接電離放射線――――X線・γ線・中性子線など

ブルー・ノート ⇒ 3章1，2

エネルギーE・運動エネルギーK・運動量P

- 質量m，速度vの粒子の場合（$c=3.0\times10^8$[m/s]）

$E=mc^2$：静止エネルギー

$K\approx\frac{1}{2}mv^2$

$P=\frac{mv}{\sqrt{1-\left(\frac{v}{c}\right)^2}}$

- 質量$m=0$，振動数νの電磁波の場合（$h=6.62\times10^{-34}$[J･s]）

$E=K=h\nu=\frac{h\nu}{\lambda}$

$P=\frac{h\nu}{c}$

表1 主な粒子の静止エネルギー

粒子名	静止エネルギー（MeV）
光子	0
電子（陽電子）	0.511
π^0中間子	134.9
$\pi^{\pm}$中間子	139.6
陽子	938.2
中性子	939.6

エネルギースペクトル

- 単色エネルギースペクトルの放射線――特性X線・消滅放射線・オージェ電子・内部転換電子
- 連続エネルギースペクトルの放射線――制動放射線・β線

陽子線照射に伴う放射線同位元素生成過程は$A(p,\ X)B$反応❷

表2 陽子線照射に伴う放射線同位元素

^{12}C（p,3p3n）^{7}Be
^{13}C（p,n）^{13}N
^{14}N（p,α）^{11}C
^{15}N（p,n）^{15}O
^{16}O（p,α）^{13}N
^{18}O（p,n）^{18}F

2 原子物理

布施 拓

出題基準

●原子（構造，ボーアの原子模型，特殊相対性理論，量子論）

弱点克服への道　波動性と粒子性を理解しよう。量子力学の基本性質を理解しよう。

●光の粒子性

●アインシュタインの光量子仮説で説明できる。光電効果の粒子性を示す現象である。

●粒子の波動性

●ド・ブロイによる物質波。

●量子力学の基本的性質

●物理的状態は量子数で特徴づけられる。不確定原理，スピン量子数がある。

ポイントねらい撃ち　過去問から，覚えるべき問題をピックアップ！

★❶主量子数nの軌道に入る電子の数は，$2n^2$となる。例えば，L殻（$n=2$）に入ることができる電子数は8となる。[62-42PM, 63-42PM, 64-42PM]

❷原子核から直接放出される放射線はα，β，γ，中性子線である。[61-44PM]

★：2回以上出題

知識の幅を広げよう

表1　各量子数における対応❶

	K殻	L殻	M殻	N殻	・・・
主量子数：n	1	2	3	4	・・・
方位量子数：$l=n-1$	0	1	2	3	・・・
磁気量子数：$m=\pm l$	±0	±1	±2	±3	・・・
電子数：$2n^2$	2	8	18	32	・・・

表2　放射線の種類と発生❷

	名称	波長または構成粒子	発生
電磁波	X線	波長10^{-12}～10^{-8}［m］の電磁波	高速の電子が金属に衝突し放射
	γ線	波長10^{-12}［m］以下の電磁波	原子核反応に伴って原子核から放射
粒子線	α線	ヘリウムの原子核	α崩壊によって原子核から放射
	β線	電子または陽電子	β崩壊によって原子核から放射
	中性子線	中性子	原子核反応によって原子核から放射

ブルー・ノート ⇒ 3章3，4

微視的領域を記述する量子力学の背景

- プランク定の量子仮説
- アインシュタインの光量子仮説
- ラザフォードの散乱公式
- ボーアの水素モデル（前期量子論）
- ド・ブロイによる物質波：電子のような粒子も波動性をもち，光子のような質量がないものも運動量をもつ。粒子の質量をm，速さをvとすると粒子の運動エネルギーKは，次のようになる。

$$K=\frac{1}{2}mv^2$$

また，光の波長をλ，振動数をとすると以下のようになる。

$$E=h\nu$$

したがって，

$$\frac{1}{2}mv^2=hv$$

となる。
一方，粒子として運動量が$p=mv$であるため，電子が電圧Vで加速されたときに得る運動エネルギーは，

$$E=\frac{1}{2}mv^2=\frac{P^2}{2m_e}=eV$$
$$p=\sqrt{2m_e eV}$$

となる。ここで波動性を示すものの運動量は，

$$p=\frac{h}{\lambda}$$

であるため，波長λは，

$$\lambda=\frac{h}{\sqrt{2m_e eV}}$$

と表すことができる。これをド・ブロイ波長という。

原子の構造

- 原子は原子核の周りを軌道電子が回っている。
- 原子の大きさ：$1\sim5\times10^{-10}$m
- 原子核の大きさ：$1\sim10\times10^{-15}$m

◉軌道電子の物理状態は，主量子数，方位量子数，磁気量子数で決定される。また，量子状態は，スピン磁気量子数で決定される。

3 原子核物理

布施 拓

出題基準

- 構造（構成と種類，原子質量単位，質量欠損，核のスピンと磁気モーメント），壊変（放射能，種類，法則，形式）

弱点克服への道　各粒子における原子核の構造を理解しよう。放射線壊変について理解して，覚えよう。

原子核の構造

原子核
- 陽子：3個のクォーク（アップクォーク×2，ダウンクォーク×1）
- 中性子：3個のクォーク（アップクォーク×1，ダウンクォーク×2）

ポイントねらい撃ち　過去問から，覚えるべき問題をピックアップ！

❶核子は強い相互作用で結合している。66-43PM
❷原子核の直径はおおよそ10^{-15}～10^{-14}mである。66-43PM
❸中間子はクォークと反クォークで構成されている。66-43PM
❹1核子当たりの結合エネルギーはおおよそ8MeVである。66-43PM
❺中性子はアップクォーク1個とダウンクォーク2個で構成されている。66-43PM

知識の幅を広げよう

原子核の構造

- 原子核は，陽子と中性子からなる。原子核の半径rは$A^{\frac{1}{3}}$に比例し，体積vはAに比例する。
  同位体：同一原子番号で中性子数が異なるもの。
  同重体：質量数が等しいが，陽子や中性子の数が異なるもの。
  同中性子体：中性子の個数が等しく陽子の個数が異なるもの。
  核異性体：原子核が非常に長く励起した状態を保っている原子核のこと。表記として質量数の後ろにmを記載する。
  同素体：単体（同じ元素）のうち，原子の配列（結晶構造）や結合様式が異なるもの。

核力

- 核子間での強い相互作用による力であり，自然界の4つの力の1つである。このほかに基本相互作用の強度が強い順に，電磁相互作用，弱い相互作用，重力相互作用がある。

質量欠損

- 陽子や中性子がそれぞれ存在している場合よりも結合して存在したほうが質量が軽くなる現象のこと。質量が軽くなった分のエネルギーが低くなる。

ブルー・ノート ⇒ 3章5～7

結合エネルギー

- 質量数が増えても結合エネルギーは8MeV（質量数30以上では）程度であり，^{56}Feで最大値を示し，おおよそ8.8MeVとなる。

＊原子核の結合エネルギーや質量欠損の計算には^{12}Cを12amuまたは12uとする原子質量単位を使用する。

放射性壊変（単位：s^{-1}）

放射能：単位時間当たりの壊変数である。

壊変定数：単位時間当たりに壊変する確率である。

半減期：放射性物質が放射性壊変によって半分が別の核種に変化するまでの時間である。

平均寿命：1/eまで減少するのにかかる時間のことであり，崩壊定数λの逆数である。

半減期を$T_{1/2}$，崩壊定数をλとすると平均寿命τは以下のようになる。

$$\tau = \frac{1}{\log_e 2} T_{1/2} = 1.44\, T_{1/2} = \frac{1}{\lambda}$$

α壊変

- 原子核からα線を放出する放射性壊変（質量数：4減少，原子番号：2減少する）。
- 強い相互作用（核力）を破るようなエネルギーをもってα粒子が原子核外に飛び出すわけではなく，量子力学的にはトンネル効果により原子核外へ高速で飛び出す（図1）。
- α放出核種の壊変定数をλ，α粒子のエネルギーをEとすると，

$$\log \lambda = A + B \log E$$

となる。すなわち，エネルギーが大きくなると壊変定数が大きくなり，半減期が短くなる。

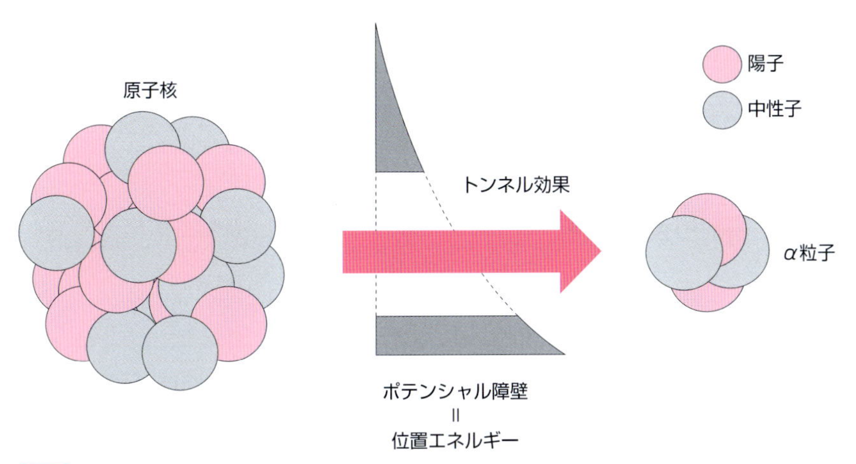

図1　アルファ壊変からアルファ粒子の放出

β壊変

- 原子核からβ線（電子）を放出する放射性壊変。

$$\beta^-: n \rightarrow p + e^- + \tilde{\nu}$$
$$\beta^+: p \rightarrow n + e^+ + \nu$$

- e^-と反ニュートリノが放出されるものをβ^-壊変，e^+とニュートリノが放出されるものをβ^+壊変という。
- 安定同位体よりも中性子が多い場合にβ^-壊変，中性子が少ない場合にβ^+壊変が起きる。
- e^-，反ニュートリノ，e^+，ニュートリノは連続的なエネルギースペクトルをもっている。
- β^+壊変は軌道電子捕獲（Electron capture：EC）と競合する。

軌道電子捕獲（Electron capture：EC）

- 軌道電子を原子核内に捕獲してニュートリノを放出する。

$$p+e^{-} \rightarrow n+v$$

- K殻軌道電子が最も捕獲されやすい。
- ニュートリノは離散的な（線）エネルギースペクトルをもつ。
- 捕獲後は特性X線，オージェ電子を放出し，安定状態になる。特性X線，オージェ電子も離散的な（線）エネルギースペクトルをもつ。

γ壊変

- 励起された原子核がγ線を放出して高いエネルギー準位から低いエネルギー準位に遷移する。
- α壊変，β壊変で励起された原子核ではγ線が放出される場合が多い。
- 核異性体が安定同位体に遷移する際（核異性体転移）にもγ線が放出される。

放射平衡

親核種1 $\xrightarrow{\lambda_1}$ 娘核種2 $\xrightarrow{\lambda_2}$ 娘核種3

$$N_2=\frac{\lambda_1}{\lambda_2-\lambda_1}N_1^0(e^{-\lambda_1 t}-e^{-\lambda_2 t})+N_2^0 e^{-\lambda_2 t}$$

$$A_2=\frac{\lambda_2}{\lambda_2-\lambda_1}A_1^0(e^{-\lambda_1 t}-e^{-\lambda_2 t})+A_2^0 e^{-\lambda_2 t}$$

- **過渡平衡**（親核種1の半減期が娘核種2の半減期に比べ長いとき，図2）

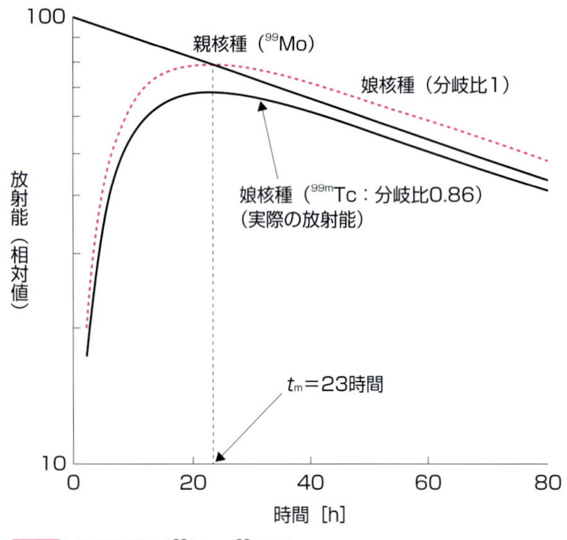

$$N_2=\frac{\lambda_1}{\lambda_2-\lambda_1}N_1$$

$$A_2=\frac{\lambda_2}{\lambda_2-\lambda_1}A_1$$

図2 過渡平衡（^{99}Mo－^{99m}Tc）
（福士政広 編：診療放射線技師 ブルー・ノート 基礎編 3rd edition，p.326，メジカルビュー社，2012．より転載）

- 永続平衡（親核種1の半減期が娘核種2の半減期に比べ長いとき，図3）

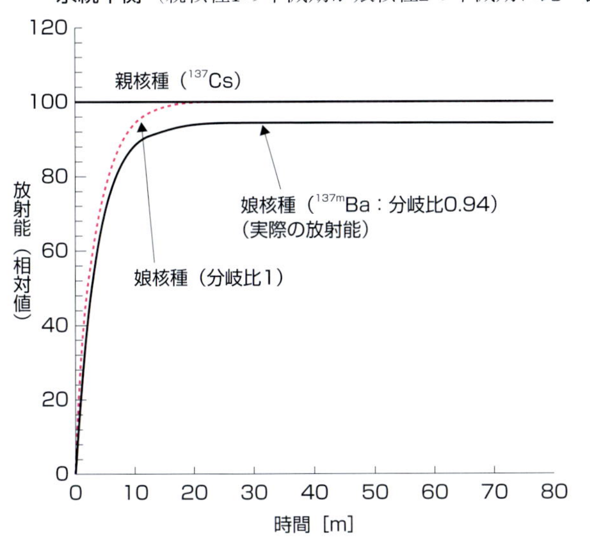

$$N_2 = \frac{\lambda_1}{\lambda_2} N_1$$

$$A_2 = A_1$$

図3　永続平衡（^{137}Cs－^{137m}Ba）
（福士政広 編：診療放射線技師 ブルー・ノート 基礎編 3rd edition，p.326，メジカルビュー社，2012．より転載）

壊変による原子番号，質量数の変化（元々の元素の原子番号をZ，質量数をAとする，表1）

表1　各壊変における原子番号と質量数の変化

壊変の種類	原子番号の変化	質量数の変化
α壊変	$Z-2$	$A-4$
β^-壊変	$Z+1$	A
β^+壊変	$Z-1$	A
EC	$Z-1$	A
ガンマ壊変	Z	A

放射能の計算式

$$A = \frac{\log_e 2}{T_{1/2}}$$

$$\log_e 2 = 0.693$$

＊半減期の計算にも使うことができる。

ハドロン

- 強い相互作用で結びついた複合粒子集合体である。ハドロンはバリオンと中間子に大別される。

バリオン

- 3つのクォークから構成される原子よりも小さい粒子である。陽子や中性子もバリオンのひとつである。

中間子

- 1つのクォークと1つの反クォークから構成される原子よりも小さい粒子である。❸

クォーク

- 陽子はアップクォーク2個とダウンクォーク1個，中性子はアップクォーク1個とダウンクォーク2個で構成される。クォーク同士は強い相互作用によって結合している。❺

4 物質との相互作用　光子

布施 拓

出準基題

●光子（光子束の減弱，物質へのエネルギー付与）

弱点克服への道

干渉性散乱，光電効果，コンプトン散乱，電子対生成について理解しよう。
相互作用に伴って起こる現象について関係性を理解しよう。

◉光子との相互作用

●干渉性散乱，光電効果，コンプトン散乱，電子対生成。

◉単色X線の減弱

●指数関数的減弱を示す。

◉連続X線の減弱

●連続X線の減弱は単色X線の減弱の合成として表すことができ，均等度や実効エネルギーを指標として用いる。

ポイントねらい撃ち

過去問から，覚えるべき問題をピックアップ！

★❶Moseleyの法則は特性X線の振動数の平方根が，特性X線を放出する元素の原子番号の一次関数となることを示した法則である。[61-45PM，63-44PM，64-45PM]

❷Klein-Nishinaの式はコンプトン散乱の断面積を示したものである。[61-45PM]

❸Duane-Huntの法則はX線の実効波長と実効電圧の関係を示したものである。[61-45PM]

❹制動放射線の発生強度は管電圧の2乗に反比例する。[62-45PM]

★❺制動放射線の最短波長は管電圧の実効値に比例する。[62-45PM，65-45PM]

★❻診断用X線装置の発生効率は約0.8%であり，原子番号と管電圧に比例する。[62-45PM，63-45PM，65-45PM]

❼制動放射線では電子のエネルギーが大きいほど前方の強度が大きくなる。[62-45PM]

❽制動放射線は連続エネルギースペクトルを示す。[63-45PM]

❾制動放射線は原子核のクーロン場に減速されて発生する。[63-45PM]

❿エネルギーフルエンスは管電圧波形（エネルギースペクトル）によって変化する。[65-45PM]

★⓫特性X線のエネルギーは元素固有である。[62-46PM，65-45PM]

⓬特性X線についてK_αの放出確率はK_βよりも大きい。[62-46PM]

⓭特性X線についてK_αのエネルギーはK_βよりも小さい。[62-46PM]

⓮特性X線のエネルギースペクトルは単色である。[62-46PM]

⓯特性X線は入射電子のエネルギーが軌道電子の結合エネルギーより大きいときに発生する。[65-45PM]

⓰蛍光収率は原子番号が大きいほど大きい。[62-46PM]

⓱低エネルギー領域（数十keV）では水中では光電効果とコンプトン散乱が主となる。[64-46PM]

★：2回以上出題

ブルー・ノート ⇒ 3章8～10

知識の幅を広げよう

表1 法則や公式の名称とその要約❶❷❸❼

法則	説明	公式
Moseleyの法則	特性X線のエネルギー分布とターゲット物質の関係を示した	$\sqrt{v}=k(Z-S)$ k, Sは定数
Kramersの式	制動放射線のエネルギー分布を示した	－
Kulenkampffの実験式	Kramersの式のより詳しい制動放射線のエネルギー分布を示した	－
Duane-Hunt'sの法則	制動放射線の最大エネルギーは物質によらず，管電圧によることを示した	$\lambda_{min}=\frac{12.4}{V[kV]}[\AA]=\frac{1.24}{V[kV]}[nm]=\frac{12.4\times10^{-9}}{V[kV]}[m]$
Sommerfeldの理論式	制動放射線の角度分布は入射電子のエネルギーによって変化することを示した	－
Klein-Nishinaの式	コンプトン散乱の断面積を示した	－

干渉性散乱

- 光子のエネルギーが低く，原子と同じくらいの大きさのとき，光子が散乱されて方向のみを変える現象。低エネルギー光子の波動性を示す現象である。
  - 弾性散乱：衝突の前後でエネルギー変化がなく，入射方向のみが変化するもの。
  - トムソン散乱：自由電子を対象とする。
  - レイリー散乱：軌道電子を対象とする。

光電効果（図1）

- 入射した光子が物質の軌道電子にエネルギーをすべて与え，入射光子が消滅する現象。結合が強い内側軌道電子で起こりやすい。

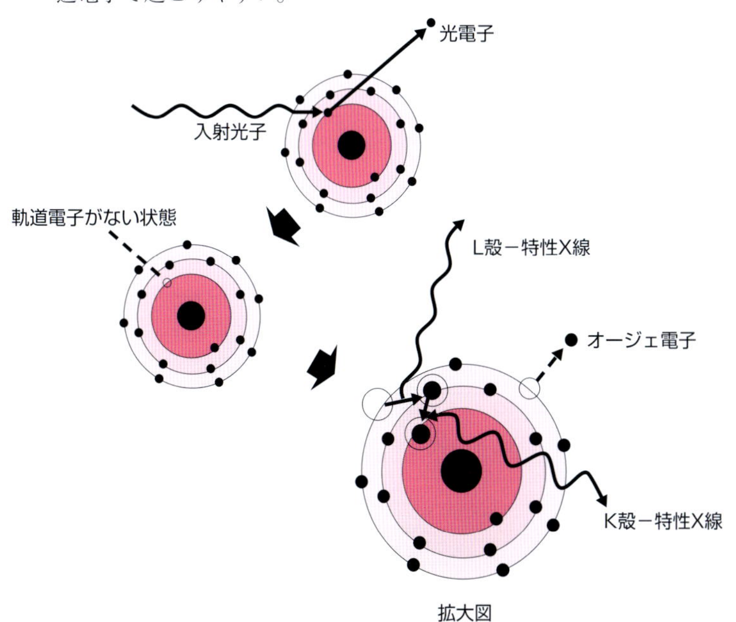

図1 光電効果
光電効果に引き続き、特性X線またはオージェ電子が放出される。原子番号が大きくなると特性X線が放出される割合は多くなる

コンプトン散乱（図2）

- 軌道電子との散乱で電子を放出し，入射光子の波長と方向が変化する現象。結合が弱い外側軌道電子が対象となるが，入射光子のエネルギーが大きくなると，どの軌道電子でも起こるようになる。

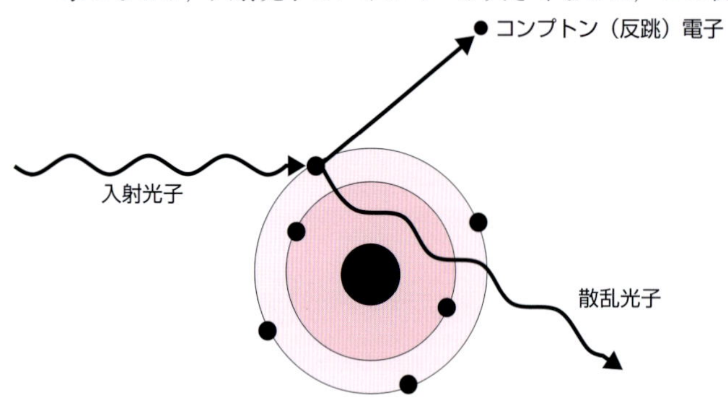

図2 コンプトン散乱

電子対生成（図3）

- 光子が原子核のクーロン場の作用を受けて消滅し，陰電子と陽電子の対を生成する現象。入射光子のエネルギーが電子の静止エネルギーの2倍（1.022MeV）以上において電子対生成の割合が急速に増える。

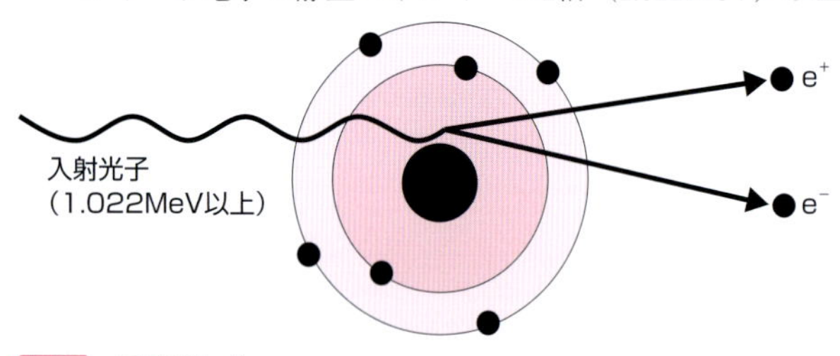

図3 電子対生成

X線束の減弱

- 単位長さdl（m）当たりに相互作用する光子数dNは線源弱係数をμ（m^{-1}），X線光子数をNとすると以下の式で表される。

$$\mu = \frac{1}{dl} \cdot \frac{dN}{N}$$

- ある厚さの物質で減弱するX線光子数は以下の式で表される。

$$N = Ne^{-\mu x}$$

線エネルギー転移係数

- 単位長さdl（m）中における相互作用により光子線束のすべてのエネルギーEが2次電子の運動エネルギーE_{tr}に転移する割合として，線エネルギー転移係数μ_{tr}は以下の式で表される。

$$\mu_{tr} = \frac{1}{dl} \cdot \frac{dN}{N} \cdot \frac{E_{tr}}{E}$$

ここで，線源弱係数の式より，以下のように置き換えることができる。

$$\mu_{tr} = \mu \cdot \frac{E_{tr}}{E}$$

線エネルギー吸収係数

- 相互作用により光子線束から転移したエネルギーが2次電子へすべて吸収されるわけではなく，2次電子の制動放射として一部のエネルギーが放出される。線エネルギー吸収係数をμ_{en}とすると以下の式で表される。gは制動放射の割合とする。

$$\mu_{en} = (1-g)\,\mu_{tr}$$

制動放射線強度と発生効率

$$I = kiZV^2$$

- Iは制動放射線強度を示し，iは管電流，Zはターゲットの原子番号，Vは管電圧である。制動放射線強度は，ターゲットの原子番号と管電圧の2乗に比例する。❹
また，発生効率εは以下のように表される。

$$\varepsilon = \frac{kiZV^2}{iV} = kZV$$

- 管電圧が100kV，タングステンターゲットの場合は約0.8%になる。❻

特性X線と制動放射線

- 特性X線：電離や励起により特性X線が発生する。
  波長が短いものからK，L，M…
  波長が長いものからα，β，γ…
  波長が長い：$K_\alpha > K_\beta$
  エネルギーが高い：$K_\alpha < K_\beta$
- 制動放射線（図4）：原子核とのクーロン場により制動放射線が放出される。スペクトルは連続を示す。制動放射線のエネルギー分布を示したKramersの式や管電圧Vと制動放射線の最短波長λ_{min}の関係を示したDuane-Hunt'sの法則がある。

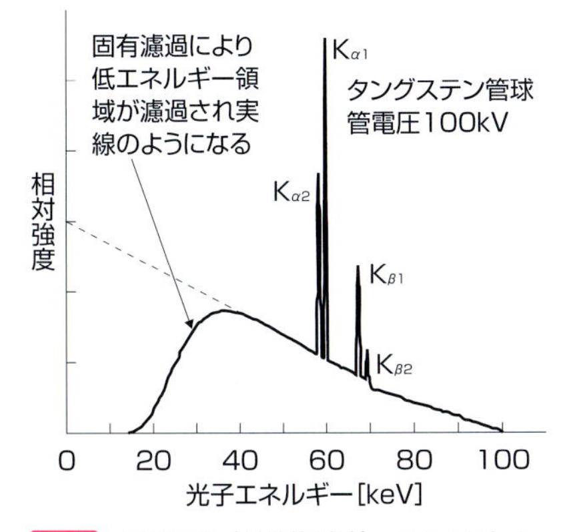

図4　制動X線（制動放射線）のスペクトル
（福士政広 編：診療放射線技師 ブルー・ノート 基礎編 3rd edition, p.330, 図13, メジカルビュー社, 2012. より引用）

5 物質との相互作用　荷電粒子線

布施 拓

出準基題

● 重荷電粒子（阻止能，減弱と飛程）

弱点克服への道

荷電粒子の相互作用について理解しよう。阻止能に関する式を理解しておこう。

●荷電粒子線の相互作用

● 弾性散乱，非弾性散乱，スター現象，フラグメンテーションがあり，これらの相互作用を経てエネルギーを失っていく。

●エネルギー損失

● 電子線はBetheの式，重荷電粒子線はBethe-Blochの式で表される。

Betheの式

$$\left(\frac{S}{\rho}\right)_{col}=2\pi r_0^2 N_e \frac{m_e c^2}{\beta^2}\beta^{-2}B_e(\beta, I, \sigma)$$

B_e: β, I, σ の関数

β: 電子の光速に対する速度

I: 平均励起エネルギー

σ: 密度効果の補正項

N_e: 電子密度

r_0: 古典電子半径(2.8×10^{-15}m)

Bethe-Blochの式

$$\left(\frac{S_{cal}}{\rho}\right)=4\pi r_0^2 N_e \frac{z^2 m_e c^2}{\beta^2} \quad B_h(\beta, I, \sigma)$$

B_h: β, I, σ の関数

z: 重荷電粒子の電荷数

β: 重荷電粒子の光速に対する速さ

ブルー・ノート ⇒ 3章11

ポイント ねらい撃ち 過去問から，覚えるべき問題をピックアップ！

❶チェレンコフ効果を直接引き起こすのは約250keV以上の運動エネルギーをもった電子である。[63-47PM]
★❷電子と物質の相互作用において，原子番号が大きいほど散乱は大きくなる。[63-48PM, 64-47PM]
★❸電子と物質の相互作用において，原子番号が大きいほど放射損失は大きくなる。[63-48PM, 64-47PM]
★❹電子と物質の相互作用において，エネルギーが大きいほど放射損失は大きくなる。[63-48PM, 64-47PM]
❺電子と物質の相互作用において，エネルギーが大きいほど弾性散乱は小さくなる。[64-47PM]
❻電子と物質の相互作用において，10MeV以上では気体よりも固体の質量阻止能が小さくなる。[63-48PM]
❼電子と物質の相互作用において，1MeV以下ではエネルギーが大きいほど衝突損失は小さくなる。[63-48PM]
❽Bethe-Blochの式は重荷電粒子の衝突阻止能を示したものである。[61-45PM]
❾臨界エネルギーはEZ/820＝1で求めることができる。[61-49PM]
❿衝突阻止能は重荷電粒子で大きく，電子で小さい。[62-48PM]
⓫ブラッグピークは重荷電粒子（陽子p以上）で起こる現象である。[62-48PM]
⓬エネルギー揺動（統計的な揺らぎ）は重荷電粒子より電子が大きい。[62-48PM]
⓭多重散乱は重荷電粒子より電子が大きい。[62-48PM]
⓮核反応は電子より重荷電粒子で多く発生する。[62-48PM]
⓯重荷電粒子は電子よりも水に対するLETは大きい。[63-49PM]
★⓰重荷電粒子の質量衝突阻止能は電荷の2乗に比例し，速度の2乗に反比例する。[63-48PM, 65-48PM, 66-48PM]
★⓱重荷電粒子の比電離は飛程の終端部で急激に増大する。[63-48PM, 65-48PM]
★⓲重荷電粒子は放射損失をほとんど無視することができるほど小さい。[63-48PM, 66-48PM]
⓳重荷電粒子は電子に比較して大きいので衝突によってほとんど曲げられることなく直進する。[65-48PM]
⓴荷電粒子は水中でチェレンコフ光を発する。[65-48PM]
㉑速度が同一のα線と陽子線はおおよそ同じ飛程である。[65-48PM]
㉒重荷電粒子と物質の相互作用において，核破砕が生じる。[66-48PM]

★：2回以上出題

知識の幅を広げよう

弾性散乱

- 衝突の前後でエネルギー変化がなく，入射方向のみが変化する現象。

非弾性散乱

衝突損失：物質との相互作用によって，原子を励起または電離して粒子のエネルギーを減少させること。
放射損失：制動放射線または特性X線として電子がエネルギーを失うこと（重い粒子では，原子核の電場の影響を受けにくいためここでは電子と記載する）。

阻止能

- 物質を荷電粒子が単位長さを通過したとき，原子の電離や励起によって粒子が失うエネルギーであり，衝突阻止能と放射阻止能の和として定義される。すなわち，物質が粒子を減速し，静止させる能力のことを阻止能という。

線阻止能S＝線衝突阻止能S_{col}＋線放射阻止能S_{rad}

質量阻止能$\frac{S}{\rho}$＝質量衝突阻止能$\frac{S_{col}}{\rho}$＋質量放射阻止能$\frac{S_{rad}}{\rho}$

電子線の阻止能

質量衝突阻止能（Betheの式）

- 質量衝突阻止能は物質の種類（電子の密度）によらずほぼ一定である。運動エネルギーが1.022MeV程度のときに質量阻止能が最小となり，質量阻止能でおよそ$2MeVg^{-1}\cdot cm^2$程度である。

質量放射阻止能（Heitlerらの式）

- 原子番号Zと電子のエネルギーEに比例する。

臨界エネルギー

- 衝突阻止能S_{col}＝放射阻止能S_{rad}となる電子のエネルギーを臨界エネルギーという。図1における衝突阻止能と放射阻止能が交差する点を指す。[9]
- 放射損失と衝突損失の比は，電子の運動エネルギーをE［MeV］，物質の原子番号をZとすると以下のようになる。

$$\frac{S_{rad}}{S_{col}} \approx \frac{EZ}{820}$$

原子番号が大きいほど臨界エネルギーは低くなる。

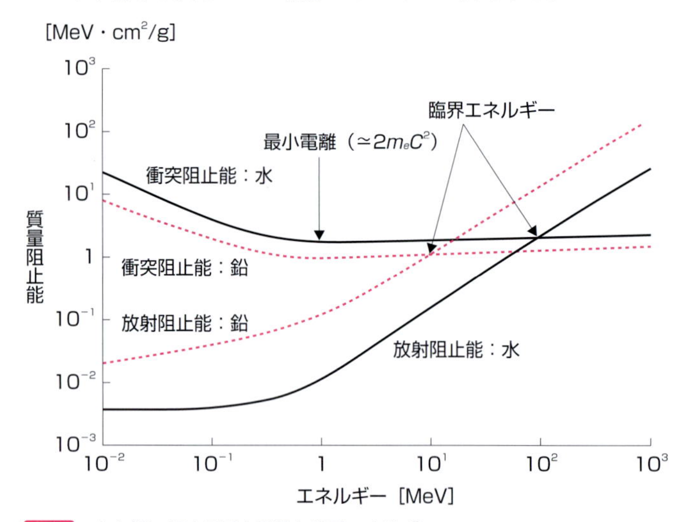

図1　水と鉛における最小電離と臨界エネルギー
（福士政広 編：診療放射線技師 ブルー・ノート 基礎編 3rd edition，p.341，メジカルビュー社，2012．より転載）

重荷電粒子（陽子p以上の粒子）の阻止能

質量衝突阻止能（Bethe-Blochの式）

- 質量衝突阻止能は物質の種類（電子の密度）によらずほぼ一定である。重荷電粒子の電荷数の2乗に比例し，重荷電粒子の速度の2乗に反比例する。[8]

質量放射阻止能（Heitlerらの式）

- 原子核の電場の影響を受けにくいためほとんど無視できる。

比電離曲線（図2）

- 重荷電粒子はブラッグピークとよばれる飛程終端付近で最大比電離をもつ。

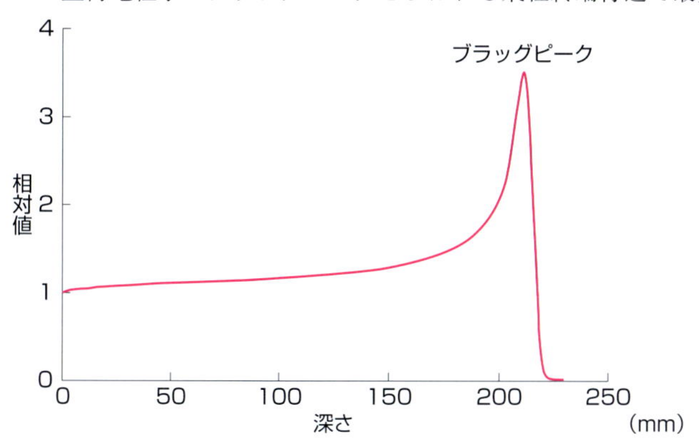

図2　比電離曲線

飛程

- ブラッグピークまでは粒子数はほとんど変化せず，ブラッグピーク後に急激に減少する。飛程に関する名称を図3に示す。

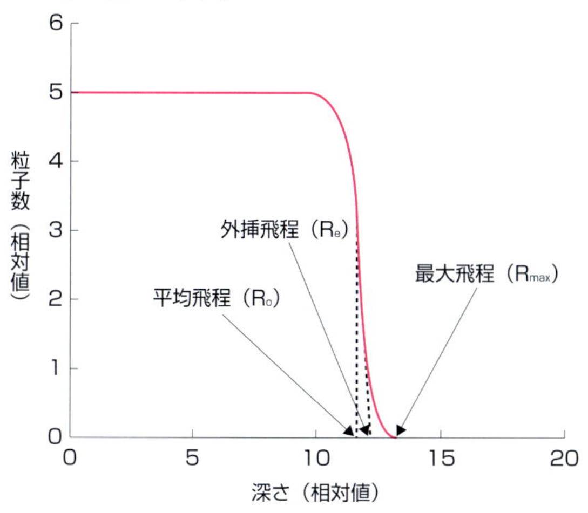

図3　飛程に関する名称
（福士政広 編：診療放射線技師 ブルー・ノート 基礎編 3rd edition，p.344，メジカルビュー社，2012．より転載）

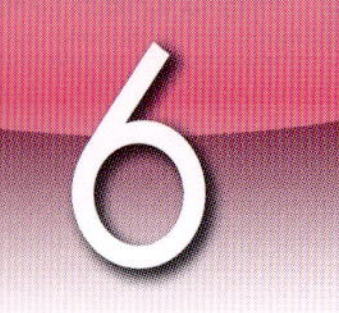

物質との相互作用　中性子

布施 拓

出準基題

●中性子（分類と呼称，散乱，捕獲，共鳴吸収，減弱と吸収，核反応）

弱点克服への道　中性子の性質・分類・相互作用を理解しよう。

表1　中性子の分類

分類	特別な名称	エネルギー範囲
低速中性子	低温中性子	0.002eV以下
	熱中性子	約0.025eV
	エピサーマル中性子	約0.5eV以上
	共鳴中性子	約1～100eV
中速中性子		約1～500keV
高速中性子		約0.5～10MeV
超高速中性子		約50MeV以上

（福士政広 編：診療放射線技師 ブルー・ノート 基礎編 3rd edition，P.345，メジカルビュー社，2012．より転載）

ポイントねらい撃ち　過去問から，覚えるべき問題をピックアップ！

❶Maxwell-Boltzmann分布は熱中性子の速度分布を示したものである。61-45PM

★❷単独で存在する中性子は不安定であり，β^-壊変する。62-49PM，64-48PM，66-49PM

★❸中性子は間接電離放射線である。62-49PM，66-49PM

★❹原子核との弾性散乱と中性子捕獲が主な相互作用である。62-49PM，66-49PM

★❺中性子は^{252}Cfの自然核分裂で放出される。62-49PM，66-49PM

★❻熱中性子のエネルギーはおおよそ0.025eVである。62-49PM，66-49PM

❼速中性子の遮蔽には水が有効である。64-48PM

❽（γ,n）反応（光核反応）には各元素固有のしきいエネルギーが存在する。64-48PM

❾熱中性子で^{10}B（n, α）^{7}Li反応が生じる。64-48PM

❿中性子はアップクォーク1個とダウンクォーク2個で構成されている。64-48PM

★：2回以上出題

ブルー・ノート ⇒ 3章12

知識の幅を広げよう

基本的性質

- 間接電離放射線である。
- 単独で存在する中性子は平均寿命15分程度でβ^-壊変をする。
- エネルギー分布はMaxwellの速度分布に従う。

相互作用

弾性散乱：(n,n) 反応であり，相互作用した原子核を反跳させる現象

非弾性散乱：原子核に中性子エネルギーの一部を付与する現象

中性子捕獲：(n, γ) 反応であり，起こりうる確率（捕獲断面積）は1/V法則に従う。

- 中性子はX線やγ線と同様の指数関数的減弱を示す。❸
- 中性子源として^{252}Cfのほかに^{241}Am/Be，^{241}Am/Li，^{124}Sb/Beなどもある。❺
- 中性子特に速中性子は透過力が高く，直接吸収されにくい性質であるため，まずは減速材で減速して熱中性子にした後，捕獲反応を利用して吸収する方法が一般的である。例えば，水（減速材）で速中性子を熱中性子までエネルギーを落とし，カドミウム等における捕獲反応でγ線に変換する。このγ線を鉛等で遮蔽する方法が採用される。❼

7 医用物理

布施 拓

出準基題

● 超音波（超音波の性質，超音波の送受信），X線CT（原理〈X線の減弱に関する事項〉，CT値〈減弱係数に関する事項〉），核磁気共鳴（原理，信号検出）

弱点克服への道 超音波・X線CT・核磁気共鳴の物理的現象について理解しよう。

◉**超音波**

● 超音波は疎密波であり，反射・屈折，ドップラー効果などの物理的性質をもっている。

◉**X線CT**

● 被写体内において任意の角度の線源弱係数分布を画像化する。フィルタ逆投影法などを使用する。

◉**MRI（核磁気共鳴）**

● 生体内の水素原子核が強い磁場中に置かれると，磁場の大きさに応じて一定の周波数（ラーモア周波数）で回転運動（歳差運動）を行う。ラーモア周波数と同じRFパルスを印加することにより，生体内の水素原子核がエネルギーを吸収し，歳差運動の軸角度が傾く。RFパルスを切ると生体内の水素原子核がエネルギーを放出し，歳差運動の軸角度が元に戻る。この過程を緩和という。

ポイントねらい撃ち 過去問から，覚えるべき問題をピックアップ！

❶超音波の性質には干渉，屈折，散乱，反射がある。61-50PM
❷超音波は疎密波であり，球面波として伝播する。63-50PM
❸超音波の周波数が高いほど減衰は大きい。63-50PM
❹超音波は音源から距離の2乗に比例して減衰する。63-50PM
❺超音波は反射体の運動によって観測される周波数が変化する。63-50PM
❻音響インピーダンスに影響するものは，音速と媒質の密度である。64-49PM
❼物質中の音速（固有音速）は密度が高いほど速くなる。66-50PM

知識の幅を広げよう

超音波

超音波の周波数

- 超音波診断における周波数域は約1MHz～30MHz程度である。
- 周波数が高いほど距離分解能がよいが，減衰が大きい。
- 高周波数プローブから出される超音波は鮮明な画像を得ることができるが，届く距離は短くなる。

反射と屈折（図1）

- 超音波の反射は，音響インピーダンスが異なる組織や物質の間で起こる。
- 多重反射や鏡面反射などがある。
- 屈折は，ある臨界角を超えて超音波が入射した場合に生じる。

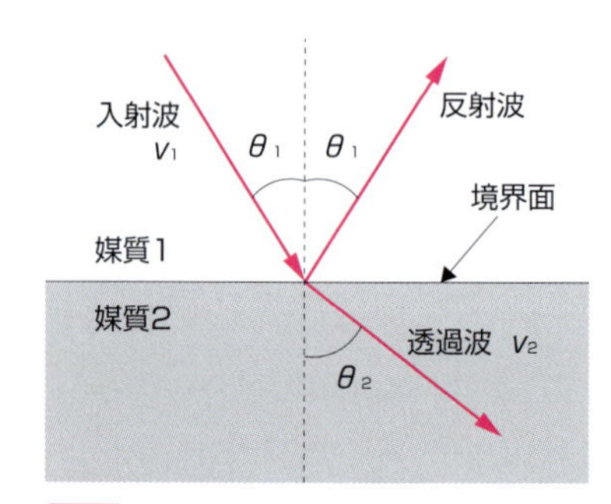

図1 超音波の反射と屈折
（福士政広 編：診療放射線技師 ブルー・ノート 基礎編 3rd edition，p.347，メジカルビュー社，2012. より転載）

ブルー・ノート ⇒ 3章13～15

ドップラー効果

- 発生源が遠ざかると超音波の周波数が小さくなり（図2左），近づくと超音波の周波数が大きくなる（図2右）現象。超音波に限らず，光や音波や電波などでも起こる。
- 観測者も音源も同じ直線上を動く場合を考える。音源Sから観測者Oの向きを正とすると，観測者に聞こえる音波の周波数はf'，音源の出す音波の周波数をf，音速をV，音源の移動速度をv_s，観測者の移動速度をv_oとすると以下のようになる。

$$f' = f \times \frac{V - v_o}{V - v_s}$$

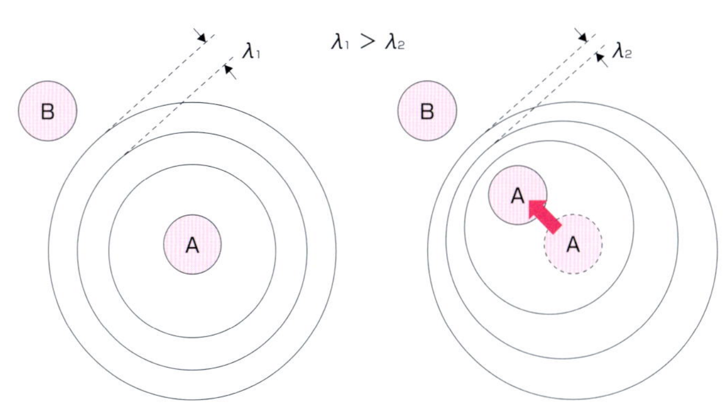

図2 ドップラー効果

減衰

- 減衰には吸収減衰，干渉，散乱減衰，拡散減衰，周波数依存減衰などがあり，指数関数的に減衰する。
  - 吸収減衰：超音波が吸収されて熱エネルギーに変換される。
  - 干渉：波の干渉のことを指し，波が打ち消し合う場合に減衰する。
  - 散乱減衰：散乱によって減衰する。
  - 拡散減衰：超音波の拡散によって減衰する。
  - 周波数依存減衰：高い周波数成分ほど進行距離が長くなると減衰する。

発生と検出

- 超音波はピエゾ効果を利用した圧電振動子などが使用される（図3）。

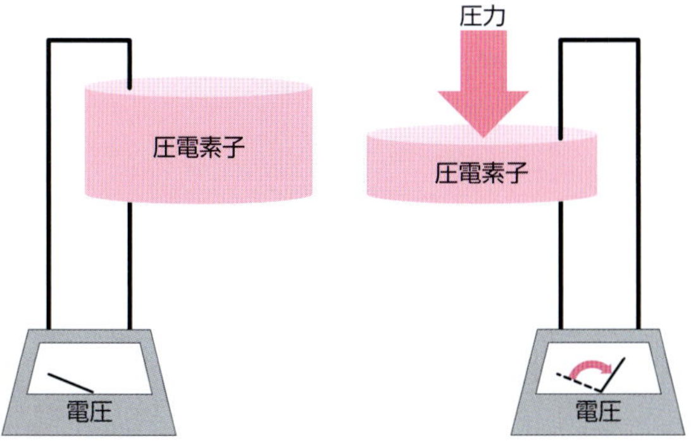

図3 ピエゾ効果

分解能

- 超音波のパルス進行方向の分解能を距離分解能，パルス進行方向に垂直な方向の分解能を方位分解能という。

X線CT

線減弱係数と投影法

- X線CT画像は線源弱係数の分布を画像化したもので，フィルタ逆投影法等を使用して画像再構成を行う。

CT値（Hounsfield Unit）

- 組織の線源弱係数をμ_t，水の線源弱係数をμ_wとすると以下のように表される。

$$\text{CT値} = \frac{\mu_t - \mu_w}{\mu_w} \times 1000$$

核磁気共鳴

磁気共鳴の対象

- 陽子数あるいは中性子数が奇数である元素。

磁気モーメント

- 磁力の大きさとその向きを表すベクトル量である。
- 巨視的磁気モーメントは，各原子核の磁気モーメントの総和として表すことができる。
- 各原子核の磁気モーメントの向きはさまざまであるため，巨視的磁気モーメントは“0”となる。

共鳴周波数

- 静磁場に置かれた原子核が固有の周波数のラジオ波と相互作用する現象である。
- 静磁場強度が1T（テスラ）のときプロトンの共鳴周波数は42.58MHzである。

縦緩和時間

- 静磁場の軸方向の磁化ベクトルが熱平衡状態に戻る現象である。
- ラジオ波によって励起されたスピンがエネルギーを放出しながらエネルギー準位の低い状態に戻る機構で起こる。

横緩和時間

- 静磁場の垂直方向の磁化ベクトルが“0”に復帰する現象である。

4章

医用工学

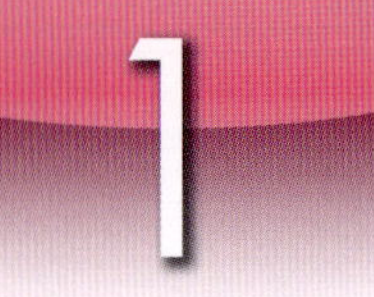

電磁気学の基礎

布施 拓

出題基準

- 電界と磁界（電荷とクローンの法則，電界と電位，静電容量とコンデンサの性質，電流と電荷，磁界，電界および磁界中の荷電粒子の運動），電流と磁界との相互作用（電流と磁気，誘導作用，インダクタンスとコイルの性質）

弱点克服への道

電磁気学に関する量と単位を理解して，覚えよう。
電磁気学に関する公式を理解して，覚えよう。

表1　記号と単位

物理量	記号	名称	単位
電流	I	アンペア	A
電荷・電気量	Q	クーロン	C（A・s）
電圧・電位	E	ボルト	V
電気抵抗 インピーダンス リアクタンス	R Z L	オーム	Ω（V/A）
電気抵抗率	ρ	オーム・メートル	Ω・m
電力	P	ワット	W
静電容量	C	ファラド	F（C/V）
誘電率	ε	ファラド毎メートル	F/m
電界の強さ	E	ボルト毎メートル	V/m
電束密度	D	クーロン毎平方メートル	C/m^2
磁束	Φ	ウェーバ	Wb
磁束密度	B	テスラ	T（Wb/m^2）
磁界の強さ	H	アンペア毎メートル	A/m
インダクタンス	L	ヘンリー	H
透磁率	μ	ヘンリー毎メートル	H/m

ポイントねらい撃ち

過去問から，覚えるべき問題をピックアップ！

❶電位の単位は［J/C］である。61-51PM
❷静電容量の単位は［C/V］である。61-51PM
❸電界の強さの単位は［V/m］である。61-51PM
❹磁界の強さの単位は［A/m］である。61-51PM
❺インダクタンスの単位は［Wb/A］である。61-51PM
❻磁束密度0.5Tの一様な磁界の中で，磁界の方向と60度をなす直線状導線に10Aの電流が流れているとき，導線の長さ0.3mの間に働く力の大きさは$0.75\sqrt{3}$である。62-52PM
❼4μFと6μFのコンデンサを直列に接続し，100Vの電圧を加えた。4μFのコンデンサに蓄えられた電荷は2.4×10^{-4}Cである。62-53PM

ブルー・ノート ⇒ 4章1～8

❽正電荷2×10^{-6}Cと正電荷1×10^{-5}Cが3cmの距離にあるとき，クーロン力は200Nである。[63-51PM]
❾$5.0\times10^{-3}$Wbの磁束が$10cm^2$の平面を垂直に貫くときの磁束密度は5Tである。[63-52PM]
❿光電子増倍管の電極に1個の電子が入射すると2個の2次電子が発生するとき，10段の電極で得られる電子の数は1024個である。[64-51PM]
⓫0.5μFのコンデンサ式X線装置を90kVに充電した後，15mAs放電したときの波尾切断電圧は60kVである。[64-54PM]
⓬磁束密度は物質の透磁率と比例関係にある。[66-51PM]
⓭磁気モーメントは磁石の固有の値である。[66-51PM]
⓮コイル中に蓄積される電磁エネルギーは流れた電流の2乗に比例する。[66-51PM]
⓯直流電流に直角に発生する磁界の強さは電流が流れる円形コイルまでの距離（半径）に反比例する。[66-51PM]
⓰自己インダクタンスは流れる電流に対して発生する鎖交磁束として定義される。[66-51PM]

知識の幅を広げよう

フレミングの左手の法則❻

- 電磁力を示す式である。

$$F[\mathrm{N}]=B[\mathrm{T}]\cdot l[\mathrm{m}]\cdot I[\mathrm{A}]\cdot\sin\theta$$

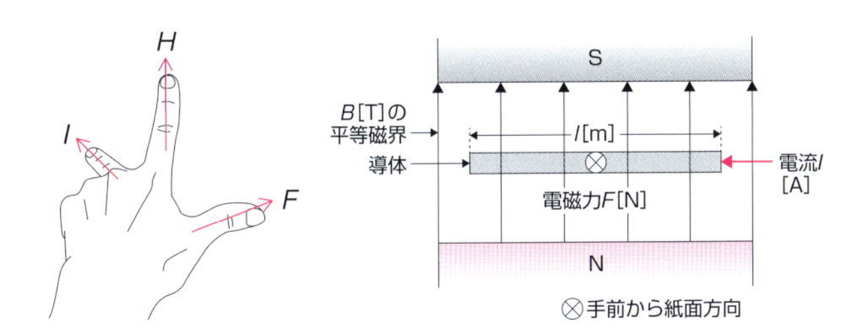

図1 フレミングの左手の法則
（福士政広 編：放射線技師スリム・ベーシック4 医用工学，p.38，図1，メジカルビュー社，2009．より引用）

コンデンサ❼

- コンデンサを直列に接続すると静電容量の割合に比例して，それぞれのコンデンサに電圧がかかる。電荷は静電容量とコンデンサにかかる電圧の積として求めることができる（図2）。

$$V_1=\frac{C_1}{C_1+C_2}\times V$$

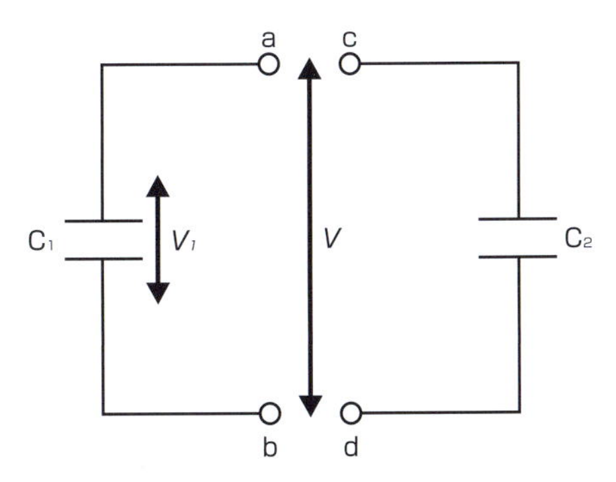

図2 コンデンサにかかる電圧

真空中の点電荷に働くクーロン力[8]

- 2つの点電荷をq_1, q_2, 2つの距離がd［m］であるとき，真空中の点電荷に働くクーロン力は以下のように表される。

$$F = 9 \times 10^9 \times \frac{q_1 \cdot q_2}{d^2}$$

- $F>0$であれば斥力，$F<0$であれば引力となる。問題中には“真空中”という断りがない場合もあるが，この式を使用して計算する。

光電子増倍管[10]

- 光電子増倍管は，入射光子を光，電子と変化させてダイノードの2次電子放出比（入力と出力の比）と数の分だけ増幅させる装置である（図3）。

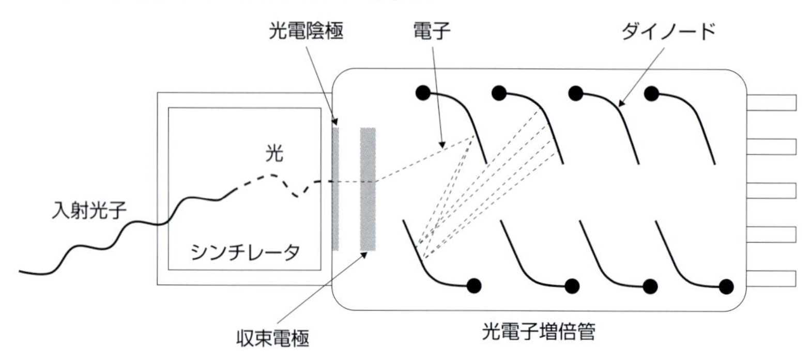

図3 光電子増倍管の概略図

磁束密度と透磁率[13]

$$磁束密度B\left[\frac{\mathrm{Wb}}{\mathrm{m}^2}\right][\mathrm{T}] = \mu \cdot H$$

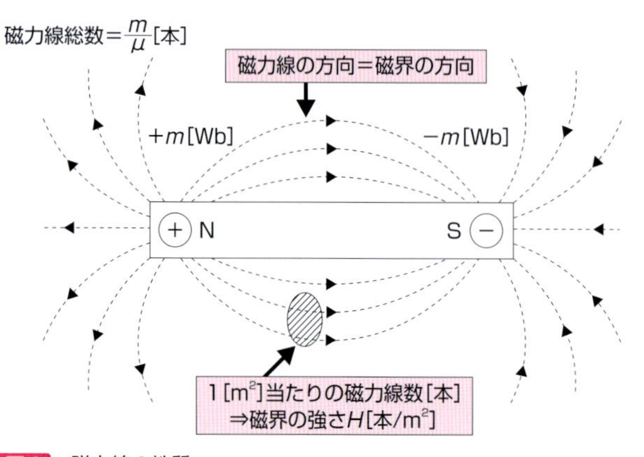

図4 磁力線の性質
（福士政広 編：診療放射線技師 ブルー・ノート 基礎編 3rd edition，p.366，メジカルビュー社，2012. より転載）

右ねじの法則（アンペールの法則（図5））とビオ・サバールの法則（図6，7）[15]

直流電流の周りの磁界$H=\dfrac{I}{2\pi r}$

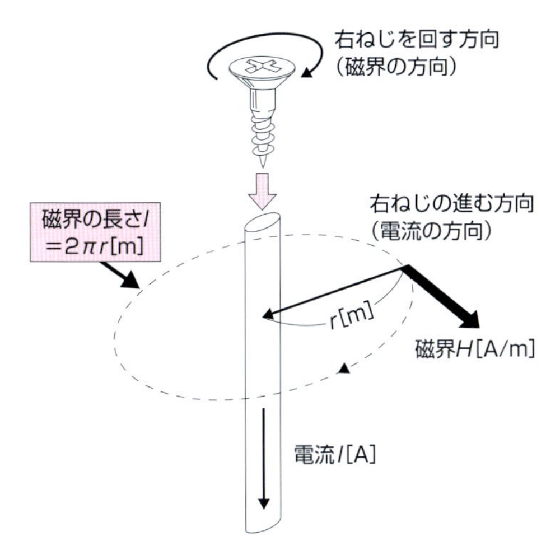

図5 右ねじの法則（アンペールの法則）
（福士政広 編：診療放射線技師 ブルー・ノート 基礎編 3rd edition, p.368, メジカルビュー社, 2012. より転載）

微小長さにおける磁界$H=\dfrac{I\cdot\Delta l\cdot\sin\theta}{4\pi r^2}$

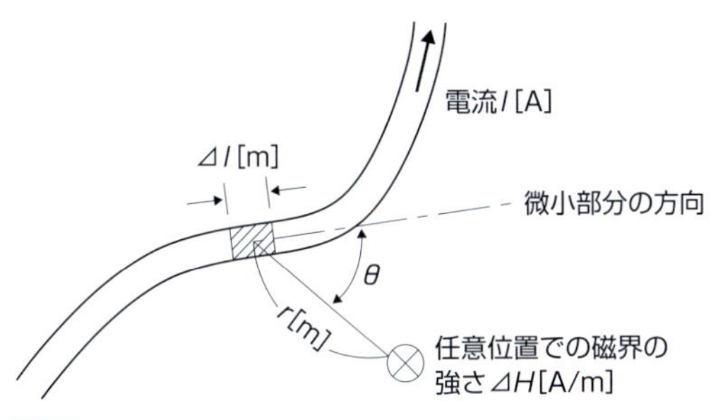

図6 ビオ・サバールの法則
（福士政広 編：診療放射線技師 ブルー・ノート 基礎編 3rd edition, p.369, メジカルビュー社, 2012. より転載）

巻き数がN倍のコイルにおける磁界$H=\dfrac{I \cdot N}{2r}$

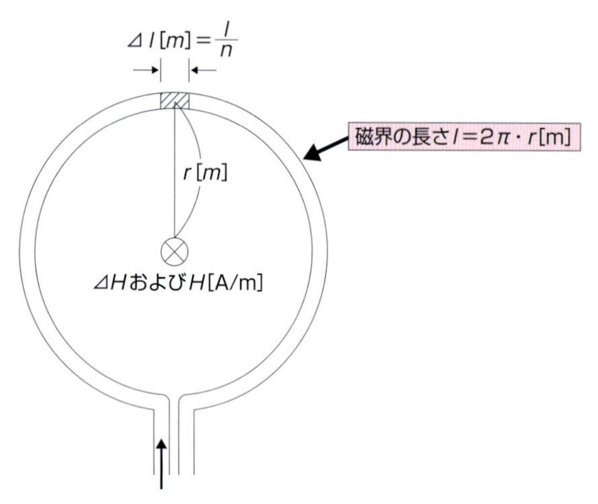

図7　円形コイル中心の磁界へのビオ・サバールの法則の応用
（福士政広 編：診療放射線技師 ブルー・ノート 基礎編 3rd edition，p.369，メジカルビュー社，2012．より転載）

変圧器

- 銅線に発生する熱損失：負荷電流の2乗に比例する。
- 鉄心に発生する熱損失：電源電圧の2乗に比例する。これをヒステリシス損，渦電流損という。

ヒステリシス曲線（図8）

- 永久磁石にはB_rの大きい材料が適している。
- 電磁石の鉄心にはH_cとループ面積の小さい材料が適している。
- 発生する熱エネルギーはループ面積に比例する。

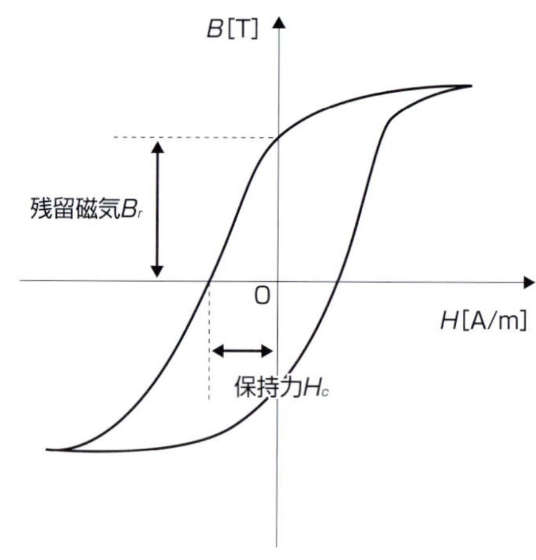

図8　ヒステリシス曲線

2 電気工学の基礎

布施 拓

出題基準

- 基礎事項（導体の抵抗，オームの法則），直流回路（回路とその計算，電力と発生熱量），交流回路（交流減少，受動素子の働き，正弦波交流回路と共振現象，電圧・電流・電力，変圧器，整流方式），過渡現象（CR回路の応答），生体への影響（電磁気現象と生体）

弱点克服への道

電気工学に関する量と単位を理解して，覚えよう。
電気工学に関する公式を理解して，覚えよう。

●直流回路

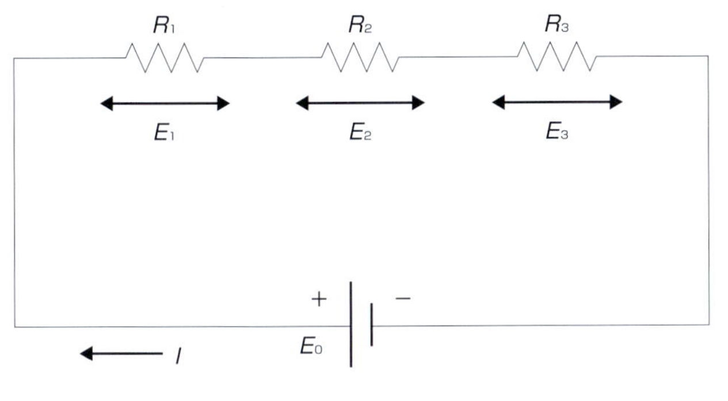

- 合成抵抗→各抵抗値の和

$$合成抵抗 R_0 = R_1 + R_2 + R_3$$

- 各電圧→各抵抗値の比に分圧

$$E_1 : E_2 : E_3 = R_1 : R_2 : R_3$$

●並列回路

- 合成抵抗→各抵抗値の代数和の逆数

$$合成抵抗 R_0 = \frac{1}{\frac{1}{R_1} + \frac{1}{R_2} + \frac{1}{R_3}}$$

- 各電流→各抵抗値の逆数比に分流

$$I_1 : I_2 : I_3 = \frac{1}{R_1} : \frac{1}{R_2} : \frac{1}{R_3}$$

ポイントねらい撃ち 過去問から，覚えるべき問題をピックアップ！

★❶電子の電荷を1.6×10^{-19}Cとするとエックス線管に100mAの電流を0.5秒間流したときの電子の総数は3.1×10^{17}個である。61-52PM, 65-51PM

❷2kΩの抵抗に10Vの電圧を加えたとき，抵抗の消費電力は50mWである。61-53PM

❸増幅器の電圧利得が20dBのとき出力電圧は入力電圧の10倍である。61-54PM

❹実効値が10Aで位相が正弦波電圧$e = 100\sin(\omega t)$［V］より$\frac{\pi}{6}$ラジアン遅れている正弦波電流の瞬時値を表す式は$i = \frac{10}{\sqrt{2}}\sin\left(\omega t - \frac{\pi}{6}\right)$である。61-55PM

❺電圧利得60dBの直流増幅器の入力端子を短絡した状態で，出力電圧が直流電圧100mVであるとき，入力換算オフセット電圧は0.1mVである。62-54PM

❻断面積$5.0\mathrm{mm}^2$，長さ50cmの円柱状導線の両端に6Vの電圧を加えたとき，0.2Aの電流が流れた。このときの導線の抵抗率は3.0×10^{-4}Ω・mである。62-55PM

❼導線の抵抗率は1.57×10^{-8}Ω・mである直径2mm，長さ1kmの導線の抵抗は5Ωである。63-53PM

❽$v = 200\sin\left(942t + \frac{\pi}{3}\right)$で表される交流電圧の周波数は150Hzである。63-54PM

❾抵抗率2.66×10^{-8}Ω・mの導線で断面積$2\mathrm{mm}^2$，長さが500mであるときの抵抗は6.65Ωである。64-52PM

❿人体に電流を1秒通電したときのマクロショックでは，10μA以下の電流は安全である。64-55PM

⓫人体に電流を1秒通電したときのマクロショックでは，1mAが最小感知電流である。64-55PM

⓬人体に電流を1秒通電したときのマクロショックでは，10から20mAが離脱できる電流である。64-55PM

⓭人体に電流を1秒通電したときのマクロショックでは，5mAが最大許容電流である。64-55PM

⓮人体に電流を1秒通電したときのマクロショックでは，6A以上の電流で火傷を生じる。64-55PM

⓯抵抗3Ωと6Ωの並列回路に電圧10Vの直流電源を接続し30分間通電したときの消費電力は25Whである。65-52PM

⓰R＝20kΩ，L＝200mH，C＝20pFのR-L-Cの直列共振回路で共振周波数を2倍にするとコンデンサの静電容量は5pFである。65-54PM

★：2回以上出題

知識の幅を広げよう

オペレーションアンプ（図1）❸❺

- 2つの入力間の電位差によって動作する差動増幅回路である。
- 微積分・加算・減算などをアナログ演算によって行う回路である。
- 非反転増幅回路：入力信号と出力信号の位相が同一である。
- 反転増幅回路：入力信号に対して出力信号の位相が反転（180°変化）する。

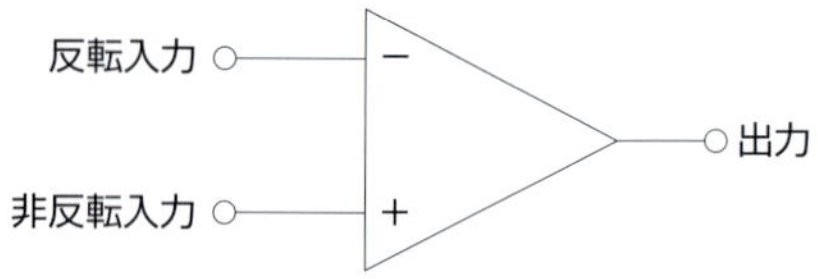

反転入力 −
非反転入力 ＋
出力

図1　オペレーションアンプの記号と端子

- 利得：増幅器で増幅される度合いを示したもの。ゲインともいう。単位はデシベル［dB］を用いる。

電力利得

$G_P = 10 \cdot \log_{10}\frac{P_o}{P_i}$[dB]　Po:出力電力　Pi:入力電力

ブルー・ノート ⇒ 4章9〜24

電圧利得

$$G_v = 20 \cdot \log_{10} \frac{V_o}{V_i} [\mathrm{dB}]$$ Vo：出力電圧　Vi：入力電圧

電流利得

$$G_I = 20 \cdot \log_{10} \frac{I_o}{I_i} [\mathrm{dB}]$$ Io：出力電流　Vi：入力電流

正弦波交流の波形評価（図2）❹❽

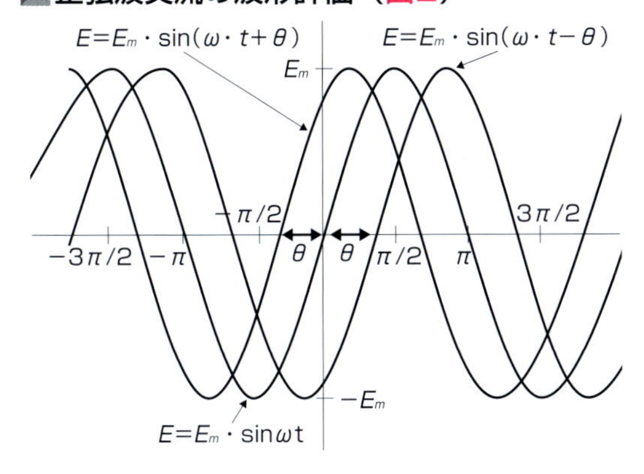

図2　正弦波交流の波形

- 位相が進むと＋，位相が遅れると－として表記される。
- 正弦波交流波形の平均値＝最大値$E_m \times 2/\pi = 0.637E_m$となる。
- 正弦波交流波形の実効値＝最大値$E_m \times 1/\sqrt{2} = 0.707E_m$となる。
- 波高率：最大値/実効値として表される。正弦波交流では$\sqrt{2}$となる。
- 波形率：実効値/平均値として表される。正弦波交流では$\pi/2\sqrt{2}$となる。
- 角速度は$\omega = 2\pi f$として求めることができ，角速度から周波数を求めることができる。

抵抗率（図3）❻❼❾

抵抗率：$\rho = R \dfrac{A}{L}$　R：抵抗

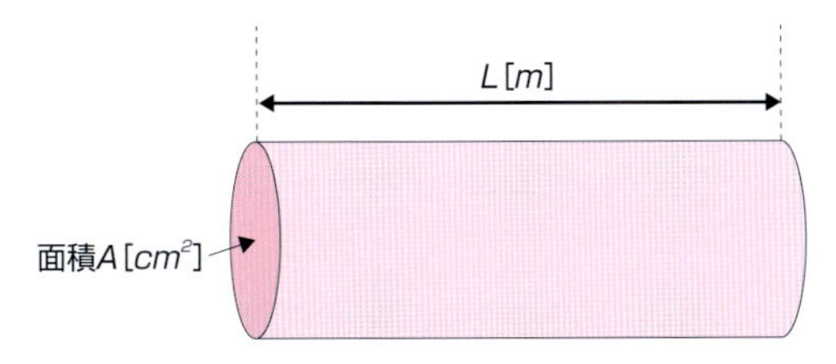

図3　抵抗率に関する要素

抵抗の直列と並列

直列回路の合成抵抗$R_0 = R_1 + R_2 + R_3$

直列回路の各電圧$E_1 : E_2 : E_3 \cdots = R_1 : R_2 : R_3 \cdots$

並列回路の合成抵抗$R_0 = \dfrac{1}{\dfrac{1}{R_1} + \dfrac{1}{R_2} + \dfrac{1}{R_3} \cdots}$

並列回路の各電圧$I_1 : I_2 : I_3 \cdots = \dfrac{1}{R_1} + \dfrac{1}{R_2} + \dfrac{1}{R_3} \cdots$

電力量と消費電力[15][16]

- 電力量：ある一定の時間内になされた電気的な仕事のこと。

$W(\mathrm{J}) = V \cdot Q = V \cdot I \cdot t$

- 消費電力：1秒間当たりに行われる仕事の量のこと。

消費電力$P = \dfrac{V \cdot Q}{t} = \dfrac{V \cdot I \cdot t}{t} = V \cdot I [\mathrm{W}]$

消費電力$P = V \cdot I = R \cdot I^2 = \dfrac{V^2}{R}$

マクロショックとミクロショック（表1）[10]~[14]

- 皮膚を介して感電した場合をマクロショックという。対して，身体の中に留置したカテーテルなどにより，直接感電した場合をミクロショックという。

表1 電流値と人体での反応

電撃の種類	電流値（mA）	人体での反応
マクロショック	1	最小感知電流
	5	最大許容電流
	10~20	離脱電流
	100	心室細動電流
ミクロショック	0.1	心室細動電流

3 電子工学の基礎

布施 拓

出題基準

● 半導体の性質と応用（基本的性質，各種素子の特徴と用途），電子回路（増幅回路〈演算増幅器を用いた基本回路〉，フィルタ回路と応答特性，パルス回路，AD変換，DA変換，電源回路〈整流，平滑〉）

弱点克服への道

ダイオードの原理と特性を理解しよう。
オペレーションアンプの原理と特性を理解しよう。

◉**自由電子**

● 原子核に束縛されないため，物質中を自由に動き回ることができる電子。

◉**正孔**

● 原子の軌道電子が空席になった部分のことで，相対的に正の電荷をもつ。

◉**フェルミ準位**

● 電子の存在確率が1/2となるエネルギー準位。

◉**禁制帯**

● 電子が存在できないエネルギー帯（伝導帯と充満帯の中間準位）。

ポイントねらい撃ち

過去問から，覚えるべき問題をピックアップ！

❶ 2極真空管の空間電荷領域において陽極電圧36V，陽極電流216mAのとき，陽極電圧を64Vにすると陽極電流は512mAとなる。 63-56PM

❷ pn接合ダイオードは，整流性がある。 64-56PM

❸ pn接合ダイオードは，整流作用によって一方向に電流が流れる。 64-56PM

❹ ツェナーダイオードは，一定の電圧を上回ると急激に電流が流れる。 64-56PM

❺ フォトダイオードでは接合部に光を当てたときのみ整流作用を行う。 64-56PM

❻ 逆方向バイアスではp型にマイナス，n型にプラスの電圧を加える。 64-56PM

❼ 室温中のドナー原子は正イオンになる。 66-56PM

❽ 真性半導体のフェルミ準位は禁制帯の中央に位置する。 66-56PM

❾ フェルミ準位が禁制帯の上方に位置するほど電子が多い。 66-56PM

❿ pn接合の熱平衡状態では各領域のフェルミ準位は一致する。 66-56PM

⓫ pn接合の逆方向バイアスでは多数キャリアが両極に移動する。 66-56PM

知識の幅を広げよう

2極真空管❶

• 2極真空管の空間電荷領域において陽極電圧V，陽極電流Iの間には以下の式が成り立つ。

$$I = kV^{\frac{3}{2}}$$

真性半導体❽

• 不純物が存在しないため抵抗率は小さく，キャリア数は少ない。
• フェルミ準位は禁制帯のバンドのほぼ中央に位置する。

不純物半導体（図1）[9]

- 真性半導体に不純物をドーピングしたものである。
- ドナー原子であるAs（ヒ素），P（リン）などを添加する場合がn型半導体，アクセプタ原子であるIn（インジウム），Ga（ガリウム）などを添加する場合がp型半導体とよばれる。
- n型半導体は自由電子が多数キャリアであり，p型半導体では正孔が多数キャリアである。
- n型半導体ではフェルミ準位は禁制帯中央より上方に移動し，p型半導体では禁制帯中央より下方に移動する。

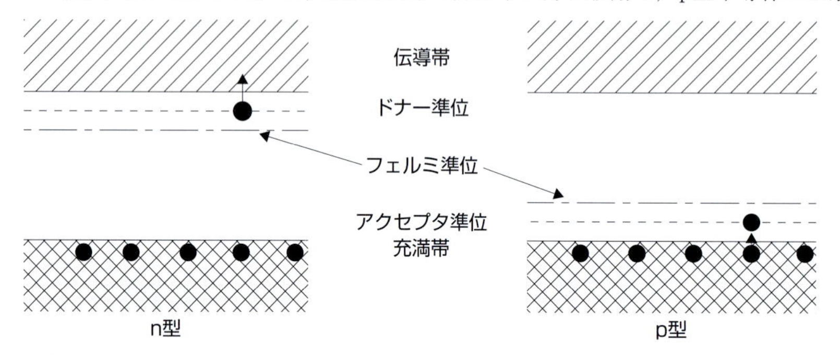

図1 不純物半導体のエネルギー準位図
（福士政広 編：診療放射線技師 ブルー・ノート 基礎編 3rd edition，p.415，メジカルビュー社，2012．より転載）

pn接合ダイオード（図2）[7,10,11]

- 接合面付近にキャリアの存在しない空乏層が生成される。
- n型領域の接合面付近には正のドナーイオン，p型領域の接合面付近には負のアクセプタイオンが存在する。
- 熱平衡状態にある場合，各領域の多数キャリアは接合面を通過できない。
- 熱平衡状態pn接合において熱平衡状態にあるとき電流は流れない。

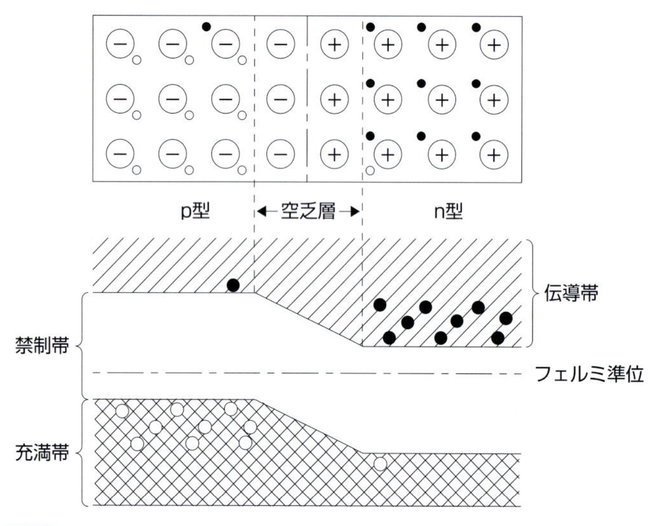

図2 pn接合のエネルギー準位図
（福士政広 編：診療放射線技師 ブルー・ノート 基礎編 3rd edition，p.417，メジカルビュー社，2012．より転載）

ブルー・ノート⇒4章25〜36

整流ダイオード（図3）❷❸❻

- アノードからカソードへは電流を流すが，カソードからアノードへはほとんど流さない，電流を一定方向にしか流さない作用をもつ。この作用を整流作用という。
- 逆方向バイアス時の多数キャリアはクーロン力により両極に移動し，空乏層が拡大する。
- 順方向バイアス時の多数キャリアは対極とのクーロン力によりpn接合面を通過する。

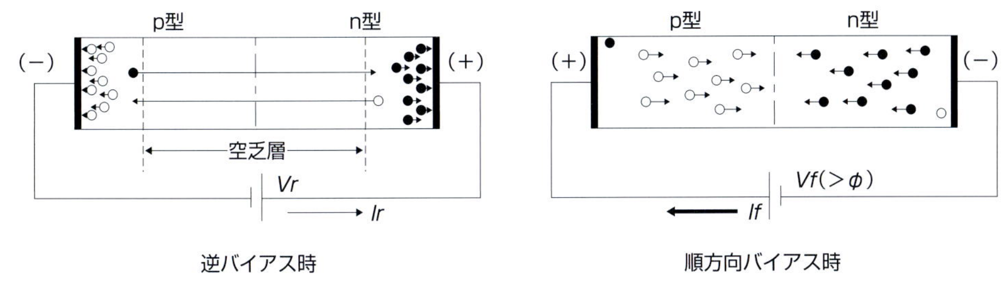

図3 整流ダイオードのバイアス方向による違い
（福士政広 編：診療放射線技師 ブルー・ノート 基礎編 3rd edition，p.417，メジカルビュー社，2012．より転載）

その他ダイオード❹

- ツェナーダイオード（図4）：逆方向電圧をかけた場合，ある電圧でツェナー降伏またはなだれ降伏が起き，一定の電圧が得られるもの。電圧基準として定電圧回路等に使用される。

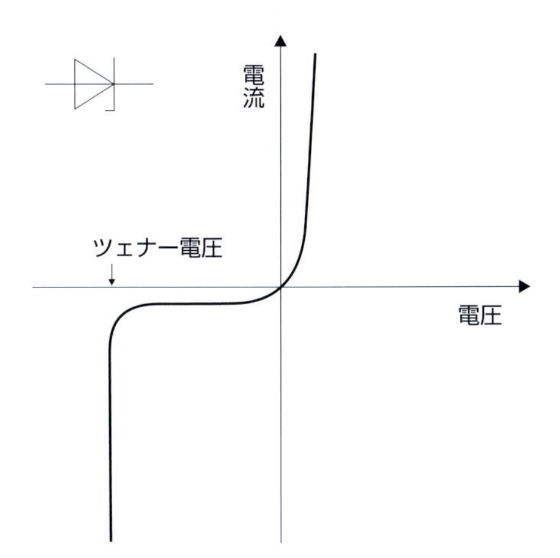

図4 ツェナーダイオードの静特性
（福士政広 編：診療放射線技師 ブルー・ノート 基礎編 3rd edition，p.422，メジカルビュー社，2012．より転載）

- 可変容量ダイオード：逆電圧を加えると空乏層の厚みが変化することによって，静電容量を変化させるもの。
- ショットキーダイオード：金属と半導体のショットキー接合による整流作用を利用したもの。
- エサキダイオード：量子トンネル効果により，順方向電圧を加えるほど電流量が少なくなる効果を利用し，その電圧を使用するもの。
- フォトダイオード：逆バイアスを加えると空乏層が拡大し，光が入射するとp領域に正孔，n領域に電子が集まり電圧を生じる現象（光起電力効果）を利用したもの。

オペレーションアンプ

- 反転増幅器（図5）

$$V_0 = -\frac{R_f}{R_i} \times V_i$$

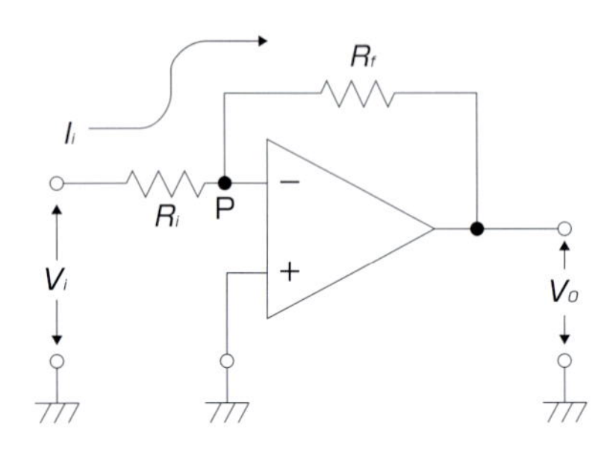

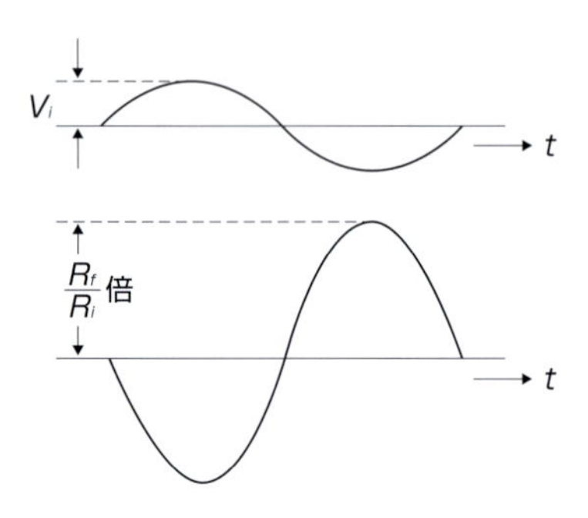

図5　反転増幅器の入出力波形
（福士政広 編：診療放射線技師 ブルー・ノート 基礎編 3rd edition, p.438, メジカルビュー社, 2012. より転載）

- 非反転増幅器（図6）

$$V_0 = \left(1 + \frac{R_f}{R_i}\right) \times V_i$$

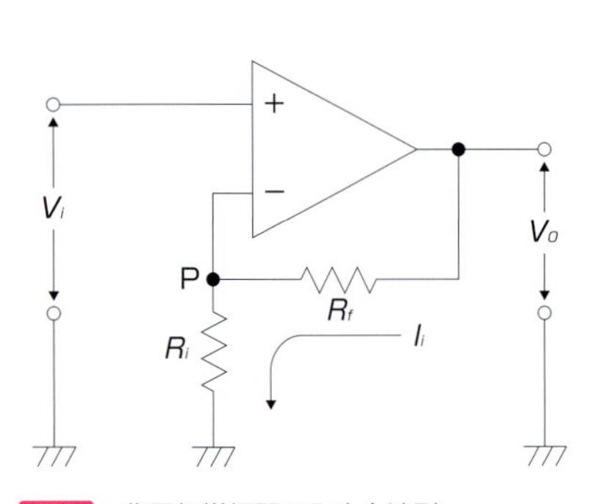

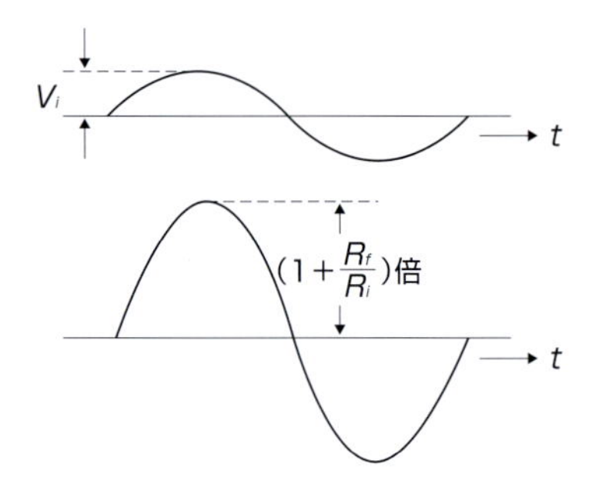

図6　非反転増幅器の入出力波形
（福士政広 編：診療放射線技師 ブルー・ノート 基礎編 3rd edition, p.438, メジカルビュー社, 2012. より転載）

• 反転加算器（図7）

$$V_0 = -\left(\frac{R_f}{R_{i1}}V_1 + \frac{R_f}{R_{i2}}V_2\right)$$

$R_f = R_{i1} = R_{i2}$のとき$V_0 = -(V_1 + V_2)$

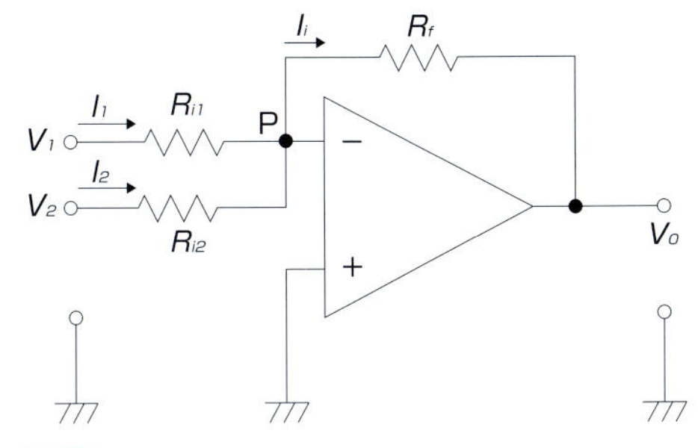

図7 反転加算器
（福士政広 編：診療放射線技師 ブルー・ノート 基礎編 3rd edition, p.441, メジカルビュー社, 2012. より転載）

• 反転減算器（図8）

$$V_0 = -\frac{R_f}{R_i}(V_1 - V_2)$$

$R_f = R_i$のとき$V_0 = V_2 - V_1$

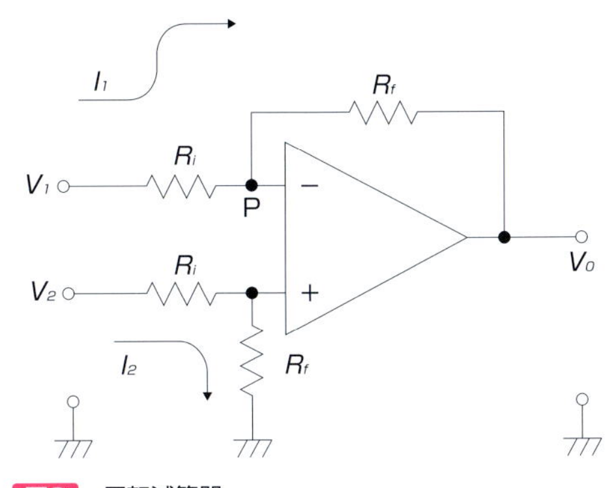

図8 反転減算器
（福士政広 編：診療放射線技師 ブルー・ノート 基礎編 3rd edition, p.441, メジカルビュー社, 2012. より転載）

5章

放射化学

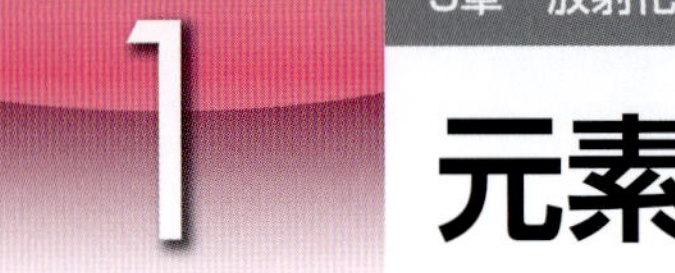

1 元素

川村 拓

出題基準

- 元素の性質（周期律，同位体存在比），放射性核種（過渡平衡，永続平衡，物理的半減期，生物学的半減期，有効半減期，天然放射性核種，人工放射性核種）

弱点克服への道　核種の半減期，壊変形式，エネルギーはポイントをおさえて暗記しよう！

- 質量数＝陽子数＋中性子数，原子番号＝陽子数である。
- **α壊変**は質量数が4かつ原子番号が2減少，**β^-壊変**は原子番号が1増加，**β^+壊変**は原子番号が1減少，**軌道電子捕獲**（EC）は原子番号が1減少，**核異性体転移**（IT）は質量数・原子番号共に変化しない。原子番号が変化する壊変は壊変後に異なる元素になる。
- 半減期は放射性核種の原子数が半分になる時間である。**有効半減期**は，物理的に減衰する放射能を示す**物理的半減期**と，体内における代謝や排泄によって決まる放射能の減衰を示す**生物学的半減期**によって算出可能である。
- 医療で使用される放射性同位元素は，主に核医学で使用される放射性医薬品と放射線治療で使用される密封小線源，疼痛緩和などに使用される治療用放射性医薬品が頻出されるので，その**半減期**や**壊変形式**，主要な**β（γ）線エネルギー**などは覚えておきたい。

ポイントねらい撃ち　過去問から，覚えるべきポイントをピックアップ！

★❶ ^{226}Raの元素名はラジウムである。63-1AM，66-1AM

❷ ^{222}Rnの元素名はラドンである。66-1AM

❸ ^{111}Inの元素名はインジウムである。66-1AM

❹ ^{144}Ceの元素名はセリウムである。63-1AM

❺ α壊変は質量が変化する。61-1AM

❻ 核異性体転移は質量が変化しない。61-1AM

❼ 同位体は2つの核種間で陽子数が等しい。63-4AM

❽ 物理的半減期：6時間，有効半減期：2.4時間の放射性核種の生物学的半減期は4時間である。62-1AM

❾ 半減期3時間の核種Aと半減期4時間の核種Bの放射能が等しいときに，AがBの2倍になる放射能は12時間後である。63-2AM

❿ ^{18}F，^{67}Ga，^{99m}Tc，^{123}I，^{201}Tlのなかで最もγ線エネルギーが高いのは^{18}Fである。65-3AM

⓫ ^{3}H，^{90}Sr，^{131}I，^{133}Xe，^{137}Csのなかで最も物理的半減期が短いのは^{133}Xeである。66-2AM

⓬ ^{90}Sと^{137}Csに共通するのは，放射性の娘核種をもつ点である。64-3AM

★：2回以上出題

ブルー・ノート⇒5章1，2

知識の幅を広げよう

周期表（表1）❶~❹

表1 元素の周期表

周期＼族	1	2	3	4	5	6	7	8	9	10	11	12	13	14	15	16	17	18
1	1 1.008 H 水素																	2 4.003 He ヘリウム
2	3 6.941 Li リチウム	4 9.012 Be ベリリウム 単核種元素											5 10.81 B ホウ素	6 12.01 C 炭素	7 14.01 N 窒素	8 16.00 O 酸素	9 19.00 F フッ素	10 20.18 Ne ネオン
3	11 22.99 Na ナトリウム 単核種元素	12 24.31 Mg マグネシウム											13 26.98 Al アルミニウム 単核種元素	14 28.09 Si ケイ素	15 30.97 P リン 単核種元素	16 32.07 S 硫黄	17 35.45 Cl 塩素	18 39.95 Ar アルゴン
4	19 39.10 K カリウム	20 40.08 Ca カルシウム	21 44.96 Sc スカンジウム 単核種元素	22 47.87 Ti チタン	23 50.94 V バナジウム	24 52.00 Cr クロム	25 54.94 Mn マンガン 単核種元素	26 55.85 Fe 鉄	27 58.93 Co コバルト	28 58.69 Ni ニッケル	29 63.55 Cu 銅	30 65.39 Zn 亜鉛	31 69.72 Ga ガリウム	32 72.61 Ge ゲルマニウム	33 74.92 As ヒ素	34 78.96 Se セレン	35 79.90 Br 臭素	36 83.80 Kr クリプトン
5	37 85.47 Rb ルビジウム	38 87.62 Sr ストロンチウム	39 88.91 Y イットリウム 単核種元素	40 91.22 Zr ジルコニウム	41 92.91 Nb ニオブ 単核種元素	42 95.94 Mo モリブデン	43 [99] Tc テクネチウム	44 101.1 Ru ルテニウム	45 102.9 Rh ロジウム 単核種元素	46 106.4 Pd パラジウム	47 107.9 Ag 銀	48 112.4 Cd カドミウム	49 114.8 In インジウム	50 118.7 Sn スズ	51 121.8 Sb アンチモン	52 127.6 Te テルル	53 126.9 I ヨウ素 単核種元素	54 131.3 Xe キセノン
6	55 132.9 Cs セシウム 単核種元素	56 137.3 Ba バリウム	57-71 Ln ランタノイド	72 178.5 Hf ハフニウム	73 180.9 Ta タンタル	74 183.8 W タングステン	75 186.2 Re レニウム	76 190.2 Os オスミウム	77 192.2 Ir イリジウム	78 195.1 Pt 白金	79 197.0 Au 金 単核種元素	80 200.6 Hg 水銀	81 204.4 Tl タリウム	82 207.2 Pb 鉛	83 209.0 Bi ビスマス 単核種元素	84 [210] Po ポロニウム	85 [210] At アスタチン	86 [222] Rn ラドン
7	87 [223] Fr フランシウム	88 [226] Ra ラジウム	89-103 An アクチノイド															

ランタノイド	57 138.9 La ランタン	58 140.1 Ce セリウム	59 140.9 Pr プラセオジム 単核種元素	60 144.2 Nd ネオジム	61 [145] Pm プロメチウム	62 150.4 Sm サマリウム	63 152.0 Eu ユウロピウム	64 157.3 Gd ガドリニウム	65 158.9 Tb テルビウム	66 162.5 Dy ジスプロシウム	67 164.9 Ho ホルミウム 単核種元素	68 167.3 Er エルビウム	69 168.9 Tm ツリウム	70 173.0 Yb イッテルビウム	71 175.0 Lu ルテチウム
アクチノイド	89 [227] Ac アクチニウム	90 232.0 Th トリウム 単核種元素	91 231.0 Pa プロトアクチニウム 単核種元素	92 238.0 U ウラン	93 [237] Np ネプツニウム	94 [239] Pu プルトニウム	95 [243] Am アメリシウム	96 [247] Cm キュリウム	97 [247] Bk バークリウム	98 [252] Cf カリホルニウム	99 [252] Es アインスタイニウム	100 [257] Fm フェルミウム	101 [258] Md メンデレビウム	102 [259] No ノーベリウム	103 [262] Lr ローレンシウム

アルカリ金属（1族 Li～Fr）
アルカリ土類金属（2族 Ca～Ra）
希ガス（18族）
ハロゲン（17族）
超ウラン元素（93 Np～103 Lr）

周期表の見方
原子番号　原子量
42 95.94 Mo モリブデン — 天然放射性元素
43 [99] Tc テクネチウム — 人口放射性元素

（福士政広：診療放射線技師 ブルー・ノート 基礎編 3rd edition, p.451, 表2, 2012. より引用）

主な壊変形式（表2）❺❻

表2 壊変形式

	α壊変	β壊変			核異性体転移（IT）
		β⁻壊変	β⁺壊変	軌道電子捕獲（EC）	
放出粒子（放射線）	α線	・β⁻線 ・中性微子	・β⁺線 ・中性微子	・オージェ電子 ・中性微子	・γ線 ・オージェ電子
原子番号変化（Z）	2減少（Z−2）	1増加（Z+1）	1減少（Z−1）	1減少（Z−1）	変化なし（Z）
質量数変化（A）	4減少（A−4）	変化なし			

同位体・同重体・同中性子体・核異性体（表3）❼

表3 同位体・同重体・同中性子体・核異性体

名 称	解 説	核種例
同位体	陽子数が等しく，中性子数が異なる核種	・^{1}Hと^{3}H ・^{11}Cと^{14}C
同重体	陽子数が異なるが質量数の等しい核種	^{14}Cと^{14}N
同中性子体	陽子数が異なるが中性子数の等しい核種	^{12}Cと^{13}N
核異性体	陽子数も中性子数も等しいが，原子核のエネルギー順位が異なる核種	^{99}Tcと^{99m}Tc

有効半減期（T_{eff}）・生物学的半減期（T_b）・物理的半減期（T_p）❽

• 有効半減期は生物学的半減期と物理学的半減期を用いて下式で表せる。

$$\frac{1}{T_{eff}} = \frac{1}{T_b} + \frac{1}{T_p} = \frac{(T_b + T_p)}{T_b T_p}$$

また，上式は，$T_{eff} = \dfrac{T_b T_p}{(T_b + T_p)}$ に変換可能である。

頻出元素の半減期・壊変形式・放射線のエネルギー・使用用途など（表4）[10,11]

表4 頻出元素の半減期・壊変形式・放射線のエネルギー・使用用途など

核 種	$d_{1/2}$	壊変形式	主なβ（γ）線エネルギー [MeV]	使用用途など	国試出題問題
^{3}H	12.3年	β^-	0.0186	オートラジオグラフィ核種	66-1AM
^{18}F	110分	β^+, EC	0.63（0.511 β^+）	PET用放射性薬剤（^{18}F-FDG）	65-3AM
^{60}Co	5.27年	β^-	0.318（1.17, 1.33）	放射線治療装置など	63-74AM
^{67}Ga	3.26日	EC	（0.3, 0.19, 0.09）	放射性医薬品（クエン酸ガリウム）	65-3AM
^{90}Sr	28.8年	β^-	0.55	・ミルキング親核種 ・原子炉生成核種（^{235}U分裂片）	66-1AM
^{99m}Tc	6.02時間	IT	（0.14）	放射性医薬品, ミルキング娘核種（親：^{99}Mo）	65-3AM
^{123}I	13.3時間	EC	（0.16, 0.53）	放射性医薬品（^{123}I-IMPなど）	65-3AM
^{131}I	8.02日	β^-	0.61（0.36, 0.64）	・放射性医薬品, 内用療法核種 ・原子炉生成核種（^{235}U分裂片）	63-74AM 66-2AM
^{133}Xe	5.25日	β^-	0.35（0.08, 0.03）	原子炉生成核種（^{235}U分裂片）	66-2AM
^{137}Cs	30.1年	β^-	0.51, 1.17（0.662）	・密封小線源（放射線治療） ・原子炉生成核種（^{235}U分裂片）	63-74AM 66-2AM
^{192}Ir	73.8日	β^-, EC	0.54, 0.68（0.32, 0.47）	密封小線源（放射線治療）	63-74AM
^{198}Au	2.7日	β^-	0.96（0.41）	密封小線源（放射線治療）	63-74AM
^{201}Tl	73時間	EC	0.167, 0.135, 0.07	放射性医薬品（塩化タリウム）	65-3AM

＊下線はサイクロトロン生成核種

基本用語

- **放射能［Bq=s^{-1}］**：単位時間に壊変する原子数
- **壊変定数［s^{-1}］**：放射性原子が単位時間に壊変する確率を示す比例定数

放射能Aと原子数N, 壊変定数λの関係は

$$A = \lambda N$$

で表される。

また, 壊変定数と半減期Tの関係は

$$\lambda = \frac{0.693}{T}$$

で表される。

放射能をA_0, 壊変定数をλ, 原子数をN_0, とおくと, t時間後における半減期T時間の核種の放射能Aは以下の式で表される。

$$A = A_0 e^{-\lambda} = A_0\left(\frac{1}{2}\right)^{-\frac{t}{T}}$$

$$N = N_0 e^{-\lambda t} = N_0\left(\frac{1}{2}\right)^{-\frac{t}{T}}$$

放射能の計算[9]

●演習問題：放射能比の計算

核種A（半減期：3時間）と核種B（半減期：4時間）の放射能が等しいとき，Aの放射能がBの放射能の0.5倍になるのは何時間後か。

ただし，AとBに親核種，娘核種の関係はないものとする。 （国家試験62-2AMより引用）

Aの放射能：A　$A = A_0\left(\frac{1}{2}\right)^{-\frac{t}{3時間}}$

Bの放射能：A′　$A' = A_0\left(\frac{1}{2}\right)^{-\frac{t}{4時間}}$

0.5A＝A′

$$A_0\left(\frac{1}{2}\right)^{-\frac{t}{3}} \times \frac{1}{2} = A_0\left(\frac{1}{2}\right)^{-\frac{t}{4}}$$

↓ A_0を消去し，左辺を1/2でまとめる

$$\left(\frac{1}{2}\right)^{1-\frac{t}{3}} = \left(\frac{1}{2}\right)^{-\frac{t}{4}}$$

↓ べき乗の部分の計算

$$1 - \frac{t}{3} = -\frac{t}{4} \longrightarrow t = 12時間$$

2 放射性核種の製造　核分裂，核反応

川村 拓

出題基準

- 核分裂（中性子による核分裂，自発核分裂，誘導核分裂，原子炉生成核種），核反応（中性子核反応，荷電粒子による核反応，サイクロトロン生成核種）

弱点克服への道　核反応と核反応により生成される核種を覚えよう。生成放射能の計算問題についても理解しよう。

- 核反応とは原子核に中性子や高速の陽子，重陽子，α粒子などを衝突させて反応を起こすことであり，反応前後での**質量数や原子番号の和**は**保存**される。
- RIの製造方法としては，**原子炉**で製造する方法と**サイクロトロン**で製造する方法がある。
- 原子炉での製造は比較的安価で，反応断面積の大きな核種が多く，熱中性子による（n, γ）反応，（n,2n）反応，（n,p）反応が利用される。
- ^{235}Uは核分裂により核分裂片に分解する。質量数が95や140辺りに分裂する確率が高く，生成核は^{90}Sr，^{99}Mo，^{133}Xe，^{137}Csなどがある。

ポイントねらい撃ち　過去問から，覚えるべきポイントをピックアップ！

1. ^{32}S（n,p）^{32}Pは正しい。62-2AM
2. ^{18}O（p,n）^{18}Fは正しい。62-2AM
3. ^{11}Cはサイクロトロン生成核種である。65-4AM
4. ^{15}Oはサイクロトロン生成核種である。65-4AM
5. ^{131}Iは原子炉生成核種である。65-4AM
6. ^{137}Csは原子炉生成核種である。65-4AM
7. ^{201}Tlはサイクロトロン生成核種である。65-4AM
8. ^{235}Uの熱中性子照射で核分裂収率が高いのは^{144}Ceである。61-3AM

知識の幅を広げよう

核反応の表現形式❶❷

- 核反応は次のように書き表す（例：^{18}F生成核反応，図1）。

$$^{18}O(p,\ n)\,^{18}F$$

標的核　入射粒子　放出粒子　生成核

質量数	18(標的核＝O)＋1(入射粒子＝p)	18(生成核＝F)＋1(放出粒子＝n)
原子番号	8(標的核＝O)＋1(入射粒子＝p)	9(生成核＝F)＋0(放出粒子＝n)

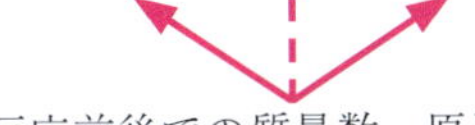

核反応前後での質量数，原子番号の和は等しい

図1　核反応

核反応（表1）

- （n, γ）反応：中性子過剰核を生じやすく，β^-壊変をする核種が多い。
- （n,p）反応は反応前後で元素が異なるため，無担体で取り出しやすい。

表1 核反応による質量数・原子番号の変化，反応例

(標的核,生成核)	質量数	原子番号	例
$^{A}X(d,2n)^{B}Y$	B=A	Y=X−1	$^{26}Mg(d,2n)^{26}Al$
$^{A}X(p,n)^{B}Y$	B=A	Y=X+1	$^{18}O(p,n)^{18}F$
$^{A}X(n,p)^{B}Y$	B=A	Y=X−1	$^{14}N(n,p)^{14}C$
$^{A}X(n,\gamma)^{B}Y$	B=A+1	Y=X	$^{59}Co(n,\gamma)^{60}Co$
$^{A}X(n,\alpha)^{B}Y$	B=A−3	Y=X−1	$^{10}B(n,\alpha)^{7}Li$

原子炉生成核種❺❻❼

- p.111，表4を参照

ポジトロン核種❸❹

- β^+放出核種による消滅放射線を利用した陽電子断層撮影（PET）検査で使用される核種を表2にまとめる。

表2 ポジトロン核種

	核　種	半減期（分）	主な生成反応	（娘）壊変形式
サイクロトロン生成核種	^{11}C	20.4	^{14}N (p,α) ^{11}C	β^+壊変，EC
	^{13}N	9.97	^{12}C (d,n) ^{13}N	β^+壊変
	^{15}O	2.04	^{14}N (d,n) ^{15}O	β^+壊変，EC
	^{18}F	110	^{20}Ne (d,α) ^{18}F	β^+壊変，EC
ジェネレータ核種	^{68}Ga	67.6	$^{68}Ge \rightarrow ^{68}Ga$（$\beta^+$，EC）	β^+壊変，EC
	^{62}Cu	9.74	$^{62}Zn \rightarrow ^{62}Cu$（$\beta^+$，EC）	β^+壊変，EC
	^{82}Pb	1.27	$^{82}Sr \rightarrow ^{82}Pb$（EC）	β^+壊変，EC

放射性核種・放射能の生成（図2，3）

- 安定核種に陽子，重陽子，α粒子などの荷電粒子あるいは中性子などをt時間だけ照射した場合に生成する放射性核種の原子数Nおよび放射能Aは次式で算出可能となる。
  N：ターゲット核の原子数，f：粒子の線束密度（粒子フルエンス率）[$cm^{-2}s^{-1}$]，σ：放射化断面積 [cm^2]，λ：生成核の壊変定数，T：物理学的半減期 [s]，t：照射時間 [s]

$$N=\frac{\sigma Nf}{\lambda}(1-e^{-\lambda t})=\frac{\sigma Nf}{\lambda}\left\{1-\left(\frac{1}{2}\right)^{-\frac{t}{T}}\right\}$$

$$A=\sigma Nf(1-e^{-\lambda t})=\sigma Nf\left\{1-\left(\frac{1}{2}\right)^{-\frac{t}{T}}\right\}[Bq]$$

ブルー・ノート ⇒ 5章11

●演習問題1：核反応により生成される放射能の計算

ある元素M（原子量m）は同位体^{60}M：8%と^{64}M：92%から構成されている。

この元素（質量数w［g］）を原子炉（中性子フルエンス率f［cm^{-2}・s^{-1}］）で生成核の半減期の2倍時間照射した。

（n, γ）反応で生成する^{61}Mの照射終了時における放射能［Bq］はどれか。

ただし，^{60}M（n, γ）^{61}Mの反応断面積はσ［cm^2］，アボガドロ数をN_Aとする。

（国家試験61-7AMより引用）

放射能　$A = 0.08 \times \sigma Nf\left\{1-\left(\frac{1}{2}\right)^{-\frac{2T}{T}}\right\} = \frac{2}{25} \times \sigma\left(\frac{w[g] \times N_A[個/mol]}{m[g/mol]}\right) f \times \frac{3}{4}$

（原子数N）

$= \frac{3 \times w \times N_A \times f \times \sigma}{50 \times m}$

（0.08 ← ^{60}M：8%）

●演習問題2：生成される放射能の計算

半減期10分の核種を製造することとした。

10分間照射した生成放射能に対する30分間照射した生成放射能の比はどれか。

（国家試験64-8AMより引用）

放射能　$A = \sigma Nf(1-e^{-\lambda t}) = \sigma Nf\left\{1-\left(\frac{1}{2}\right)^{-\frac{t}{T}}\right\}$

10分照射核種放射能

$\left\{1-\left(\frac{1}{2}\right)^{-\frac{10}{10}}\right\} = \frac{1}{2}$

30分照射核種放射能

$\left\{1-\left(\frac{1}{2}\right)^{-\frac{30}{10}}\right\} = 1-\frac{1}{8} = \frac{7}{8}$

解：7/8÷1/2＝1.75

核分裂[8]

• 核分裂収率は核分裂する割合を表し，以下の式で表せる。

$$核分裂収率 = \frac{核分裂によって生じたある質量数の核の数}{すべての核分裂数} \times 100$$

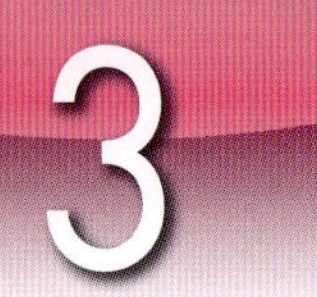

放射性核種の製造　ジェネレータ

川村 拓

出題基準

- ジェネレータ（ジェネレータの親核種と娘核種，ミルキング），放射性核種（過渡平衡，永続平衡）

弱点克服への道　^{99}Mo-^{99m}Tc関連の問題は，ほぼ毎年出題される。重点的に勉強しよう！

- **放射平衡**（過渡平衡・永続平衡）を利用して娘核種の分離操作を行う装置を**ジェネレータ**といい，ジェネレータを使用して何回も娘核種を抽出する操作を**ミルキング**という。
- **過渡平衡**は親核種の半減期（T_1）と娘核種の半減期（T_2）が$T_1 > T_2$のときに成立し，永続平衡は親核種の半減期（T_1）と娘核種の半減期（T_2）が$T_1 \gg T_2$のときに成立する。
- **^{99}Mo-^{99m}Tcジェネレータ**は^{99}Moの半減期が約**66時間**，^{99m}Tcの半減期が約**6時間**であり，**過渡平衡**を利用している。

ポイントねらい撃ち　過去問から，覚えるべきポイントをピックアップ！

★❶ジェネレータによって得られる核種は^{99m}Tcである。63-3AM，66-3AM

❷^{82}Rbはジェネレータから抽出される。63-3AM

❸娘核種がβ^+放出するミルキングは^{68}Ge-^{68}Gaである。61-2AM

❹^{99}Moの半減期は^{99m}Tcの半減期よりも長い。62-3AM

❺^{99}Moと^{99m}Tcの間には**過渡平衡**が成立している。62-3AM

❻^{99}Mo-^{99m}Tcジェネレータはミルキング後，72時間で再び放射平衡に達する。62-3AM

❼^{99}Mo-^{99m}Tcジェネレータは^{99m}TcO^{4}の形で溶出される。62-3AM

❽^{99m}Tcはミルキングによって得られる核種である。66-5AM

❾過渡平衡が成立する親核種の壊変定数（λ_1）と娘核種の壊変定数（λ_2）には$\lambda_1 < \lambda_2$が成立する。65-2AM

★：2回以上出題

ブルー・ノート ⇒ 5章7，8

知識の幅を広げよう

主なジェネレータ核種と特徴（表1）❶❸❹❺

表1 ジェネレータ核種

親核種	半減期（親核種）	娘核種	半減期（娘核種）	特徴
^{99}Mo	65.4時間	^{99}mTc	6.01時間	過渡平衡
^{68}Ge	270.8日	^{68}Ga	67.6分	・永続平衡 ・娘核種：β^+線放出
^{90}Sr	28.8年	^{90}Y	64.1時間	・永続平衡 ・^{90}Srはβ壊変（エネルギー：0.54MeV）して^{90}Y（β線エネルギー：2.28MeV）となる。 ・Sr：骨親和性元素
^{81}Rb	4.6時間	^{81m}Kr	13秒	肺換気シンチグラフィ用放射性医薬品
^{137}Cs	30.0年	^{137m}Ba	2.55分	・^{137}Csのβ線エネルギー：0.662MeV ・^{137m}BaはIT（γ線エネルギー：0.662MeV）により安定化
^{113}Sn	115日	^{113m}In	1.66分	－

放射平衡の基礎知識（表2）❾

• 放射能Aと半減期T，崩壊（壊変）定数λ，原子数Nには以下の関係が成立する。

$$A=\lambda N=\frac{0.693N}{T}$$

$$\lambda=\frac{0.693}{T}=\frac{\ln 2}{T}$$

■過渡平衡

• 親核種の半減期（T_A）と娘核種の半減期（T_A）が$T_1>T_2$（$=\lambda_1<\lambda_2$）のときに成立する。

• 過渡平衡成立時に，娘核種の放射能は親核種の放射能より大きくなる。

■永続平衡

• 親核種の半減期（T_1）と娘核種の半減期（T_2）が$T_1\gg T_2$（$=\lambda_1\ll\lambda_2$）のときに成立する。

• 永続平衡成立時に，娘核種の放射能は親核種の放射能と等しくなる。

表2 放射平衡

	過渡平衡	永続平衡
成立条件	$\lambda_1<\lambda_2$	$\lambda_1\ll\lambda_2$
原子数（N）比	$\frac{N_2}{N_1}=\frac{\lambda_1}{\lambda_2-\lambda_1}=\frac{T_2}{T_1-T_2}$	$\frac{N_2}{N_1}=\frac{\lambda_1}{\lambda_2}=\frac{T_2}{T_1}$
放射能（A）比	$\frac{A_2}{A_1}=\frac{\lambda_2}{\lambda_2-\lambda_1}=\frac{T_1}{T_1-T_2}$	$\frac{A_2}{A_1}=1$

● 演習問題：放射平衡

^{99}Moの放射能（A_1）が100MBq，^{99m}Tcの放射能が0のとき，48時間後の^{99m}Tcの放射能（A_2）[MBq] に最も近いのはどれか。

ただし，^{99}Moの物理的半減期は66時間，^{99m}Tcは6時間とし，^{99}Moから^{99m}Tcへの分岐比は0.877とする。

（国家試験65-5AMより引用）

^{99}Moの48時間後の放射能（A_1）は

$$A_1 = A_0 e^{-\frac{\ln 2}{T}t} = 100\left\{1-\left(1-x+\frac{x^2}{2}\right)\right\} = \left(x-\frac{x^2}{2}\right)\times 100 = 62.5[MBq]$$

＊1：次の近似式を使用する $e^{-x} = 1-x+\frac{x^2}{2}$

$$x = \frac{\ln 2}{66}48 = \frac{0.693\times 8}{11} = 0.504$$

0.5としても回答は算出可能

^{99m}Tcの48時間後の放射能（A_2）は

$$A_2 = \frac{\lambda_2}{\lambda_2-\lambda_1}A_1\times \text{分岐比} = \frac{T_1}{T_1-T_2}\times 62.5\times 0.877 = 1.1\times 62.5\times 0.877 = 60.29[MBq]$$

＊2：^{99}Mo^{-99m}Tcは72時間経過しないと過渡平衡が成立しないため，解は厳密な数値ではない。

^{99}Mo-^{99m}Tcジェネレータ[6][7][8]

- 娘核種（^{99m}Tc）は核医学医薬品として多用されている人工放射性元素である。
- 娘核種（^{99m}Tc）はγ線（エネルギー0.14MeV＝140keV）のみを放出する核種である。
- **生理食塩水**で溶出して$^{99m}TcO^{4-}$が得られる。
- アルミナカラムで吸着する。
- 抽出後，^{99}Moと^{99m}Tcが放射平衡に達するまで約**72時間**要する。
- 抽出後，^{99m}Tcが最大値に達するまで約**24時間**要する。

4 放射化学分離と純度検定

川村 拓

出題基準

- **基本用語（担体〈キャリア〉，無担体〈キャリアフリー〉，同位体担体，非同位体担体，保持担体，スカベンジャ，捕集剤〈共沈剤〉，比放射能，ラジオコロイド，同位体効果，同位体交換），共沈法，溶媒抽出法，クロマトグラフィの種類と原理（ガスクロマトグラフィ，液体クロマトグラフィ，高速液体クロマトグラフィ，カラムクロマトグラフィ，ペーパークロマトグラフィ，薄層クロマトグラフィ，イオン交換クロマトグラフィ），その他の分離法（電気化学的方法，電気泳動法，ラジオコロイド法，昇華・蒸留法）**

弱点克服への道　放射化学分離法の特徴をおさえよう！

- 共存するほかの放射性核種と分離・精製することで，目的とする高い**比放射能**の放射性化合物を得ることができる。
- **担体**を加えることで放射性核種の分離が可能となる。担体には，**同位体担体**，**スカベンジャ**，**捕集剤**，**保持担体**があり，**共沈法**を用いて分離が行われる。
- 担体を使用しない分離法としては，**溶媒抽出法**，**イオン交換法**，**クロマトグラフィ**，**ラジオコロイド法**，**電気化学的分離法**，**ホットアトム法**，**蒸留法**などがある。
- **クロマトグラフィ**は，固定相と移動相の吸着・分配の**移動度の差**を利用した方法である。
- **放射性核種純度**は**目的とする放射性核種**が不必要な放射性核種をも含む全放射能のうちの何%であるかを示し，**放射化学的純度**は**目的とする化学形の放射能**が標識に使用した核種の全放射能の何%であるかを示したものである。

ポイントねらい撃ち　過去問から，覚えるべきポイントをピックアップ！

❶放射化学的純度の検定には**薄層クロマトグラフィ**が用いられる。66-7AM
❷標識化合物の純度検定では化学的純度と放射化学的純度を調べる。65-8AM
★❸**電気泳動法**は放射化学的純度の測定に用いられる。62-5AM，66-6AM
❹溶媒抽出法はトレーサ量からマクロ量までの利用が可能である。61-4AM
❺溶媒抽出法は溶媒に成分物質を利用する。64-4AM
❻陽イオン交換樹脂は核分裂生成物の分離に用いる。66-4AM
❼イオン交換樹脂による分離法は分離係数が高い。62-4AM
❽**薄層**クロマトグラフィでは**アルミナ**を固定相として用いる。66-5AM
❾**ガス**クロマトグラフィでは**気体**を移動相として用いる。66-5AM
❿**共沈法**は**担体**を加え沈殿反応を利用する。63-5AM
⓫**ジラード・チャルマー法**は反跳効果を利用している。66-6AM
⓬電気化学的分離法は**酸化還元反応**を利用する。61-4AM
★⓭目的とする放射性核種を溶液に残し，**不要な放射性核種を沈殿**させるのは**スカベンジャ**である。63-4AM，65-6AM
⓮^{140}Ba-^{140}Laの^{140}La分離には保持担体としてBa^{2+}を添加する。63-4AM

★：2回以上出題

知識の幅を広げよう

放射性核種純度［%］

$$放射性核種純度 = \frac{目的とする放射性核種の放射能}{全放射能} \times 100$$

放射化学的純度［%］❶❷

$$放射化学的純度 = \frac{目的とする\textbf{化学形}の放射能}{標識に使用する核種の全放射能} \times 100$$

- 放射化学的純度の検定には，ろ紙クロマトグラフィ，**薄層クロマトグラフィ**，液体クロマトグラフィ，**電気泳動法**，同位体希釈分析などがある。

放射性核種の分離（表1）❸～❼❿⓫⓬

表1 放射性核種分離法

放射性核種の分離法	特徴など
ラジオコロイド法	・放射性核種が**微小粒子**を形成し，**吸着**しやすい性質を利用して分離 ・分離には**ろ過法**，**吸着法**，透析法，電気詠動法など
共沈法	適当な**担体**を加え，**沈殿反応**を利用して微量元素を分離
蒸留法・昇華法	・蒸留法：揮発性の放射性物質・化合物を蒸気圧の差を利用して分離 ・昇華法：固体から気体に移行する昇華を利用して分離
溶媒抽出法	・水相と有機相の**分配係数（分配比）の差を利用** ・金属イオンや有機化合物の分離に有用 ・イオン交換樹脂による分離よりも迅速に分離可能
イオン交換法	カラム内の（陽または陰）**イオン交換樹脂**に対する吸着性の差を利用
クロマトグラフィ	**移動相**と**固定相**の吸着・分配の差（**移動比**または**Rf値**）を利用
電気詠動法	電解質溶液中に**電位差**を用いて，**電荷をもったイオン**の詠動速度の差を利用
ホットアトム法＝ジラード・チャルマー法	核反応による**反跳（ホットアトム）効果**を利用して分離・精製，同位体濃縮
電気化学的分離法	金属元素のイオン化傾向の差を利用

クロマトグラフィ（表2）❽❾

表2 クロマトグラフィと移動相・固定相

各クロマトグラフィ	移動相	固定相
ろ紙クロマトグラフィ	展開溶媒	**ろ紙**
薄層クロマトグラフィ	展開溶媒	吸着剤（シリカゲルやアルミナなど）を塗布した薄層板（ガラス板やアルミ箔）
カラムクロマトグラフィ	溶離液	吸着剤（シリカゲルやアルミナなど）を充填したカラム
ガスクロマトグラフィ	**キャリアガス（気体）**	充填剤
イオン交換クロマトグラフィ	溶離液	**イオン交換樹脂**を充填したカラム

液体クロマトグラフィはカラムクロマトグラフィの一種

ブルー・ノート ⇒ 5章13〜17

クロマトグラフィにおけるRf値と放射化学的純度の算出

● 演習問題：薄層クロマトグラフィを利用した放射化学的純度測定

放射性医薬品の放射化学純度の確認のため，薄層クロマトグラフィを行った結果を図に示す。

Rf値と放射化学的純度［%］はいくつか。

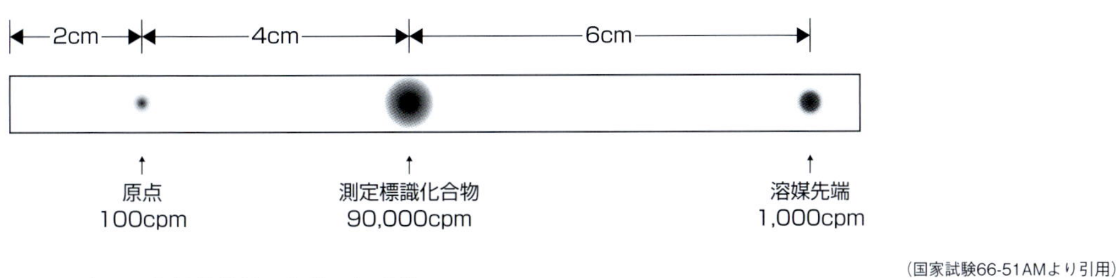

（国家試験66-51AMより引用）

$$Rf = \frac{\text{原点から放射性核種が移動した距離}}{\text{原点から溶媒先端までの距離}} = \frac{4\,\text{cm}}{(4+6)\,\text{cm}} = \underline{0.4}$$

$$\text{放射化学的純度} = \frac{\text{目的とする化学形の放射能}}{\text{標識に使用する核種の全放射能}} = \frac{90{,}000}{(90{,}000+1{,}000+100)\,\text{cpm}} \times 100 = \underline{98.79\cdots}$$

放射化学分離と純度検定に関する基礎用語

- 放射能濃度［Bq/mL］：放射性核種を含む容量あたりの放射能
- 比放射能［Bq/g］：放射性核種の属する元素の単位質量あたりの放射能
- 担体⑬⑭：放射性物質の分離のために加える非放射性物質
- 保持担体⑬⑭：目的物質を溶液内にとどめておくための担体
- 捕集剤＝共沈剤⑬⑭：目的核種を共沈させるために加える物質
- スカベンジャ⑬⑭：除去したい核種を共沈させるために加える物質

5 放射性標識化合物

川村 拓

出題基準

- **合成（化学合成法，生合成法，同位体交換法，ホットアトム法，^{99m}Tcの標識法，放射性ヨウ素の蛋白標識法，標識率の確認法），標識化合物の純度（放射性核種純度，放射化学的純度，放射能濃度），保存（放射線分解，化学変化，保存法）**

弱点克服への道 トリチウム，テクネチウム，ヨウ素の標識化合物の合成法を覚えよう。

- 標識は構成化合物の1つまたは複数を放射性核種で置き換えることである。この場合，放射性医薬品も放射性核種に含まれる。
- 標識化合物の合成法は，①**化学合成法**，②**生合成法**，③**同位体交換法**，④反跳合成法に分けることができる。
- ^{99m}**Tc標識**には**スズ還元法**，^{3}**H標識**には**ウィルツバッハ**などが知られている。ヨード（I）標識には**直接法**として，**クロラミンT法**，**ラクトペルオキシダーゼ法**，**ヨードゲン法**，**間接法**として**ボルトンハンター法**が知られている。
- 標識化合物は1次分解（放射性壊変，放射線分解）と2次分解があるため，保存方法に注意する必要がある。

ポイントねらい撃ち 過去問から，覚えるべきポイントをピックアップ！

❶標識率は放射性核種純度と同義ではない。(65-8AM)
❷^{14}C標識化合物は**生合成法**にて合成する。(64-6AM)
★❸^{3}H標識化合物の合成法には**ウィルツバッハ法**が用いられる。(61-5AM，63-6AM，66-7AM)
★❹**蛋白質**の放射性**ヨウ素**標識法には**ラクトパーオキシダーゼ法**が用いられる。(61-5AM，63-6AM)
★❺^{125}I標識化合物の合成には**ボルトンハンター法**が用いられる。(61-5AM，63-6AM，64-6AM)
★❻蛋白質の放射性**ヨウ素**標識法には**クロラミンT法**が用いられる。(63-6AM，64-6AM)
★❼^{14}C標識化合物の合成法として**グリニヤール反応**がある。(64-6AM，66-7AM)
❽**比放射能を低く**することで標識化合物の放射線分解を低減できる。(62-6AM)
❾**放射能濃度を低く**することで標識化合物の放射線分解を低減できる。(62-6AM)
❿**少量ずつ保管**することで標識化合物の放射線分解を低減できる。(62-6AM)
⓫他の**強い放射線源から離して保管**することで標識化合物の放射線分解を低減できる。(62-6AM)

★：2回以上出題

知識の幅を広げよう

標識率❶

- 目的の化合物に標識する割合を標識率といい，**収率**または**収量**と同義である。以下の式で表される。

$$\text{標識率(\%)} = \frac{\text{目的とする標識化合物の放射能}}{\text{生成物全体の放射能}} \times 100$$

ブルー・ノート ⇒ 5章20〜23

標識化合物の合成法（表1）❷

表1 放射性核種合成法

名 称	概 要	特 徴		使用場面
		メリット	デメリット	
化学的合成法	化学反応利用	・比放射能の高い化合物を高収集で標識可能 ・標識位置，標識核種の指定可能，多量標識可能，短時間で標識可能 ・短半減期のラジオアイソトープ標識に適する	煩雑	^{14}C標識化合物の合成：グリニヤール（Grignard）反応
生合成法	生物の新陳代謝利用	複雑な化合物の合成に適している	標識位置の指定不可能	クロラミンT法に使用
同位体交換法	同位体交換反応の利用	–	–	・^{3}H（ウィルツバッハ法，トリチウム水接触法）の標識 ・ヨウ素化合物
反跳合成法＝ホットアトム法	核反応：反跳を利用	–	比放射能の高い化合物は得にくい	・^{14}C ・ジラード・チャルマー法：ヨウ化エチルへの中性子照射による^{128}Iの分離

トリチウム（^{3}H），テクネチウム（^{99m}Tc），ヨウ素（^{123}I，^{125}I，^{131}I）の標識（表2）❸〜❼

表2 トリチウム，テクネチウム，ヨウ素の標識

標識対象核種	直接法/間接法	名 称	方法・特徴など
^{3}H	–	**ウィルツバッハ法**	・同位体交換法を利用 ・トリチウムガスと有機化合物の密封による標識
^{99m}Tc	–	**スズ還元法**	ジェネレータから溶出した過テクネチウム酸ナトリウムを塩化第一スズで還元
ヨウ素（^{123}I，^{125}I，^{131}Iの蛋白質への標識）	直接法（チロシン基，ヒスチジン基への標識）	**クロラミンT法**	一般的な直接法で比放射能が高い標識化合物が得られる
		ラクトパーオキシダーゼ法（酵素法）	・クロラミンT法より緩和 ・蛋白質変性が少ない
		ヨードゲン法	・非標識物に影響を与えやすい ・反応を制御しやすい
	間接法	**ボルトン-ハンター法**	リジン残基に標識

標識化合物の分解と保存法（表3）❽〜⓫

表3 放射線分解と原因，保存方法

分解様式		分解の原因	低下を防ぐ保存方法
1次分解	壊変	構成原子の崩壊	特になし
	自己分解	放射線エネルギーが分子に吸収	・比放射能を（差し支えない程度に）低くする ・放射能濃度を低くする
2次分解		ラジカル（1次分解により生成）	ラジカルスカベンジャ添加
化学的分解		・酸化反応 ・加水分解反応 ・光酸化反応 ・微生物	・脱酸素，低温保存（酸化） ・脱水，低温保存（加水分解） ・遮光，低温保存（光酸化） ・殺菌剤添加，低温保存（微生物）

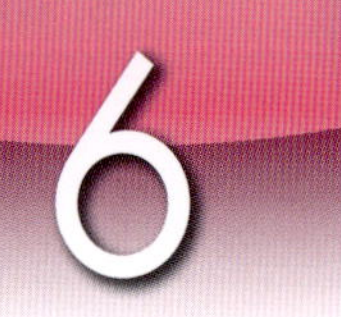

放射性核種の化合的利用

川村 拓

出題基準

- 化学分析への応用（放射化学分析法，放射分析法，放射化分析法，PIXE法，同位体希釈分析法），トレーサ利用（オートラジオグラフィ，アクチバブルトレーサ）

弱点克服への道　放射化分析の特徴を覚えよう！

- **放射化分析**は試料中の核種に**核反応**を起こさせて放射化し，生成核からの放射能測定や放射線測定により，試料中の元素を検出・同定・定量する方法である。
- **トレーサ**は，放射性物質を標識した化合物の放射線を目印に化合物の挙動を追跡するものであり，位置の同定も可能である。トレーサを利用したものとして，**オートラジオグラフィ**や**アクチバブルトレーサ**がある。
- **同位体希釈分析**には，**直接希釈法**，**逆希釈法**，**二重希釈法**などがあり，混合前後の放射能が変化しないことを利用して化合物の定量を行う
- **オートラジオグラフィ**は，放射性同位体を含む試料と**イメージングプレート**・写真乳剤を密着させ，試料中の放射性物質の分布をみる方法である。視覚的評価も可能である。

ポイントねらい撃ち　過去問から，覚えるべきポイントをピックアップ！

❶放射化分析は**核反応**を利用する。66-8AM
❷放射化分析は検出**感度**が**高い**。61-6AM
❸放射化分析は**多元素同時分析**が可能である。61-6AM
❹放射化分析は**微量**の元素分析に適している。66-8AM
❺放射化分析は鉄代謝測定に用いられる。63-7AM
❻**アクチバブルトレーサ**は**野外調査**に使用される。62-8AM
❼**PIXE**は**特性X線**を利用する。63-7AM
❽直接希釈分析で目的化合物に添加する放射性同位体の質量Ma，比放射能がRaで，混合物の比放射能がRmであった場合に目的化合物の質量は $\left(\frac{Ra}{Rm}-1\right)Ma$ である。62-7AM
❾オートラジオグラムで最も**高い感度**が得られるのは^{3}Hである。61-8AM
❿**オートラジオグラフィ**には**イメージングプレート法**が用いられる。62-8AM

ブルー・ノート ⇒ 5章18, 19, 24~27

知識の幅を広げよう

放射化分析（表1）❶~❺

表1 放射化分析の特徴

特徴	・核反応による放射化を利用 ・原子炉を利用
利点	・化学的性質によらず多くの元素を同時測定可能 ・高い検出感度 ・非破壊検査が可能 ・微量分析に適する
欠点	・低い精度 ・目的核種以外も放射化される場合あり

- 放射化分析法の一つとしてアクチバブルトレーサ法がある。

アクチバブルトレーサ法❽

- **非放射性物質**をトレーサとして用いて，追跡実験後にサンプリング試料を放射化し，放射能を測定する手法。
- Eu, Sm, Gdなどに有用。
- **野外調査**や**鉄代謝測定**などに使用される。

PIXE（荷電粒子励起蛍光X線分析）❼

- 荷電粒子との相互作用で発生する**特性X線**のエネルギー解析により元素解析を行う。

同位体希釈分析（表2）❻

- 互いに化学的性質が似ている同位体の性質を利用して，化合物の定量を行う方法。
- 同位体同士の比放射能の変化を測定し，目的物質の定量を行う。

表2 同位体希釈分析

直接希釈分析	未知試料（非放射性）の重量を定量 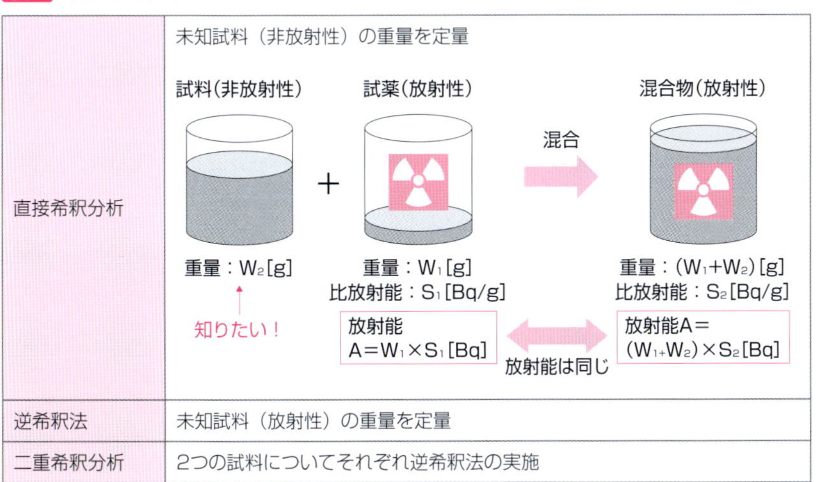
逆希釈法	未知試料（放射性）の重量を定量
二重希釈分析	2つの試料についてそれぞれ逆希釈法の実施

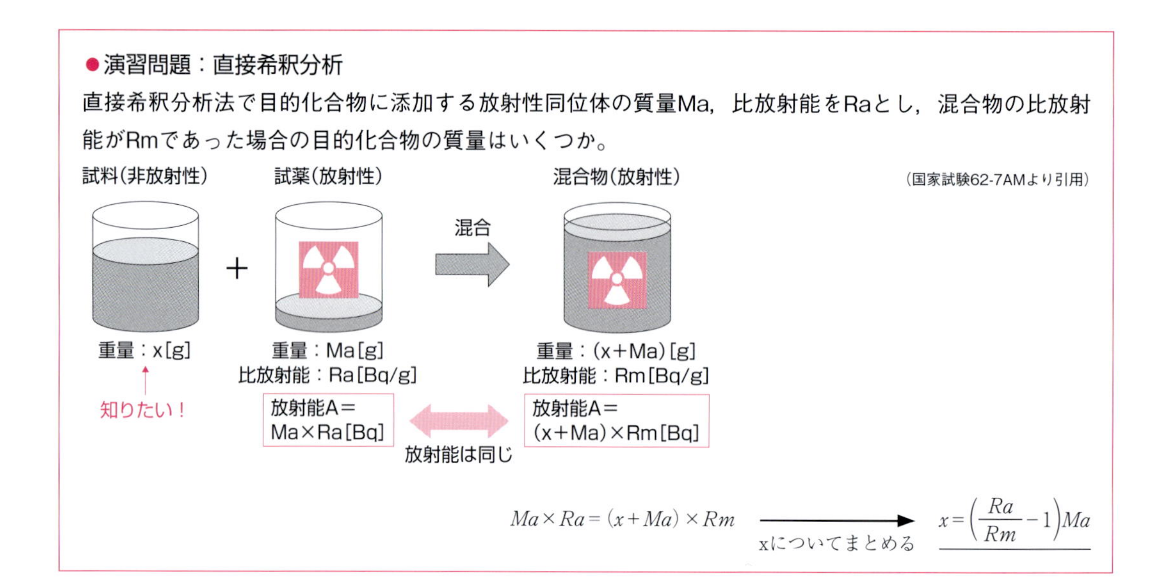

オートラジオグラフィ[9,10]

- **イメージングプレート**や写真乳剤に放射性核種を密着させ，飛跡を検出することで分析を行う。
- 放射性核種の分布測定が可能である。
- 肉眼的に観察するのがマクロオートラジオグラフィ，顕微鏡下に観察するのがミクロオートラジオグラフィ，電子顕微鏡下に観察するのが超ミクロオートラジオグラフィである。
- ^{3}Hは**低エネルギーβ線**（0.0186MeV）放出核種であり飛程が短いため，**解像度が高い**画像が得られる。
- 高解像度を得るためには，試料は薄く，放射線エネルギーが低いほうがよい。

6章

放射線計測学

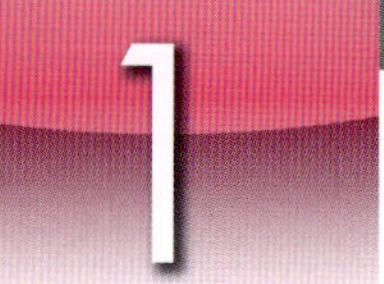

1 放射線計測の基礎

布施 拓

出題基準

●計測の目的と計測対象，放射線に関する量と単位（放射線場，相互作用，線量測定，放射能，防護）

弱点克服への道
放射線の量と単位を理解して覚えよう。
放射線のエネルギー付与過程を理解しよう。

表1　放射線に関する量と単位

		名称	量記号	単位
線量計測に関する量	光子に関する量	フルエンス	Φ	m^{-2}
		フルエンス率	$\dot{\Phi}$	$m^{-2}\ s^{-1}$
		エネルギーフルエンス	Φ	$J\ m^{-2}$
		エネルギーフルエンス率	$\dot{\Phi}$	$J\ m^{-2}\ s^{-1}$
		減弱係数	μ	m^{-1}
		質量減弱係数	μ/ρ	$m^{2}\ kg^{-1}$
		質量エネルギー転移係数	μ_{tr}/ρ	$m^{2}\ kg^{-1}$
		質量エネルギー吸収係数	μ_{en}/ρ	$m^{2}\ kg^{-1}$
		吸収線量	D	$J\ kg^{-1}$
		吸収線量率	$\dot{D}$	$J\ kg^{-1}\ s^{-1}$
		カーマ	K	$J\ kg^{-1}$
		照射線量	X	$C\ kg^{-1}$
		照射線量率	$\dot{X}$	$C\ kg^{-1}\ s^{-1}$
	粒子線に関する量	フラックス	$\dot{N}$	s^{-1}
		エネルギーフラックス	$\dot{R}$	$J\ m^{-2}$
		断面積	σ	m^{2}
		阻止能	S	$J\ m^{-1}$
		質量阻止能	S/ρ	$J\ m^{2}\ kg^{-1}$
		線エネルギー付与	LET	$J\ m^{-1}$
		放射線化学収率	G（x）	$mol\ J^{-1}$
		W値	W	J
		シーマ	C	$J\ kg^{-1}$
放射能に関する量		崩壊定数	λ	s^{-1}
		放射能	A	s^{-1}
		空気カーマ率定数	Γ_{δ}	$J\ kg^{-1}$
放射線防護に関する量		線量当量	H	$J\ kg^{-1}$
		実効線量	E	Sv
		等価線量	H_{t}	Sv

ブルー・ノート ⇒ 6章1

ポイントねらい撃ち 過去問から，覚えるべき問題をピックアップ！

❶断面積の単位はm^2である。61-41PM
❷フルエンス率の単位は$m^{-2}\ s^{-1}$である。61-41PM
❸放射線化学収率の単位はmol J^{-1}である。61-41PM
❹エネルギーフルエンス率の単位はJ $m^{-2}\ s^{-1}$である。61-41PM
❺質量エネルギー転移係数の単位は$m^2\ kg^{-1}$である。61-41PM
❻シーマは，物質中における2次電子以外の荷電粒子の損失エネルギーである。61-59PM
★❼放射能の単位はs^{-1}である。62-60PM，66-60PM
★❽阻止能の単位はJ m^{-1}である。61-59PM，62-60PM，66-60PM
★❾質量減弱係数の単位は$m^2\ kg^{-1}$である。62-60PM，66-60PM
★❿カーマの単位はJ kg^{-1}である。62-60PM，63-59PM，64-58PM，66-60PM
★⓫吸収線量率の単位はGy s^{-1}である。62-60PM，66-60PM
★⓬照射線量の単位はC kg^{-1}である。61-59PM，63-59PM，65-64PM
★⓭吸収線量の単位はJ kg^{-1}である。63-59PM，64-58PM
⓮線量当量の単位はSvである。63-59PM
⓯質量阻止能の単位はJ $m^2\ kg^{-1}$である。63-59PM
★⓰W値は荷電粒子が気体中で完全にエネルギーを失うときに生成する平均のイオン対数である。62-58PM，66-63PM
★⓱カーマは非荷電粒子により物質中で生成されたすべての荷電粒子の初期運動エネルギーの総和である。61-59PM，62-58PM
⓲阻止能は荷電粒子が物質中のある距離を通過する間に失うエネルギーである。62-58PM
★⓳吸収線量は電離放射線により物質に付与された平均エネルギーである。62-58PM，65-64PM
★⓴照射線量は光子によって物質に付与された平均エネルギーである。62-58PM，65-64PM
㉑空気のみを対象として定義される量は照射線量である。63-60PM
★㉒質量エネルギー吸収係数は，非荷電粒子が物質を通過中に転移するエネルギーから，制動放射により失うエネルギー割合を減じた平均エネルギーである。61-59PM，65-58PM
㉓等価線量は被曝した臓器や組織の平均吸収線量に放射線荷重係数を乗じたものである。65-64PM
㉔実効線量は等価線量に組織荷重係数を乗じたものである。65-64PM
㉕荷電粒子による吸収線量を算出する際には，フルエンス，エネルギー，質量衝突阻止能が必要である。66-58PM

★：2回以上出題

知識の幅を広げよう

光子によるエネルギー付与過程（図1）[5,9,22]

- 光子のエネルギー付与の大部分は，相互作用によって発生した2次電子である。ここで，2次電子が発生した所とエネルギーを付与する所が違っていることを理解する必要がある。

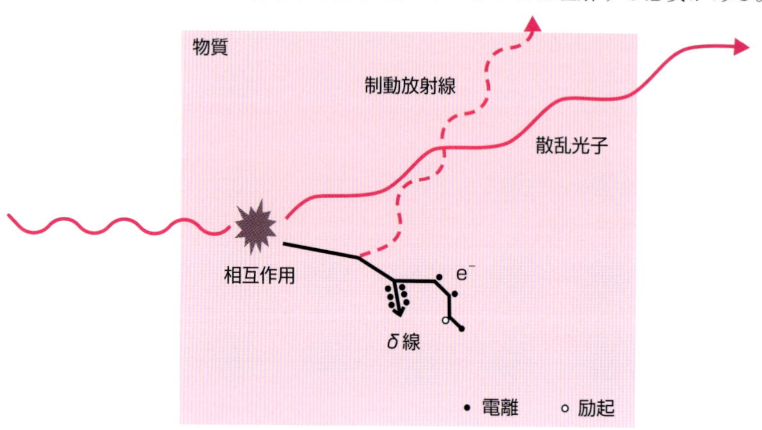

図1 光子によるエネルギー付与過程
（西臺武弘 著：放射線医学物理学 第3版，p.93，文光堂，2005. より一部改変引用）

- 相互作用によって2次電子に与えられるエネルギーの割合として，エネルギー転移係数 μ_{tr} が定義される。

$$\mu_{tr}=\frac{1}{dl}\cdot\frac{dN}{N}\cdot\frac{E_{tr}}{E}=\frac{1}{dl}\cdot\frac{dR_{tr}}{R}$$

- 相互作用によって2次電子に与えられるエネルギーのうち制動放射線として与えられるエネルギーを除いた割合 g をエネルギー減弱係数 μ_{en} として定義される。

$$\mu_{en}=\mu_{tr}(1-g)$$

吸収線量[13,19]

- 質量 m［kg］の物質が吸収する平均エネルギー量が J［J］であるとき，吸収線量 D は，

$$D=\frac{d\bar{E}}{dm}=\psi\cdot\left(\frac{\mu_{en}}{\rho}\right)$$

と定義される。
- 微分形で定義されるのは物質の一定の体積ではなく，点で定義するためである。
- また，平均エネルギーで定義されるのは放射線一本一本の挙動はランダムであり，平均エネルギーとしてしか考えられないためである。

カーマ[10,17]

- 電荷をもたない電離放射線が微小体積要素内で標的試料を電離し，その結果，2次的に生じた荷電粒子の運動エネルギーの初期値の総和E_{tr}を微小体積要素の質量dmで割った値とすると，

$$K=\frac{dE_{tr}}{dm}=\psi\cdot\left(\frac{\mu_{tr}}{\rho}\right)=\phi\cdot E\cdot\left(\frac{\mu_{tr}}{\rho}\right)$$

と定義される。

- 図2にカーマの概略図を示した。赤矢印（⟿）で記載したものがカーマで考慮する2次的に生じた荷電粒子である。

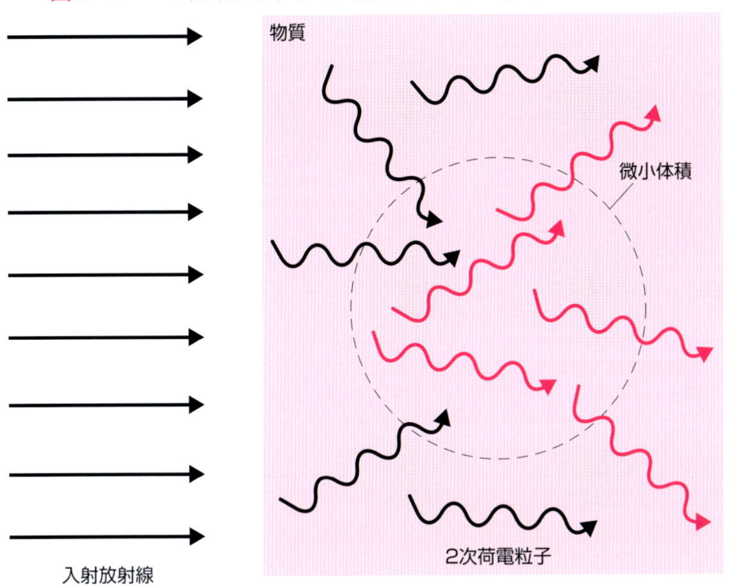

図2 カーマの概略図

照射線量[12,20,21]

- 質量m［kg］の空気で発生した2次電子の電荷量がQ［C］であるとき，照射線量Xは，

$$X=\frac{dQ}{dm}=\psi\cdot\left(\frac{\mu_{en}}{\rho}\right)\cdot\frac{e}{W}$$

と定義される。吸収線量と照射線量の関係は以下のように表される。

$$X=D\cdot\frac{e}{W}$$

2 放射線計測の理論

布施 拓

出題基準

- 放射線検出の基本原理，吸収線量測定の基本原理（ブラッグ・グレイの空洞理論，二次電子平衡），測定値の処理（誤差の原因と種類，統計処理と測定精度）

弱点克服への道　ブラッグ・グレイの空洞理論を理解しよう。

◉ブラック・グレイの空洞理論の成立条件

- 空洞に入る2次電子の飛程では，1次線は減弱しない。
- 空洞内の1次線は相互作用しない。
- 空洞の大きさは，2次電子の飛程に比べ十分小さい。
- 2次電子の挙動は空洞が存在していても変化しない。

ポイントねらい撃ち　過去問から，覚えるべき問題をピックアップ！

❶ブラッグ・グレイの空洞理論は，電子線の線量計測に適用できる。[63-62PM]
❷ブラッグ・グレイの空洞理論は，空洞内での光子の相互作用は無視する。[63-62PM]
❸ブラッグ・グレイの空洞理論は，吸収線量の評価には空洞内の気体の質量が必要である。[63-62PM]
❹ブラッグ・グレイの空洞理論は，空洞の大きさは通過する荷電粒子の飛程に比べ十分小さい。[63-62PM]
❺ブラッグ・グレイの空洞理論は，媒質と空洞との吸収線量の比はそれぞれの質量阻止能比に等しい。[63-62PM]

知識の幅を広げよう

ブラッグ・グレイの空洞理論❶〜❺

- 物質中の空洞に充填された気体の電離から物質中の吸収線量を計測する理論である。ここでの“空洞に充填された気体”とは電離箱であり，充填される気体は，どのようなものでも構わない。
- 相互作用に伴って発生する2次電子によって電離された電子-イオン対が生成されるため，空洞は2次電子のフルエンスを乱すような大きさをもってはならない。
- 物質中における吸収線量を$D_{med,z}$，微小空洞内での吸収線量をD_{det}とすると，

$$\frac{D_{med,z}}{\bar{D}_{det}}=\frac{\Phi_{med,z}\left(\frac{S_{col}}{\rho}\right)_{med}}{\Phi_{det}\left(\frac{S_{col}}{\rho}\right)_{det}}$$

と表すことができる。図1の通り，フルエンスとエネルギーは等しいので，それぞれのエネルギーフルエンスは$\Phi_{med,z}=\Phi_{det}$となる。したがって，

$$\frac{D_{med,z}}{\bar{D}_{det}}=\left(\frac{\bar{S}_{col}}{\rho}\right)_{med,det}$$

となり，吸収線量比は質量阻止能比として考えることができる。

ブルー・ノート ⇒ 6章2

- ここで，D_{det}は以下のように表すことができる。

$$\bar{D}_{det}=\frac{WN}{m}$$

- W（J）はW値，Nは気体中に生成される電子-イオン対数，mは気体の質量を表す。よって，均一物質における吸収線量は以下のように表される。

$$D_{med,z}=\frac{WN}{m}\cdot\left(\frac{\bar{S}_{col}}{\rho}\right)_{med,det}$$

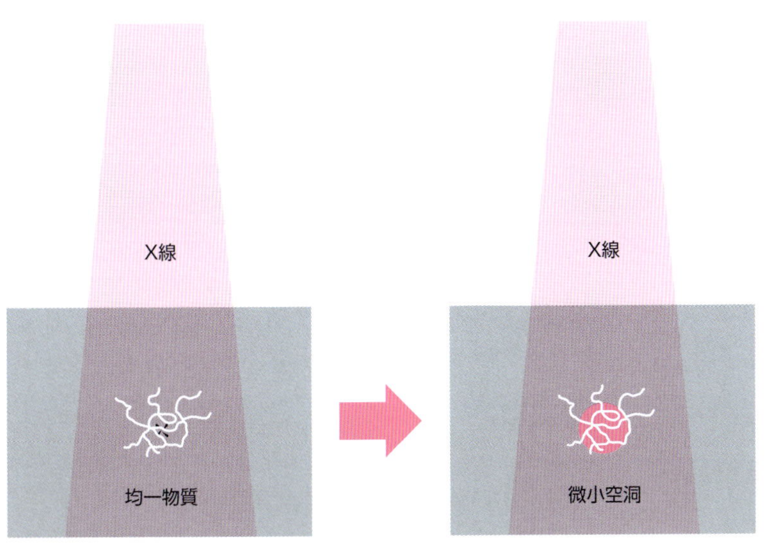

図1 均質物質における点での吸収線量と微小空洞での平均吸収線量
均一媒質を微小空洞に置き換えたとしても，フルエンスとエネルギーは等しいので，それぞれのエネルギーフルエンスは変化しないことがわかる

3 放射線の計測装置

布施 拓

出題基準

- 放射線検出器の構造と特性（電離現象を利用した検出器，励起現象を利用した検出器，化学反応を利用した検出器，その他の原理を利用した検出器），計測装置の特性（計測装置の構成回路とその特性，時間特性，空間特性，エネルギー特性，校正）

弱点克服への道　放射線の計測装置についてそれぞれの原理と特性を理解しよう。

- 気体を利用した検出器の場合，印加電圧を上昇させると検出されるイオンは図1のようになる。それぞれの領域に則した検出器が使用される。

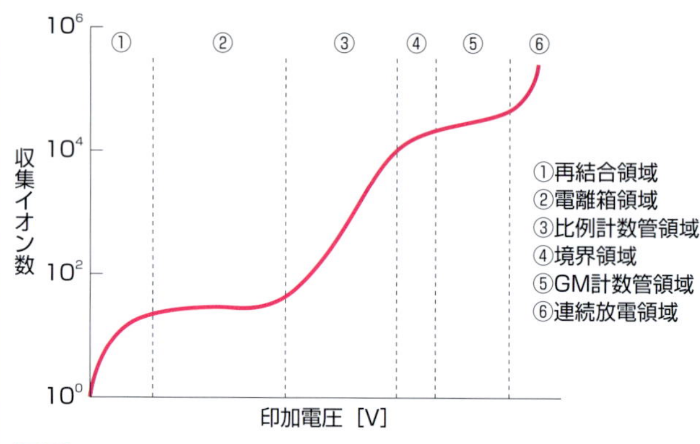

図1　気体の電離における印加電圧と収集イオン数の関係
（福士政広 編：診療放射線技師 ブルー・ノート 基礎編 3rd edition，p.511，メジカルビュー社，2012．より転載）

- それぞれの領域で，照射線量の測定が行われる。このとき，電子平衡が成立していなければならない。

ポイントねらい撃ち　過去問から，覚えるべき問題をピックアップ！

★❶クエンチングは，液体シンチレータを用いる際に放射線エネルギーの移行に伴って，蛍光の強度が低下する現象である。61-61PM，62-62PM，63-63PM

❷極性効果は，集電極の極性を変化させると指示値が異なる現象である。61-61PM

❸イオン再結合は，電離されたイオンが集電極に到達する前に再び結合して指示値が減少する現象。61-61PM

★❹電子正孔対は，半導体検出器内の空乏層で電離作用によって生じる電子1個と正孔1個からなるもの。半導体検出器は電子正孔対の電荷を計測する。61-61PM，63-63PM，64-64PM

❺温度気圧補正は，電離箱内の温度と気圧による空気の質量変化を補正する。61-61PM

❻α線・粒子線には表面障壁型またはイオン注入型のシリコン半導体，β線にはリチウムドリフト型シリコン，X線・γ線にはゲルマニウムが使用される。61-64PM

★❼α線には窓なしガスフロー型比例計数管や4πガスフロー型比例計数管を用いることが多く，β線には4πガスフロー型比例計数管，X線・γ線にはガスフロー型比例計数管を用いる。61-64PM，65-65PM

★❽自由空気電離箱は，X線の照射線量計測に使用される。61-64PM，66-63PM

❾ファラデーカップとは，帯電した荷電粒子や電子を真空中で捕捉して検出するもの。61-64PM

★❿原子核乾板とは，荷電粒子が通過したときに作る潜像核を観察し，荷電粒子の種類やエネルギーの測定を行うもの。61-64PM，63-61PM

ブルー・ノート ⇒ 6章3～12

⑪荷電粒子の飛跡検出に使われるのは霧箱・原子核乾板である。62-62PM

⑫X線の半価層の測定に適しているのは空気電離箱である。61-65PM

⑬光刺激ルミネセンス現象を示すのは，α-Al_2O_3（C）である。62-61PM

★⑭熱ルミネセンス線量計は，照射後に熱を加えるとその温度に応じた光を発生する。グロー曲線は温度と光の関係を示す。62-62PM，63-64PM，64-60PM，65-63PM

⑮熱ルミネセンス線量計は，アニーリングにより蛍光中心をすべて消去して，再度利用できるようにする。62-62PM

★⑯ガラス線量計は，照射後に窒素ガスレーザーで励起させることにより光を発生する。62-62PM，65-63PM

★⑰ラジオクロミックフィルムは，放射線照射で化学反応によって発色するため，現像を必要としない。62-62PM，65-63PM

⑱コンプトンピーク（一般的にはコンプトン端とよばれる）は，γ線と検出器の相互作用であるコンプトン散乱による反跳電子の最大エネルギーである。半導体検出器・シンチレーション検出器のようなエネルギーを測定できる計測器で観察できる。63-63PM

⑲プレヒートは，蛍光ガラス線量計が照射後の安定した計測を行うために70° C程度の熱を加えることである。63-63PM

⑳ポケット線量計は電離作用を利用する。63-64PM

㉑蛍光ガラス線量計はラジオフォトルミネセンス（RPL）反応を利用する。63-64PM

㉒BF_3比例計数管は^{10}B（n, α）^{7}Li反応を利用する。63-64PM

㉓フリッケ線量計は照射によってFe^{2+}が酸化する反応を利用する。63-64PM

㉔シンチレーションとは，蛍光体中で入射粒子が失ったエネルギーを光として発光する現象である。64-60PM

㉕CR-39は，固体飛跡検出器の一種で飛跡の大きさからエネルギーを求めることができる。64-60PM

㉖NaI（Tl）シンチレータは，潮解性がある。64-60PM

㉗GM計数管は，β線の検出が可能である。64-62PM

㉘GM計数管は，放射線のエネルギーを分析することができない。64-62PM

㉙GM計数管は，分解時間内では放射線を計測できない。64-62PM

㉚GM計数管は，出力パルスの大きさは1次イオンに無関係である。64-62PM

★㉛GM計数管は，連続放電（電子なだれ）を停止させるために，クエンチングガスを用いる。64-60PM，64-62PM

㉜電離箱線量計の一般再結合損失に影響する因子は，電離密度と電界強度である。64-63PM

㉝電離箱線量計では，一定強度のX線照射では気圧が高くなると電離電荷は増加する。64-62PM

㉞電離箱線量計では，一定強度のX線照射では気温が高くなると電離電荷は減少する。64-62PM

㉟平行平板形電離箱は円筒形電離箱に比べて一般的に極性効果は大きい。64-62PM

㊱パルス当たりの線量率が高くなるほどイオン再結合の割合は増加する。64-62PM

㊲同じ線量率では連続放射線はパルス放射線に比べてイオン再結合損失が少ない。64-62PM

㊳半導体検出器にはシリコン，ゲルマニウム，テルル化カドミウム等が用いられ，それらはエネルギー依存性がある。65-63PM

㊴不感時間とは，GM計数管において，最初のパルスからある一定時間経過しないとパルスが計測されない時間である。66-63PM

★㊵フェーディングとは，輝尽発光強度がX線照射後に時間経過とともに減衰すること。イメージングプレートなどでみられる。63-63PM，66-63PM

㊶NaI（Tl）のホールボディカウンタで測定できるのは，体内のγ線放出核種の放射能である。65-65PM

㊷1回の照射によって繰り返し読み取りが可能な検出器は，MOSFET，蛍光ガラス，ラジオクロミックフィルムである。66-63PM

★：2回以上出題

6 放射線計測学

知識の幅を広げよう

電離箱線量計[2,3,5,8,12,22,33〜37]

- 電離箱線量計では，理想的には入射放射線によって作られた全電荷を集めることができる。一般的には，以下のような補正を要する。

温度気圧補正

- ボイル・シャルルの法則でも知られているように，温度や気圧が変化すると気体の質量が変化する。質量が変化するということは気体の密度が変化し，最終的には入射放射線の相互作用の対象である電子の密度が変化することになる。これを補正するのが温度気圧補正である。基準状態は$T_o = 22.0$℃，P_o=101.33kPaである。

$$k_{TP} = \frac{273.2 + T}{273.2 + 22.0} \cdot \frac{101.3}{P}$$

極性効果補正

- 集電極電圧の正負を変えることによる電位計の表示値の変化を補正するのが極性効果補正である。極性効果M_{raw}^{+}は正の印加電圧で測定したときの電荷量，M_{raw}^{-}は負の印加電圧で測定したときの電荷量とすると以下の式で表される。

$$k_{pol} = \frac{|\overline{M}_{raw}^{+}| + |\overline{M}_{raw}^{-}|}{2|\overline{M}_{raw}|}$$

イオン再結合補正

- イオン再結合は，初期再結合と一般再結合に分類される（図2）。初期再結合は，入射放射線に沿って電離されたイオンが再度結びつくことを指す。主に，電離能力が高い高LET放射線で優位である。一方，一般再結合は電離空洞内のすべてのイオンが関係する。そのため，線量率（電離密度）に依存する。現行の放射線治療装置で主流のパルス放射線は，コバルト線源治療装置のような連続放射線に比較して，一定の強度において電離密度が高くなる。両者に影響する因子として，電離箱構造，寸法，イオンを集める電界強度などが挙げられる。

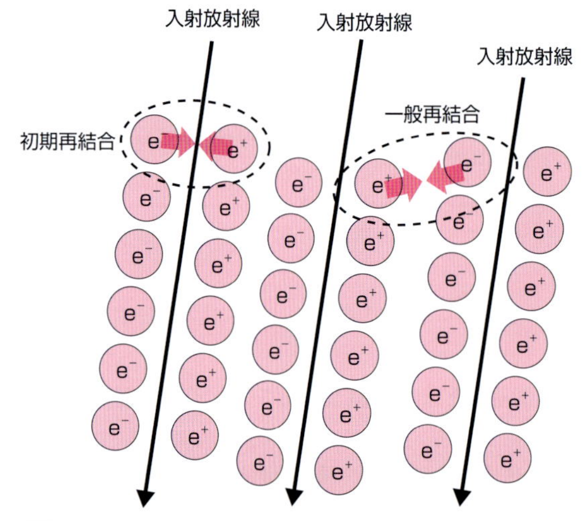

図2　イオン再結合過程による分類

- ここで，M_1は温度気圧補正係数を乗じた電圧V_1で測定された電荷量，M_2は温度気圧補正係数を乗じた電圧V_2で測定された電荷量とすると，V_1/V_2の値により変化する．

$$k_s = 1.198 - 0.875\left(\frac{M_1}{M_2}\right) + 0.677\left(\frac{M_1}{M_2}\right)^2$$

と表すことができる。イオン再結合V_1/V_2は3以上で測定することが推奨されており，$V_1/V_2 = 3$のときは上記の式のようになる。係数はV_1/V_2の値により変化する。

比例計数管[7][22]

- 電離箱領域からさらに印可電圧を上昇させると，電離された電子は電場からより多くのエネルギーを得ることができ，気体分子のイオン化ポテンシャルより大きくなると，気体分子を電離してイオン対が生成される。これを2次電離といい，2次電離に伴う電子も電場によって加速されて，次の電離を引き起こす。次々に電離された電子が次の電離を引き起こす過程を電子なだれという。ある範囲ではガス増幅を一定にすることができるので，放射線の電離作用による1次イオン対に比例した出力信号を得ることができる。この動作原理を利用したのが，比例計数管である。

表1 検出可能な放射線と封入されるガスの種類の例

放射線の種類	ガスの種類
低エネルギーβ線	$^{14}CO_2$ガス $H(^3T)^2$ガス $CH(^3T)_4$ガス
中高速中性子	H_2ガス CH_4ガス
熱中性子	BF_3ガス ^3Heガス

GM計数管[27]~[31][39]

- 比例計数領域以上に印加電圧を上昇させると，電子なだれは集電極に達し，電子は集電極に吸収される。一方，集電極周辺に取り残された陽イオンは電場の強度を弱める作用を引き起こし，その後，陰極に引き寄せられる。その際に発生する誘導電荷を信号として取り出すのがGM計数管である。ガスは，希ガスに有機ガスを混合したものが一般的である。陽イオンの中性化の際に光子を放出することがあり，光子の放出が多くなると光電子の放出確率が多くなる。光電子は電子なだれを発生させる要因となる。希ガスは，光電子の発生を起こりにくくする（内部消去法）ために封入される。
- また，GM計数管には図3に示すような不感時間，分解時間，回復時間が存在する。分解時間内に入射した放射線は数え落とされることになる。数え落とされる計数値を補正した真の計数値n_0は，計数率をn［cps］，分解時間をτ［s］とすると，

$$n_0 = \frac{n}{1 - n\tau}$$

と表すことができる。さらに，集電極から陽イオンが移動した回復時間経過後は一定の波高値となり，エネルギーによらないためエネルギー分析はできない。

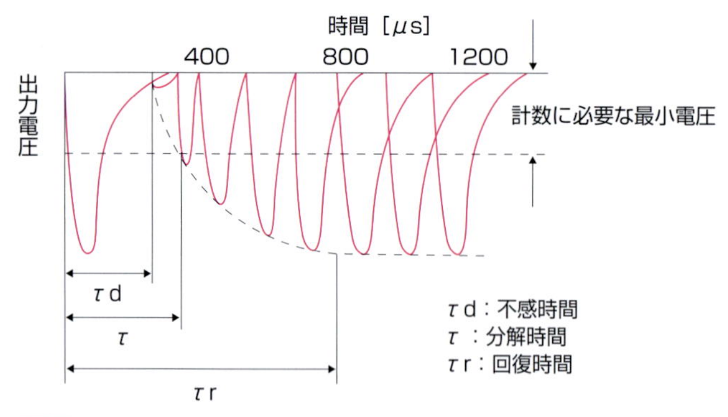

図3 GM計数管における不感時間，分解時間，回復時間の定義

（福士政広 編：診療放射線技師 ブルー・ノート 基礎編 3rd edition，p.516，メジカルビュー社，2012．より転載）

シンチレーション検出器[1,18,24,26,41]（表2）

- 放射線が物質に入射すると電離後の緩和過程において，特有の光子が放出されることがある。この光子を放出することをシンチレーションまたは蛍光といい，光子を放出する物質はシンチレータまたは蛍光体といわれる。シンチレーションの量はシンチレータ中で吸収されたエネルギーに比例する。
- シンチレーション検出器は光電子増倍管に接続して使用される。全体を遮光する必要がある。光電子増倍管は多段のダイノードで2次電子を増幅させ，最終的に入力の10^5～10^7倍の出力信号を得ることができる（図4）。

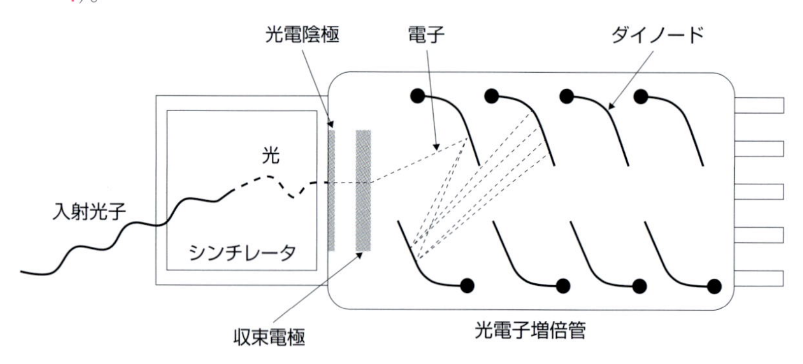

図4 光電子増倍管の概略図

表2 シンチレーション検出器の種類と特性

シンチレータ	密度 (g/cm^3)	潮解性	屈折率	最大発光波長 (nm)	減衰時間 (ns)	融点 (°C)	感度*
NaI(Tl)	3.67	○	1.85	415	230	650	100
CsI(Tl)	4.51	△	1.8	530	1000	620	45
BaF_2	4.88	△	1.58	220/325	0.6/630	1350	5/16
BGO［$Bi_4Ge_3O_{12}$］	7.13	×	2.15	460	300	1050	12
LSO(Ce)［Lu_2SiO_5：Ce］	7.35	×	1.82	410-420	11-36	1900	76
GSO［Gd_2SiO_5：Ce］	6.7	×	1.85	440	30-60	1950	20-25
ZnS(Ag)	4.09	×	2.36	450	70	1850	130
プラスチックシンチレータ	0.03	×	1.58	425	2.4	-	29
液体シンチレータ	0.87	-	1.53	425	3.2	-	-

＊NaI（Tl）の感度を100としたときの値

半導体検出器[6,18,38]

- シンチレーション検出器と同様に密度が高い物質が使用されるため，飛程の長い放射線も検出することができる。半導体に対して逆バイアスを印加すると，電気抵抗が大きな空乏層が形成される。空乏層は，電荷を運ぶ媒体が存在しないために電流は流れることはない。しかし，放射線の入射によって空乏層で電離された電子が伝導帯に移動すると，空乏層には電子・正孔対（キャリア）が形成される。この電子と正孔が電極に移動することにより，電流が流れることとなる。

蛍光ガラス線量計[16,19,21,42]

- 銀活性リン酸塩ガラス素子に放射線を照射すると，放射線のエネルギーが蛍光中心（銀）に蓄えられる。照射後，紫外線でガラス素子を刺激すると蛍光中心からの蛍光が観察される。この現象をラジオフォトルミネセンスという。蛍光量は吸収線量に比例する。蛍光中心は熱処理（アニーリング）を実施しない限り，何度も紫外線刺激により読み取り可能である（図5）。

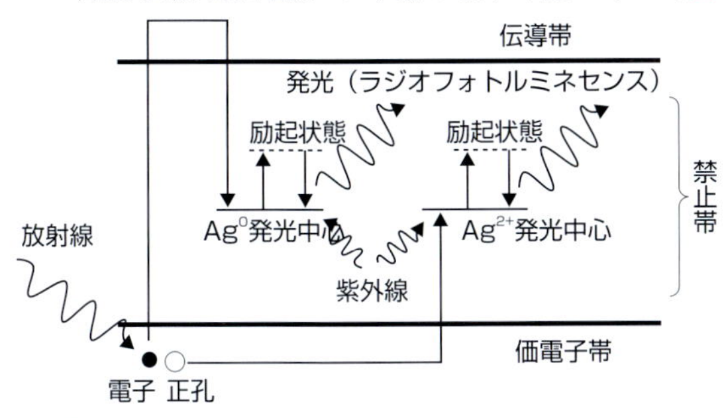

図5 蛍光ガラス線量計の原理
（福士政広 編：診療放射線技師 ブルー・ノート 基礎編 3rd edition，p.526，メジカルビュー社，2012．より転載）

熱ルミネセンス線量計[14,15]（図6，表3）

- 固体結晶に不純物（Mg，Mnなど）を添加すると，電子や正孔の捕獲中心を形成する。捕獲中心は，放射線によって電離された電子や正孔を捕獲する。照射後，熱処理を行うことで捕獲中心から電子が伝導帯に移動し，正孔と再結合する。このときに放出される光を熱ルミネセンスという。熱ルミネセンスは吸収線量に比例する。アニーリング（熱処理）を行うことで繰り返し使用可能である。

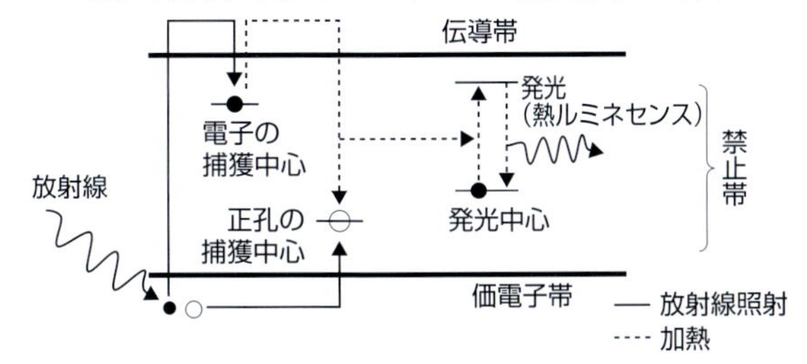

図6 熱ルミネセンス線量計の原理
（福士政広 編：診療放射線技師 ブルー・ノート 基礎編 3rd edition，p.528，メジカルビュー社，2012．より転載）

表3 熱ルミネセンス線量計の種類と特性

特性/物質	LiF	BeO	Mg_2SiO_4：Tb	$CaSO_4$：Tm	$CaSO_4$：Mn	CaF_2：Mn
実効原子番号	8.2	7.5	10	15	15	16
主グローピーク［°C］	195	180	190	220	110	260
線量範囲［Gy］	10μ～10^3	20μ～10	50μ～10	1μ～10	0.5μ～10	100μ～10
エネルギー依存性*	1.25	0.9	8	10	13	13
フェーディング	5%/3月	6%/月	5%/月	5%/月	8%/月	8%/月
その他	・組織吸収線量の測定 ・感度：劣る ・線量率依存性：小さい		・個人被ばく線量の測定，環境測定 ・感度：優れる ・線量率依存性：小さい			

＊^{60}Coのγ線に対する感度比

（福士政広 編：診療放射線技師 ブルー・ノート 基礎編 3rd edition，p.528，メジカルビュー社，2012．より転載）

光刺激ルミネセンス線量計⑬

- α-Al_2O_3（C）素子に放射線を照射すると，捕獲中心に電離された電子や正孔を捕獲する。照射後，可視光によって刺激を加えると青色の発光がみられる。これを光刺激ルミネセンスといい，光刺激ルミネセンスは吸収線量に比例する。アニーリング（可視光の照射）を行うことで繰り返し使用可能である。

表4 各線量計の特性比較

	蛍光ガラス線量計	TLD	OSL線量計
検出部	銀活性リン酸塩ガラス	LiF，BeOなど	酸化アルミニウム（表3参照）
測定線量範囲	10μGy～10Gy	素子によって異なる	100μGy～10Gy（表3参照）
測定対象放射線*	X，γ，β	X，γ，β，熱n（LiF）	X，γ，β
読み取り方法	紫外線照射	加熱処理	可視光照射
読み取り回数	何度でも可能	1度だけ	何度でも可能
アニーリング	加熱処理	加熱処理	可視光照射
フェーディング	きわめて小さい	素子によって異なる	きわめて小さい（表3参照）

＊蛍光ガラス線量計やOSL線量計を個人被ばく線量計（ガラスバッジやルクセルバッジ）として使用する場合，固体飛跡検出器（CR-39）と組み合わせることで熱～高速中性子の測定ができる

（福士政広 編：診療放射線技師 ブルー・ノート 基礎編 3rd edition，p.531，メジカルビュー社，2012．より転載）

化学線量計㉓

- 放射線によって生成された元素の種類を定量的に求めて吸収線量を算出するものである。代表的なものに，フリッケ線量計がある。2価の鉄イオン（Fe^{2+}）が3価の鉄イオン（Fe^{3+}）へ変化する化学性質を利用するものである。分光光度計によるスペクトルの測定で照射後の3価の鉄イオンの濃度を求め，吸収線量を算出する。

測定器のまとめ

表5　測定できる放射線と測定対象

対象放射線	測定対象	検出器
α線	放射能	ガスフロー型計数管（GM計数管，比例計数管）
		シンチレーション検出器〔ZnS(Ag)，CsI(Tl)，液体〕
		固体飛跡検出器
	エネルギー	表面障壁型半導体検出器
		グリッド電離箱
		シンチレーション検出器（プラスチック，液体）
β線	放射能	端窓型GM計数管
		ガスフロー型計数管（GM計数管，比例計数管）
		シンチレーション検出器（液体，プラスチック，アントラセンなど）
	エネルギー	シンチレーション検出器（液体，プラスチック，アントラセンなど）
		Si(Li)半導体検出器
γ線	放射能	シンチレーション検出器〔NaI(Tl)，BGOなど〕
		ウェル型電離箱（キュリーメータ）
		半導体検出器〔高純度Ge，Ge(Li)，CdTeなど〕
	エネルギー	シンチレーション検出器〔NaI(Tl)，BGO，CsI(Tl) など〕
		半導体検出器〔高純度Ge，Ge(Li)，CdTeなど〕
中性子線	中性子測定	BF_3比例計数管
		ホウ素被膜比例計数管
		^{3}He比例計数管
		LiI（Eu）シンチレーション検出器
		核分裂計数管
		核分裂電離箱
		金箔検出器
		ロングカウンタ
		ガス入り反跳比例計数管
		対電離箱
		ホニャックボタン
		アルベド型線量計
		有機シンチレーション検出器
X線，γ線	照射線量測定	自由空気電離箱（絶対測定可）
		空洞電離箱（ファーマ型，平行平板型）
		熱ルミネセンス線量計
		蛍光ガラス線量計　｝ただし，電離箱線量計との校正による
		OSL線量計
	吸収線量測定	空洞電離箱（ファーマ型，平行平板型）
		外挿電離箱
		化学線量計（フリッケ，セリウム：絶対測定可）
		熱量計（カロリーメータ：絶対測定可）
		熱ルミネセンス線量計
		蛍光ガラス線量計
		OSL線量計

（福士政広 編：診療放射線技師 ブルー・ノート 基礎編 3rd edition，p.548，メジカルビュー社，2012．より転載）

4 放射線測定技術

布施 拓

出題基準

●線量の測定，放射能の測定，エネルギーの測定

弱点克服への道 放射線に関する用語を整理し，実際の測定技術への応用を理解しよう。

- ある点に付与されるエネルギーの計算には，フルエンス（粒子数）・エネルギー・光子ならば質量減弱係数・荷電粒子ならば質量阻止能が関係する。
- γ線のエネルギー測定にはNaIシンチレーション検出器やGe半導体検出器が多用される。
- α線のエネルギー測定には表面障壁型Si検出器が用いられる。
- β線のエネルギー測定には有機シンチレータ検出器やプラスチックシンチレータ検出器，Si（Li）検出器が用いられる。

ポイントねらい撃ち 過去問から，覚えるべき問題をピックアップ！

❶空気衝突カーマは光子エネルギーとフルエンスと質量エネルギー減弱係数の積で求められる。[61-58PM]

❷リファレンス線量計を用いて^{60}Co-γ線の校正点水吸収線量を求めるときに必要なものは，収集電荷・温度気圧補正係数・極性効果補正係数・イオン再結合補正係数・電位計補正係数・水吸収線量校正定数である。[62-65PM]

❸個人被ばく線量計として用いられるものは，蛍光ガラス線量計（ガラス線量計）・熱ルミネッセンス線量計・OSL線量計・フィルムバッジ・固体飛跡検出器・電離箱式線量計・半導体検出器等がある。[62-66PM]

❹X線の半価層の測定には散乱線の混入を減らす必要がある。吸収体と線量計を十分に離し，線束をできる限り小さくする。半価層が通常より大きくなる場合は，管電圧が高いか，吸収体と線量計が近すぎる等の散乱線混入が考えられる。[62-67PM]

❺γ線のエネルギースペクトル測定に使われる放射線検出器はGe半導体検出器である。[63-58PM]

❻カーマは非荷電粒子のエネルギーとそのフルエンスと物質中で生成されたすべての荷電粒子に移行したエネルギーの積として求めることができる。[64-59PM]

❼ファーマ形電離箱線量計を用いた診断用X線の線量測定では，温度気圧補正が必要である。[64-61PM]

❽照射線量は，電子平衡状態で測定する。[66-65PM]

❾電子平衡状態では吸収線量とカーマは等しい。[66-65PM]

❿照射線量には2次電子から発生する制動放射線による電荷が含まれない。[66-65PM]

⓫電子平衡状態では物質の吸収線量は質量エネルギー吸収係数に比例する。[66-65PM]

⓬カーマには荷電粒子の初期運動エネルギーに制動放射線として放出されるエネルギーが含まれる。[66-65PM]

ブルー・ノート⇒6章13～16

知識の幅を広げよう

高エネルギーX線における水吸収線量の測定に必要な定数と係数❷

- 水吸収線量校正定数：N_{D,w,Q_0}
  - 基準線質照射による水吸収線量（Gy）を電離箱線量計の表示値（rdg）で除した定数（$C\ kg^{-1}\ rdg^{-1}$）。
- イオン再結合補正係数：k_s
- 温度気圧補正係数：k_{TP}
- 極性効果補正係数：k_{pol}
- 線質変換係数：k_{Q,Q_0}
- 線質指標：線質変換係数は表1に示す線質指標の関数として求めることができる。

表1　各線質のための線質指標

線質	線質指標
光子線	$TPR_{20,10}$
電子線	R_{50}
陽子線	R_{res}

（日本医学物理学会 編：外部放射線治療における水吸収線量の標準計測法（標準計測法12），p.20，通商産業研究社，2012．より一部改変引用）

高エネルギーX線における水吸収線量の算出式❷

$$D = M_Q \cdot N_{D,w,Q_0} \cdot k_{Q,Q_0}$$
$$M_Q = \overline{M}_Q^{raw} \cdot k_s \cdot k_{TP} \cdot k_{pol}$$

$\overline{M}_Q^{raw}$：線量計の表示値の平均である。

k_{elec}：電位計補正係数は電離箱と電位計を同時に校正している場合は1とするためここでは記載しない。

＊放射線に関する用語，式については，6章-1「放射線計測の基礎」（p.128）を参照してほしい。❶❻❽❿⓫⓬

7章

X線撮影技術学

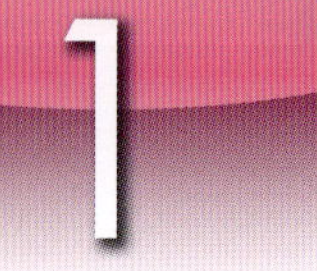

診療放射線技師の役割と義務

亀澤 秀美

出題基準

●医療倫理（関連法規と倫理規定，技師の役割，患者接遇，患者・受検者のキュア〈cure〉とケア〈care〉），チーム医療（医療環境，他の医療職種との連携，コミュニケーションの技術，救急救命処置），安全を守るための技術（安全のための関連法令，医療事故の防止と対策，患者の援助技術，感染予防）

弱点克服への道　診療放射線技師の役割と義務を整理しよう。

- 医療での検査や治療において放射線はなくてはならない重要な存在として確立されている。この放射線を安全に管理し，適切な放射線を用いて検査・治療を行うことが診療放射線技師の仕事である。
- 診療放射線技師は『すべての被ばくは合理的に達成可能な限り低く抑えるべきである』というAs Low as Reasonably Achievable（ALARA）の原則に基づいて放射線検査・治療を行わなければならない。

◉診療放射線技師の役割と義務

- 画像検査装置や検査を支える周辺機器の保守管理
- 画像検査装置や検査を支える周辺機器の工夫と改良
- 新しい画像検査法の受け入れ
- 合理的な撮影技術の習得
- 放射線障害防護
- 放射線管理，画像管理
- チーム医療としての役割とその認識
- 患者を中心とした医療の実施

ポイントねらい撃ち　過去問から，覚えるべきポイントをピックアップ！

◉医療倫理

❶診療放射線技師は，医師の指示なしでX線検査を行うことはできない。63-77PM

❷診療放射線技師は，患者の同意なしに追加撮影を行ってはならない。62-68PM

★❸診療放射線技師は，**静脈穿刺**してはならない。64-68PM，65-68PM

★❹診療放射線技師は，患者にX線検査に関する**説明（インフォームドコンセント）**を行う。64-68PM，65-68PM

★❺診療放射線技師は，X線検査の際の患者氏名確認は**撮影前**に行う。61-68PM，65-68PM

★❻病室および在宅でのX線検査は患者から**できるだけ離れて**撮影する。61-68PM，63-77PM

◉安全を守るための技術

❼X線CT撮影では心臓ペースメーカの誤作動が発生するおそれがある。64-69PM

❽MRI検査室でクエンチングが発生した際は患者を検査室外へ退避させ排気システムを作動させる。64-36AM

★：2回以上出題

イエロー・ノート⇒5章1

知識の幅を広げよう

業務上の制限❶

- 診療放射線技師は，**医師又は歯科医師の具体的な指示**を受けなければ，放射線を人体に対して照射してはならない。
- 診療放射線技師は，病院又は診療所以外の場所においてその業務を行ってはならない。
  ただし，下記の場合は除く。
  (1) 医師又は歯科医師が診察した患者について指示を受け，出張して1MeV未満のエネルギーを有するX線を照射する場合。
  (2) 多数の者の健康診断を一時的に行う場合において，胸部X線検査やその他厚生労働省令で定める検査のため1MeV未満のエネルギーを有するX線を照射する場合。
  (3) 多数の者の健康診断を一時的に行う場合において，医師又は歯科医師の立会いの下に1MeV未満のエネルギーを有するX線を照射する場合。

チーム医療

- 医療は医師，診療放射線技師，看護師などの医療関係者が専門性を生かし病気の診療・治療を行うチーム医療である。
- チーム医療の一員であることを自覚し，病態を迅速かつ的確に診断できる情報を提供することが求められる。

照射録

- 診療放射線技師は，放射線を人体に照射したときは，遅滞なく照射録を作成し，その照射について指示をした医師又は歯科医師の署名を受けなければならない。

守秘義務

- 診療放射線技師は，正当な理由がなく，その業務上知り得た人の秘密を漏らしてはならない。診療放射線技師でなくなった後においても同様である。

ペイシェントケア❹❺

- 検査前には名前の確認や検査の説明を行い，検査に対する理解と協力が得られるように努め，また患者さんに安心感や信頼感を与えるように心がける。

2 X線撮影技術　画像の成立，撮影体位，被ばくの低減と防護

亀澤 秀美

出題基準

●画像の成立（X線の性質，散乱X線，画質と写真効果特性，投影と画像の歪み，撮影条件），撮影体位（基本の体位，入射の方向と入射点，運動の方向，基準点・基準線・基準面），被ばくの低減と防護（被ばく線量の低減，高感受性組織の防護）

弱点克服への道　画像の成り立ちや撮影体位・基準，被ばくの低減や防護について整理しよう。

●画像の成立

- X線は電磁波の一種であり，物質との相互作用および距離の逆二乗則に従い減弱する。
- ナロービームのX線は，

$$I=I_0 \cdot e^{-\mu d}$$　（I：透過X線強度，I_0：入射X線強度，μ：線減弱係数，d：被写体厚）

の関係により減弱する。
- X線写真は物質の吸収差を利用して，物体透過後のX線強度差をフィルムなどに記録する。
- 物質内ではX線は散乱（X線撮影領域では主にコンプトン散乱）を起こし，その散乱線は画像のコントラストを低下させる。
- 散乱線の発生は**管電圧**や**照射野サイズ**，**被写体厚**により変化する。
- 散乱線含有率は管電圧や照射野サイズ，被写体厚が大きくなると増加するが，ある大きさで**飽和**する。
- 画像のコントラストを改善する方法には，線質を変更する方法と散乱線を低減する方法がある。
- 線質を変更する方法には，管電圧を低くする，付加フィルタを薄くするなどがある。
- 散乱線を低減する方法には，管電圧を低くする，グリッドを用いる，照射野を狭くするなどがある。

●撮影体位と撮影基準

撮影体位

- 斜位には4種類あるが，右前斜位（RAO）を第1斜位，左前斜位（LAO）を第2斜位，左後斜位（LPO）を第3斜位，右後斜位（RPO）を第4斜位という。

撮影基準

- 頭部の基準線として，人類学的基準線（anthropological basal line：ABL）や眼窩外耳孔線（orbitomeatal basal line：OMBL，通称OMライン）がある。ABLはドイツ水平線（deutsche horizontal line：DHL）ともよばれる。ABLとOMBLは10°の角度で交わる。
- 体表基準は触知可能な部分を基準として，体幹内部の位置を推定するために用いられる。

●被ばくの低減と防護

- 被ばく線量を低減する方法は，管電圧を高くする，付加フィルタを使用する，撮影距離を延長する，照射野を最小限に設定するなどがある。
- 画質と被ばく線量は相反する関係であるため，画質の維持と被ばく線量の低減のバランスが必要とされる。

イエロー・ノート ⇒ 1章32〜34

ポイント ねらい撃ち　過去問から，覚えるべきポイントをピックアップ！

❶50 μmのX線管焦点を用いて5倍拡大撮影を行ったときの半影は0.2mmである。[61-69PM]

❷X線撮影条件が75kV，400mA，0.4s，100cmのとき蛍光量が90であった。75kV，200mA，0.2s，150cmに変更した際の蛍光量は10となる。[63-69PM]

❸撮影距離D_1，管電流I_1で撮影したとき適切な撮影線量が得られた。撮影距離をD_2に変化させたとき，適切な撮影線量となる管電流I_2を求める式は $I_2=\left(\frac{D_2}{D_1}\right)^2\times I_1$ である。[65-69PM]

❹X線撮影でコントラスト対雑音比（CNR）を向上させる方法は他の条件を一定とすると，照射野を狭くする，管電圧を低くするなどである。[66-69PM]

❺OMラインの定義は**外耳孔中心**と**外眼角**を結ぶ線である。[64-72PM]

❻人類学的基準線は**外耳孔上縁**と**眼窩下縁**を結ぶ線である。[64-72PM]

❼下顎角は**第3頸椎**レベルである。[66-71PM]

★❽喉頭隆起（甲状軟骨）は**第4頸椎**レベルである。[62-71PM，64-71PM]

❾胸骨柄上縁は**第2，3胸椎**レベルである。[66-71PM]

★❿胸骨角は**第4，5胸椎**レベルである。[62-71PM，64-71PM]

★⓫剣状突起は**第9，10胸椎**レベルである。[62-71PM，64-71PM，66-71PM]

★⓬腸骨稜は**第4腰椎**レベルである。[62-71PM，64-71PM，66-71PM]

★⓭恥骨結合上縁は**尾骨**レベルである。[62-71PM，64-71PM，66-71PM]

★：2回以上出題

知識の幅を広げよう

拡大率と半影❶（図1）

- 焦点被写体間距離をa，被写体受像器間距離をbとすると拡大率Mは次式で表される。

$$M=1+\frac{b}{a}$$

また，焦点の大きさをFとすると半影Hは次式で表される。

$$H=F\times\frac{b}{a}=F\times(M-1)$$

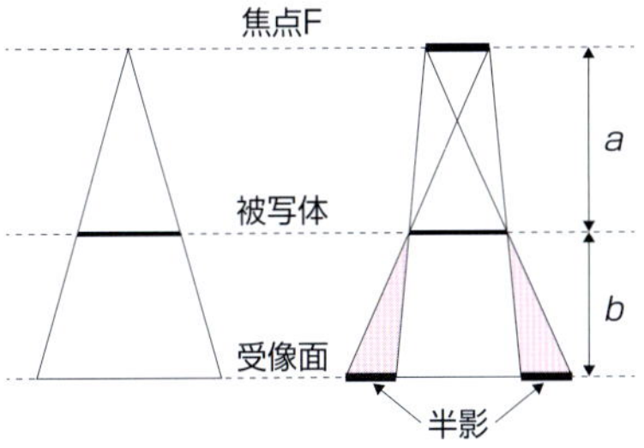

図1　拡大率と半影

撮影条件の変更❷❸

- 写真効果Eは次式で表される。

$$E=K\cdot\frac{V^n\cdot i\cdot t\cdot S\cdot f\cdot Z}{r^2\cdot B\cdot Da}\cdot e^{-\mu d}$$

V：管電圧（kV），n：管電圧指数，i：管電流（mA），t：撮影時間（sec），S：増感紙の感度，f：フィルムの感度，Z：焦点物質原子番号，r：撮影距離（cm），B：グリッドの露出倍数，Da：照射野の面積（cm^2），μ：線減弱係数，d：被写体の厚さ

＊変更した条件のみを考慮して比例計算すればよい。

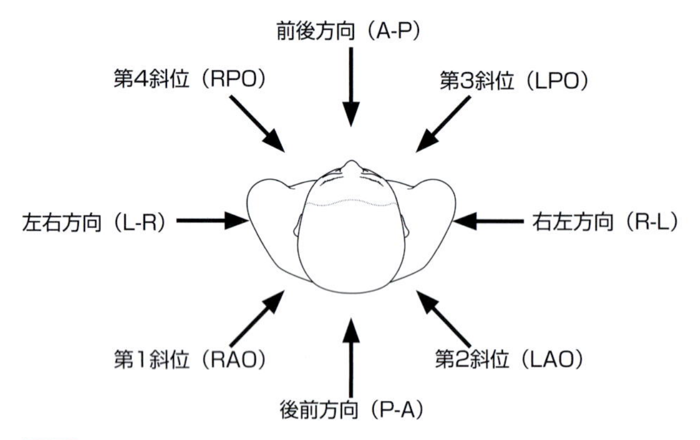

前後方向（A-P）
第4斜位（RPO）
第3斜位（LPO）
左右方向（L-R）
右左方向（R-L）
第1斜位（RAO）
第2斜位（LAO）
後前方向（P-A）

図2　撮影方向

耳垂直線
人類学的基準線（ABL）
または
ドイツ水平線（DHL）
眼窩外耳孔線（OMBL）
10°
外耳孔

人類学的基準線：眼窩下縁と外耳孔上縁を結ぶ線
眼窩外耳孔線：外耳孔中心と外眼角を結ぶ線
人類学的基準線と10°で交わる
耳垂直線：外耳孔の中心を通り，人類学的基準線と垂直に交わる線

図3　頭部基準線[5,6]

乳様突起：第1頸椎
下顎角：第2，3頸椎
舌骨：第3，4頸椎
甲状軟骨：第4，5頸椎
隆椎棘突起：第1胸椎

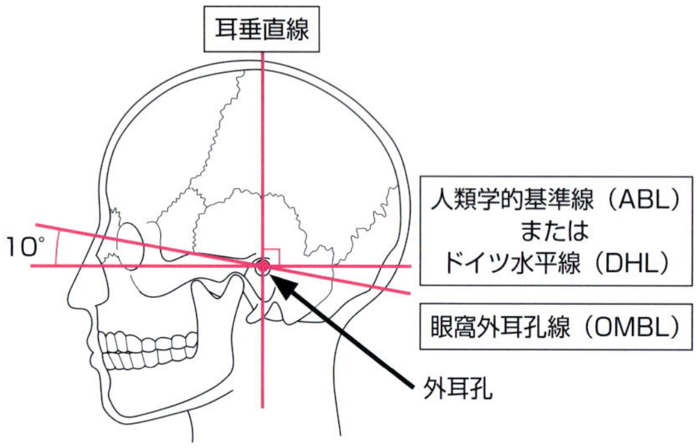

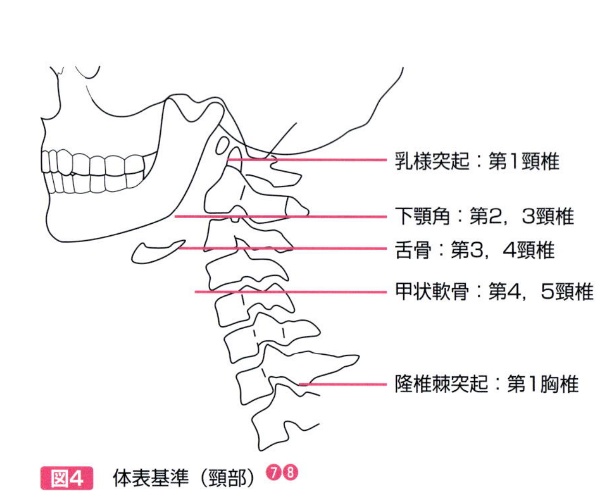

図4　体表基準（頸部）[7,8]

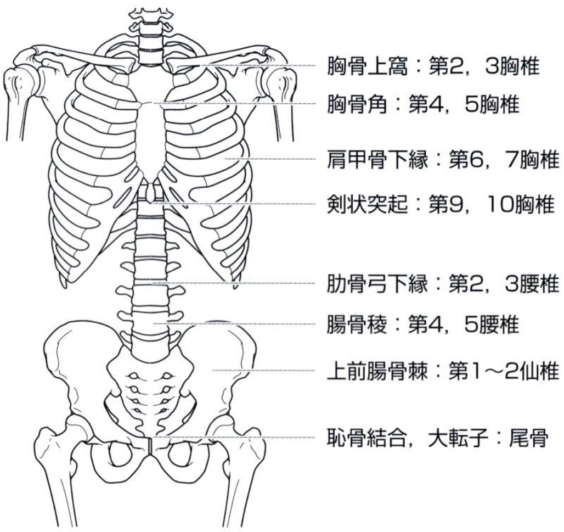

胸骨上窩：第2，3胸椎
胸骨角：第4，5胸椎
肩甲骨下縁：第6，7胸椎
剣状突起：第9，10胸椎
肋骨弓下縁：第2，3腰椎
腸骨稜：第4，5腰椎
上前腸骨棘：第1〜2仙椎
恥骨結合，大転子：尾骨

図5　体表基準（体幹部）[9]〜[13]

3 X線撮影技術 X線撮影：頭部・胸部・腹部

亀澤 秀美

出題基準

●X線撮影（頭部，脊柱，体幹部，四肢，乳房，軟部組織，歯・顎顔面，断層撮影，立体撮影，拡大撮影）

弱点克服への道　頭部，胸部，腹部のX線撮影の種類や特徴を押さえよう。

◉**頭部撮影**

- 頭部撮影は外傷による頭蓋骨の骨折や病的な骨変化の検索を目的として実施される。
- 頭部撮影には**頭部正面撮影**，**頭部側面撮影**，**タウン法**などを用いる。
- 副鼻腔撮影には**副鼻腔正面撮影**，**ウォータース法**，**コールドウェル法**などを用いる。
- 聴器撮影には**シュラー法**，**ステンバース法**，**ゾンネンカルプ法**，**マイヤー法**などを用いる。

◉**胸部撮影**

- 胸部撮影は肺野内異常陰影の確認や心臓・大血管の形状などの観察のために撮影される。
- 通常胸部正面撮影は心臓陰影の拡大と肺野内の肩甲骨陰影を少なくするために**後前方向**で撮影される。
- 通常，**高電圧**で撮影されるが，その理由は読影時に障害陰影となる骨と観察対象である血管影や空気とのX線吸収差を小さくすることで骨と重複した病巣部を観察しやすくするためである。

◉**腹部撮影**

- 腹部撮影は腹腔臓器の形態や結石，消化管ガスの鏡面像（ニボー），腹腔内遊離ガス像などの観察のために撮影される。
- **左下側臥位正面撮影（デクビタス撮影）**は消化管穿孔によるフリーエア像や消化管閉塞によるニボー像の診断に有用である。

ポイントねらい撃ち　過去問から，覚えるべきポイントをピックアップ！

◉**頭部X線撮影**

❶タウン法は**大後頭孔**および**トルコ鞍**の観察に適している。62-72PM

★❷レーゼ法は**視神経管**の観察に適している。62-72PM，64-77PM

★❸ウォータース法は**上顎洞**の観察に適している。62-72PM，63-83PM，66-73PM

★❹コールドウェル法は**前頭洞**および**篩骨洞**の観察に適している。62-72PM，64-77PM

❺シュラー法は**乳突蜂巣**の観察に適している。62-72PM

❻ステンバース法は**錐体**の観察に適している。66-73PM

◉**胸部X線撮影**

★❼撮影条件について，管電圧は**高電圧**を使用，撮影距離は**150～200cm**，撮影時間は**0.05秒以下**，グリッド使用で撮影する。61-71PM，64-74PM

❽肺野濃度が**1.5～1.7**程度になるように撮影条件を設定する。64-74PM

❾撮影前に**隆椎**の位置を確認する。64-74PM

★❿胸部立位X線写真を後前方向で撮影する理由は**心臓陰影の拡大を小さくするため**である。64-73PM，65-72PM

⓫胸部X線写真を吸気で撮影する理由は肺野の可検域を広げ，また肺野のコントラストを上げるためである。61-72PM

◉**腹部X線撮影**

★⓬腹部X線撮影は可検領域拡大のため**呼気**で撮影する。64-75PM, 66-72PM

⓭80kV程度の管電圧で撮影される。66-72PM

⓮立位正面撮影では**横隔膜**を確実に含む。66-72PM

★⓯消化管穿孔（腹腔内遊離ガス）の診断には**左側臥位**腹部正面X線（デクビタス）撮影が有用である。64-76PM, 66-72PM

⓰ニボーは**イレウス（消化管閉塞）**のサインである。66-72PM

★：2回以上出題

知識の幅を広げよう

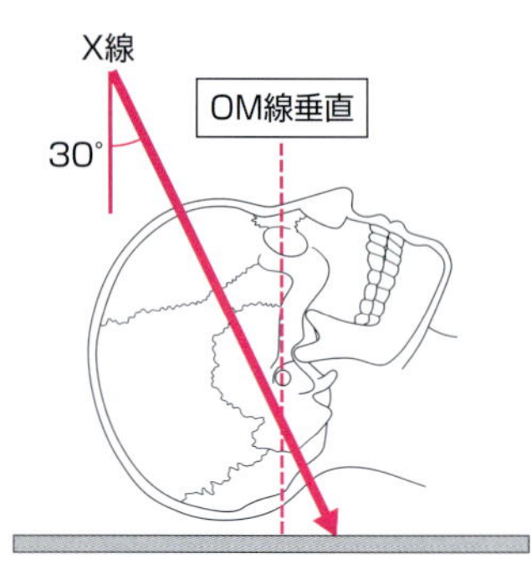

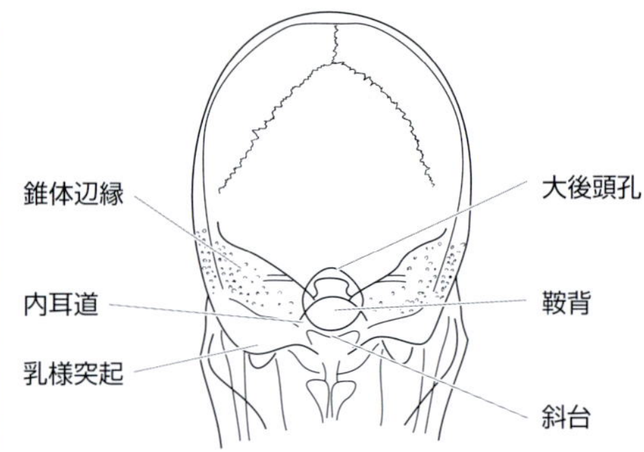

図1 タウン法❶

（中，右…磯辺智範 編：改訂第2版 若葉マークの画像解剖学，p.48，図15，メジカルビュー社，2014．より転載）

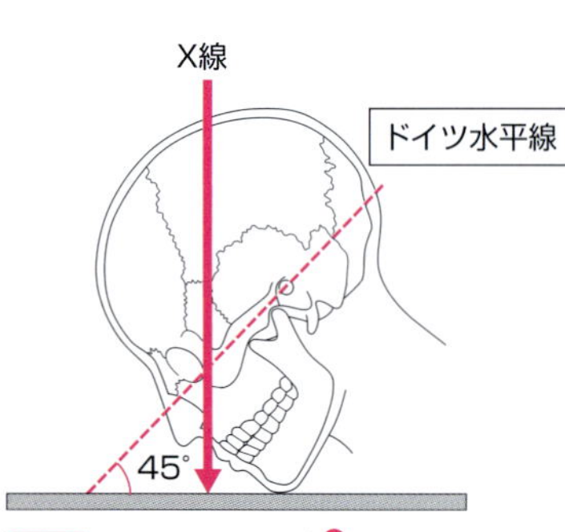

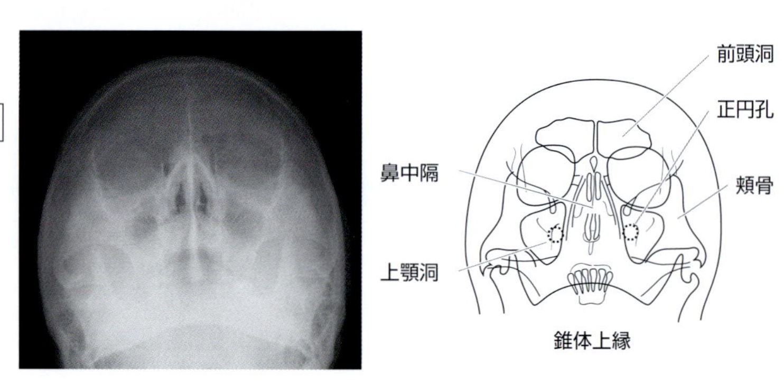

図2 ウォータース法❸

（中，右…磯辺智範 編：改訂第2版 若葉マークの画像解剖学，p.49，図16，メジカルビュー社，2014．より転載）

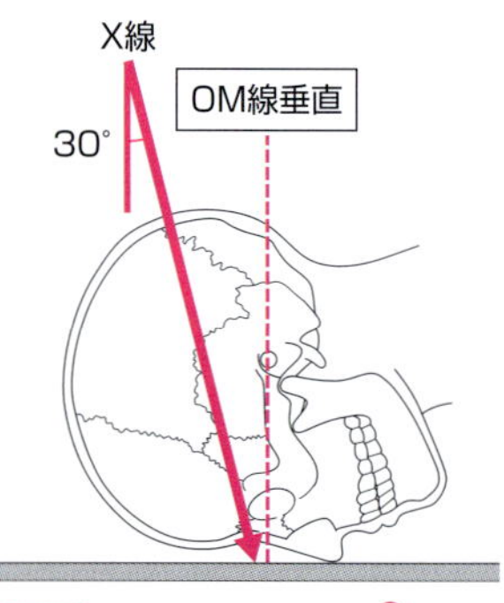

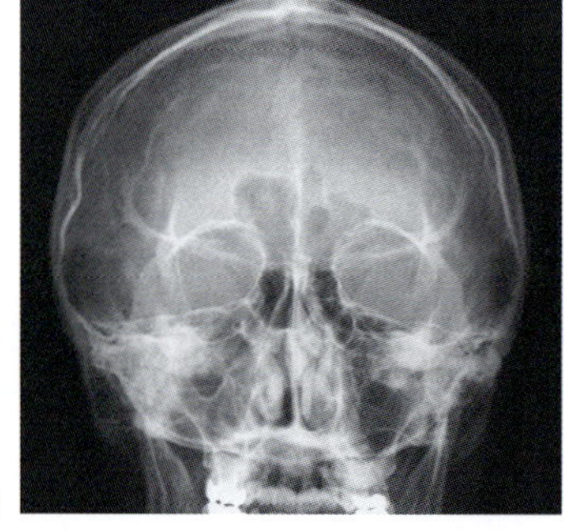

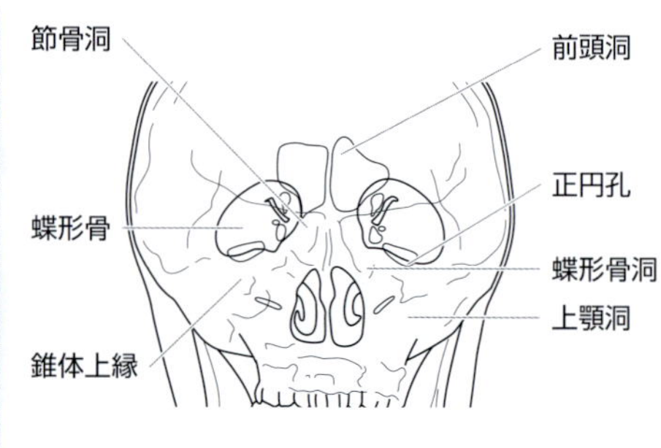

図3 コールドウェル法❹

（中…福士政広 編：診療放射線技師 イエロー・ノート 臨床編 3rd edtion，p.88，図51，メジカルビュー社，2012．より転載）

イエロー・ノート ⇒ 1章35，37，38

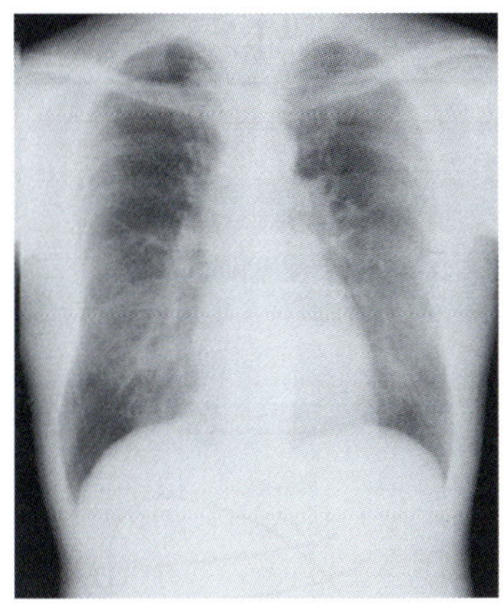

$$心胸郭比CTR=\frac{心陰影最大値\ (a+b)}{胸郭最大値T}$$

図4　肺野弓，心胸郭比（CTR）

（左…磯辺智範 編：改訂第2版 若葉マークの画像解剖学，p.203，図8a，メジカルビュー社，2014．より転載）

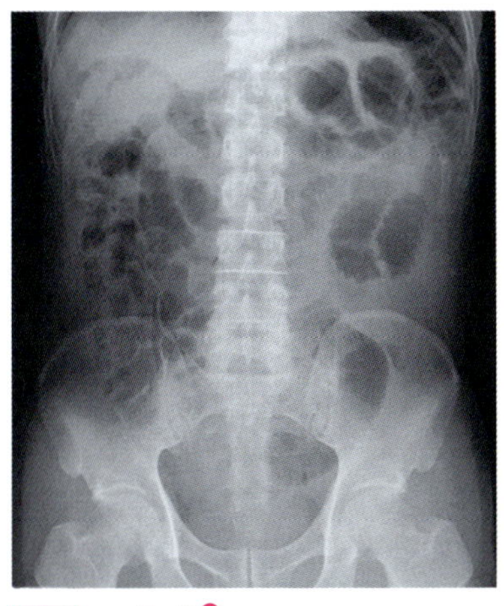

ニボー像は鏡面像や気体液面像ともよばれ，なんらかの原因で腸管が閉塞した際に生じる。

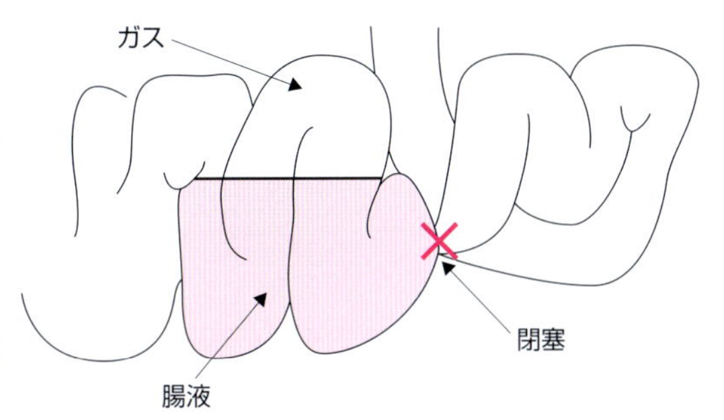

図5　ニボー像[16]

（左…福士政広 編：診療放射線技師 イエロー・ノート 臨床編 3rd edtion，p.110，図75，メジカルビュー社，2012．より転載）

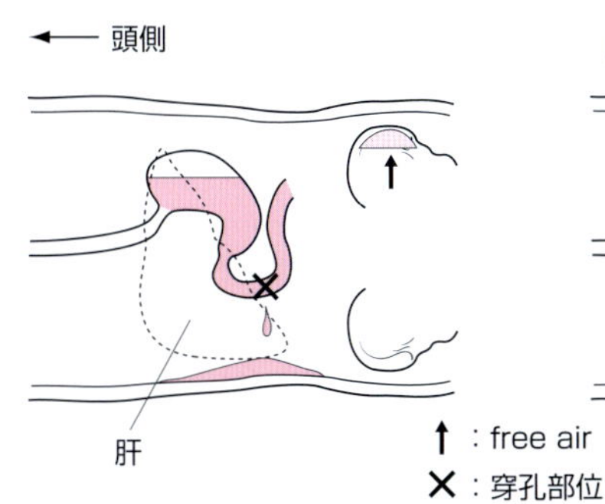

右下側臥位では胃内ガスなどと重なる可能性がある。

ポジショニング後，free airが肝臓と腹膜の間に貯留するまで時間を置き撮影する。

図6　腹部デクビタス像[15]

（磯部智範 編：改訂第2版 若葉マークの画像解剖学，p.296，図10，メジカルビュー社，2014．より引用）

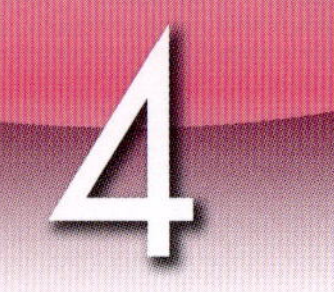

X線撮影技術　X線撮影：脊柱・四肢・その他

亀澤 秀美

出題基準

- X線撮影（頭部，脊柱，体幹部，四肢，乳房，軟部組織，歯・顎顔面，断層撮影，立体撮影，拡大撮影）

弱点克服への道　椎体，四肢，その他のX線撮影方法や観察部位を押さえよう。

- 上部頸椎（第1・2頸椎）正面撮影は上部頸椎が後頭骨，下顎骨に重なるため，開口位にて撮影する。第3～7頸椎の中心線は，**第4頸椎**の位置へ尾頭方向15°で入射する。
- 頸椎側面像は後縦靱帯の骨化，圧迫骨折の診断に用いられる。
- 胸椎正面撮影の中心線は**第7胸椎**に対して垂直入射する。
- 腰椎正面撮影の中心線は**第3腰椎**に対して垂直入射する。
- 腰椎斜位撮影では**ドッグライン（スコッチテリア像）**が描出される。
- グスマン法，マルチウス法は**骨盤計測**に用いられる。
- 手根骨は**豆状骨，三角骨，月状骨，舟状骨，大菱形骨，小菱形骨，有頭骨，有鈎骨**の8個の骨で構成される。
- 足根骨は**踵骨，距骨，舟状骨，立方骨，第1楔状骨，第2楔状骨，第3楔状骨**の7個の骨で構成される。
- 距骨と舟状骨，踵骨と立方骨からなる関節を**ショパール関節**，楔状骨と中足骨，立方骨と中足骨からなる関節を**リスフラン関節**とよぶ。

ポイントねらい撃ち　過去問から，覚えるべきポイントをピックアップ！

◉頸椎X線撮影

❶正面撮影では**ルシュカ関節**が観察対象である。65-71PM
❷側面（中間位）撮影では**環椎歯突起間距離**が観察対象である。65-71PM
❸側面（前屈位）撮影では**椎体間隙**が観察対象である。65-71PM
❹開口位撮影では**環軸関節**が観察対象である。65-71PM
★❺斜位撮影では**椎間孔**が観察対象である。61-82PM，65-71PM
❻斜位撮影では前額面とカセッテのなす角度は**50度**である。63-74PM

◉腰椎X線撮影

❼正面撮影では膝を**屈曲**させる。61-74PM
❽側面撮影ではX線中心を**第3腰椎**の高さとする。61-74PM
❾斜位撮影では背面を撮影台に対し**30～45度**にする。61-74PM
❿斜位撮影では**ドッグライン（スコッチテリア像）**が観察される。65-71PM

◉四肢・その他X線撮影

⓫肩関節正面撮影では入射中心線をカセッテ面に対し**頭尾方向20度**で入射する。62-73PM
★⓬マルチウス法は**骨盤計測**撮影法である。62-74PM，65-73PM，66-73PM
★⓭アントンセン法は**距踵関節**のX線撮影法である。62-74PM，65-73PM
★⓮ラウエンシュタイン法は**大腿骨頸部**のX線撮影法である。62-74PM，65-73PM，66-73PM
★⓯ローゼンバーグ法は**膝関節**のX線撮影法である。62-74PM，64-77PM，65-73PM，66-73PM
★⓰ストライカー法は**肩関節**のX線撮影法である。64-77PM，65-73PM

★：2回以上出題

イエロー・ノート ⇒ 1章36，39〜42

知識の幅を広げよう

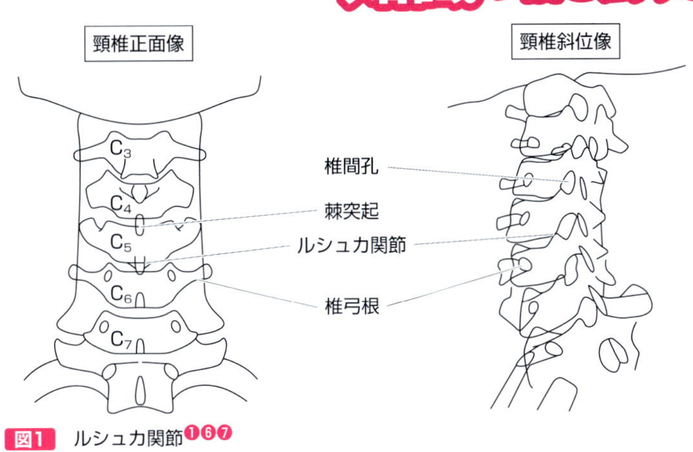

図1　ルシュカ関節❶❻❼

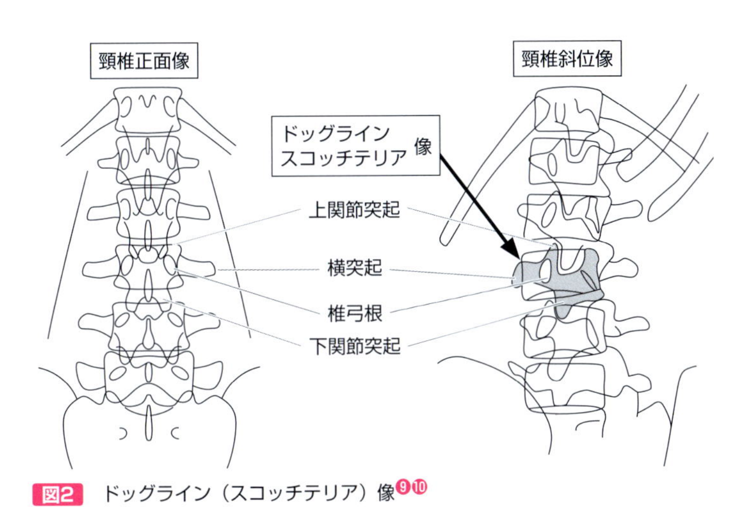

図2　ドッグライン（スコッチテリア）像❾❿

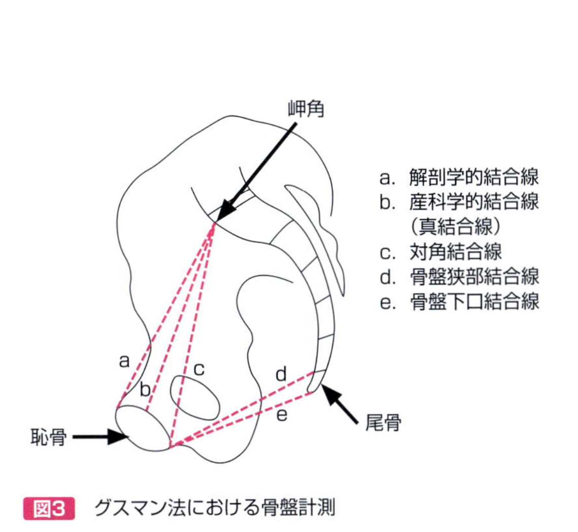

図3　グスマン法における骨盤計測

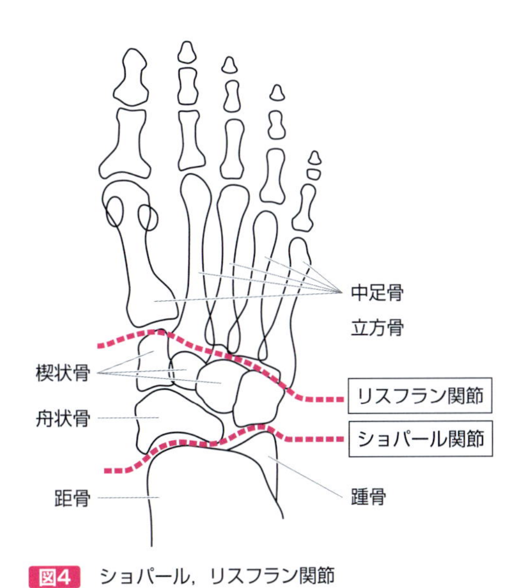

図4　ショパール，リスフラン関節

5 X線撮影技術　X線撮影：乳房

亀澤 秀美

出題基準

●X線撮影（頭部，脊柱，体幹部，四肢，乳房，軟部組織，歯・顎顔面，断層撮影，立体撮影，拡大撮影）

弱点克服への道　乳房のX線撮影方法や特徴を押さえよう。

- 乳房撮影法には内外側斜方向（MLO：medio-lateral oblique）撮影，頭尾方向（CC：cranio-caudal）撮影，圧迫スポット撮影法，拡大撮影法などがある。
- CC撮影およびMLO撮影の組み合わせが標準撮影となっている。
- CC撮影では，乳輪下，中央内側および外側の一部が描出され，MLO撮影では上部外側の深部組織を描出する。
- 乳房撮影では**大胸筋**を含めて撮影すること，必ず圧迫することが重要である。
- 推奨される平均乳腺吸収線量はグリッド使用の場合**3mGy**，グリッド未使用の場合は**1mGy以下**である。

◉乳房圧迫撮影の効果

- X線の減弱が均一になり，乳腺全域が観察可能な濃度になる。
- 乳房厚の減少により散乱線が減少し，コントラストおよび解像度が向上する。
- 受像器-被写体間距離が短くなり，幾何学的なボケが減少する。
- 乳腺組織吸収線量が低減する。
- 乳腺組織が分離され，組織間コントラストが向上する。
- 乳房の固定と体動による画像のボケを防止する。

◉乳房拡大撮影の特徴

- 利点：石灰化や腫瘤辺縁の特徴をより鮮鋭に描出できる。
- 欠点：密着撮影に比べてコントラストがやや劣り，被ばく線量は増加する。

ポイントねらい撃ち　過去問から，覚えるべきポイントをピックアップ！

★❶日本人女性のマンモグラフィにおける適切な乳腺圧迫圧は100〜120［N］である。[61-75PM，63-75PM]

❷乳腺含有率の高い乳房の撮影には付加フィルタとしてロジウムを使用する。[62-77PM]

❸MLO撮影における撮影時の体位は立位である。[63-75PM]

❹MLO撮影ではカセッテホルダは乳房の外側に設定する。[63-75PM]

❺CC撮影では乳房支持台の角度は0度である。[66-74PM]

- 外側上部はブラインドエリアになりやすい。

◉アナログ式マンモグラフィの拡大撮影

❻拡大率は1.5〜2.0倍程度とする。[62-77PM]

❼微細石灰化の描出を目的とする。[62-77PM]

❽格子比の低いグリッドを使用する。[62-77PM]

❾焦点受像面間距離（SID）を90〜100cmに設定する。[62-77PM]

★：2回以上出題

イエロー・ノート ⇒ 1章43

知識の幅を広げよう

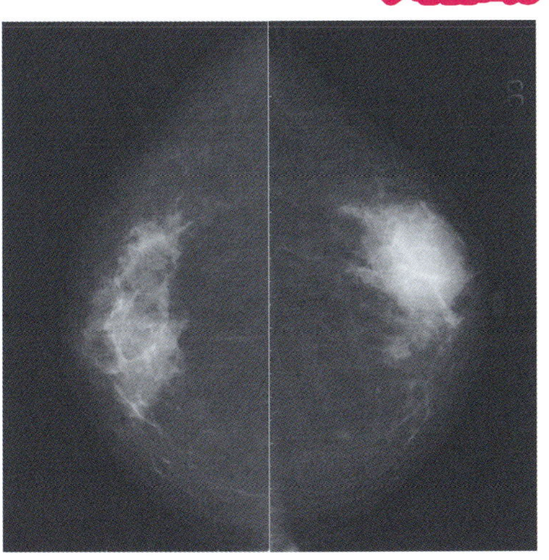

図1　乳房X線写真（CC）
（福士政広 編：診療放射線技師 イエロー・ノート 臨床編 3rd edtion, p.146，図121，メジカルビュー社，2012．より転載）

チェックポイント

- 乳房全体として左右対称か
- 乳頭が真横から描出されているか
- 胸壁深くまで写っているか
- 内側乳腺組織が必ず描出され，外側もできるだけ入っているか
- 乳房のしわがないか

大胸筋

図2　乳房X線写真（MLO）　（国家試験64-78PMより転載）

チェックポイント

- 乳房全体として左右対称か
- 乳頭が真横から描出されているか
- 大胸筋が乳頭の高さまで写っているか
- 後方脂肪組織が途切れていないか
- 乳房下溝線が伸びているか
- 乳房が十分に圧迫進展されているか

表1　装置による違い

	マンモグラフィ	超音波	MRI
得意病変	石灰化	腫瘤	腫瘤
侵襲性	被ばく	なし	造影剤静注
検査時間	短い	術者の技量に依存	長い

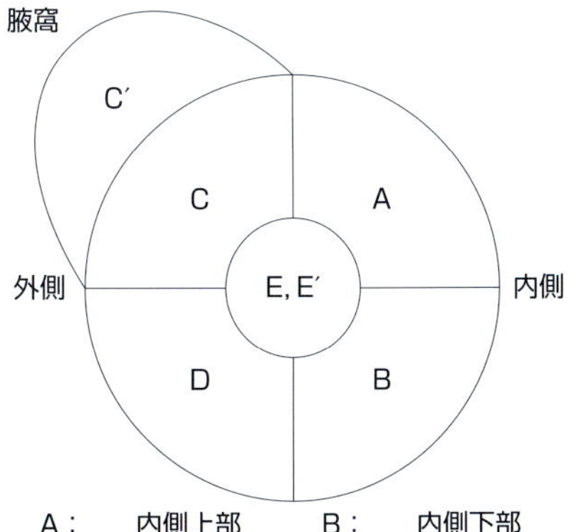

A：　内側上部　　B：　内側下部
C, C′：外側上部　　D：　外側下部
E：　乳輪部　　E′：　乳頭部

発生頻度

A：	21%
B：	6%
C, C′：	50%
D：	13%
E, E′：	6%
全体：	4%

図3　乳がんの部位別発生頻度

豆知識

- 放射線技師の知識と技術が十分だとしても微妙な体位変換など受診者の協力がなければ，よい乳房写真を撮影することはできない。受診者との信頼関係を得られるように適切なコミュニケーションをとる必要がある。

7　X線撮影技術学

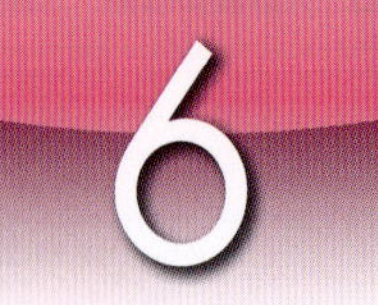

X線撮影技術　X線造影検査

亀澤 秀美

出題基準

●X線造影検査（理論と適応，X線造影剤，循環器・脈管系，消化管系，胆道系，泌尿器・生殖器系，脊髄・関節腔，IVR〈インターベンショナルラジオロジー〉）

弱点克服への道　さまざまな造影検査の種類や手技を整理しよう。

●造影剤

- 造影剤の使用で目的部位と周辺組織とのコントラストを強調させる。
- 造影剤は副作用が生じる可能性があるため，事前に問診や検査説明などが必要である。

●消化管造影検査

- 消化管造影検査で使用する蠕動運動抑制剤は，**前立腺肥大**や**緑内障**，**重篤な心疾患**などがある場合は禁忌である。
- 上部消化管撮影法には充満法，二重造影法，圧迫法，粘膜法，薄層法などがある。
- 半立位二重造影第二斜位は**シャツキー体位**ともよばれる。
- 注腸検査では腸管洗浄のための前処置が必要であり，低脂肪・低繊維の食事，十分な水分，接触性下剤の投与で前処置を行う**Brown法**がよく用いられる。
- 大腸癌の代表的な所見として腸管がリンゴの芯のように観察される**アップルコアサイン**がある。

●血管造影

- IVRはX線透視装置や超音波，CTなどの画像下で，カテーテルを利用した治療のことである。
- 血管塞栓術にはゼラチンスポンジ，自己凝固血，金属コイルなど，血管拡張術にはバルーンカテーテルやステントなど，血管形成術にはバルーンカテーテルやステント，方向性アテレクトミー（DCA），ローターブレーダなどが使用される。

●その他造影検査

- 胆道系造影検査や泌尿器系造影検査，生殖器系造影検査などがある。

イエロー・ノート ⇒ 1章46～50

ポイントねらい撃ち　過去問から，覚えるべきポイントをピックアップ！

❶ヨード造影剤の副作用で最も重篤なものは**呼吸困難**である。[62-78PM]
❷水溶性ヨード造影剤は血漿より浸透圧が高い。[66-75PM]
❸水溶性ヨード造影剤は使用前のヨードテストは必要ない。[66-75PM]
❹経口投与の水溶性ヨード造影剤は便より排泄される。[66-75PM]
❺モノマー型製剤はダイマー型製剤よりも分子量が小さい。[66-75PM]
❻硫酸バリウム造影剤の性質は胃内での流動性が高いこと，検査後速やかに排泄されることなどがある。[63-78PM]
❼上部消化管造影の圧迫撮影は**胃体部**，**胃角部**，**前庭部**，**幽門部**，**十二指腸球部**の描出に有効である。[61-78PM]
❽上部消化管造影の立位充満正面像では**胃角**がよく描出される。[61-78PM]
❾上部消化管造影の腹臥位充満正面像では**小彎**，**大彎**，**十二指腸球部**が描出される。[61-78PM]
❿上部消化管造影検査で体位変換をする目的は胃粘液を除去すること，胃粘膜面に硫酸バリウムを付着させることである。[62-79PM]
⓫上部消化管造影検査で鎮痙薬を投与する理由は胃の蠕動を抑制すること，胃液の分泌を抑制することである。[64-80PM]
⓬血管撮影でシングルプレーンからバイプレーンにすることにより**造影剤の投与量**を低減できる。[65-75PM]
⓭心臓カテーテル検査では**水溶性造影剤**を使用する。[66-76PM]
⓮心臓カテーテル検査では大腿動脈から挿入したカテーテルは**大動脈**を経て心臓へ到達する。[66-76PM]
⓯心臓カテーテル検査における右冠動脈造影では**後下行枝**が造影される。[66-76PM]
⓰心臓カテーテル検査における右冠動脈造影では**Swan-Ganz（スワンガンツ）カテーテル**を使用する。[66-76PM]
⓱子宮卵管造影では24時間後に追加撮影が行われることがある。[64-81PM]

知識の幅を広げよう

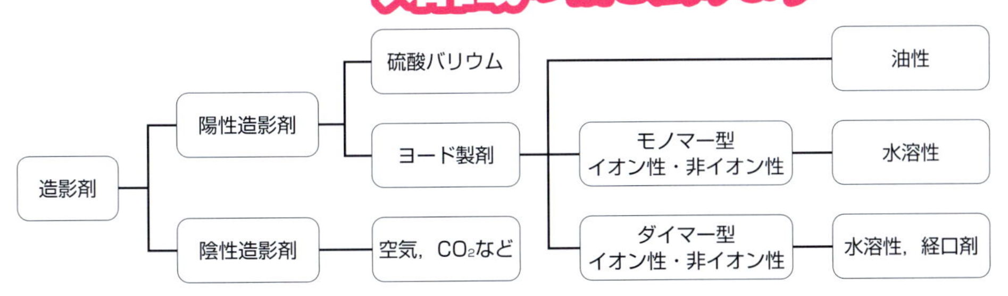

図1　造影剤の種類

表1 造影検査

検査の種類	略語	検査名
胆道系造影検査	DIC	点滴静注胆嚢胆管造影
	ERCP	内視鏡的逆行性胆管膵管造影
	PTC	経皮経肝胆管造影
泌尿器系造影検査	IVP	経静脈性腎盂造影
	DIP	点滴静注腎盂造影
	RP	逆行性腎盂造影
生殖器系造影検査	HSG	子宮卵管造影
血管系IVR	PTA	経皮経カテーテル血管形成術
	TAE	経カテーテル動脈塞栓術
	PTR	経皮経カテーテル血栓溶解術
	EIS	内視鏡的食道胃静脈瘤効果療法
非血管系IVR	PTCD	経皮経肝胆管ドレナージ

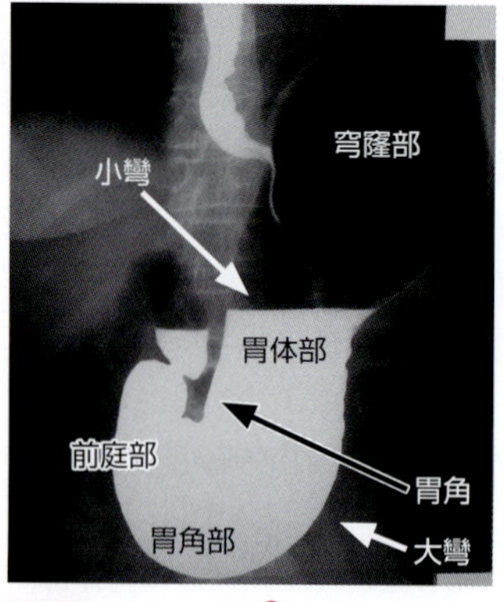

図2 立位充満像[8]
胃全体の形と大彎，小彎の周辺を描出。胃角が最も広く見える位置で撮影する
（磯辺智範 編：改訂第2版 若葉マークの画像解剖学，p.370，図21，メジカルビュー社，2014．より転載）

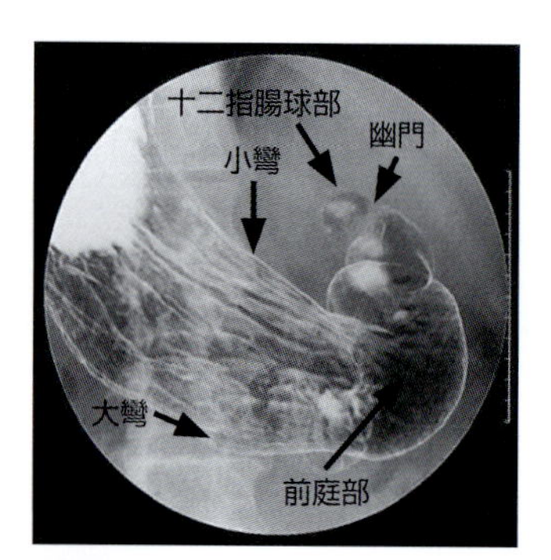

図3 腹臥位粘膜（レリーフ）像
胃体上部から前庭部を描出。胃前壁の粘膜ヒダが観察される
（国家試験65-81PMより転載）

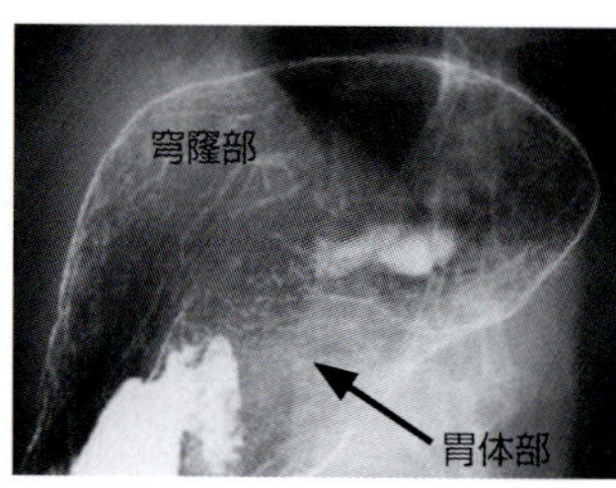

図4 半立位二重造影第二斜位（シャツキー）像
穹窿部から胃体上部後壁を描出
（国家試験57-80PMより転載）

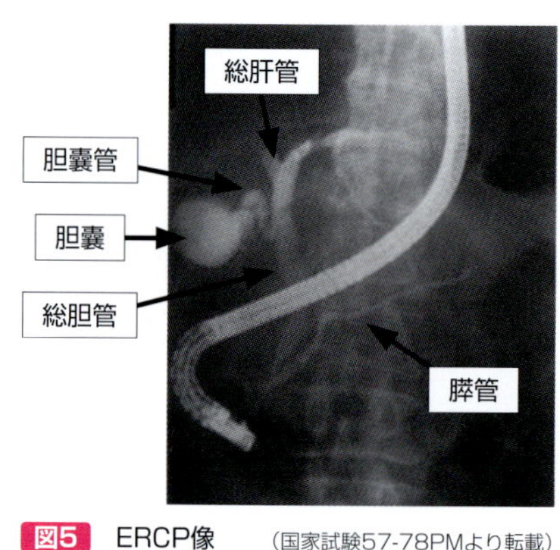

図5 ERCP像 （国家試験57-78PMより転載）

豆知識

・検査部位や患者状態により使用できる造影剤は異なるため，誤使用は大きな事故につながる。
・消化管穿孔や消化管の急性出血，消化管閉塞，全身衰弱，硫酸バリウムへの過敏症がある患者には，硫酸バリウムが禁忌となる。

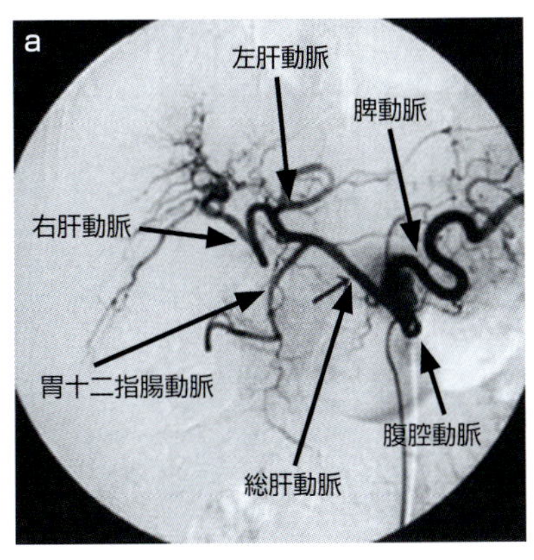

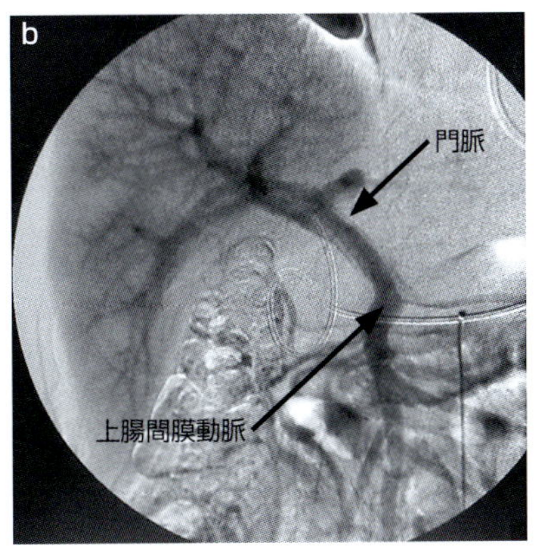

図6　血管造影
a：腹腔動脈造影　b：上腸間膜動脈造影（門脈相）
（左…国家試験57-87PM，右…63-44PMより転載）

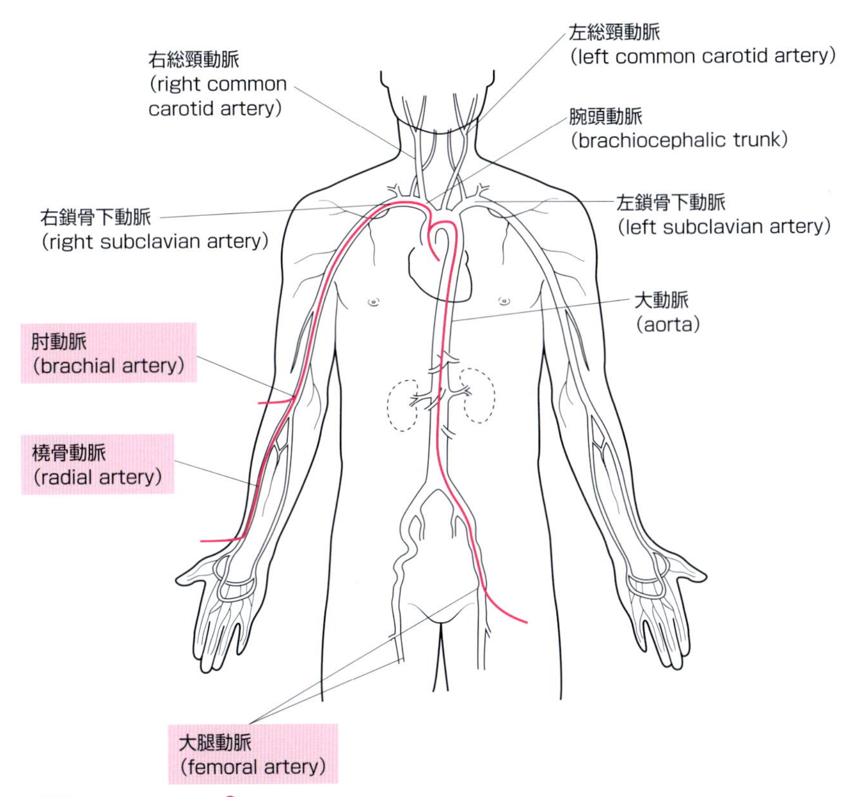

図7　カテーテル走行[14]
（磯部智範 編：改訂第2版 若葉マークの画像解剖学，p.255，図6，メジカルビュー社，2014．より引用）

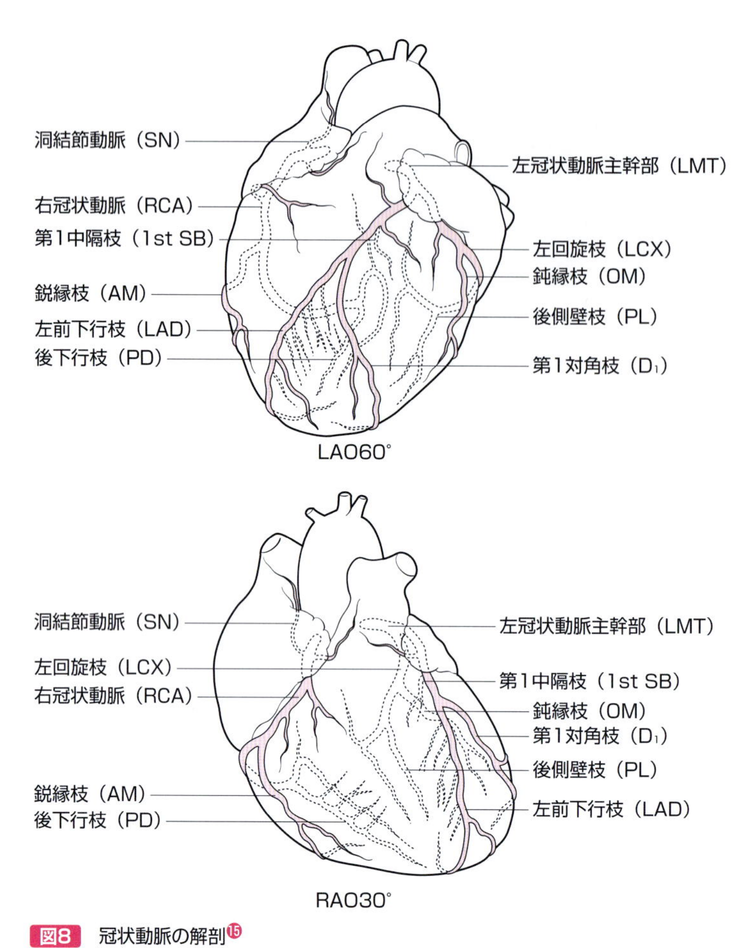

図8　冠状動脈の解剖[15]
（磯部智範 編：改訂第2版 若葉マークの画像解剖学，p.252，図3，メジカルビュー社，2014．より引用）

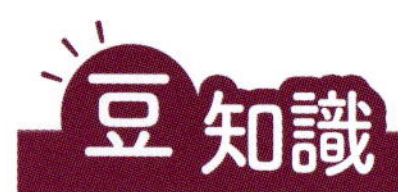

豆知識

・血管造影検査において，カテーテル挿入手技としてセルディンガー法が用いられる。

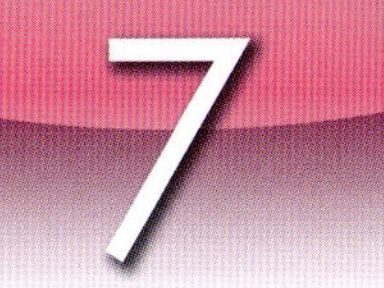

X線撮影技術　X線CT検査

亀澤 秀美

出題基準

●X線CT検査（頭部，脊柱，体幹部，心臓・大血管，四肢，乳房，軟部組織，歯・顎顔面，血管，造影検査と方法，画像処理，アーチファクト）

弱点克服への道　X線CT検査について整理しよう。

頭部CT

- 脳の左右対称性や脳出血，脳腫瘍などの頭蓋内病変の診断に用いる。
- 白質と灰白質のCT値では灰白質のほうが高い。
- 急性期の出血は**高吸収**である。
- 硬膜外血腫は**凸レンズ形**，硬膜下血腫は**三日月形**で観察される。

胸部CT

- 肺野病変は単純CTでも観察が容易だが，縦隔病変は造影CTが有用となる。
- 両腕を挙上し**吸気**で息止め撮影を行う。
- 胸部CTの基準点は**胸骨上切痕**（SN）である。

腹部CT

- **呼気**で息止め撮影を行う。
- 腹部CTの基準点は**剣状突起**（XP）である。
- 脂肪肝では正常肝と比べて**低吸収**となる。
- 肝臓CTは**単純像**，**動脈相**，**門脈相**，**平衡相**を撮影することで疾患の質的鑑別が行える。

ダイナミックCT

- 動脈相や静脈相，平衡相など撮影タイミングを変化させることで病変の鑑別が可能。
- 撮影タイミングによる対象部位のCT値の変化を観察する。
- 3D-CTAは造影剤を急速静注し，造影効果が最も高くなるタイミングで撮影を行う。得られた画像データから画像再構成により3次元画像を作成する。
- 心電同期撮影は心電モニターを装着させ，CT装置と心電波形を同期することで撮影を行う。
- 心拍に合わせた画像再構成により，ブレの少ない画像を得ることができる。

ポイントねらい撃ち　過去問から，覚えるべきポイントをピックアップ！

❶冠動脈造影CTに用いられる血管拡張薬は**ニトログリセリン**である。[61-80PM]

❷冠動脈CTでは**VR**や**Curved MPR**などが画像表示法として用いられる。[62-80PM]

❸腹部造影CTにおいて造影剤の**体重当たりの注入総量**を一定にすると，平衡相での被検者間の造影効果のばらつきが最小となる。[62-81PM]

❹ヘリカルCTにおけるステアステップアーチファクトには**スライス厚**や**再構成間隔**，**ヘリカルピッチ**が関係する。[63-80PM]

❺X線CTにおいて管電圧が高くなるほど画像ノイズは低下する。[65-80PM]

❻X線CTにおいて管電流が大きくなるほど画像ノイズは低下する。[65-80PM]

❼正常な肝臓のCT値は脂肪より高い。[66-78PM]

❽石灰化の描出能はMRIより優っている。66-78PM
❾脳梗塞巣は正常な脳実質より**低い吸収域**を呈する。66-78PM
❿消化管に残存する硫酸バリウムはアーチファクトの原因となる。66-78PM
⓫腹部ダイナミックCT撮影は呼吸停止下で行う。66-79PM
⓬腹部ダイナミックCT撮影では造影剤はボーラス投与する。66-79PM
⓭腹部ダイナミックCT撮影は各相ごとに息止めを行い撮影する。66-79PM
⓮位置決め画像の撮影は造影剤注入前に行う。66-79PM

知識の幅を広げよう

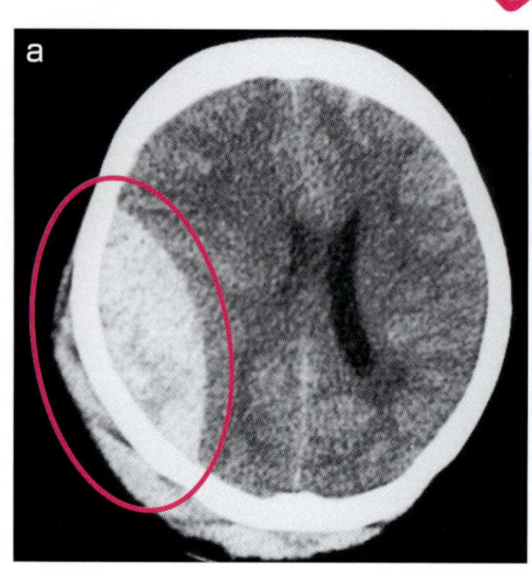

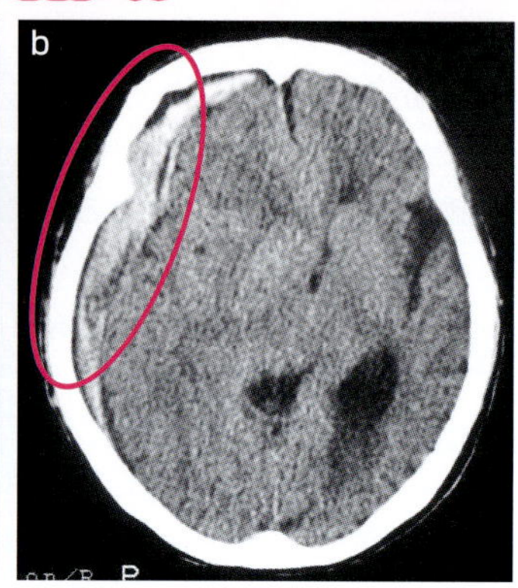

図1 硬膜外血腫CT画像（a）と硬膜下血腫CT画像（b）
a：凸レンズ形の血腫が観察される　b：三日月形の血腫が観察される
（左…土屋一洋 監：診療放射線技師 画像診断マスター・ノート，p.50，図1，メジカルビュー社，2005.
右…同，p.52，図1，より転載）

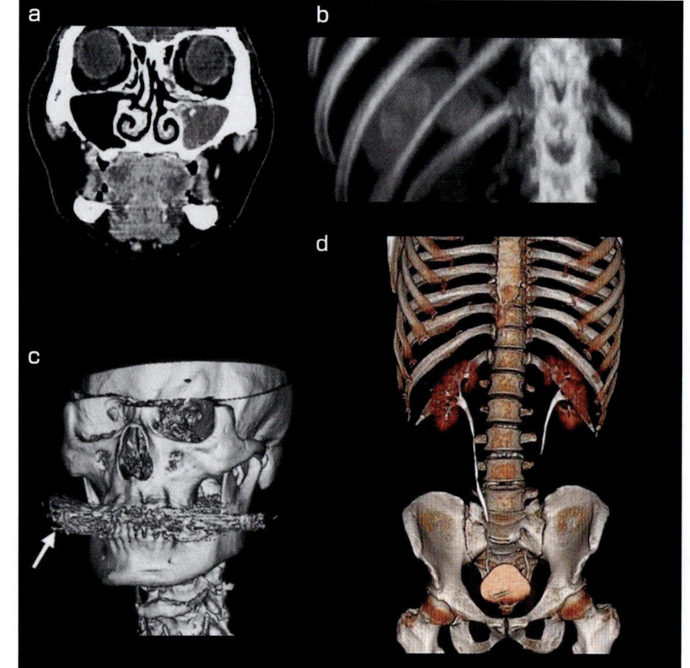

a：**多断面再構成**（**MPR**）：横断像から矢状断面や冠状断面を再構成する方法
b：**最大値投影法**（**MIP**）：最大CT値を表示する方法
c：**サーフェスレンダリング**（**SR**）：皮膚などの表面を三次元表示する方法
d：**ボリュームレンダリング**（**VR**）：体内臓器を三次元表示する方法

図2 3次元画像処理および画像表示
（a…国家試験57-86PM，b…58-79PM，c…58-81PM，d…64-82PMより転載）

8 画像解剖（Ⅰ）　X線画像

川村 拓

出題基準

- X線画像（正常画像，異常陰影の形成要因と形状表現，主要疾患画像，頭部，脊柱，体幹部，四肢，乳房，軟部組織，歯・顎顔面）

弱点克服への道　主要画像における正常解剖を覚えて，典型的な異常画像に対応できるようにしよう。

- 胸部単純X線画像：肺野上縁から下縁までを含めた画像であり，主に肺野全体の観察が可能となる。肺野全体はX線透過性が高く画像上で黒く描出される。また，肺の下縁は横隔膜に接している。一方，両肺に挟まれた領域を縦隔といい，大動脈・心臓，気管，食道などの臓器を含む。単純X線画像から縦隔内の各臓器全体を個々に判別することは困難であるが，X線透過性が異なる臓器間で陰影として描出される。
- 腹部単純X線画像：横隔膜から恥骨結合までを含む画像であり，主に背臥位と立位で撮影する。腹部臓器の位置や形態の観察，消化管ガスの観察および異物，結石，石灰化の有無を確認する。
- 骨単純X線画像：骨はカルシウムを含むため，軟部組織と比較してX線透過性が低く画像上で白く描出される。骨折や脱臼を含めた変位の観察に用いられる。
- 異常画像として，胸部では**気胸**や**サルコイドーシス**，腹部では**イレウス**や**フリーエアー像**，乳房では石灰化病変を把握する。左右対称の臓器であれば左右差を確認することで異常像の判別が可能となる。

ポイントねらい撃ち　過去問から，覚えるべきポイントをピックアップ！

❶胸部X線正面写真は**CTR**（Cardio-Thoracic Ratio：**心胸郭比**）が観察可能である。62-32PM

❷腹部仰臥位正面X線単純写真では，所見として腸管ガス像や尿路結石の有無が判定可能である。62-76PM

❸図aで示す矢印は上顎洞である。63-83PM

★❹**尺屈位撮影像**（図b）により舟状骨が観察可能となり，アがMP関節，イが中手骨，ウが舟状骨，エが橈骨，オが月状骨である。61-83PM，66-81PM

❺**気胸**や**肺気腫**では胸部X線写真で**透過性**の亢進がみられる。63-45PM

❻脳動脈瘤や胃潰瘍は単純X線写真で描出困難である。63-70PM

❼足正面撮影では**リスフラン関節**が描出できる。63-71PM

❽図cは異物が描出されている。65-86PM

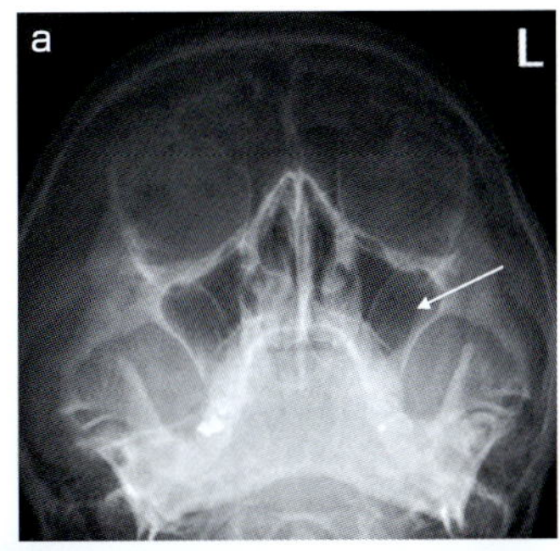

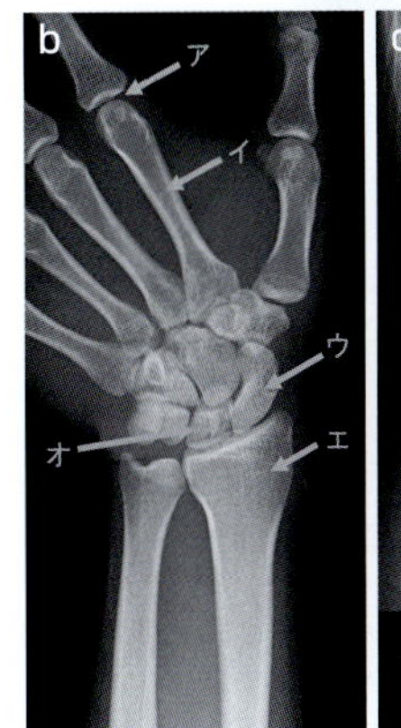

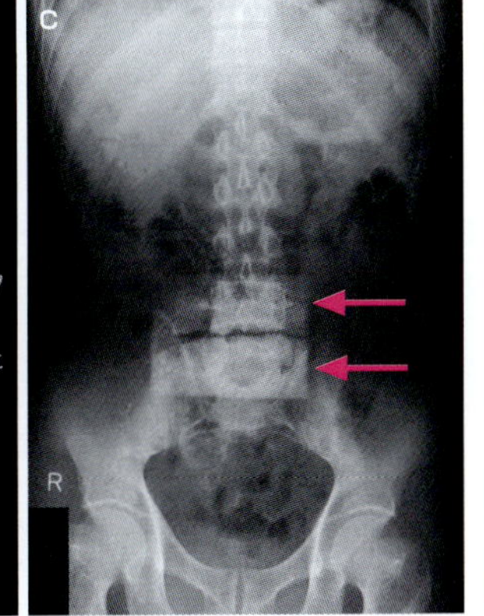

❾図dの異常は左乳房欠損である。65-85PM

❿図eの異常画像は**びまん性**に分布しており良性石灰化所見である。65-84PM

⓫脊椎分離症は腰椎単純X線斜位像で観察可能である。62-76PM

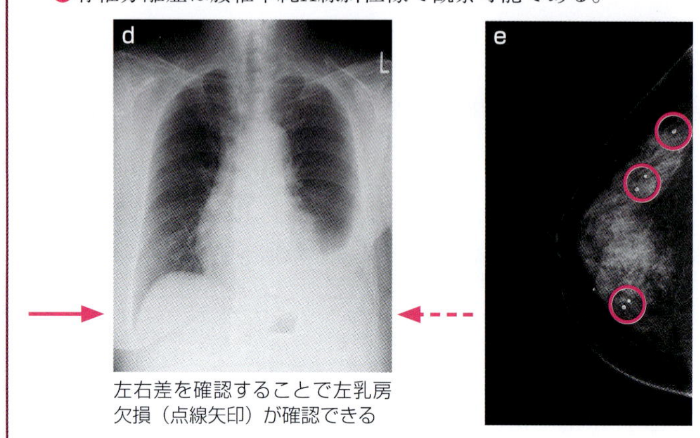

左右差を確認することで左乳房欠損（点線矢印）が確認できる

★：2回以上出題

知識の幅を広げよう

胸部単純X線画像

■正面像（図1）

- 主に立位で撮影し，正面および側面の撮影を行う。肺の異常所見の確認や中央陰影の変化，異常ガス像の確認を行う。
- CTR：胸郭径に対する心陰影の割合で算出する。通常50%以下となるが，呼吸や体位，体格によって左右する。❶

■側面像（図2）における縦隔（前縦隔・中縦隔・後縦隔）の区分

頭部単純X線画像

- 正面像，側面像，**タウン像**がある。**タウン像**は後頭骨の観察に適した画像である。

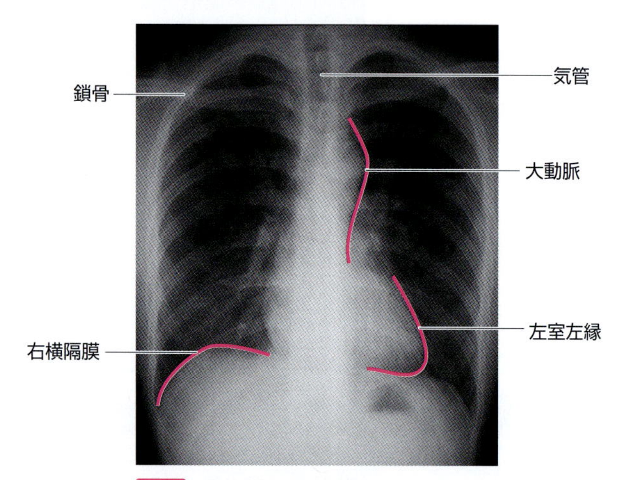

図1　胸部単純X線正面像
中央の縦隔陰影：左第1弓…大動脈弓，左第2弓…肺動脈幹，左第3弓…左心耳，左第4弓…左心室左縁，右第1弓…上大静脈，右第2弓…右心房右縁

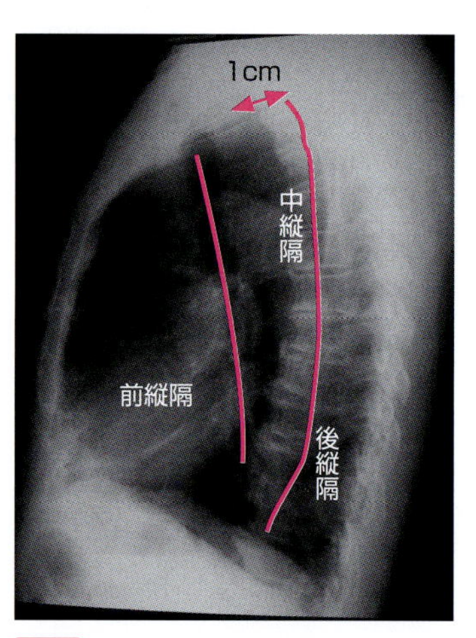

図2　胸部単純X線側面像
前縦隔：気管の前壁像と心臓の後縁を結んだ線の前方，中縦隔：前縦隔との境界から胸腰椎体前縁から1cm後方に引いた線の前方，後縦隔：中縦隔との境界の後方

イエロー・ノート ⇒ 1章35~44

副鼻腔単純X線画像

- 正面像（図3），**ウォーターズ像**（図4）にて副鼻腔（前頭洞，上顎洞，篩骨洞，蝶形骨洞）の観察が可能となる。副鼻腔は通常含気があり，副鼻腔炎や充実性腫瘍を異常陰影として描出可能である。またコルドウェル像なども撮影する場合もある。❸

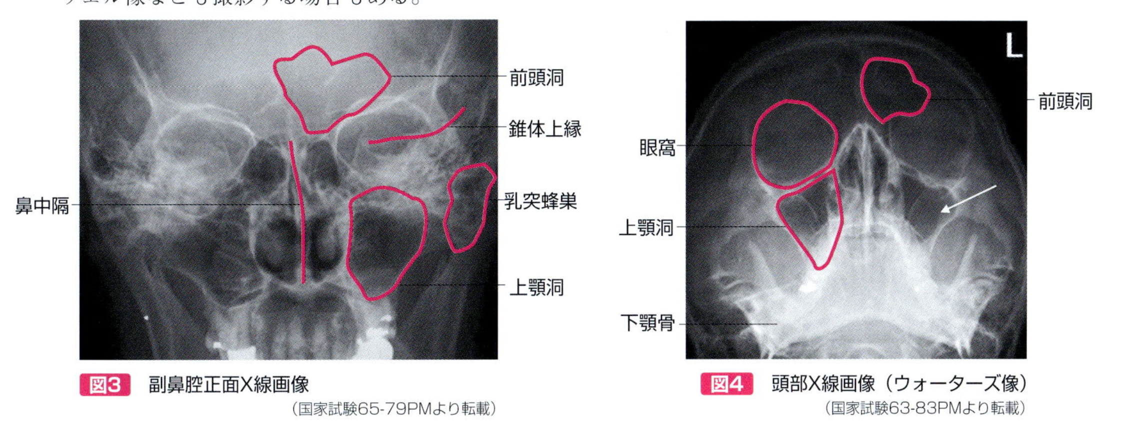

図3 副鼻腔正面X線画像
（国家試験65-79PMより転載）

図4 頭部X線画像（ウォーターズ像）
（国家試験63-83PMより転載）

股関節単純X線画像

- 正面像または側面像がある。また，背臥位でカセッテに対して検側に45°斜位にした**ラウエンシュタイン法**による斜位像もある。

手指X線画像（図5，図6）

- 遠位側より末節骨，基節骨，中節骨，中手骨が配置し，末節骨－基節骨間関節である遠位指節間節（**DIP**）**関節**，基節骨－中節骨間関節である近位指節間（**PIP**）**関節**，中節骨－中手骨間関節である中手指節（**MP**）**関節**が正面画像で確認できる。手根骨（遠位第1指側（母指）から**大菱形骨**，**小菱形骨**，**有頭骨**，**有鉤骨**が第5指側に配置し，近位第1指側から**舟状骨**，**月状骨**，三角骨，豆状骨が第5指側に配置する）は正面像および側面像の他，斜位像にて描出が可能である。❹

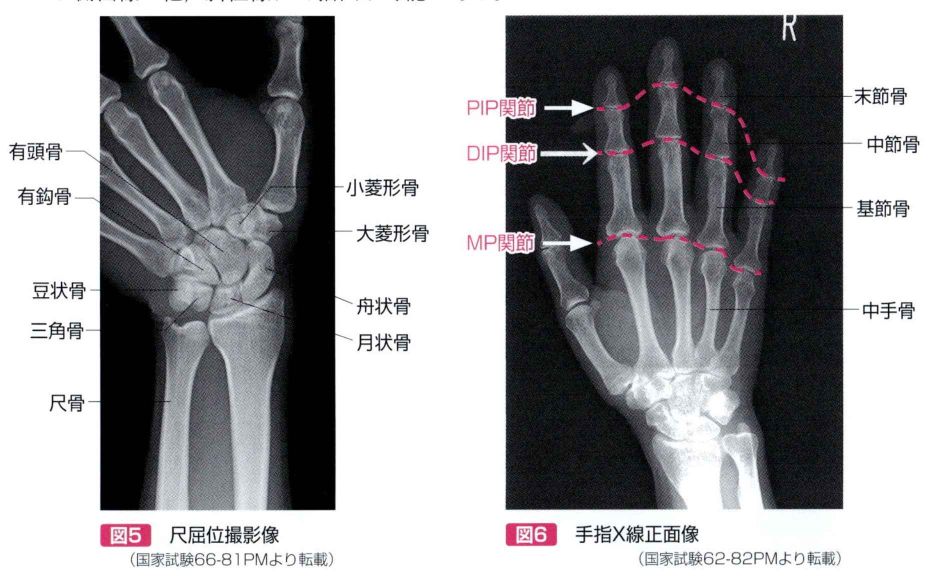

図5 尺屈位撮影像
（国家試験66-81PMより転載）

図6 手指X線正面像
（国家試験62-82PMより転載）

膝関節X線画像

- 主に正面像，および側面像にて大腿骨，脛骨，腓骨，膝蓋骨が観察できる。正面像では膝蓋骨が大腿骨と重なるため，膝蓋骨の正面像として**スカイラインビュー**を追加することが多い。その他，立位による**ロー**

ゼンバーグ法の画像は十字靭帯起始部である膝顆間窩の観察が可能である。

足指X線画像（図7）

- 遠位側より末節骨，基節骨，中足骨が配置する。足根骨（遠位第1指側（拇指）から第1楔状骨，第2楔状骨，第3楔状骨，**立方骨**が第5指側に配置し，近位側に向かって**舟状骨**，**距骨**，**踵骨**がある），**ショパール関節**（距骨－舟状骨間関節），**リスフラン関節**（中足骨－楔状骨・立方骨間関節）が正面または斜位像によって観察可能である。**アントンセン法**による画像は距踵関節の関節に利用される。

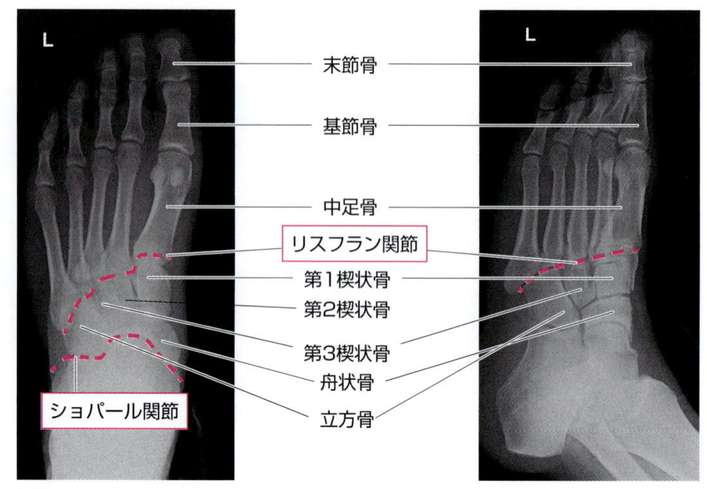

図7　足指X線正面（左）・斜位（右）像

乳房X線（マンモグラフィ）像

- X線透過性が低く高濃度の乳腺組織とX線透過性が高く低濃度の脂肪組織が描出される。通常ではCC（Cranio-Caudal，頭尾方向）像とMLO（MedioLateral Oblique，内外斜位，図8）像とを取得する。**MLO画像**では**大胸筋**も描出される。必要に応じてスポット画像などを追加する。マンモグラフィの異常像としては主に**腫瘤陰影**や石灰化がある。図8は乳腺組織が広範囲に描出されている。

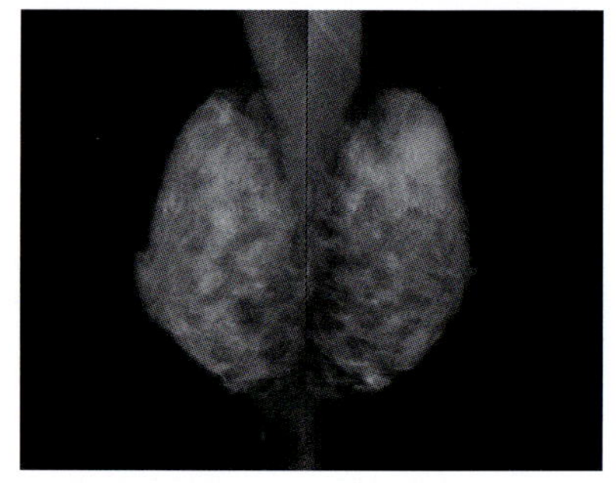
図8　乳房X線MLO像
（国家試験64-78PMより転載）

障害陰影像

- 主に金属製のアクセサリー類（図9）や湿布，エレキバン，回路などによるものがある。**束ねた髪の毛**（図10，矢印で示した部分）や濡れた髪の毛なども障害陰影像として描出される。

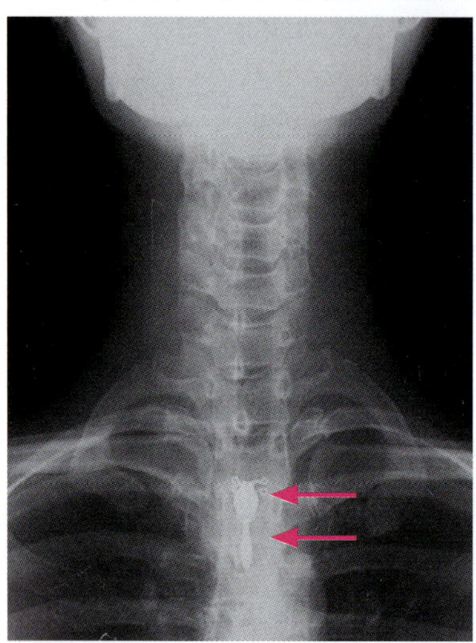
図9　障害陰影像
椎体上に洋服のファスナーが障害陰影として写っている（矢印）

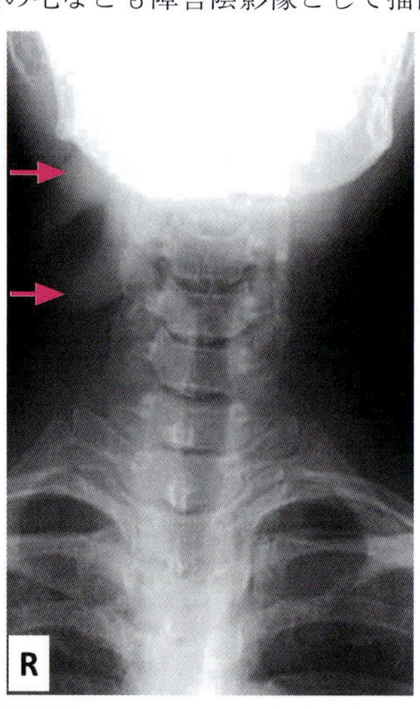

図10　障害陰影像
（国家試験66-82PMより転載）

異常画像例と典型疾患

■胸部X線画像による異常像と典型疾患

- サルコイドーシス（図11）：原因不明の全身性肉芽腫性疾患。胸部単純X線正面像では両側肺門リンパ節の腫脹が認められる。

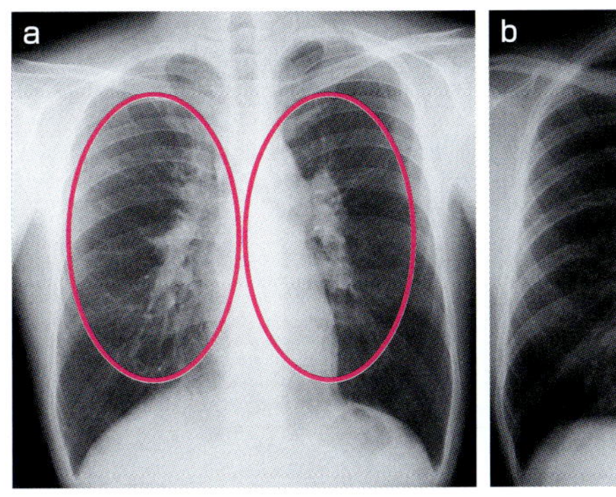

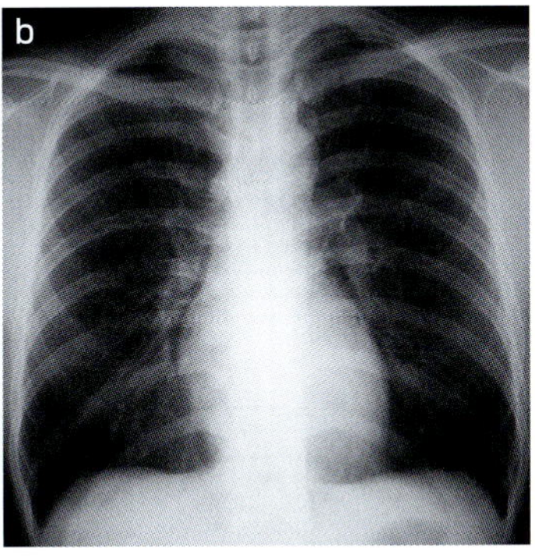

図11 サルコイドーシス（左）と正常像（右）
a：サルコイドーシス。単純X線画像所見で両側肺門リンパ節腫脹がみられる
（左…国家試験66-83PMより転載）

- 気胸（図12）：肺を覆っている膜に穴が開いて，肺から胸腔内に漏れた空気がたまった状態。胸部X線正面像で**透過性**の**亢進**（点線内）が認められる。
- 胸水：胸膜腔に体液が貯留した状態。図13の胸部X線正面像では左肋骨横隔膜角の鈍化がみられる。胸部単純X線側臥位（**デクビタス**）像によって少量の胸水を検出できる場合がある。

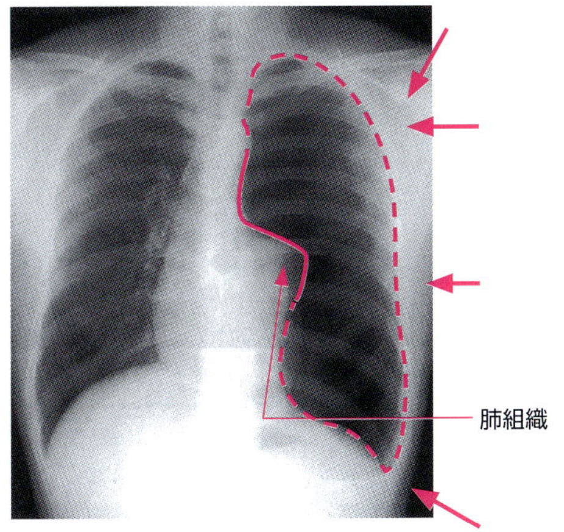

図12 胸部X線正面像（気胸）
左肺の外側：漏れた空気（太い矢印）
左肺の内側：空気に圧排されて縮小した肺組織（細い矢印）
（国家試験62-87PMより転載）

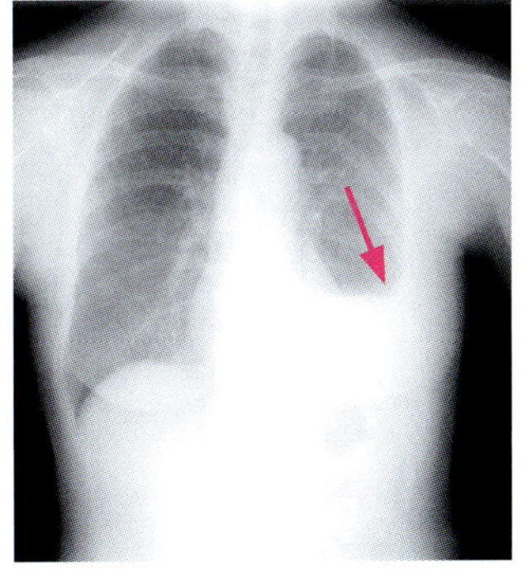

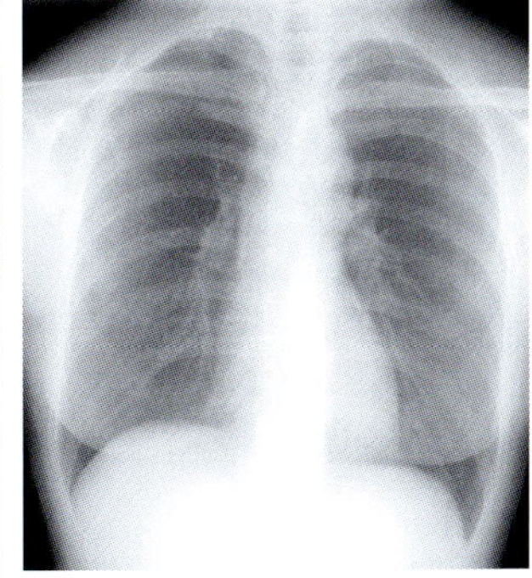

図13 左胸水（左）と正常像（右）
（土屋一洋 監：診療放射線技術 画像診断マスター・ノート，p.162，図1，2，メジカルビュー社，2005，より転載）

■腹部単純X線画像による異常所見

- **フリーエアー像**（遊離ガス像，図14）：**消化管穿孔**を疑う画像所見である。立位にすることで腹腔内のガスが横隔膜下に描出可能となる。左側臥位による**デクビタス撮影**も有効である。
- **ニボー像**（鏡面像，図15）：**消化管閉塞（イレウス）**を疑う画像所見である。肛門側の腸閉塞により内容物が腸管内に滞留する。立位にすると重力で腸管内の内容物のうちガス成分（X線高透過）が上方に，液性成分（X線低透過）が下方に移動し，腸管内で水平に液面像を形成する。

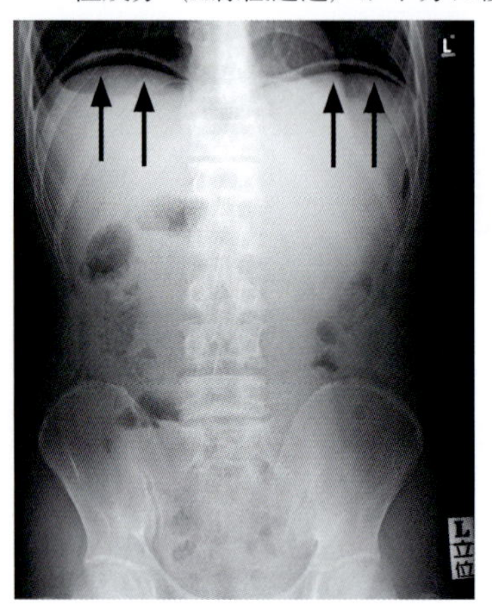

図14 腹部立位X線正面像（フリーエアー）
立位像で横隔膜下の異常ガス像が観察できる（矢印）。フリーエアー：消化管穿孔により，消化管ガスが腹腔内に漏れている状態
（土屋一洋 編：診療放射線技師 画像診断 マスター・ノート，p.252，図6，2005，より転載）

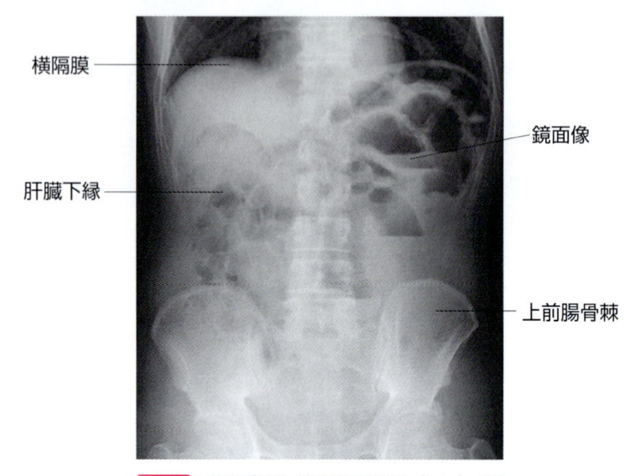

図15 腹部単純X線立位正面像（ニボー像）
（診療放射線技師 イエロー・ノート3rd edition，p.110，図75，2012，より転載）

■乳房X線画像

- 描出される腫瘤は，濃度・辺縁・性状から良悪性の鑑別が行われる。
- 石灰化は性状・分布から良悪性の鑑別診断がされる。病変分布による評価を図16に示す。

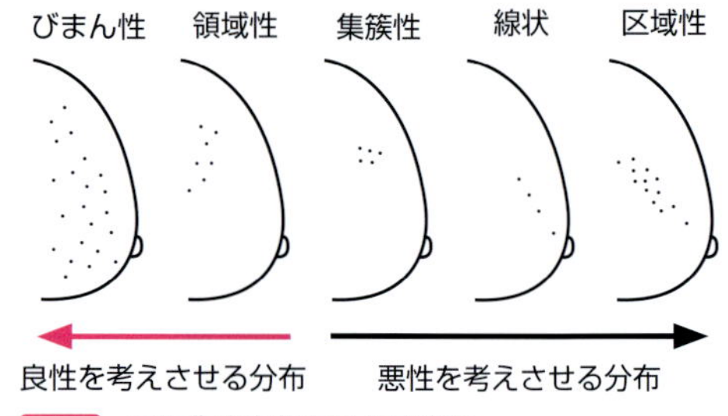

図16 石灰化病変分布による評価
（梁川 功 監：診療放射線技師 マスター・テキスト 上巻，p.73図12B，2008，より引用）

豆知識

●胸部疾患について知識を広めよう

- 無気肺：なんらかの原因により肺の膨らみが不十分な状態を指す。気管支異物や腫瘍による閉塞性と，胸水や気胸などで肺が圧排される非閉塞性に分けられる。
- 肺気腫：肺胞および呼吸細気管支の破壊によって起こるびまん性肺疾患。
- 肺炎：胸部単純X線画像においてさまざまな画像所見を示すが，主なものとして浸潤影を認める場合がある。

画像解剖（Ⅰ）　X線造影画像

川村 拓

出題基準

- X線造影画像（正常画像，異常像の形成要因と形状表現，主要疾患画像，循環器・脈管系，消化管系，胆道系，泌尿器，生殖器系，脊髄・関節腔，IVR〈インターベンショナルラジオロジー〉）

弱点克服への道　胃X線画像と頭部・腹部血管造影像によって描出される解剖を覚えよう。

- 消化管X線造影画像は造影剤を用いて消化管内内腔を描出した画像である。主に**硫酸バリウム**を**陽性造影剤**，空気を陰性造影剤として用いる。
- 食道X線造影画像は立位によって取得され，正面像と第1斜位像などで評価される。第1斜位像では**ホルツクネヒト腔**に食道が位置するため心臓・椎体と食道の陰影の重なりがない画像となる。
- 胃や大腸は仰臥位や半立位，第1斜位，第2斜位など体位変換を行い，くまなく内腔を描出する。胃X線造影における**充満像**は胃の形状や位置異常，大彎小彎の凹凸の描出を目的とし，造影剤と空気による**二重造影像**では発泡剤による空気で進展した粘膜皺の描出，**レリーフ**（薄層）像は少量の造影剤による粘膜の凹凸の描出，圧迫像は造影剤のたまりやはじき具合の評価を目的とした画像である。仰臥位画像と腹臥位画像では噴門部と前庭部の位置が逆に表示され，**仰臥位**画像では**後壁**，**腹臥位**画像では**前壁**の観察を行う。
- 頭部血管造影は主に**脳動脈瘤**の診断や治療を目的として行われる。正面像・側面像の各種脳血管像の理解は必要である。
- 腹部血管造影についてもさまざまな診断や治療を目的として血管造影が行われるが，特に**肝細胞癌**（hepatocellular carcinoma：HCC）に対する腹部血管造影像（腹腔動脈造影像，上腸間脈造影像）と肝動脈塞栓療法（transcather arterial enbolization：TAE）による治療の理解が必要である。ちなみに上腸間脈動脈造影像は時間とともに門脈に達し**門脈造影像**となる。

ポイントねらい撃ち　過去問から，覚えるべきポイントをピックアップ！

❶図aの**腹臥位**レリーフ像では**前壁**が描出されている。65-81PM

❷**再立位二重造影第1斜位像**（図b）で観察可能な部位は**穹窿部**と**噴門部**である。63-84PM

❸上部消化管造影後の腹部単純X線画像（図c）で描出されている矢印は結腸である。64-84PM

❹脳血管造影正面像（図d）において，矢印は内頸動脈である。65-80AM

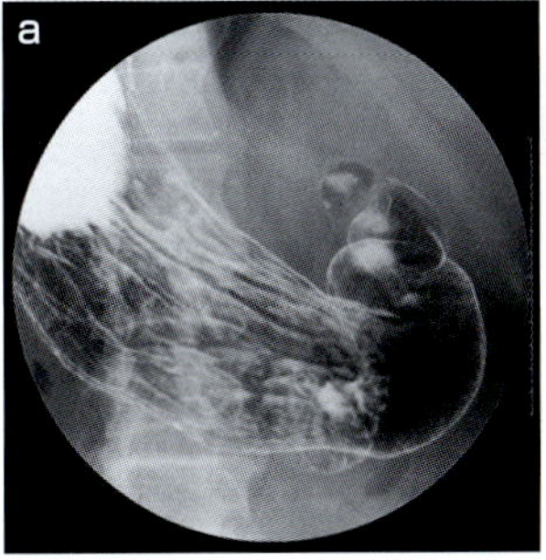

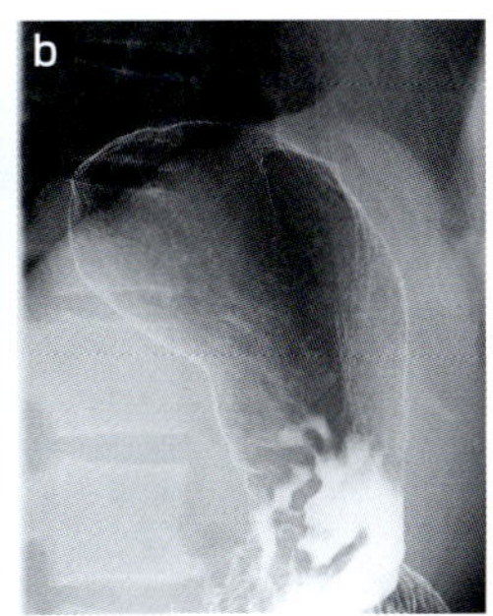

❺図eの門脈造影像において，造影剤を注入した血管は上腸間膜動脈である。63-44AM

❻図f-1，f-2の上部消化管X線造影画像は進行がんである。64-85PM

❼図gの食道X線造影画像は食道がんである。66-84PM

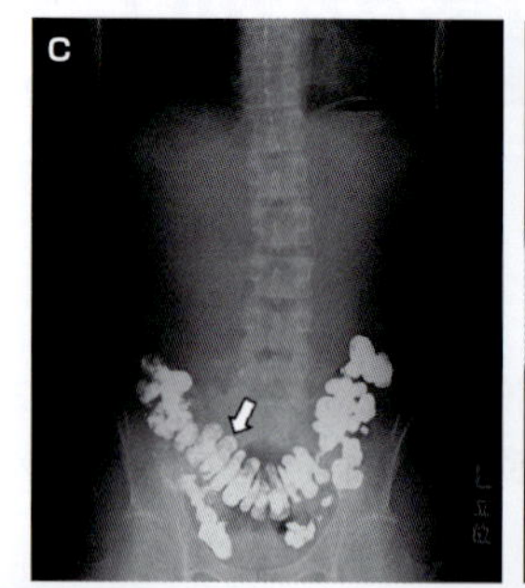

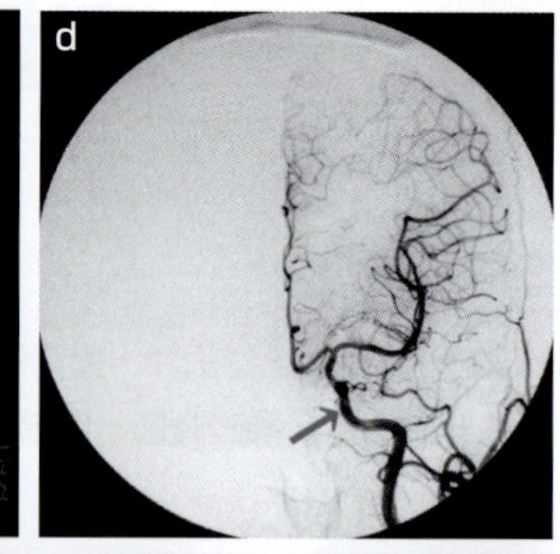

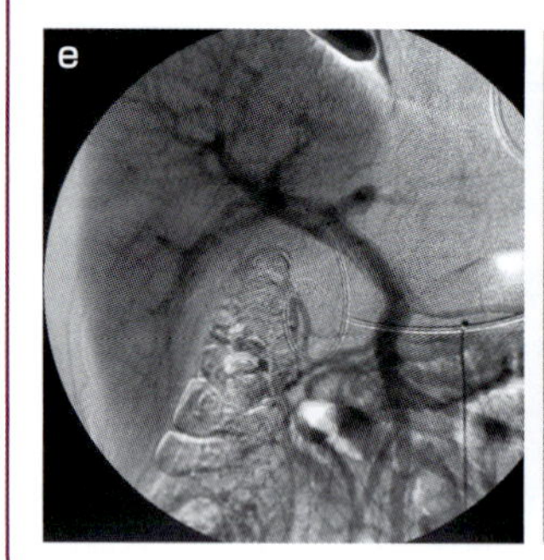

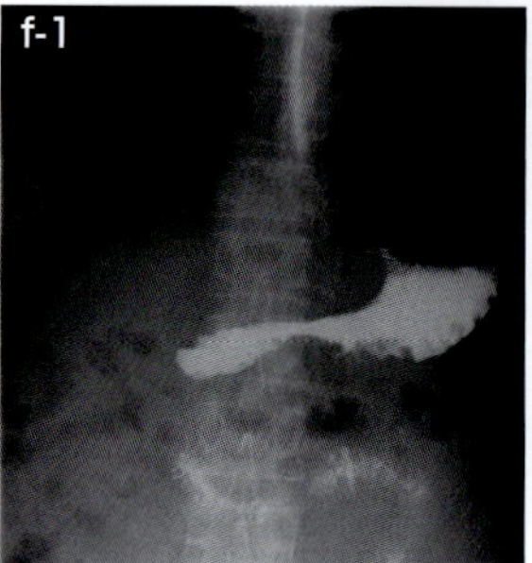

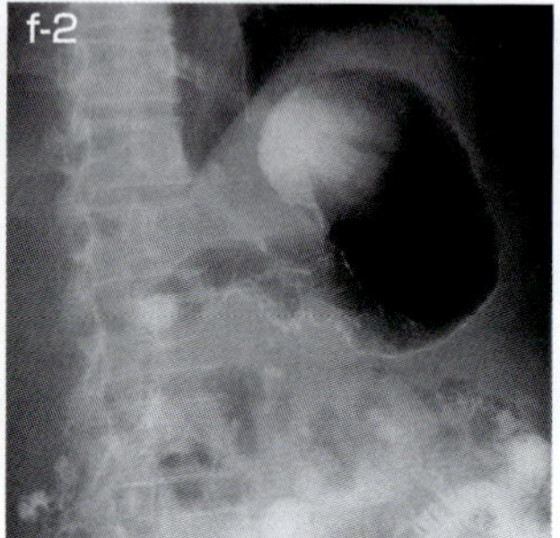

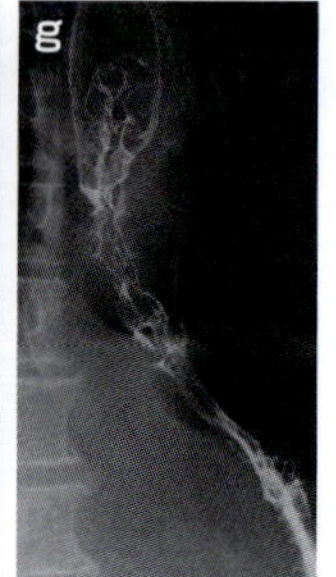

知識の幅を広げよう

胃造影X線画像（表1）❶❷

表1 胃二重造影像の撮影体位と描出部位

		描出部位		
		二重造影正面像	二重造影第1斜位像	二重造影第2斜位像
撮影体位	背臥位	胃角部，胃体部	前庭部，十二指腸球部	胃体部 ＊バリウムが穹窿部と前庭部に分けられている第2斜位像を振り分け像という
	半立位	－	－	穹窿部および胃体上部

（画像…宗近宏次 監，中澤靖夫 編：改訂2版 診療放射線技師 画像検査フルコース，p.117，図11-13，17，2010．より転載）

二重造影像以外の撮影像

- 充満像：立位充満像（図1）や腹臥位充満像を撮影する。腹臥位充満像では十二指腸球部が圧迫されることから観察に適する。

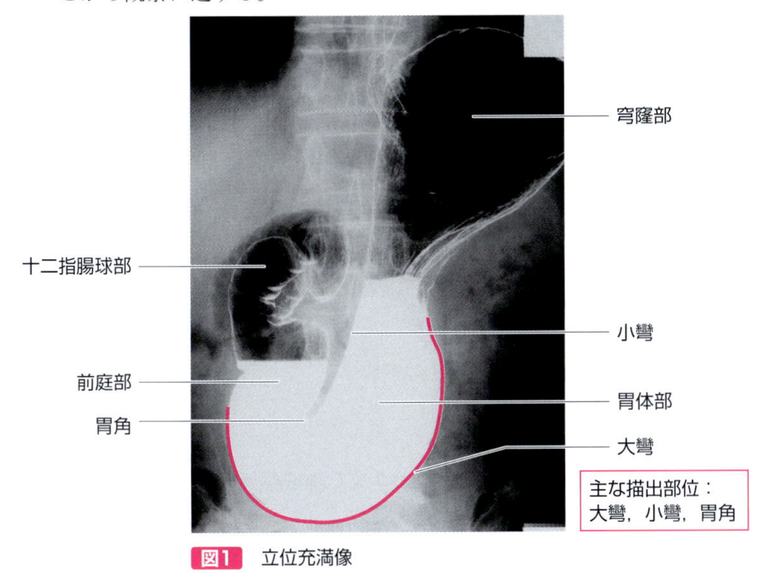

図1 立位充満像

- 薄層（レリーフ）像：腹臥位（図2）にすることで前壁に薄くバリウムを分布させ観察できる。

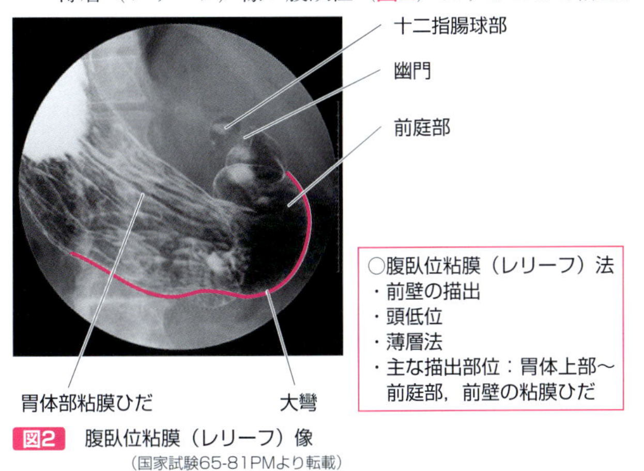

○腹臥位粘膜（レリーフ）法
・前壁の描出
・頭低位
・薄層法
・主な描出部位：胃体上部～前庭部，前壁の粘膜ひだ

図2 腹臥位粘膜（レリーフ）像
（国家試験65-81PMより転載）

- 圧迫像：胃体部から十二指腸球部までを圧迫筒で押さえ，胃角や前庭部などの画像が観察できる。

頭部血管造影像：主に正面像および側面像を撮影する。

- 内頸動脈造影像（図3参照）：**内頸動脈**は総頸動脈より起こり，頭蓋内で眼動脈を分枝した後，**前大脳動脈**（ACA）と**中大脳動脈**（MCA）に分枝する。

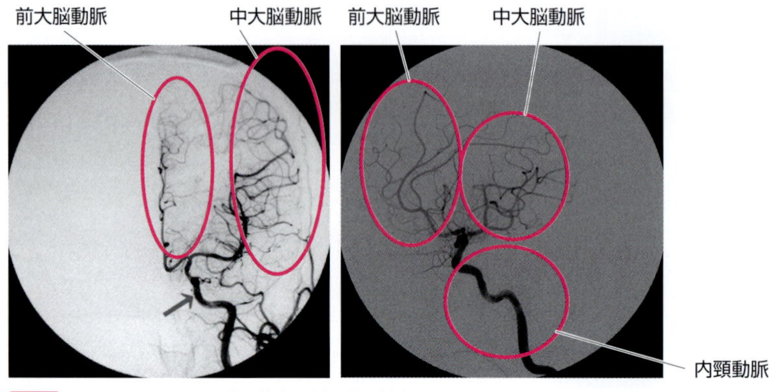

図3　内頸動脈造影正面像（左），側面像（右）

（左…国家試験65-80PMより転載）

- 椎骨動脈造影像（図4）：**椎骨動脈**は鎖骨下動脈より分枝し，左右が合流し**脳底動脈**となり，最終的に**後大脳動脈**（PCA）に分枝する。

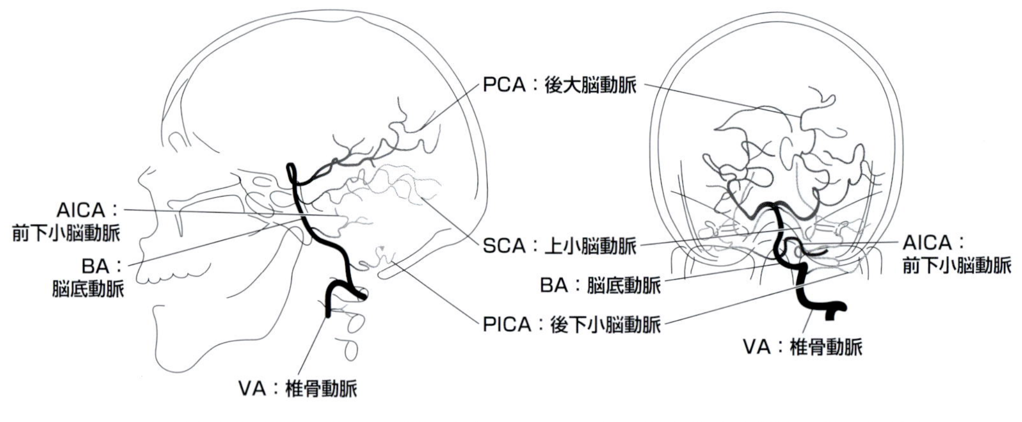

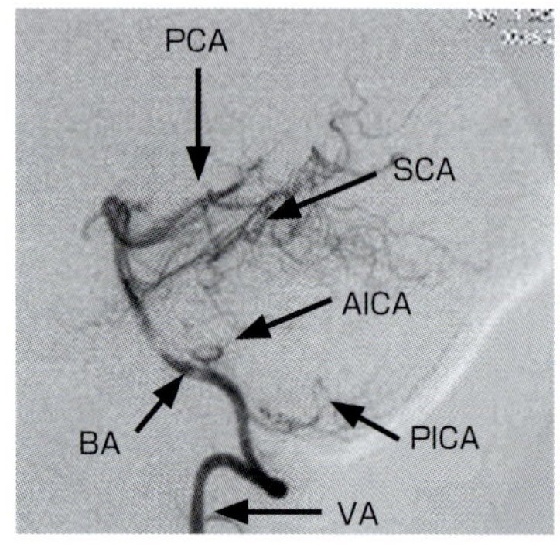

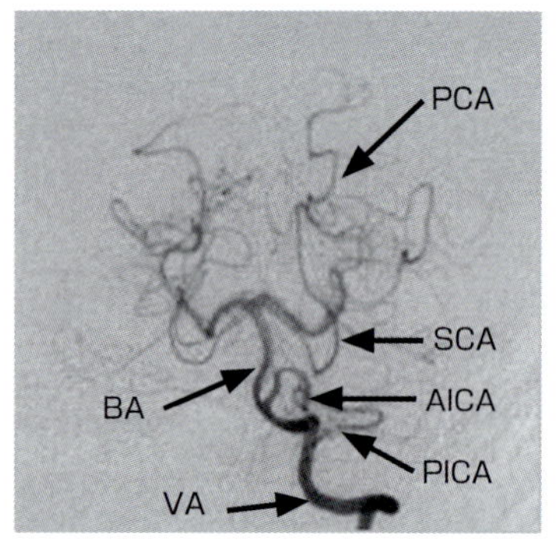

図4　椎骨動脈造影像

（梁川　功 ほか 監，大石幹雄 ほか 編：診療放射線技師 マスター・テキスト 上巻，p.172，図3，2008．より転載）

頸部血管造影像（p.217，図c参照）

- **左総頸動脈**は**大動脈弓部**より直接分枝し，**内頸動脈**と**外頸動脈**に分岐する。
- **右総頸動脈**は**腕頭動脈**から分枝し（右鎖骨下動脈と分枝），**内頸動脈**と**外頸動脈**に分岐する。

冠動脈造影像（図5）

- 冠動脈は心筋（心臓）を栄養する血管である。大動脈起始部から右冠状動脈と左冠状動脈に分岐する。**右冠動脈**は右室全面と左右心室後面に分布し，**左冠動脈**は**前下行枝**と左回りして心臓の後面に達する**回旋枝**に分岐する。狭心症による血管狭窄や心筋梗塞による血管閉塞の診断に用いられる。

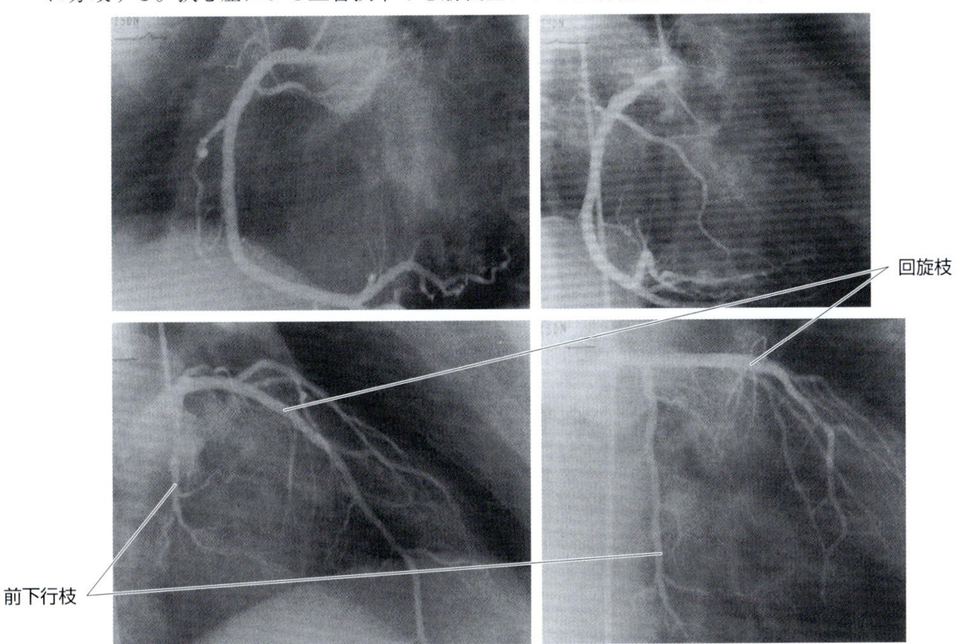

図5 冠動脈造影像（上：右冠動脈，下：左冠動脈）
（宗近宏次 監，中澤靖夫 編：改訂2版 診療放射線技師 画像検査フルコース，p.256，図125，126，2010．より転載）

腹部血管造影像

- **腹部大動脈**は椎体の**左寄り**前方を下行し，上部から順に**腹腔動脈**，**上腸間脈動脈**，左右の腎動脈，精巣（卵巣）動脈，**下腸間脈動脈**を分岐する。
- **下大静脈**は**第4～5腰椎**の高さで左右の総腸骨静脈が合流して形成され，椎体の**右寄り**前方を上行し，左右の腎静脈，右副腎静脈（左副腎静脈は左腎静脈に流入），横隔膜静脈，右肝静脈，中肝静脈，左肝静脈が流入し，胸郭内で右心房につながる。
- **腹腔動脈**（図6）は腹部大動脈前面で第12胸椎下部～第1腰椎の高さで分岐し，通常では**左胃動脈**を上方へ分岐したのちに，**総肝動脈**と**脾動脈**に分岐する。

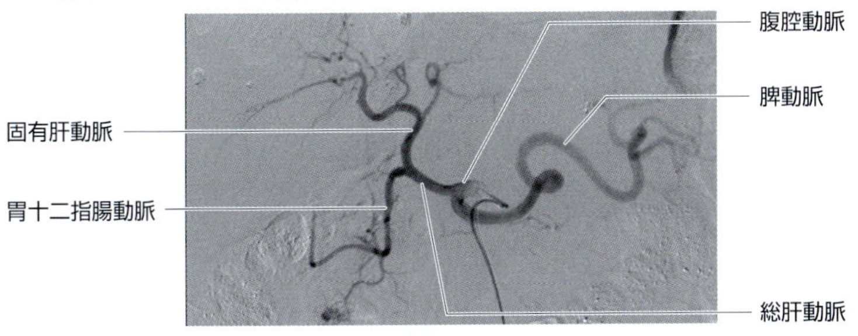

図6 腹腔動脈造影像
（画像提供：茨城県立医療大学 中島修一博士のご厚意による）

- **総肝動脈**は腹腔動脈から右方向に分岐し，胃十二指腸動脈を分岐するまでを指す。総肝動脈は胃十二指腸動脈を分岐してからは**固有肝動脈**となり，**右肝動脈**と**左肝動脈**に分岐する。
- **門脈**（図e参照）は脾静脈，上･下腸間膜静脈，胃冠状静脈が集まり1本の太い静脈となり，固有肝静脈の背側を走行し，肝門部から肝内に入る。

異常画像

- 食道癌の造影X線画像：図gは癌の浸潤により食道内腔が狭窄している
- 胃癌の造影X線画像：図fは進行癌でスキルス型である。がんの浸潤により粘膜が肥厚しているが，造影X線画像は胃内腔を描出しているため判別できない。胃壁の進展性が消失し，硬化している所見がみられる。ボールマン分類としてⅣ型に分類される。
- 肝動脈造影におけるHCCの描出（図7）
右肝動脈および左肝動脈などを栄養血管としているHCCの様子が描出されている。HCCは動脈血液が豊富であり，IVRとしてTAEなどが行われる。

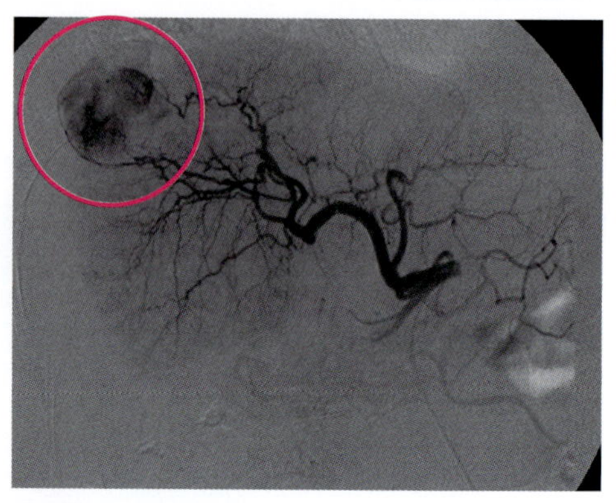

図7　肝動脈造影像（HCC）

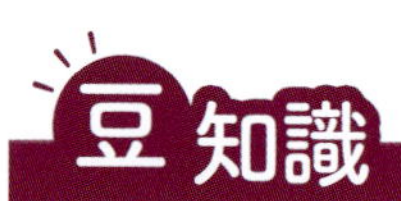

豆知識

●**脳動脈瘤について好発部位を知っておこう。**

・**脳動脈瘤**：三大好発部位として，①**前交通動脈**，②**中大脳動脈分岐部**，③**内頸動脈－後交通動脈分岐部**がある。**破裂**により**くも膜下出血**を引き起こす。IVRとして**金属コイル**などによる**塞栓術**が行われる。

10 画像解剖（Ⅰ）　X線CT画像

川村 拓

出題基準

● X線CT画像（正常画像，造影画像，主要疾患画像，三次元処理画像）

弱点克服への道　腹部単純・造影CT画像で腹部血管の位置関係を把握しておこう！

- CT画像は**X線吸収差**のデータを再構成し，得られる横断像である。
- 単純X線CT画像では主に軟部組織の観察を行うが，頭部CTでは骨折の有無，胸部CTでは肺野の観察を行う。その際には画像フィルタを設定して再構成を行い，ウィンドイングにより最適画像を作成する。
- ヨード造影剤を用いた造影X線CT画像は，血管や栄養臓器を中心に，CT上で高吸収に描出される造影剤の様子が観察できる。造影剤が血管を通して描出する腫瘍の形状を観察するほか，腫瘍の性状を観察することが可能となる。肝臓ダイナミックCT画像では，動脈相，平衡相，門脈相などで撮影することでHCCの描出が可能となる。
- ヘリカルCT装置により薄いスライス厚での収集が可能となり，ワークステーションを使用して任意の断面像が得られる**MPR（多断層再構成）像**や，3次元画像である**MIP像**，**ボリュームレンダリング（VR）画像**も作成可能である。
- 異常画像として，典型的な画像所見をもつ画像は出題されやすいので，しっかり覚えておくとよい。頭部CT画像では**くも膜下出血**や**硬膜下血腫**など特異的な画像所見を示す疾患画像は理解する必要がある。

ポイントねらい撃ち　過去問から，覚えるべきポイントをピックアップ！

★❶下顎骨レベルの頸部造影X線CT画像（図a）における矢印は舌骨である。62-85PM，65-82PM

❷骨条件頭部CT画像（図b）における矢印は篩骨洞である。61-81PM

❸頭部三次元CTアンギオグラフィ（図c）において，矢印は中大脳動脈である。62-83PM

❹冠状動脈CTのMIP画像（図d）において矢印は前下行枝である。62-84PM

❺上腹部三次元CTアンギオグラフィ像（図e）

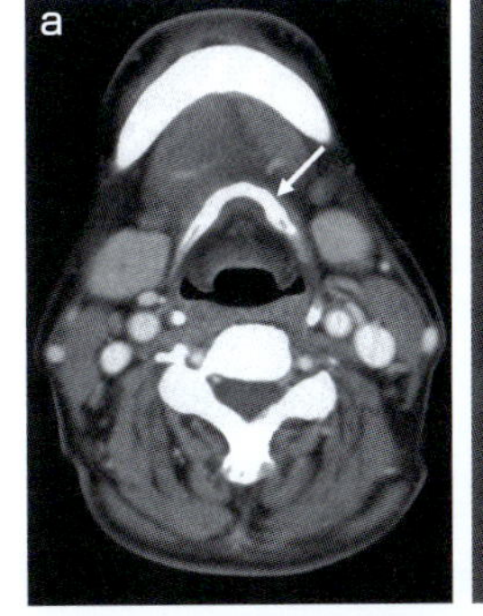

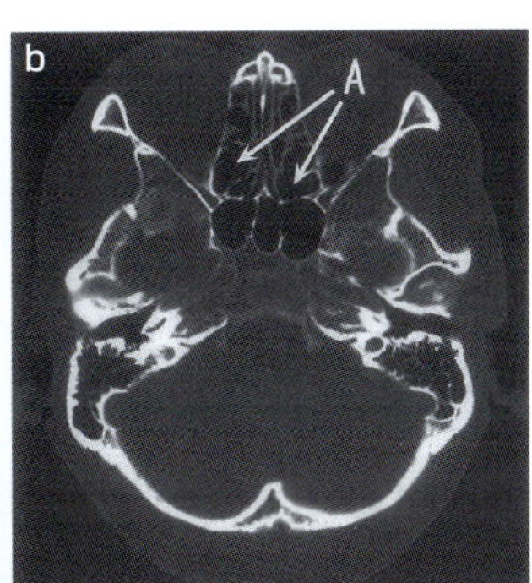

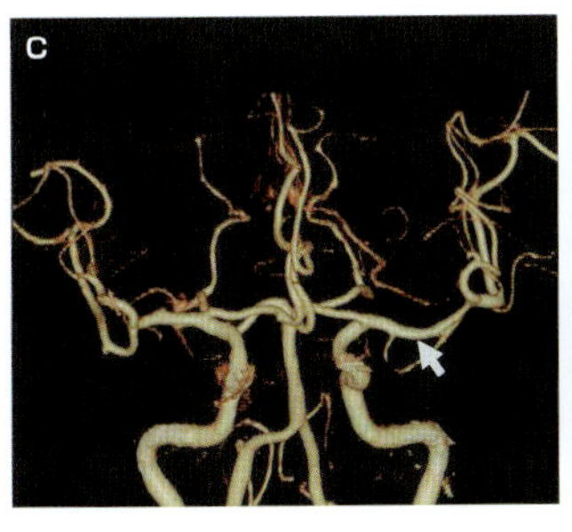

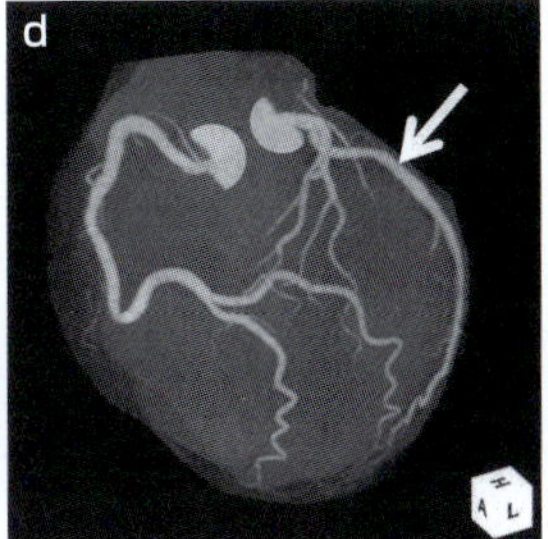

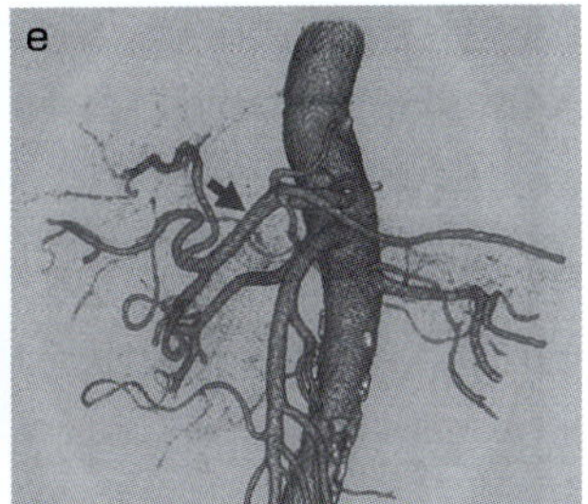

において矢印の血管は総肝動脈である。[61-85PM]

❻造影後三次元腹部CT像（図f）において，アは上腸間膜動脈，イは下行結腸，ウは下腸間膜動脈，エはS状結腸，オは総腸骨動脈である。[66-85PM]

❼上腹部造影CT像（図g）では肝鎌状間膜が描出されていない。[63-43AM]

❽上腹部造影CT像（図h）では，アは胆嚢，イは十二指腸，ウは左腎静脈，エは総胆管，オは上腸間膜動脈である。[62-86PM]

★❾**硬膜下血腫**（図i-1，i-2）では三日月上所見がみられる。[61-84PM，63-85PM]

★❿図j-1～3の頭部CT像は，**くも膜下出血**である。[66-87PM，64-87PM]

⓫胸腹部造影CT像（図k）には大動脈解離がある。[63-42PM]

⓬黄疸を主訴とする患者の腹部造影CT画像（図l-1～3）において，矢印は胆管を示している。[65-87PM]

⓭上腹部造影CT像（図m）において，腫瘍は腎臓に存在する。[63-43AM]

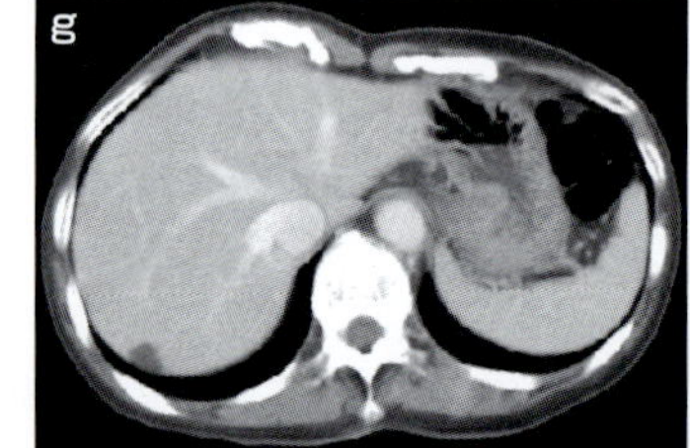

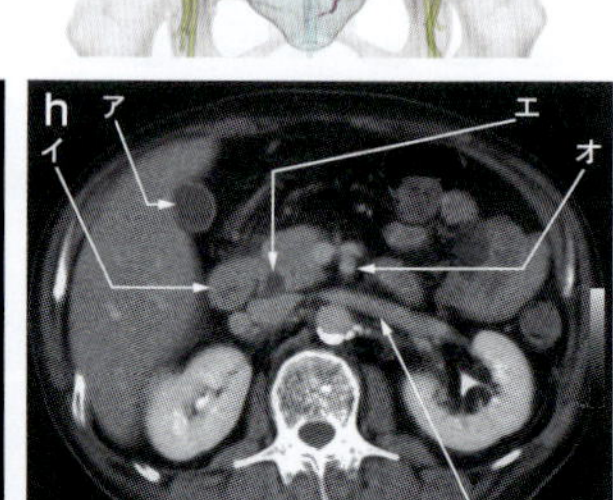

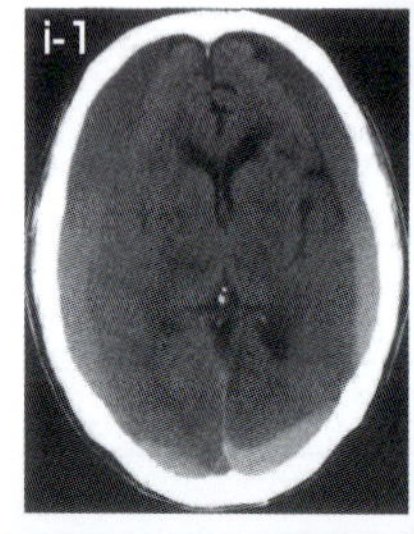

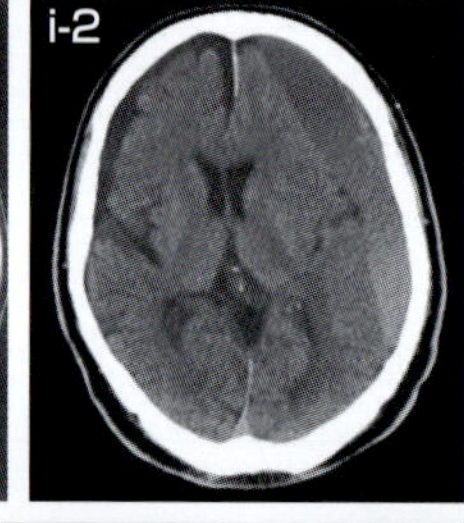

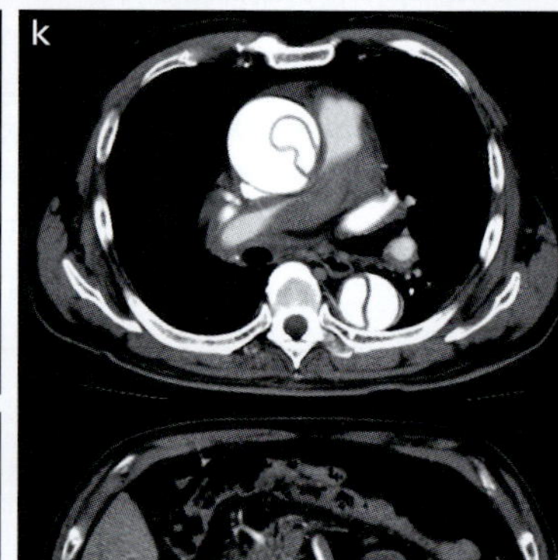

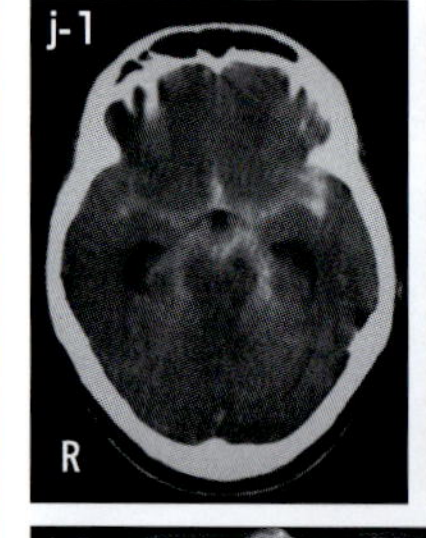

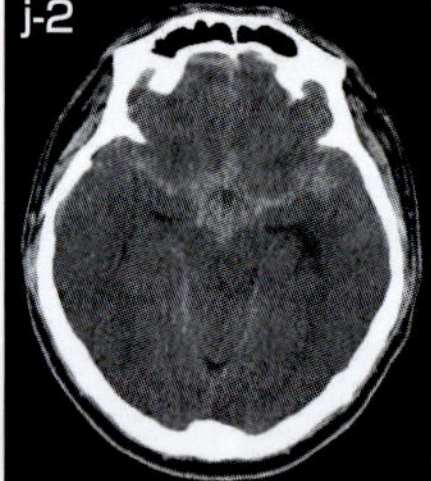

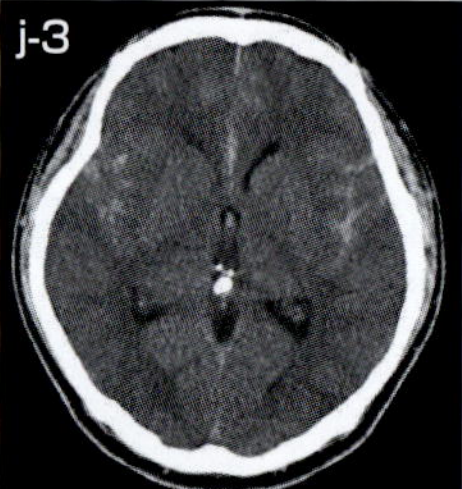

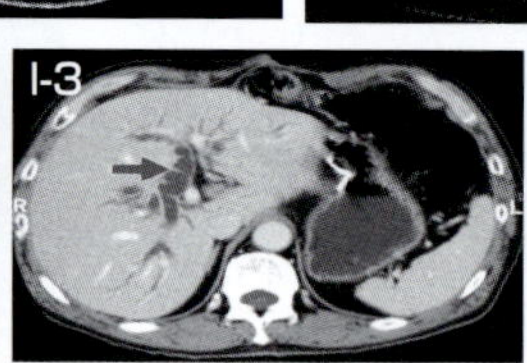

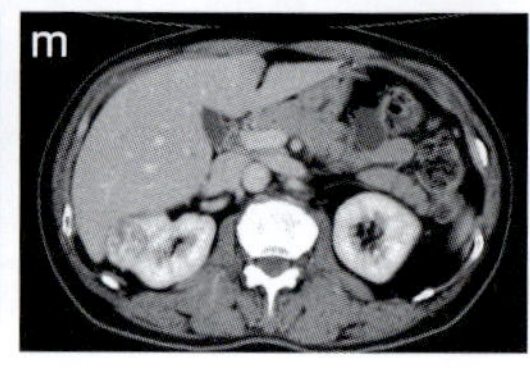

★：2回以上出題

知識の幅を広げよう

正常解剖

• 単純X線CT画像：頸部（図1），胸部，腹部の冠状断像と横断像（図2）。

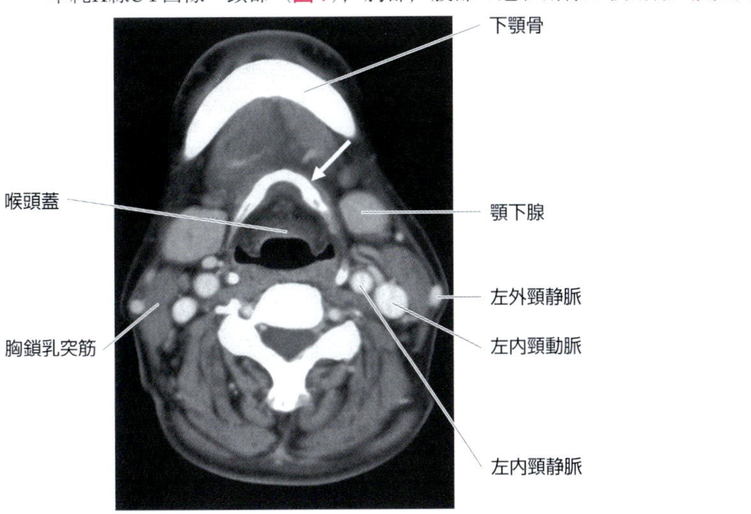

図1 頸部造影X線CT画像
（国家試験62-85PMより転載）

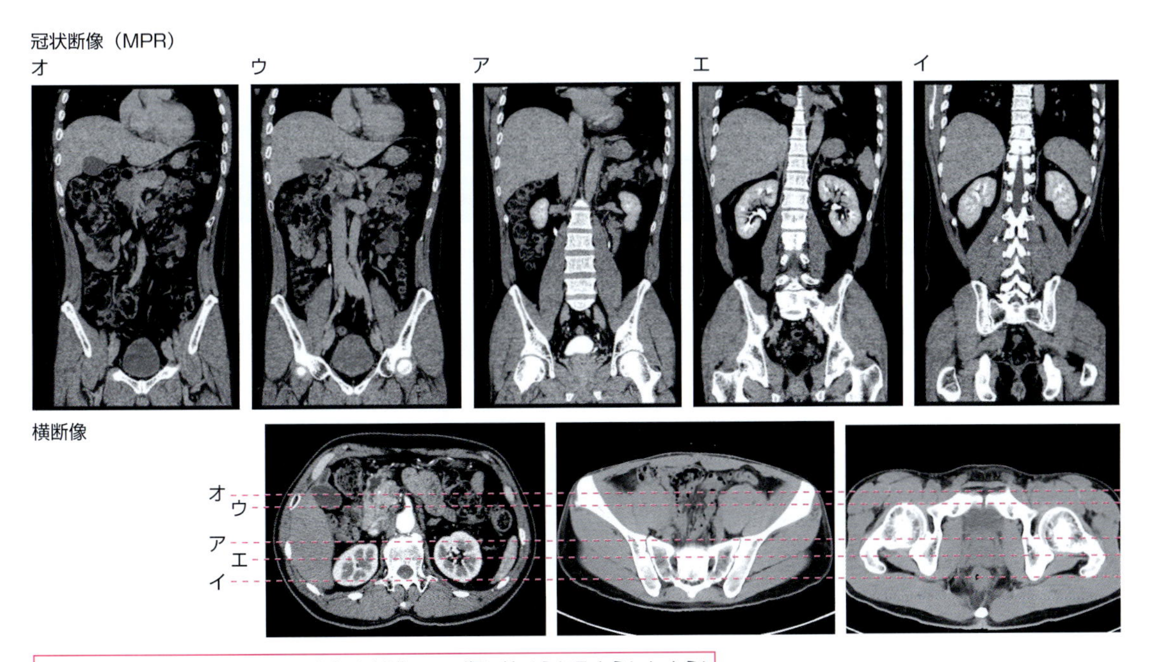

認識しやすい臓器（例：腎臓や骨盤）を基準にして順に並べられるようにしよう!

図2 腹部X線CT冠状断像（上）と横断像（下）
（冠状断像…国家試験64-86PMより転載）

- 三次元CTアンギオグラフィ（3D-CTA）（図3，4）：腹腔動脈・上腸間膜動脈・下腸間膜動脈の走行を理解しよう。

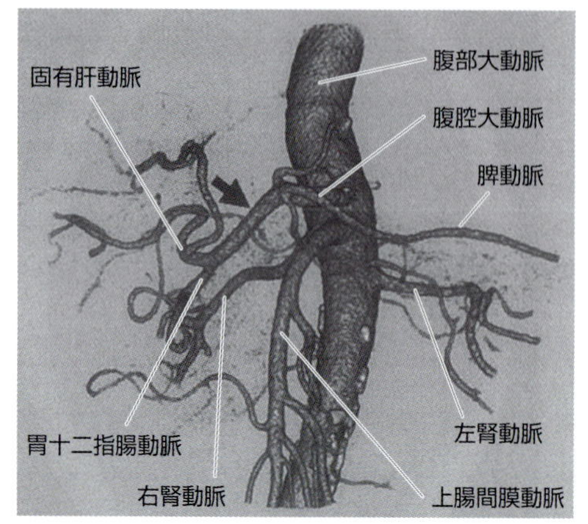

図3　上腹部3D-CTA像

（国家試験61-5PMより転載）

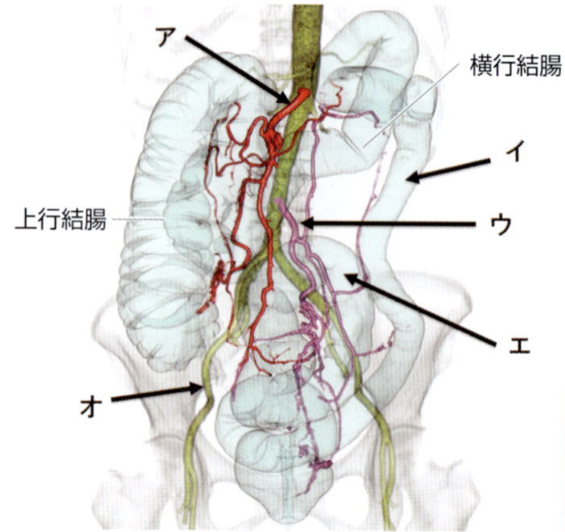

・上腸間膜動脈
→十二指腸，空腸，回腸，盲腸，虫垂，上行結腸，横行結腸に分布
・下腸間膜動脈
→下行結腸，S状結腸，直腸に分布
＊画像には上行・横行結腸と下行・S状結腸・直腸に分布する様子から血管の同定が可能

図4　造影後腹部CT三次元画像

（国家試験66-85PMより転載）

- 腹部造影CT画像（図5，6）

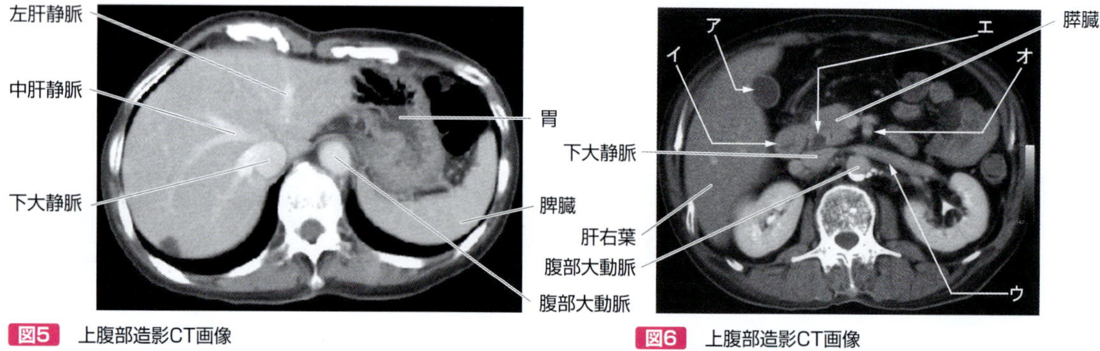

図5　上腹部造影CT画像

（国家試験63-43AMより転載）

図6　上腹部造影CT画像

（国家試験62-86PMより転載）

異常画像例と典型疾患

■頭部X線CT画像

頭蓋内出血（脳内出血·硬膜下出血·くも膜下出血）は，出血の位置と形状が特異的であるため出題されやすい。

- **脳内出血**：原因は高血圧が多い。好発部位は，大脳基底核では，①**被核**と②**視床**である。大脳基底核以外では，③**橋**や④**小脳**にも起こりやすい。出血の急性期はX線CT上で高吸収（信号）を呈する。
- **くも膜下出血**（図7）：多くは**動脈瘤破裂**によって起こる。出血は脳槽を埋め，その後脳表のくも膜下腔に広がる。

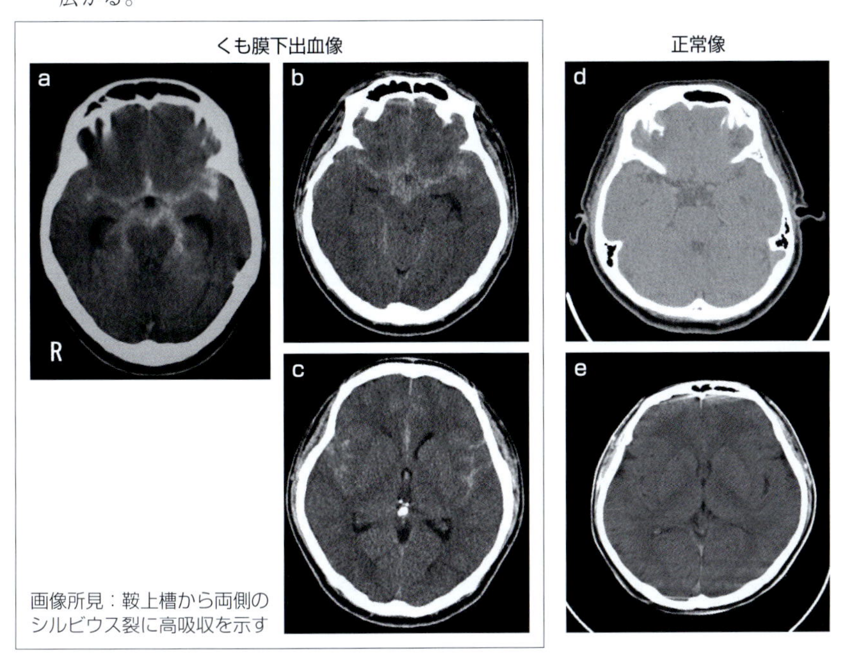

図7 くも膜下出血像（a〜c）と正常像（d，e）

（a…国家試験64-87PM，b，c…66-87PMより転載）

- **硬膜下血腫**（図8）：**硬膜とくも膜の間**にできる血腫。頭部打撲（頭部外傷）などによって起こる。典型的な形状は帯状（逆三日月上）を示す。新しい出血は高吸収，古いものは低·等吸収とさまざまな信号変化を示す。

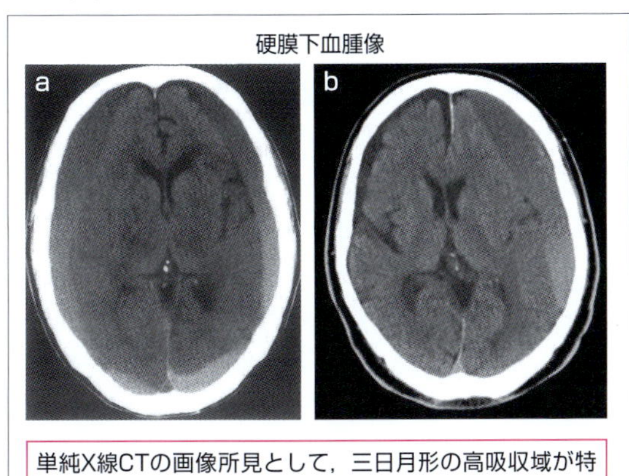

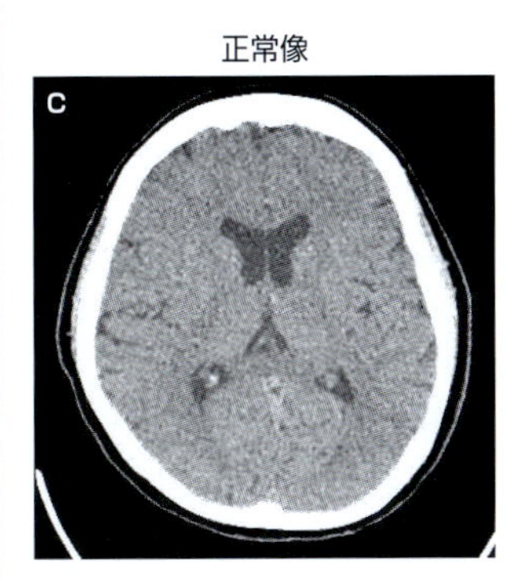

図8 硬膜下血腫像（a，b）と正常像（c）

（a…国家試験61-84PM，b…63-85PMより転載）

- **硬膜外血腫**：**頭蓋骨と硬膜の間**にできる血腫。頭部外傷によって起こる場合があり，その際にはしばしば骨折を伴う。**凸レンズ上**，時に三日月形の**高吸収域**として描出される。

■縦隔CT画像

- 食道癌（図9）

食道癌　　　　正常画像

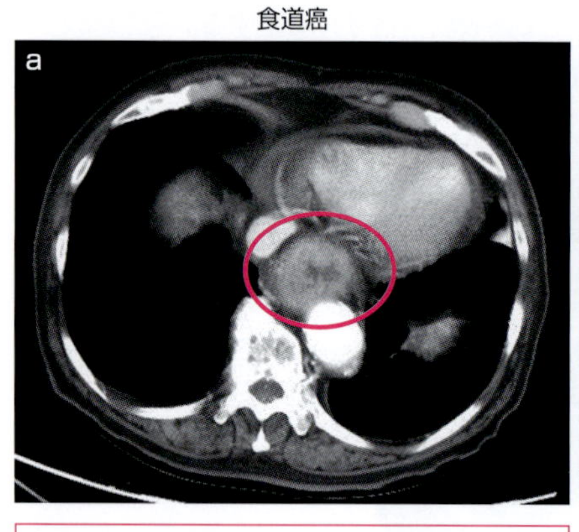

b

造影X線CT画像所見：正常像と比較して，食道の肥厚（囲み）が認められる

図9　胸部造影CT画像における食道癌（a）と正常像（b）

（a…国家試験66-84PMより転載）

■上腹部単純CT画像

- **脂肪肝**（図10）：肝臓に脂肪が以上に蓄積した状態

脂肪肝　　　　正常像

a

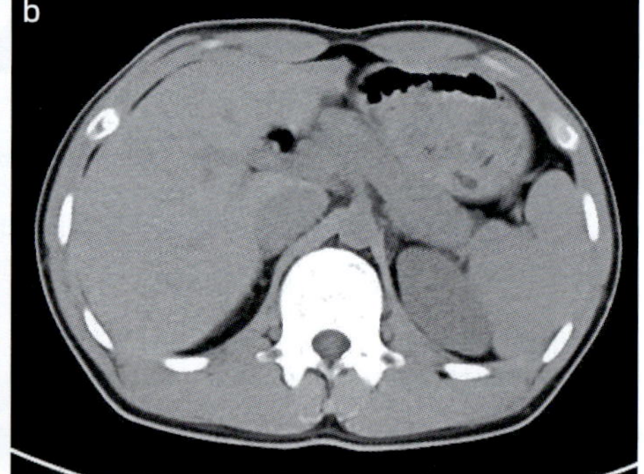

（画像提供：茨城県立医療大学 中島修一博士のご厚意による）

画像所見：
・肝全域のCT値低下
・正常像（右）と比較して，肝と血管のコントラストが逆転

図10　脂肪肝（a）と正常像（b）

（a…国家試験61-46AMより転載）

豆知識

●IVR-CT/Angioシステムと CT画像：CTHA，CTAP（図11）

・腹部IVR中にカテーテルを目的血管に留置したまま経動脈的造影CTを行う手法である。
・肝実質と腫瘍との鑑別が可能となるだけでなく，通常の造影CT画像と比較して腫瘍の性状までを知ることができるために治療法の選択や治療成績の評価につながる手法である。
・**CTHA**（CT Hepatic Arteriography）：**肝動脈造影**を行い，**肝動脈**から栄養を受ける領域を調べる。
・**CTAP**（CT during Arterial Portography）：**上腸間膜動脈**にカテーテルを挿入･留置し，撮影する。**門脈造影**となり**門脈**から栄養を受ける領域を調べる。
・正常の肝臓は動脈及び門脈により栄養を受け，通常**20～30％が肝動脈**，残りの**70～80%が門脈血流**によるものである。
・**古典的肝細胞癌**は門脈からの栄養はほとんどなく，**ほぼ100%肝動脈**から栄養を受ける。

CTHA

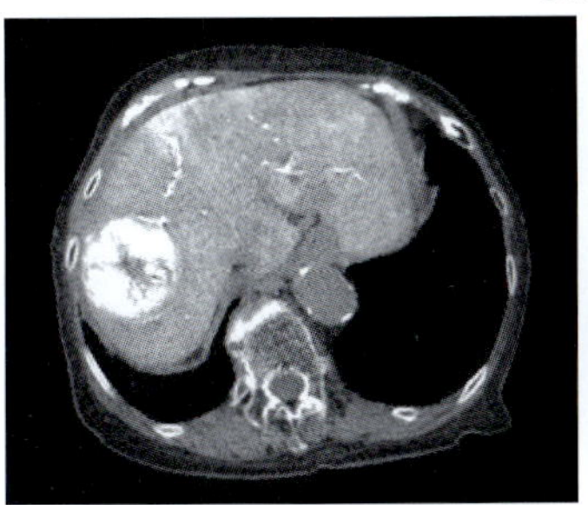

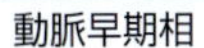

動脈早期相

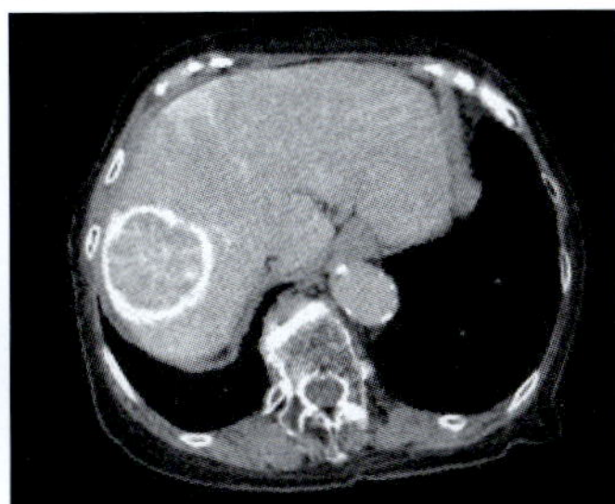

後期相

CTAP

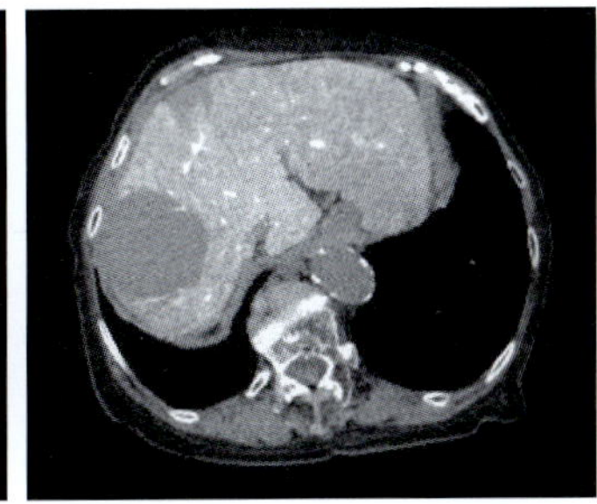

図11　CTHA（a，b）とCTAP（c）

8章

診療画像機器学

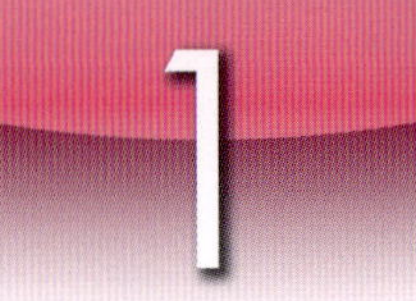

診療画像機器　X線源装置，X線高電圧装置

亀澤 秀美

出題基準

- X線源装置（X線管の構造と機能特性，X線管の性能特性，X線可動絞り，放射口のろ過材），X線高電圧装置（種類と構造，機能と特性，X線高電圧ケーブル，自動露出制御装置，電源設備）

弱点克服への道　X線源装置やX線高電圧装置の種類・特徴を押さえておこう。

X線源装置

- X線源装置は**X線管装置**と**可動絞り**で構成される。
- X線管には固定陽極X線管，回転陽極X線管，乳房撮影用X線管，三極X線管などがある。
- 可動絞りは上羽根により**照射野**を制限，下羽根により**散乱線**や**漏れ線量**を低減，奥羽根により**焦点外X線**を低減する。
- 実焦点はフィラメントから放射された電子がターゲットを衝撃する面積であり，X線管の許容負荷を支配する。
- 実効焦点は利用方向から見た実焦点の投影面積である。
- **ブルーミング現象**とは管電流の大きさによって焦点寸法が変化する現象である。低管電圧・大管電流では，熱電子同士のクーロン斥力により互いに反発し合い実効焦点が大きくなる。

X線高電圧装置

- **X線制御装置**と**高電圧発生装置**からなり，高電圧をX線管装置に供給する役目をする。
- 変圧器式X線高電圧装置（単相2ピーク，3相6ピーク，3相2重6ピーク，3相12ピークなど），定電圧形X線高電圧装置，コンデンサ式X線高電圧装置，インバータ式X線高電圧装置などがある。
- 2ピーク（単相全波整流）形装置は**グレッツ結線**ともよばれ，単巻変圧器，タイマ回路，高電圧変圧器，整流器（4個），管電流調整器，加熱変圧器により構成される（図1）。

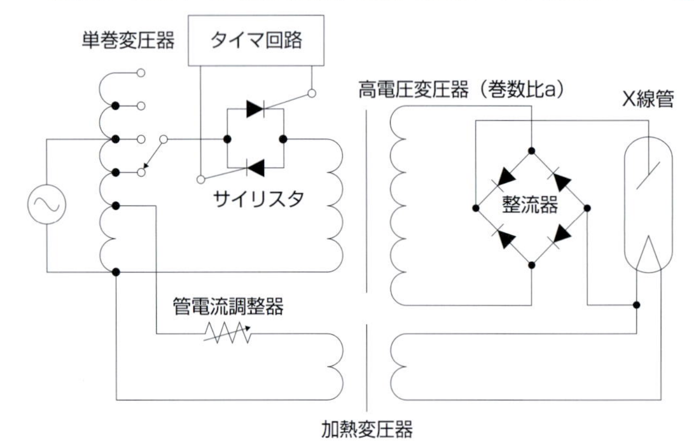

図1　2ピーク形装置の基本回路

- コンデンサ式X線装置は高電圧のエネルギーをあらかじめコンデンサに充電しておき，X線管を通して放電された電気量に応じたX線量を発生させる装置である。
- **3極X線管**と合わせて用いられる。
- インバータ式装置はX線照射中に直流電力を交流電力に変換して高電圧を得る装置である。
- 電源位相に関係なくX線の発生や遮断が可能である。

イエロー・ノート ⇒ 1章1，3，18

- インバータ式装置には方形波（非共振波）形装置と共振波形装置がある。
- 方形波（非共振波）形装置の管電圧制御はチョッパ回路のパルス幅を変化させる。

◉自動露出機構

- 自動露出機構の特性には応答特性，被覆特性，管電圧特性，被写体厚特性などがある。
- 被写体透過後のX線を検出し，適正濃度でX線照射を停止させる。
- X線による蛍光体からの発光量でX線照射を停止させる**フォトタイマ**が用いられる。

ポイントねらい撃ち　過去問から，覚えるべきポイントをピックアップ！

❶実焦点面積は実効焦点面積よりも大きい。61-11AM

★❷管電圧が低く，管電圧が大きいほど実効焦点寸法は大きい。64-9AM，66-10AM

❸ターゲット角度が小さいほど実焦点面積は大きい。61-11AM

★❹ターゲット角度が小さいほど短時間許容負荷が大きい。62-10AM，66-9AM

★❺ターゲット角度が小さいほど利用可能な放射角度は小さくなる。64-9AM，66-10AM

★❻X線強度分布は陰極よりも陽極で低下する。61-11AM，62-10AM，66-10AM

★❼焦点外X線の線質は焦点近傍ほど**軟質**となる。61-10AM，62-10AM

★❽焦点外X線の発生する量は固定陽極のほうが回転陽極よりも少ない。61-10AM，64-9AM

❾焦点外X線は焦点に衝突した電子によって発生した2次電子が焦点以外のターゲットに衝突して生じる。61-10AM

★❿可動絞りの奥羽根は焦点外X線の低減に有効である。64-9AM，66-10AM

★⓫管電流は電極間距離の2乗に反比例する。61-11AM，62-10AM

⓬空間電荷電流は両極管電圧の3/2乗に比例する。64-9AM

⓭6ピーク形と12ピーク形は三相電源で作動する。61-9AM

⓮定電圧形の出力管電圧のリプル百分率は4%以下である。61-9AM

★⓯インバータ周波数が高いほど高電圧変圧器の損失は大きい。62-13AM，64-13AM

⓰インバータ周波数が高いほど電源効率は低い。62-13AM

★⓱インバータ周波数が高いほど管電圧のリプル百分率は小さい。62-13AM，64-13AM

⓲非共振（方形波）形インバータ装置はパルス幅を変化させて出力を調整する。66-12AM

⓳非共振（方形波）形インバータ装置はスイッチング損失が大きい。66-12AM

⓴非共振（方形波）形インバータ装置は同一の管電圧において管電流が増加すると管電圧リプル百分率は増加する。66-12AM

㉑共振形インバータ装置はインバータ駆動回路に対しフィードバック制御を行う。66-12AM

㉒インバータ装置の撮影時間は電源周期の影響を受けない。66-12AM

㉓自動露出機構のセンサの数は複数のものもある。61-12AM

㉔センサは被写体透過後のX線を検出する。61-12AM

㉕センサの大きさはフィルム濃度に影響する。61-12AM

㉖応答時間特性は被写体厚に影響される。62-11AM

㉗バックアップタイマは最大撮影時間を設定する。62-11AM

★：2回以上出題

知識の幅を広げよう

- 管電圧の発生（単相2ピーク形）

$$管電圧V_X = 巻数比a \times 1次電圧V_1 \times \sqrt{2} = 2次電圧V_2 \times \sqrt{2}$$

- コンデンサ式X線装置における波尾切断電圧の計算式

$$放電電荷量[mAs] = 静電容量\ C[\mu F] \times (充電電圧V_c - 波尾切断電圧V_d)$$

- インバータ式X線高電圧および変圧器式X線高電圧装置における公称最大電力の計算式

$$公称最大電力P[kW] = 管電圧U[kV] \times 管電流\ I[mA] \times f \times 10^{-3}$$

リプル百分率が10%以下の場合, $f = 1.0$

リプル百分率が10～25%の場合, $f = 0.95$

リプル百分率が25%以上の場合, $f = 0.74$

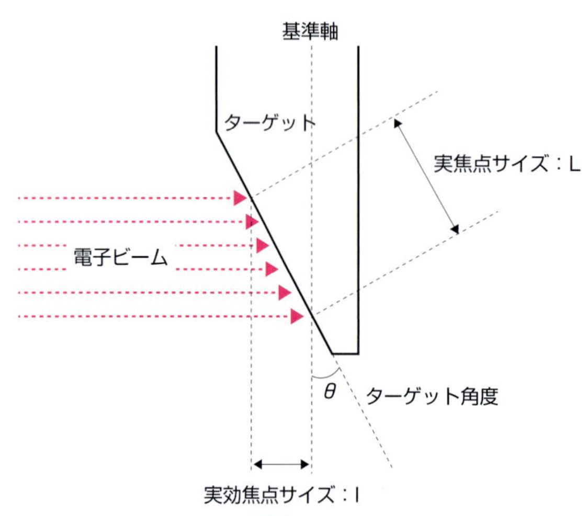

- 実効焦点の大きさlと実焦点の大きさL，ターゲット角度の関係は次式で表される。
  $l = L \cdot \sin\theta$
- 実効焦点が小さいほど半影が小さくなる。
- 実焦点の大きさが同じならば，ターゲット角度が小さいほど実効焦点を小さくできる。

図2 実焦点と実効焦点[1,3,5]

表1 各X線高電圧装置の欠点

装置の形式	欠点
変圧器式	・X線発生タイミングが電源周期に依存 ・リプル百分率が電源電圧波形に依存 ・X線出力が電源の種類に依存 ・撮影条件およびX線出力の再現性が悪い
定電圧形	・高圧テトロード間の使用により，大型となる ・高圧テトロード管の経時的な劣化により，装置性能低下
コンデンサ式	・mAs値と発生するX線量は比例しない ・mAs値の増大とともに，発生するX線エネルギーが低下 ・特殊なX線管が必要 ・コンデンサが大型

表2　3相装置の比較

	3相6ピーク形	3相2重6ピーク形	3相12ピーク形
整流器数	6	12	12
1周期当たりのピーク数	6	6	12
結線方式	Δ-Y	Δ-Y-Y	Δ-Y-Δ
リプル百分率	13.4%	13.4%	3.4%
基本回路			

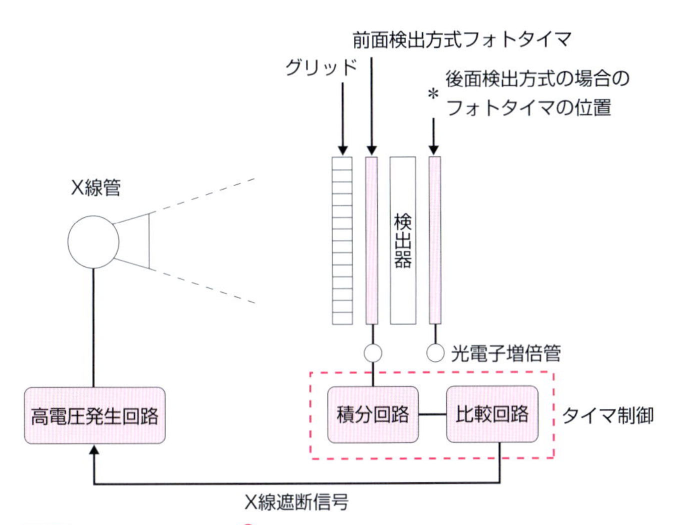

図3　自動露出制御装置[24]

豆知識

・X線高電圧装置（変圧器式装置，コンデンサ式装置，インバータ装置）について整流器の数やリプル百分率，管電圧，管電流などの特徴について区別して整理しておくこと。

2 診療画像機器　X線映像装置，X線画像処理装置，関連・付属機器

亀澤 秀美

出題基準

- X線映像装置（X線イメージインテンシファイア，X線間接撮影ミラーカメラ，X線テレビカメラ，X線テレビモニタ），X線画像処理装置（DR・DF装置，CR装置，FPD装置），関連・付属機器（X線機械装置，カセッテ，増感紙，散乱X線除去用グリッド，イメージングプレート，FPD，造影剤自動注入器〈インジェクタ〉，レーザプリンタ，三次元画像処理装置）

弱点克服への道　X線映像装置やX線画像処理装置，関連・付属機器の種類・特徴を押さえておこう。

◉イメージインテンシファイア（I.I.）

- I.I.の入力窓にはアルミニウムなど，入力蛍光面には**ヨウ化セシウム**（**CsI**），出力蛍光面には（**Zn，Cd**）**S：Ag**が用いられる。
- 空間分解能は中心部と周辺部で異なり，周辺部で低下する。
- I.I.の種類には単一視野形と可変視野形がある。

◉コンピューテッドラジオグラフィ（CR）装置

- イメージングプレート（IP）を利用しているためダイナミックレンジが広く，繰り返し使用ができる。
- IPのサイズに応じた広い視野を撮像でき，空間分解能が高い。
- 記録された情報が時間とともに劣化する**フェーディング現象**が生じる。

◉フラットパネルディテクタ（FPD）

- FPDのX線変換には直接変換方式と間接変換方式がある。
- 間接変換方式ではX線を**ヨウ化セシウム**（**CsI**）などの蛍光体で光に変換し，フォトダイオードにより電気信号に変換する，2段階変換のため空間分解能の劣化を生じる。
- 周辺部のひずみが少なく，リアルタイムで観察できる。

◉デジタルサブトラクションアンギオグラフィ（DSA）装置

- DSA装置の空間分解能は増感紙-フィルム系よりも劣り，コントラスト分解能は増感紙-フィルム系よりも優れる。
- リマスキング処理やピクセルシフト処理を用いることで体動によるアーチファクトを軽減できる。

◉グリッド

- X線吸収の少ない中間物質**Al**と鉛はくを交互に配置し，散乱線を除去する目的で使用される。
- 静止グリッドを**リスホルムブレンデ**，運動グリッドを**ブッキーブレンデ**という。

ポイントねらい撃ち　過去問から，覚えるべきポイントをピックアップ！

★❶I.I.の出力輝度は視野が小さいほど明るい。62-14AM，64-15AM，66-13AM

★❷I.I.の入力面の蛍光体には**CsI**が用いられる。62-14AM，66-13AM

❸I.I.の出力面の蛍光体には（**Zn，Cd**）**S：Ag**が用いられる。64-15AM

★❹可変視野管は加速電極の**電圧**を変化させて視野を制御する。62-14AM，64-15AM，66-13AM

❺CR装置はリアルタイムに画像を見ることはできない。64-16AM

❻CR装置は発光した光を光電子増倍管で電気（アナログ）信号にし，A/D変換器でデジタル信号にする。64-16AM

イエロー・ノート⇒1章14，16，21，22

⑦イメージングプレートは**橙色レーザー**を照射することで発光する。[64-16AM]

★⑧FPD装置は動画使用できる。[61-19AM, 65-15AM]

★⑨直接変換方式のFPD装置は間接変換方式よりも解像力特性が優れる。[61-19AM, 62-20AM]

★⑩直接変換方式のFPD装置には**アモルファスセレン**（**a-Se**）が用いられる。[61-19AM, 63-18AM]

★⑪間接変換方式のFPD装置には**CsI**が用いられる。[62-20AM, 65-15AM]

★⑫FPD装置は出力信号を均一にするために素子間の感度補正（ゲイン補正）が必要である。[61-19AM, 62-20AM, 63-18AM]

⑬グリッド比が大きいほど露出倍数は大きい。[65-16AM]

⑭グリッドの中間物質には**アルミニウム**が用いられる。[65-16AM]

⑮運動グリッドは**ブッキーブレンデ**ともよばれる。[65-16AM]

★：2回以上出題

知識の幅を広げよう

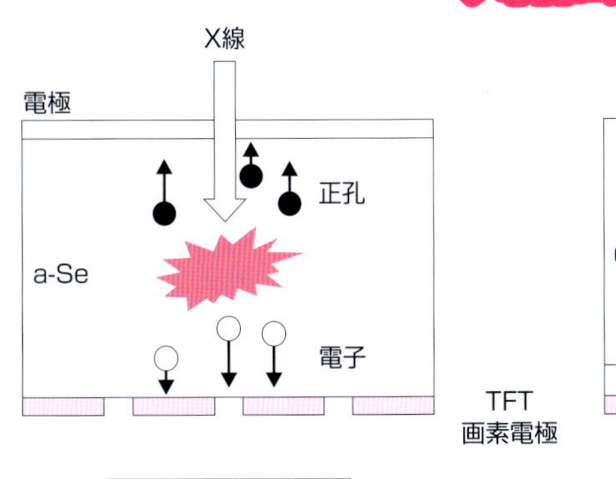

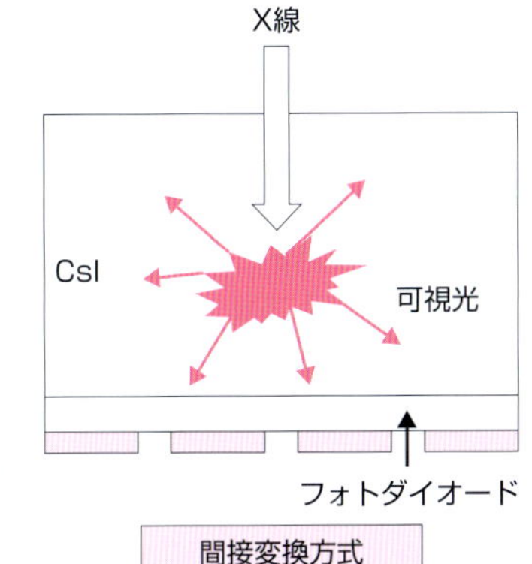

直接変換方式：X線 ⇒ 光導電効果により電気信号
間接変換方式：X線 ⇒ 蛍光体で可視光へ変換 ⇒ フォトダイオード ⇒ 電気信号

図1 直接変換方式FPDおよび間接変換方式FPD⑨⑩⑪

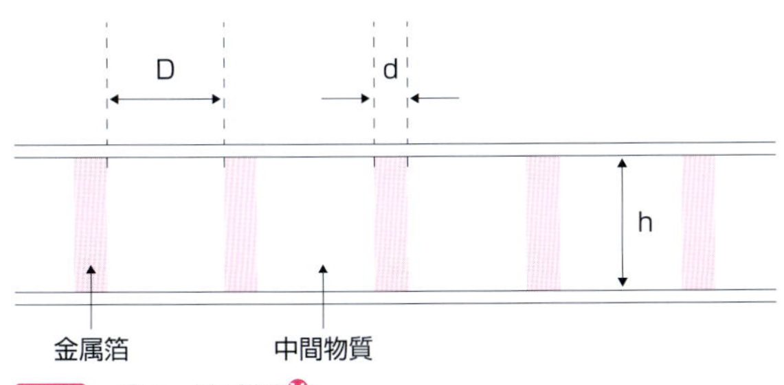

グリッド比（r）：グリッドの中心部における金属箔の間隔Dに対する金属箔の高さ　$r=\frac{h}{D}$

グリッド密度（N）：グリッドの中心部における1cm当たりの金属箔の数　$N=\frac{1}{D+d}$

図2 グリッドの構造⑭

グリッドの物理的性能⑬

選択度：散乱X線に対する一次X線の比の相対的な改善を示し，散乱X線透過率（T_s）に対する一次X線透過率（T_p）の比（T_p/T_s）で表す。

コントラスト改善度：全X線に対する一次X線の比の相対的な改善能を示し，全X線透過率（T_t）に対する一次X線透過率（T_p）の比（T_p/T_t）で表す。

露出倍数：全X線透過率（T_t）の逆数（$1/T_t$）で表す。

3 診療画像機器　X線装置システム

亀澤 秀美

出題基準

● X線装置システム（一般X線撮影装置，X線透視撮影装置，X線断層撮影装置，循環器用X線装置，乳房用X線装置，集団検診用X線装置，可搬型X線撮影装置，骨密度測定装置，歯科用X線装置）

弱点克服への道　X線装置システムの種類や特徴を押さえておこう。

◉乳房X線装置

- 軟部組織を描出するために管電圧は25～35kVを用いる。
- 付加フィルタには**モリブデン**（Mo）や**ロジウム**（Rh）を用いる。モリブデンは脂肪性乳房，ロジウムは高密度乳腺の乳房に使用する。
- 放射口にはX線吸収の少ない**ベリリウム**（Be）を用いる。
- X線管の**ヒール効果**を利用することで写真濃度が均一になるような構造であり，陰極を胸壁側，陽極を乳頭側に配置している。

◉骨塩定量装置

- 骨はハイドロキシアパタイトとコラーゲンによって構成されており，骨の強さはそれらの密度に関係する。その量を定量的に測定するのが骨塩定量である。
- X線や超音波により対象骨の骨密度（骨塩量）を測定する装置であり，その手法にはX線を用いる方法（MD法，SXA法，DXA法），CTを用いる方法（QCT法），超音波を用いる方法（QUS法）などがある。

◉歯科用X線撮影装置

- 口内法撮影用装置，回転パノラマ断層撮影装置，頭部規格撮影装置，歯科用コーンビームCTなどがある。
- 口内法撮影用装置はフィルムを口腔内に挿入し，**照射筒**を用いて撮影する。
- 回転パノラマ断層撮影装置は**パントモグラフ**ともよばれ，X線管球とフィルムが対向しながら回転し，全顎を1枚のフィルムに撮影する。
- 頭部規格撮影装置は経時的な変化を比較するために用いられ，患者位置の再現性を高めるために外耳孔にロッドを挿入して固定する装置（セファロスタット）を用いて撮影される。
- 歯科用コーンビームCTは全顎や全歯の3次元画像を撮影することができる。

ポイントねらい撃ち　過去問から，覚えるべきポイントをピックアップ！

❶乳房X線装置では焦点には**モリブデン**を用いる。61-14AM

❷乳房X線装置では管電圧は**25～35kV**を用いる。61-14AM

★❸乳房X線装置の放射窓は**ベリリウム**を用いる。61-14AM，64-18AM，65-10AM，66-18AM

★❹乳房X線装置の焦点寸法は**0.5mm以下**である。61-14AM，65-10AM，66-18AM

★❺乳房X線装置の付加フィルタは**モリブデン**や**ロジウム**を用いる。61-14AM，66-18AM

❻乳房X線装置はX線管のヒール効果を利用する。66-18AM

❼骨塩定量測定法であるMD法の測定部位は中手骨である。63-14AM

❽骨塩定量測定法であるDXA法の測定部位は大腿骨頸部である。63-14AM

イエロー・ノート ⇒ 1章19，20

❾骨塩定量測定法であるQCT法の測定部位は腰椎である。63-14AM
❿骨塩定量測定法であるQUS法の測定部位は踵骨である。63-14AM
★⓫歯科用パノラマX線装置ではスリットが用いられる。62-16AM，64-17AM，66-17AM
⓬歯科撮影ではX線管に照射筒を装着して撮影する。64-79AM
⓭歯科用コーンビームCT装置は検出器にI.I.とCCDの組み合わせを用いる。65-15AM

★：2回以上出題

知識の幅を広げよう

表1　一般撮影装置と乳房撮影装置の違い❶❸❹❺

	一般撮影装置	乳房撮影装置
ターゲット	タングステン（W）	モリブデン（Mo），ロジウム（Rh）
放射口	ガラス	ベリリウム（Be）
フィルタ	アルミニウム（Al），銅（Cu）など	モリブデン（Mo），ロジウム（Rh），アルミニウム（Al）など
焦点サイズ	大焦点：1.2mm 小焦点：0.6mm	大焦点：0.3mm 小焦点：0.1mm
K吸収端	約70keV	Mo：約20keV，Rh：約23 keV

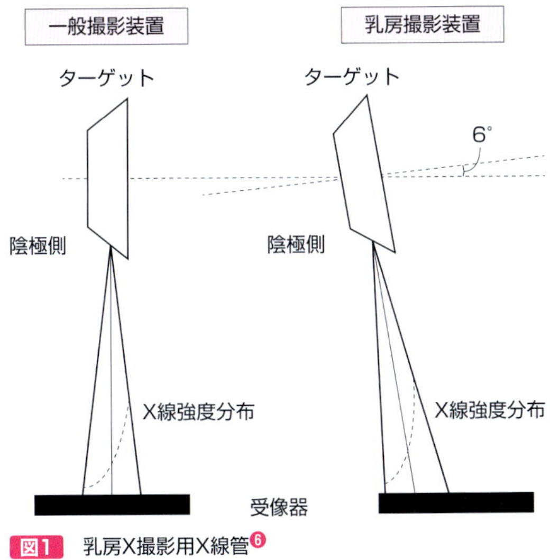

図1　乳房X撮影用X線管❻

・一般撮影用の配置では胸壁側にブラインドエリアが生じるため，乳房撮影装置ではX線を垂直入射できるように設計されている。
・また，**ヒール効果**を有効活用するためにX線管を6°傾けている。

表2　骨塩定量測定法と対象部位❼❽❾❿

測定法	測定手法	対象部位
MD法	X線＋アルミステップ	第2中手骨
SXA法	X線	橈骨，踵骨など
DXA法	異なる2種類のX線	腰椎，大腿骨など
QCT法	X線CT	腰椎
QUS法	超音波	踵骨

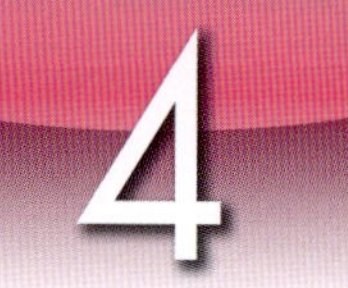

診療画像機器　X線CT装置

亀澤 秀美

出題基準

●X線CT装置（撮影原理，システムの構成と特徴，システムの性能）

弱点克服への道　X線CT装置の特徴や画像再構成法を押さえておこう。

◉装置分類

- 第一世代（ペンシルビームtranslate/rotate（T-R）），第二世代（ナローファンビームtranslate/rotate（T-R）），第三世代（ワイドファンビームrotate/rotate（R-R）），第四世代（ファンビームstationary/rotate（S-R），ファンビームnutate/rotate（N-R）），第五世代（電子ビーム），マルチスライス，コーンビームに分けられる。

◉アーチファクト

- 体動などにより**モーションアーチファクト**，体内金属により**メタルアーチファクト**が発生する。残留バリウムもアーチファクトの原因となる。
- **パーシャルボリューム効果**は同一ボクセル内に異なる物質が存在する場合でも，CT値を平均化して表示してしまう現象である。
- **ストリークアーチファクト**は特定の投影角度において特定の検出器が正しいデータ収集をできなかった場合に生じる，線状のアーチファクトである。
- **リングアーチファクト**は特定検出器に異常があり，全投影データについてデータ取得ができなかった場合に生じる，輪状のアーチファクトである。
- **シャワーアーチファクト**は特定の投影角度で異常データを収集した場合に生じるシャワー状のアーチファクトである。
- **ビームハードニング効果**はX線が物体を通過する際に低エネルギー成分が吸収されX線の線質が固くなる現象である。
- **カッピング効果**はビームハードニング効果により画像中心部でCT値が低下する現象である。

ポイントねらい撃ち　過去問から，覚えるべきポイントをピックアップ！

★❶ヘリカルCTの体軸方向の空間分解能は**スライス厚や寝台移動速度，ビーム幅**に影響される。61-17AM，63-15AM

❷X線CTの画像再構成には**フィルタ補正逆投影法**が用いられる。61-18AM

❸X線CT装置のヘリカルスキャンでは**補間画像再構成**が用いられる。61-18AM

❹X線CTで特定の回転角度の投影データが不良の場合には**シャワーアーチファクト**や**ストリークアーチファクト**が発生する。62-18AM

★❺マルチスライスCTにおけるDASは**A/D変換器**である。63-16AM，65-18AM

❻マルチスライスCTにおけるコリメータの役割は不要な被ばくを低減し，X線ビームプロファイルを制御することである。66-21AM

❼マルチスライスCTにおいて撮影可能な最大径とガントリ開口径とは異なる。66-22AM

❽空気のCT値は**-1000HU**である。64-19AM

❾X線CT性能評価において雑音は**水**を用いて評価する。63-17AM

イエロー・ノート ⇒ 1章24〜26

⑩X線CT性能評価においてスライス厚は**コイン**を用いて評価する。63-17AM
⑪X線CT性能評価において患者支持器の位置精度は**規定距離とのずれ**で評価する。63-17AM
⑫X線CTの点検項目は線量指標（CTDI），ノイズ，空間分解能，低コントラスト分解能などがある。65-20AM

★：2回以上出題

知識の幅を広げよう

CT画像再構成の分類❷

解析的画像再構成

- 投影データから元の被写体構造へ逆変換する理論に基づき再構成する手法
- フィルタ補正逆投影法など

代数的画像再構成

- 最初にある答えを仮定し，実際の答えに近づくように繰り返し修正を行う手法
- 逐次近似法（ART法，SIRT法）など

統計的画像再構成

- 統計学的モデルに基づき，確率的にもっともらしい解が得られるように修正を行う手法
- 逐次近似法（ML-EM法，PWLS法）など

CT値❽

- CTにおいて線減弱係数から求められるCT値が使用されている。
- ある物質の線減弱係数をμ_t，水の線減弱係数をμ_w，比例定数$K=1000$とすると，以下の式で定義される。

$$\text{CT値}=\frac{(\mu_t-\mu_w)}{\mu_w}\times K$$

空気の減弱係数はほぼ0であるため，CT値は−1000となる。

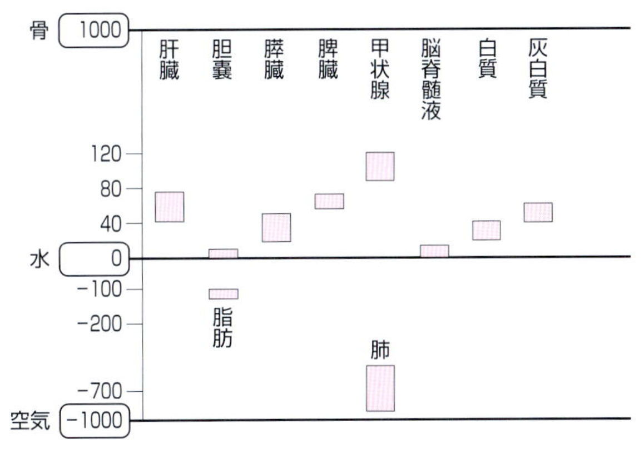

図1　臓器のCT値

表1　不変性試験-医用X線CT装置（JIS Z 4752-2-6）❾⑩⑪

評価項目	方法
ノイズ，均一性，平均CT値	均一ファントム（水など）
空間分解能	MTF
スライス厚	アルミニウム傾斜板，微小球体，コイン
線量（CTDI）	専用ファントム，電離箱
患者支持器の位置精度	規定距離からのずれ

5 診療画像機器 MRI装置

亀澤 秀美

出題基準

●MRI装置（撮影原理，システムの構成と特徴，システムの性能，コイルの種類と性能）

弱点克服への道　MRI装置の特徴や撮像原理を押さえておこう。

- MRI装置は**静磁場磁石**，**傾斜磁場磁石**，**シムコイル**，**RFコイル**で構成される。
- 静磁場磁石には**超電導磁石**や**永久磁石**があり，超電導磁石のほうが高磁場となる。
- 傾斜磁場コイルはスライス面を得るために静磁場を傾斜させる役割をする。このコイルの振動が検査中の騒音の原因である。
- シムコイルは静磁場の均一性を向上させる。静磁場の均一性を向上させる作業をシミングとよぶ。シムコイルには**受動シム**と**能動シム**がある。
- RFコイルには**RF送信コイル**と**RF受信コイル**があり，送信コイルは撮影部位の原子核を励起させるRF波を送信する。受信コイルは**表面コイル**，**クアドラチャーコイル**，**フェイズドアレイコイル**などがある。
- 表面コイルはSN比を向上し，高分解能な画像を撮像できる。
- クアドラチャーコイルは互いに直交する平面コイルを用いて同時受信することで受信感度を向上させる。また，SN比は1つの平面コイルと比べて$\sqrt{2}$倍向上する。
- フェイズドアレイコイルは複数の平面コイルを配列し，SN比向上や撮像範囲を広げることができる。このコイルはパラレルイメージングには不可欠である。

ポイントねらい撃ち　過去問から，覚えるべきポイントをピックアップ！

★❶MRIにおいてスライス厚を厚くする，加算平均回数を増やす，狭いバンド幅を使用する，位相エンコード方向のFOVを大きくする，周波数エンコード方向のマトリクスを減らすことでSN比が向上する。[61-23AM, 64-22AM]

❷MRI装置でT（テスラ）は**磁束密度**の単位である。[61-24AM]

❸ラーモア周波数は静磁場強度と**比例関係**にある。[62-23AM]

❹1.5T MRI装置のラーモア周波数は63.9MHzである。[63-19AM]

❺3.0T MRI装置のSN比は理論上1.5T MRI装置の2倍になる。[63-20AM]

❻3.0T MRI は1.5T MRIに比べて，SARが増加する，T1緩和時間が延長する，磁化率アーチファクトが増加する，化学シフトアーチファクトが増加する，RF磁場（B_1）不均一の影響を受けやすい。[66-23AM]

❼MRIでSARの低減に有効なのは，フリップ角を小さくすることである。[65-21AM]

❽MRIにおけるSARの単位はW/kgである。[66-25AM]

❾MRI検査室で白い煙が確認された場合の発生原因として液体ヘリウムの気化が考えられる。[63-33AM]

❿MRI撮影中にクエンチングが発生し検査室のドアが開かなくなった場合の適切な対応は，検査室の窓ガラスを割ることである。[65-22AM]

★：2回以上出題

イエロー・ノート ⇒ 1章27〜29

知識の幅を広げよう

歳差運動とラーモア周波数[3,4]

- スピンする原子核は磁気モーメントをもち，外部磁場下では歳差運動を行う（図1）。この歳差運動の周波数（ラーモア周波数）ωは次式で表される。

$$\omega\,[\mathrm{MHz}] = 磁気回転比\,\gamma \cdot 静磁場強度B_0\,[\mathrm{T}]$$

磁気回転比γは核種固有の定数である。

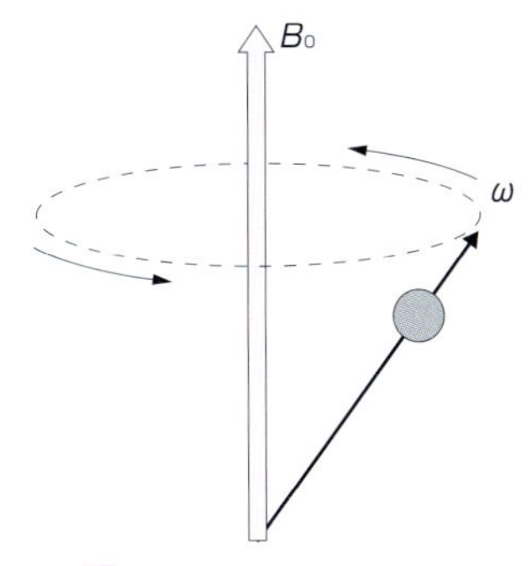

図1 歳差運動

表1 主な核種の共鳴周波数と相対感度

核種	磁気回転比γ [MHz/T]	相対感度
^{1}H	42.58	1
^{13}C	10.71	0.0159
^{19}F	40.10	0.834
^{23}Na	11.26	0.0927
^{31}P	17.24	0.0660

T1緩和とT2緩和

- 大きさM_0である巨視的磁化ベクトルのZ軸方向の緩和現象をT1緩和（縦緩和，スピン-格子緩和），x，y軸方向の緩和現象をT2緩和（横緩和，スピン-スピン緩和）という。
- また，T1緩和時間はM_0の63%に回復するまでの時間のことであり，T2緩和時間はM_0の37%まで減衰する時間のことである（図2）。

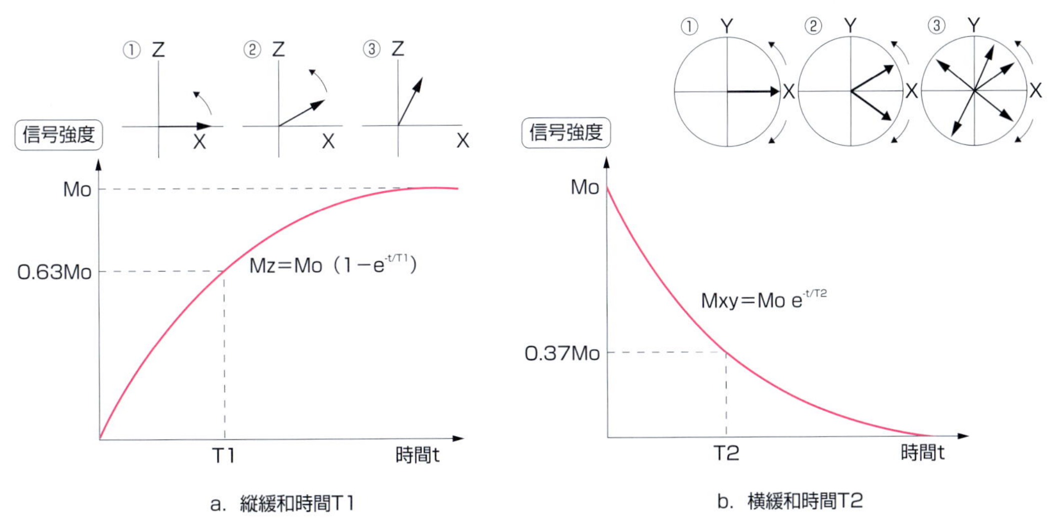

図2 緩和時間

（福士政広 編：診療放射線技師 イエロー・ノート 臨床編 3rd edition，p.64，メジカルビュー社，2012. より引用）

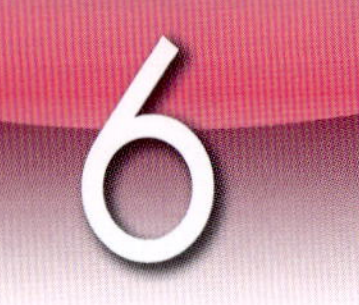

診療画像機器　超音波装置，眼底写真装置

亀澤 秀美

出題基準

- **超音波画像診断装置（撮影原理，システムの構成と特徴，探触子の種類と性能），眼底写真撮影装置（無散瞳）（撮影原理，システムの構成と特徴）**

弱点克服への道　超音波装置や眼底写真装置の特徴を押さえておこう。

◉超音波装置

- 超音波は物質中を伝搬しているとき，音響インピーダンスの異なる境界で一部が反射する。この反射波を受信して画像化するのが超音波装置である。
- 音響インピーダンスは物質固有であり，音響インピーダンスをZ，音速c，密度ρとすると，

  $$Z = c \times \rho$$

  の式で表される。
- 超音波の送受信には**圧電効果（ピアゾ効果）**が利用される。
- 主な性能として距離分解能，方位分解能，透過力，スライス厚がある。
- アーチファクトには側方陰影，多重反射，鏡面現象，サイドローブ，グレーティングローブ，後方エコー増強，後方エコー減弱，音響陰影がある。
- 超音波の表示モードにはA（amplitude）モード，B（brightness）モード，M（motion）モードがあり，Aモードは反射波の信号強度を振幅で表し，Bモードは反射波の信号強度を輝度に変換し断層画像を表示する。Mモードは主として心臓の検査に用いる。

◉眼底写真装置

- 眼底写真装置は，瞳孔の奥の網膜面を撮影するため，赤外光を瞳孔から眼球内に入射させ，瞳孔中央から戻ってくる像を撮影する。
- 眼底写真は主に視神経乳頭，中心窩，黄斑部，網膜動静脈の観察に利用される。

ポイントねらい撃ち　過去問から，覚えるべきポイントをピックアップ！

★❶超音波は周波数が高いほど減衰しやすい。[61-25AM，63-25AM，66-25AM]

❷超音波検査で使用する周波数は**2～10MHz**程度である。[61-25AM]

★❸音響インピーダンスは**物質の密度**と関係がある。[61-25AM，66-26AM]

❹超音波の送受信には**圧電効果**が関係する。[63-24AM]

★❺超音波の周波数が高く，パルス幅が小さければ距離分解能は向上する。[63-25AM，65-25AM]

★❻超音波の周波数が高いほど方位分解能は向上する。[63-25AM，65-25AM]

❼超音波画像診断装置は探触子，高周波パルス発振器，高周波増幅器，DSC回路，CRTから構成される。[62-26AM]

❽音響レンズにはシリコンゴムが使用される。[63-25AM]

❾体外式超音波検査で高い周波数を使用するのは**乳腺**や**甲状腺**などである。[63-26AM]

❿音響インピーダンスが最も大きいのは**骨**である。[65-24AM]

⓫体外式超音波検査で**心臓**の検査の際にセクタ式プローブが選択される。[64-24AM]

イエロー・ノート ⇒ 1章30，31

⑫超音波検査による心室壁運動の評価には**Mモード**が使用される。66-27AM

★⑬無散瞳眼底写真撮影装置の撮影画角は**45度**である。62-27AM，63-27AM，65-26AM

★⑭無散瞳眼底写真撮影では**カラー画像**が撮影される。63-27AM，65-26AM

★⑮無散瞳眼底カメラの構成のうち，最も眼底に近い位置にあるのは**対物レンズ**である。64-25AM，65-26AM

⑯無散瞳眼底写真撮影では**赤外光**で位置合わせを行う。63-27AM

⑰無散瞳眼底写真撮影では画像の端にフレアが発生する。63-27AM

★：2回以上出題

知識の幅を広げよう

表1　音響インピーダンス[10]

組織	音速（m/s）	密度（kg/m^3）	音響インピーダンス（10^6kg/m^2・s）
空気	330	1.29	0.0004
脂肪	1460～1470	920	1.35
肝臓	1535～1580	1060	1.64～1.68
筋肉	1545～1630	1070	1.65～1.74
骨	2700～4100	1380～1810	3.75～7.38

表2　プローブの種類

プローブ	リニア	セクタ	コンベックス
外観			
走査形状	直線	扇状	扇状
プローブ周波数	3～10MHz	2.5～12MHz	3～7MHz
適応部位	甲状腺や体表血管	心臓	腹部

8 診療画像機器学

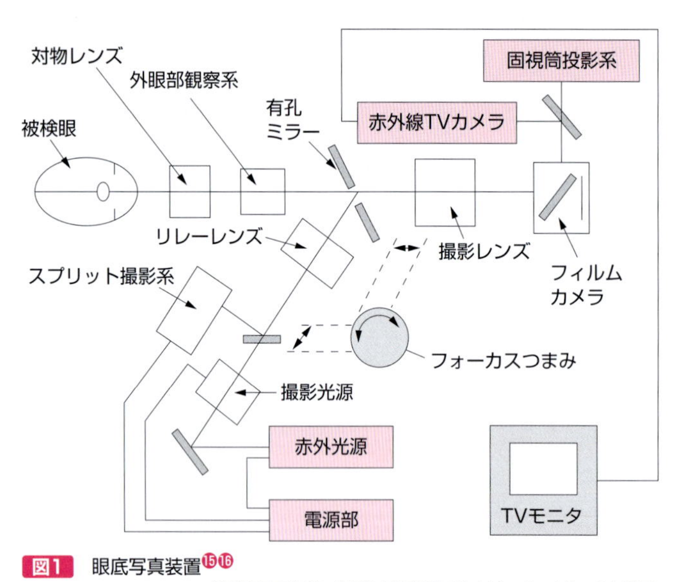

図1 眼底写真装置[15,16]

（青柳泰司 ほか著：改訂放射線機器工学（Ⅰ），オーム社．より引用）

7 診療画像機器 品質・安全管理

亀澤 秀美

出題基準

● 品質・安全管理（受入と保守，管理体制と対策，法令，JIS規格）

弱点克服への道　品質・安全管理の項目や方法，基準を押さえておこう。

- 診断用X線装置の性能検査試験項目は，**受入試験**，**現状試験**，**不変性試験**の3種類がある。
- 受入試験は診断用X線装置の新規購入の際に行われる。これは購入者立会いの下メーカーが行い，得られたデータは日常点検や定期点検の基礎値となる。
- 現状試験はある時期に性能状態確認のために行う。
- 不変性試験は受入試験で得た基礎値が十分であるかまた異常の早期発見のために診療放射線技師によって行われる。

ポイントねらい撃ち　過去問から，覚えるべきポイントをピックアップ！

❶JISによるMRI用ファントムを用いた日常点検項目はSN比，空間分解能，スライス厚，幾何学的ひずみである。[61-22AM]

❷X線装置の受入試験においてタイマ誤差は**オシロスコープ**を用いて測定する。[61-28AM]

❸管電流時間積の誤差は±（**10% + 0.2mAs**）以内とする。[63-9AM]

❹患者入射線量は通常透視で**50mGy/min**以下とする。[63-9AM]

❺定電圧形装置は出力管電圧のリプル百分率が**4%**を超えない装置である。[63-9AM]

❻乳房用X線装置（定格50kV以下）の総ろ過は**0.03mmMo**当量以下とする。[63-9AM]

❼MRI装置の安全性に関してJIS規格で上限が定められているものは，**SAR**，**傾斜磁場強度**および**静磁場強度**である。[64-21AM]

❽JIS規格に定められる歯科用パノラマ断層撮影装置におけるX線管焦点皮膚間距離は15cm以上である。[64-28AM]

❾乳房用X線装置のJIS規格における許容値は管電流の正確度では**±20%**以内とされている。[65-27AM]

◉一般X線撮影用可動絞り装置のJIS規格

❿外装漏れ電流は**0.1mA**以下であることとされている。[64-11AM]

⓫X線照射野と光照射野の誤差はSIDの**2%**以内とされている。[64-11AM]

⓬最小X線照射野が**SID100cm**において5cm × 5cm以下であることとされている。[64-11AM]

⓭最大X線照射野が**SID65cm**において35cm × 35cmを超えないこととされている。[64-11AM]

◉JIS Z 4703医用X線機械装置通則

⓮**100kg**の負荷質量で正常に動作しなければならないとされている。[65-28AM]

⓯装置が発する3秒以上の騒音は**65dB**を超えてはならないとされている。[65-28AM]

⓰X線透視撮影台の圧迫筒の圧迫の強さは**80N**を超えてはならないとされている。[65-28AM]

⓱経時変化による損傷のおそれがある懸垂機構の静安全率は**8**以上とされている。[65-28AM]

知識の幅を広げよう

表1 医用X線高電圧装置通則における許容誤差（JIS Z 4702）❸

項目	誤差
管電圧	±10%以内
管電流	±20%以内
撮影用タイマ	±（10% + 1ms）
管電流時間積	±（10% + 0.2mAs）
X線出力の再現性	0.05以下

撮影時の焦点皮膚間距離

- 撮影時には，焦点皮膚間距離（SSD）≧45cm
  ただし，表2に示す用途ごとに，SSDは同表に示す最小値まで許容する。

表2 最小の焦点皮膚間距離（SSD）（JIS Z 4701）❽

X線装置の用途	最小SSD（cm）
移動型X線装置による撮影	20
手術中のX線撮影	20
乳房用であって，拡大撮影をするもの	20
循環器用であって，拡大撮影をするもの	30
公称最高管電圧が60kVを超えない歯科撮影用	10
公称最高管電圧が60kVを超える歯科撮影用	20
口こう外X線受像器をもち焦点皮膚間距離が短い歯科撮影用	6
歯科パノラマ断層撮影用	15

表3 一般X線撮影用可動絞り装置のJIS規格（JIS Z 4712）❿⓫⓬⓭

項目	性能
最大X線照射野	SID 65cmにおいて，35cm × 35cmを超えない
最小X線照射野	SID 100cmにおいて，5cm × 5cm以下
平均照度	SID 100cmにおいて，100Lx以上（160Lx以上が望ましい）
照度比	移動X線装置3以上，その他4以上
開度表示誤差	・目盛数値による開度表示に精度SID ±2%以内 ・投光照準器による開度表示に精度SID ±2%以内
漏れ線量	X線源装置として焦点から100cmの距離において1時間あたり，1.0mGy（115mR）以下 （可動絞り装置の漏れ線量は上記許容値の35%以下が望ましい）
固有ろ過	最小公称値

9章

診療画像検査学

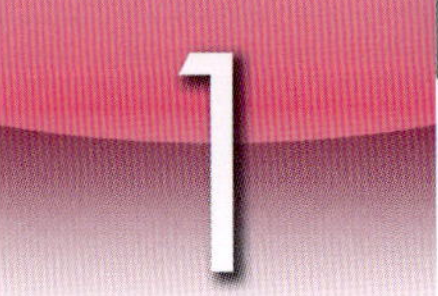

診療画像検査　MRI検査

川村 拓

出題基準

- MRI検査（画像の処理と特性，パルスシーケンス，MRA，MR hydrography〈水強調画像〉，脂肪抑制画像，MRスペクトロスコピー，ファンクショナルMRI，アーチファクト，造影剤，脳脊髄，頭頸部，胸部，腹部，心臓・大血管，骨軟部・乳房）

弱点克服への道　MRIの基礎知識を整理しよう。造影剤や撮像法についても特徴を覚えよう。

◉画像の特徴

- MRIは核磁気共鳴（NMR）現象を利用した画像検査であり，X線を使用せず2次元画像を取得でき，臓器間コントラストはX線CTよりも高く，任意の断面像が取得できる特長を有する。

◉画像の処理

- MR画像は対象核種（主に水素原子核，プロトン）に一致した共鳴周波数のRFパルス照射を行い，体内からのMR信号（＝NMR信号）を画像化したものである。傾斜磁場（周波数エンコードと位相エンコード）によって位置情報を付加でき，フーリエ変換後に画像となる。

◉画像の特性

- RFパルス照射後から信号収集までの**エコー時間**（echo time：TE）や**繰り返し時間**（repetition time：TR）を変化させることにより，組織ごとの異なるT1値，T2値を利用したさまざまなコントラスト画像を取得できる。

◉パルスシーケンス

- 基本的な撮像法として，**スピンエコー**（spin echo：SE）法と**グラディエントエコー**（gradient echo：GRE）法がある。SE法はGRE法と比較して一般的に撮像時間が長いが，磁場の不均一性の影響を受けにくい。

ポイントねらい撃ち　過去問から，覚えるべきポイントをピックアップ！

◉安全性

★❶クエンチングが発生した際には，**排気設備を作動**させ，MR検査室の窓ガラスを割るなどしてヘリウムガスの充満を防ぎ，窒息しないように**患者を検査室外へ退避**させる。[61-39AM，64-36AM，65-22AM]

❷**カラーコンタクトレンズ**は酸化鉄などを含むものがあるため，検査前に外す。[65-35PM]

❸MRI検査時に発生する大きな音は**傾斜磁場コイル**が振動する音である。[61-38AM]

◉パルスシーケンス

❹スピンエコー法の撮像時間は**TR×N_p（周波数エンコード数）×NEX（加算回数）**で算出可能である。[66-30AM]

◉アーチファクト

★❺磁化率アーチファクトはSE法に比べて**GRE法**で強く現れ，位相分散の大きさは**EPI＞GRE＞SE＞FSE**の順となる。[61-33AM，63-34AM]

❻図aの矢印は義歯によるメタルアーチファクトであり，義歯周辺も影響を受けて画像が歪んでいる。[66-29AM]

❼EPIは化学シフトが位相方向に出現する。[62-36AM]

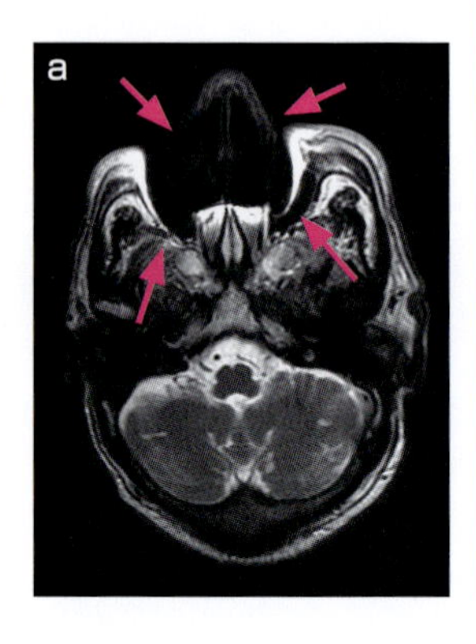

イエロー・ノート ⇒ 1章55

●造影剤

★❽ガドリニウム造影剤は**気管支喘息**，**腎障害**において禁忌であり，重篤な副作用として**アナフィラキシーショック**がある。[61-34AM, 61-36AM]

❾造影MRIの際，造影剤が延長チューブ内や注入側の静脈に残留しないようにするため，造影剤投与に続いて生理食塩水を急速注入する場合がある。[63-34AM]

●MR hydrography

❿MRCPは完全閉塞した膵管の上流側の観察が可能である。[62-41AM]

★：2回以上出題

知識の幅を広げよう

パルスシーケンス

- **SE法**：90°パルス，180°パルスに続いて発生するMR信号を収集するシーケンス。
- SE法での各強調像の特徴を表1に示す。

表1 SE法での強調像の特徴

撮像条件	繰り返し時間（TR）	エコー時間（TE）	脳脊髄液の信号強度	白質と灰白質の信号強度
T1強調像 T1が短い組織：高信号 T1が長い組織：低信号	短い	短い	低信号	灰白質より **白質**が**高**信号
T2強調像 T2が長い組織：高信号 T2が短い組織：低信号	長い	長い	高信号	白質より **灰白質**が**高**信号
プロトン密度強調像 T1が短い組織：高信号 T2が長い組織：高信号 →T1，T2ともに強調した画像	長い	短い	等信号	白質より **灰白質**が**高**信号

- **GRE法**：α°（<90°）パルスにより発生する**FID**（free induction decay）信号を磁場反転により再集束させてMR信号を収集する。SEと比較して，TR，TEの短縮が可能である。
- **k空間**：パルスシーケンスによって得られたNMR信号を収集する仮想空間。二次元の画像空間で表現される場合には横軸を周波数エンコード（方向），縦軸を位相エンコード（方向），中心を低周波（コントラスト情報）領域，辺縁を高周波（画像辺縁情報）領域として表現する。k空間の信号をフーリエ変換することでMR画像が得られる。
- **高速スピンエコー（Fast SE：FSE）法**：90°パルスの後に複数の180°パルスによって一度のシーケンスで複数のMR信号を取得して，k空間の複数行を埋める手法。SE法と比べて時間分解能がよい。
- **EPI（echo planar imaging）法**：一度にk空間すべてを埋める高速撮像法。1画像を得るために位相エンコード分だけシーケンスを繰り返すSE法やGRE法と比較して，短時間に画像取得が可能なシーケンスである。
- **反転回復（inversion recovery：IR）法**：SE法の開始前に180°パルスを印加するシーケンス。180°パルス

9 診療画像検査学

印加後からSE法の開始までの時間を反転時間（inversion time：TI）といい，脂肪の緩和時間に合わせると**脂肪抑制**（short T1 inversion recovery：STIR）**像**となり，脳脊髄液に合わせると**FLAIR**（fluid attenuated inversion recovery）**像**となる。

MRIの安全性

- **静磁場**：磁場強度が大きくなると**高SN比**，**化学シフト増大**，**磁化率効果大**などの影響がある。SARやモーションアーチファクトの大きさには影響しない。
- **変動磁場**：位置特定のための傾斜磁場であり，**dB/Dt**で示される。人体に対する影響として末梢神経刺激（PNS）の可能性がある。
- **高周波（RF）パルス**：MR信号を取得する目的で送信コイルから生体に印加する。パルス照射による発熱をSAR（specific absorption rate）で表現し，SAR量により通常走査モード，第1次水準管理操作モード，第2次水準管理走査モードに区分する。撮影中は熱傷が発生する可能性があるため，手を組むことなどによるループを作らないようにする。
- **クエンチ**：超伝導状態が崩れ，冷媒の**液体ヘリウム**が爆発的に気化し，磁場が消失する現象。**ヘリウムガスは空気より比重が軽い**ため，MRI室の上部から充満する。❶
- **禁忌患者**：**ペースメーカー**装着者，人工内耳埋め込み患者，非磁性体の動脈クリップ使用患者，強磁性体の破片や義眼，入れ墨がある患者，妊婦など。
- 検査時に**カラーコンタクト**，補聴器，磁性体の持ち物は外して検査を行う。❷

アーチファクト❺～❼

- 主なアーチファクトの特徴，抑制法および画像（**表2**）を理解する。

造影剤（表3）❽

表3 MR用造影剤の種類，投与経路および特徴

種類	投与経路	特徴
ガドリニウム造影剤（**Gd-DTPA**）	**静脈**	・細胞外液性造影剤 ・**T1**・**T2**ともに**短縮**効果，**T1**強調像にて**高**信号 ・投与禁止：**気管支喘息**，重篤な**腎・肝障害**など ・副作用：発疹，瘙痒感，吐気，**嘔吐**，ショック，**アナフィラキシー**症状，痙攣，呼吸困難 ・ガドリニウムイオン自体は重金属イオンで高毒性 ・安定して速やかに対外排泄されるためにDTPAなどキレート剤と結合させ使用
クエン酸鉄アンモニウム	**経口**	・消化管と別臓器との識別に使用 ・T1強調像で**陽性**造影剤 ・T2強調画像で**陰性**造影剤→肝臓検査で消化管からの信号を抑制
塩化マンガン四塩化物	**経口**	・**陰性**造影剤 ・MRCP時使用
ガドキセト酸ナトリウム（Gd-**EOB**-DTPA）	**静脈**	・常磁性肝特異性造影剤 ・肝臓MRI時使用 ・Gd-EOB-DTPAを使用した肝MRI（図1参照）
超常磁性体酸化鉄コロイド（**SPIO**）	**静脈**	・T2短縮効果による陰性造影効果 ・肝臓MRI時使用：T2またはT2*強調像 →**通常肝実質**：**低**信号（細網内皮系クッパー細胞への取込＋） →**古典的肝細胞癌**や**転移性腫瘍**：**高**信号（クッパー細胞－）

表2 主なアーチファクトの特徴，抑制法および画像の例

アーチファクト名	特 徴	主な抑制法	画 像
モーション	・原因：患者の体動，呼吸運動，血管・脳脊髄液の拍動 ・位相エンコード方向に出現しやすい	−	−
ゴースト	・血管や心臓の周期的な拍動により位相エンコード方向に等間隔でみられる ・モーションアーチファクトの一種	−	−
磁化率[5] （サセプタビリティ）	・原因：体内外の金属（磁性体） ・現象：画像の歪み＝メタルアーチファクト	・TEを短くする ・スライス厚を薄くするなど	
化学シフト[7] （ケミカルシフト）	・原因：水と脂肪の共鳴周波数差 ・画像上の現象：一般的には位相エンコード方向，EPIでは周波数エンコード方向で水・脂肪信号の境界に高信号または無信号がみられる ・磁場強度が大きいほど大きい	受信周波数（バンド幅）を大きくする	
打ち切り （トランケーション）	・原因：画像マトリクスの有限個数によるもの ・画像上の現象：縞目状 ・頭部MRIにおける脳実質と頭蓋内頭皮の境界	・マトリクス数を増加する ・位相エンコード数を増加する	−
折り返し （エリアシング）	・画像上の現象：FOV外の組織の折り返しとFOV内組織への重なり	・**オーバーサンプリング**（FOVを広げる） ・プリサチュレーションパルス使用 ・**表面コイル**使用	
流れ（フロー）	フローボイドやTOF効果により信号変化	・（心電図や脈波）同期撮像 ・プリサチュレーションパルス使用	−
クロストーク	原因：RFパルスの形状によるもの	スライスギャップの拡大	−

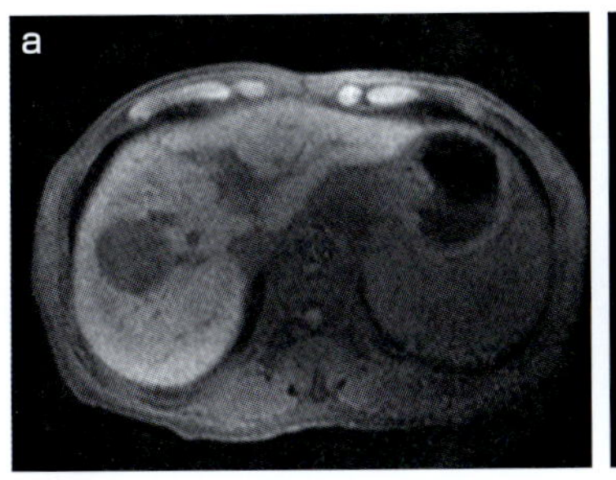

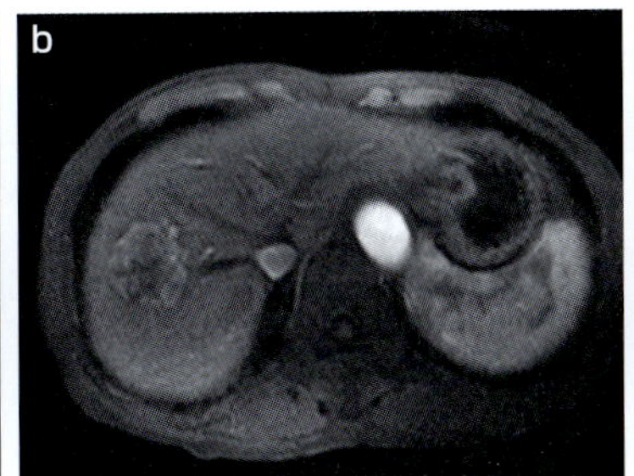

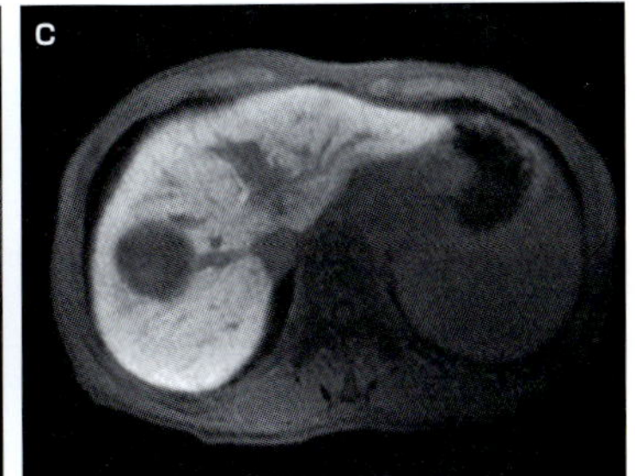

図1 Gd-EOBによる肝MRI（脂肪抑制T1強調像）
a：造影前　b：造影動脈相　c：造影15分後

（国家試験65-30AMより転載）

9 診療画像検査学

MRA（MR angiography）・MRCP（MR cholangiopancreatography：MR膵胆管撮影）

- MRA，MRCPともに血流および管腔内の描出が可能な検査であり，カテーテル操作を必要としない点で非侵襲的である。
- MRA，MRCPともに後処理としてMIP（maximum intensity projection，**最大値投影法**）処理を行い，複数の角度から観察する。

■MRA

- TOF（time of flight）法とPC（phase contrast）法，造影剤による手法があるが，頭部MRAなどでは主に**3D-GRE**法による**TOF法**が多く用いられ，血流が高信号となる。
- GRE法では**インフロー効果**（流入効果：血液は流れによりスライス面内に流入し，RF連続励起の影響を受けない）によって**血管信号**が**高信号**となる。一方，SE法において，撮像断面に対して垂直な方向の血管は**フローボイド**（最初のRF励起からMR信号取得まで時間を要するため，信号取得時に励起した血液が撮像面から外れてしまうこと）により信号が消失する（撮像断面と水平方向の血液は，**位相分散**による影響で垂直方向同様に**無信号**に描出される。図2）。

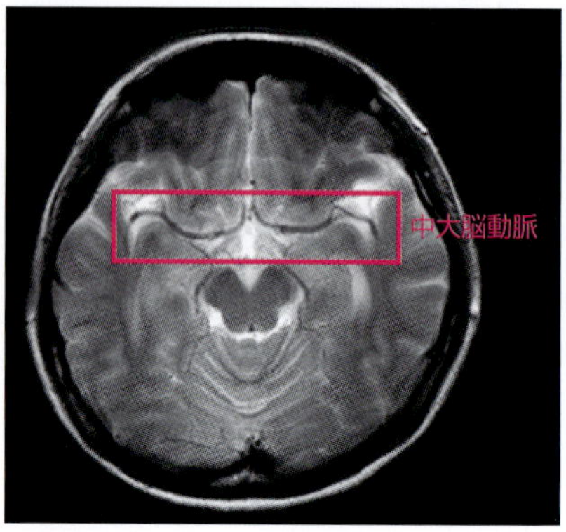

図2 MRAによる位相分散
撮像断面と水平方向の血液は，**位相分散**による影響で垂直方向同様に**無信号**に描出される
（国家試験65-40AMより転載）

■MRCP

- MRCPは**長いTE**と**TR**の設定による**強いT2強調像**（図3）で，水分を含んだ膵胆管が**高信号**に描出される。腸管からの信号を抑制する目的で，陰性造影剤である**クエン酸鉄アンモニウム**や**塩化マンガン四水和物**を経口投与して検査する場合もある。
- 胆石や膵頭癌などで胆管や膵管が拡張したときには，胆汁，膵液などの静止している液体が高信号を示す。造影剤注入時に圧がかかるERCPと比べて，より自然な状態での胆管・膵管の描出が可能となる。

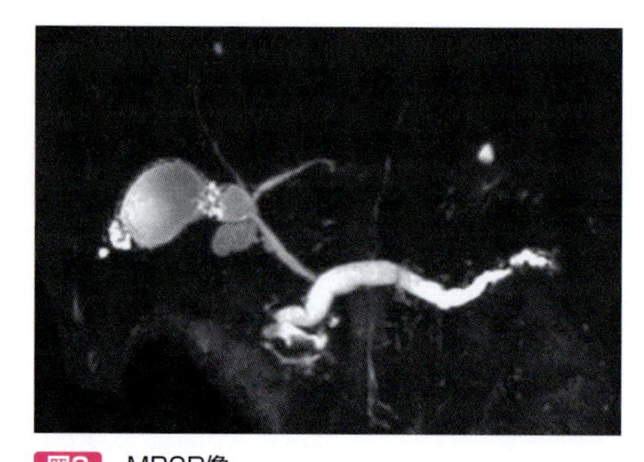

図3 MRCP像
撮像条件：TR/TE＝10,000/800→強いT2強調像
非常に長いT2成分（水分）を有する組織（胆嚢や膵管）以外は信号減衰し，検出されない
（国家試験63-32AMより転載）

拡散強調像(DWI)，機能的MRI(f-MRI)，灌流MRI，MRスペクトロスコピー，磁化率強調像(SWI)（表4）

表4 特殊撮像法

種　類	特　徴
DWI	・組織内水分子の拡散現象（ブラウン運動）を画像化する方法 ・急性期脳虚血病変の検出に有効 ・双極傾斜磁場（MPG）を印加する ・b値（mm/s^2）：MPGの大きさ
fMRI	・脳活動を画像化する検査法 ・**BOLD現象**：脳活動により血液中の酸素化ヘモグロビン（反磁性）と脱酸素化ヘモグロビン（常磁性）の割合が変化し，活動部位に多量の血液が流入することで酸素化ヘモグロビンの量が増加する→信号増加
灌流MRI	・**組織還流血液量**を測定する手法 ・Gd造影剤を急速注入してEPI撮像により行う方法とASL法がある
プロトンMR スペクトロスコピー	・物質中における分子環境の違いによって表れる共鳴周波数のわずかな変化（化学シフト）を検出 ・生体内の微量分子を解析し，腫瘍の良悪性評価に用いられる手法
SWI	・脳実質と血液の磁化率の違いを利用 ・小出血巣の検出に使用

DWI：diffusion weight imaging　MPG：motion probing gradient　fMRI：functional-MRI
ASL：arterial spin rabeling（造影剤を使用せずRFパルスにより血流を標識する方法）　SWI：susceptibility weight imaging

主な脂肪抑制法について

- **STIR法**：**反転回復**（inversion recovery：IR）法を利用した方法であり，IRパルスを印加後，脂肪の縦磁化が0になった時間に撮像を行う。利点は磁場の不均一性に左右されにくい点で，**低磁場装置**での使用に適している。欠点は脂肪と同程度のT1組織が脂肪同様抑制される点である
- **CHESS法**（chemical shift selective：**化学シフト選択法**）：水に含まれるプロトンと脂肪との共鳴周波数の差を利用した方法であり，撮像前にあらかじめ脂肪の共鳴周波数の飽和パルスを印加してから撮像する。欠点は，**磁場の不均一性に左右**されるため，低磁場装置での効果が小さい点である。

Dixon法によるin-phase，out-phase画像

GRE法では，水と脂肪の共鳴周波数の違いによって，TE変化に伴い，位相が一致したりずれたりすることを利用し，in-phase，out-phase画像から水･脂肪分離画像を作成できる。

- **in-phase画像**：水と脂肪の位相がそろうタイミングでTEを設定することにより，水と脂肪が同じピクセル内に混在する部位（図4aの肝辺縁）は水と脂肪の信号が加算されて**高信号**となる。
- **out（opposed）-phase画像**：**水と脂肪が逆位相**となるタイミングのTEでは，水と脂肪が同じピクセル内に混在する部位の信号（図4bの肝辺縁）は打ち消しあうことにより**低信号**となる。

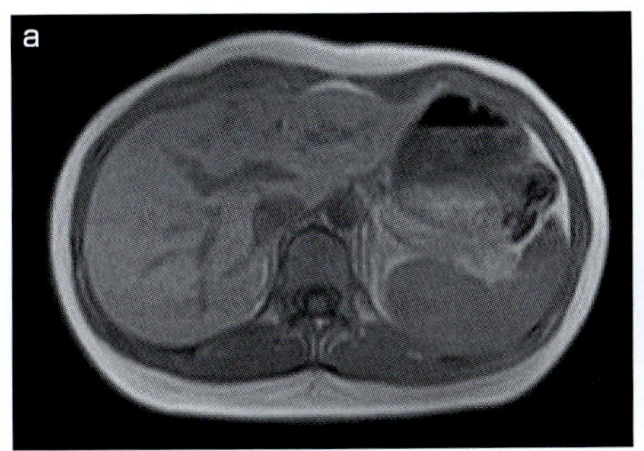

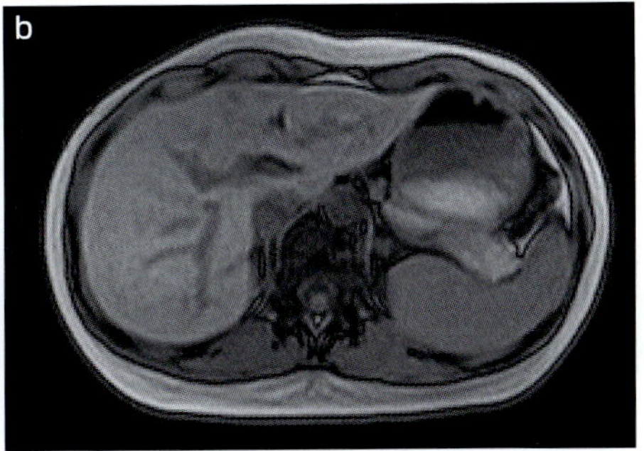

図4 in-phase画像（a）とout-phase画像（b）：T1強調像
a：in-phase画像。同一ピクセル内に水と脂肪が混在する場合は高信号に表示
b：out-phase画像。同一ピクセル内に水と脂肪が混在する場合は低信号に表示。水＝脂肪の場合は無信号

2 診療画像検査　超音波検査

川村 拓

出題基準

● 超音波検査（検査目的と検査方法，アーチファクト，造影剤，心臓・大血管，腹部，女性骨盤腔，男性骨盤腔，乳房・甲状腺・軟部組織）

弱点克服への道　超音波の特徴と検査法，アーチファクトを覚えよう。

● 超音波検査の特徴は，①非侵襲的，②臓器の動きが**リアルタイム**に観察可能，③**断層面の自由選択**が可能な点である。また，④術者に依存する，⑤腸管ガスが画像描出を不良とする，などの特徴もある。

● 腹部超音波では主に，反射した超音波の強度を輝度で表示する**B（brightness：輝度）モード**が用いられる。Bモード以外には超音波の振幅を時間ごとに表示するA（amplitude:：振幅）モードや深さ方向の時間変化を観察するM（motion：動き）モードがあり，Mモードは心エコーなどに使用される。

● 超音波の**周波数が高い（波長が短い）**ほど**高解像度**になる。しかし，生体による吸収が大きくなるため，**深部臓器の描出が困難**となる。

● 分解能として，距離分解能･方位分解能･スライス分解能がある。

- 距離分解能〔超音波進行方向＝（画面上で上下方向）の識別能〕：波数と波長によって決まる。**パルス幅が短いほど高分解能，周波数が高いほど高分解能**である。
- 方位分解能〔画面上で左右（=横）方向における識別能〕：ビーム幅によって決まる。**振動子直径が大きい**ほど，また**波長（伝搬速度÷中心周波数）が短いほど高分解能**である。
- スライス分解能〔プローブの厚み方向（=画面上では奥行きであり，画面上には表示されない）〕：**音響レンズ**によってビームが絞られている。

ポイントねらい撃ち　過去問から，覚えるべきポイントをピックアップ！

◉性能

❶フレームレートは時間分解能を表す。65-25AM

❷距離分解能は方位分解能より高分解能である。61-43AM

◉アーチファクト

❸**外側陰影**は屈折による影響により発生する。66-37AM

★❹**過電流･位相分散・化学シフト･クロストーク･トランケーションアーチファクト**は超音波画像では見られない。62-44AM，63-39AM

◉検査法

❺振動子が探触子の中心にあり，360°の視野の画像が得られ，内視鏡検査に用いられるのは**ラジアル走査**である。65-36AM

❻図aは右肋骨弓下走査である。64-38AM

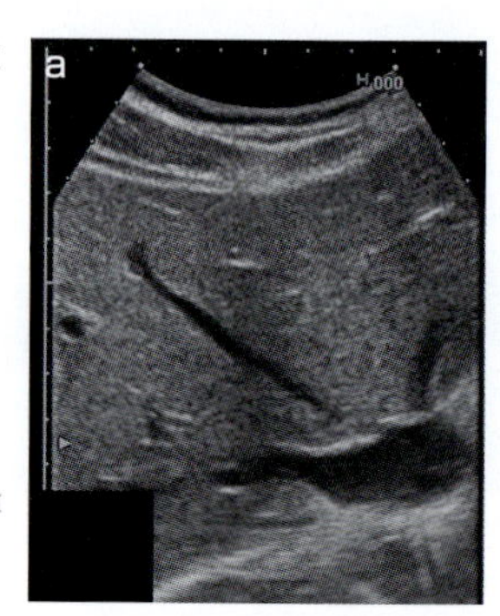

◉腹部

❼胆石の症例では**体位変換**を行い，隆起性病変との鑑別を行う。65-37AM

❽**肝嚢胞**は境界明瞭な**無エコー域**として描出される。66-38AM

◉乳房

❾乳房超音波検査はマンモグラフィよりも微小石灰化像検出に劣っている。62-33AM

❿超音波による骨塩定量法は検査部位として踵骨がよく用いられる。64-39AM

★：2回以上出題

イエロー・ノート ⇒ 1章57

知識の幅を広げよう

アーチファクトの要因となる現象（表1）

表1 アーチファクトの要因となる現象

現 象	特徴など	頻出部位
多重反射❸❹	・進行方向の超音波が平行に向かい合った狭い反射体同士の間で何度も反射を繰り返すことにより発生 ・周辺組織との音響インピーダンスの差が大きい場合には**コメット様エコー**（comet like echo）の発生	胸壁，胆嚢壁，肝実質内，腎実質
鏡面現象（**鏡面**反射）	強い反射体（実像）を挟んで等距離に鏡に映したような虚像が出現する	・強い反射体：横隔膜や胆石付近 ・超音波ビームの進行方向に対して反射体が斜めに横切る部位
音響陰影（図1）	・超音波が強い反射体の存在により全反射し，後方には到達しない場合に発生 ・境界面後方への無エコー域	強い反射体：胆石や消化管ガスの後方
後方エコー増強（図2）❸	・超音波の減衰・反射が少ないか，あるいは減衰・反射が起こらない組織の後方にできる ・高エコー域	**嚢胞**など（超音波の減衰が少ない）の後方
外側陰影（側方陰影，図2）❸	・球状物質の側方にできる音響陰影 ・後方に伸びるエコー減弱 ・超音波の屈折により発生❸	**球状**物質（腫瘍など）の側方
サイドローブ❸❹	送信方向の中心軸上のメインローブ（主極）のほかに，中心軸からはずれた方向のサイドローブ（副極）があり，サイドローブ上の反射体からの信号とメインローブ上の反射信号を同時に受信することにより発生	−
折り返し現象（エイリアシング）	・**ドプラ法**において発生 ・血流が本来の方向と逆の方向に折り返ったように表示	−
ミラージュ現象	**虚像のみ出現**→鏡面現象（実像・虚像が双方出現）とは異なる	−
レンズ効果	・**実像と虚像**が同時に観察され，**二重**に表示 ・**腹直筋**がレンズの働きをする ・超音波の屈折によって虚像が出現	−

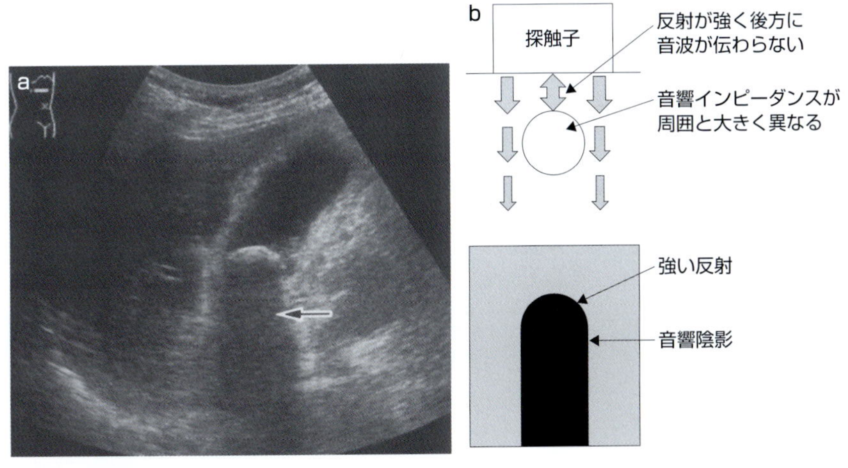

図1 音響陰影
(a…金田 智：超音波診断のキーワード106，p.33，メジカルビュー社，2003．より転載，b…松村 明 ほか 監，磯辺智範 編：改訂第2版 若葉マークの画像解剖学，p.32，図8より引用)

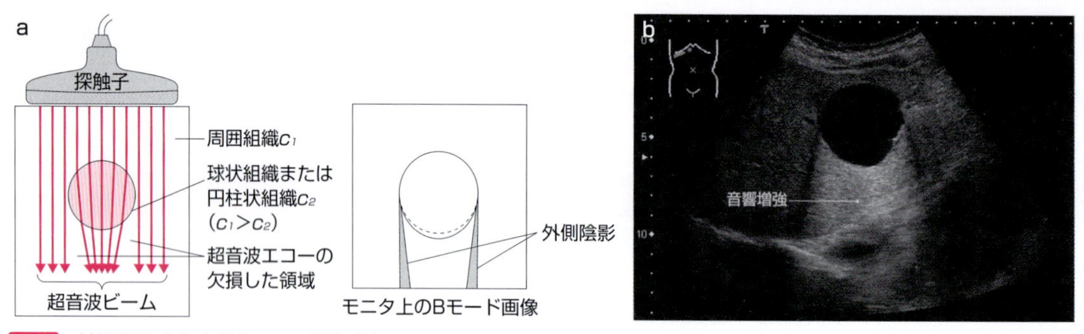

図2 外側陰影（a）と後方エコー増強（b）

（a…森 秀明，竹内真一：腹部超音波A side，p.175，図12-21，2007．より引用，b…改訂版 診療放射線技術 画像診断機器ガイド，p.365，図40，メジカルビュー社，2009．より転載）

ドプラ法

超音波の周波数変化を利用して，血行動態や血流速度，生体内動向を検査する方法である。

- **カラードプラ**：Bモードにて血流情報を色で示し，**遠ざかる**血流を**青く**，**近づく**血流を**赤く**表示し，相対的な流速が認識可能となる。**門脈血流量評価**などに利用される。
- **パワードプラ**は周波数スペクトルの積分値より流れを表示可能であり，血流からの**反射が大きい**場合には**黄色**く，**小さい**場合には**赤く**表示される。

身体各部位の超音波検査の方法と特徴（表2）

表2　身体各部位の超音波検査の方法と特徴

身体部位		方法				特長
		前処置	使用プローブ	体位	走査	
上腹部	肝臓	検査5～6時間前の絶食（消化管ガスの影響をなくすため）	コンベックス型プローブ	仰臥位または左側臥位	主には右肋間，肋骨弓化横（心窩部横含む），肋骨弓下縦（心窩部縦含む）	–
	胆嚢	絶食必須（胆嚢収縮を起こさないため）		仰臥位または左側臥位	主には右肋間，肋骨弓化走査	–
	膵臓	検査5～6時間前の絶食（消化管ガスの影響をなくすため）		仰臥位または座位	心窩部縦，心窩部横，右季肋部縦走査など	・膵臓は後腹膜腔に接しているため消化管ガスの影響を受けやすい→飲水して検査 ・膵体部と比較して膵頭部・尾部は描出しにくい
	腎臓	検査5～6時間前の絶食（消化管ガスの影響をなくすため）		仰臥位または左右側臥位，背臥位	肋間走査または肋骨弓下走査	–
下腹部		腹壁からの検査では膀胱を尿で充満させて走査する	コンベックス型プローブ	–	–	–
	前立腺	–	経直腸プローブ	–	–	–
	卵巣	–	経腟プローブ	–	–	–
表在臓器	頸動脈	–	高周波プローブ	仰臥位（観察側と反対側に顔を傾けて検査をする）	–	動脈硬化（プラーク）の有無や狭窄，閉塞の評価→内中膜複合体厚，壁厚の測定
	乳房	–	電子リニア型プローブ（中心周波数10MHz程度）	–	通常，水平走査と垂直走査の2方向，臥位で乳房を軽く圧迫しながら走査	・乳腺は高エコーを示す ・マンモグラフィのほうが微小石灰化の検出感度が高く，MRIと比較して心臓ペースメーカー装着患者に対しても実施可能

超音波造影剤

代表的な超音波造影剤として微小気泡（＝空気，**マイクロバブル**）による造影剤がある。ヒトの組織と音響インピーダンスが異なるマイクロバブルを利用することで高エコーが得られる（陽性造影剤）。**肝腫瘍**などに対して有効である。

3 診療画像検査　眼底カメラ検査

川村 拓

出題基準

●眼底カメラ検査（構造と機能特性，検査目的と検査方法，画像の特徴，撮影技術と画像特性）

弱点克服への道　検査法のポイントと検査時の注意事項をおさえよう！

- 通常，眼球内に入る光の量は，眼の虹彩によって囲まれた部分である瞳孔の大きさ（瞳孔径）によって調整される。強い光が入る場所で瞳孔径は小さくなり（縮瞳），弱い光が入る場所で大きくなる（散瞳）。散瞳時には，より多くの光が入るように調整される。
- 瞳孔から照明を当てて，網膜，視神経乳頭，網膜血管の様子を観察する検査が眼底カメラ検査である。
- 無散瞳眼底カメラ検査は，やや暗い部屋で検査することで，散瞳剤を使用せずに**自然散瞳**を利用して眼底像を撮影・観察することが可能である。

ポイントねらい撃ち　過去問から，覚えるべきポイントをピックアップ！

◉検査方法

❶散瞳剤を使用しない無散瞳眼底カメラ検査は，**散瞳剤の点眼による緑内障発作誘発**の危険が**ない**。65-38AM

★❷照明光に**紫外線**は用いない。65-25AM，61-48AM

★❸**撮影画角**は**45°**程度（最小瞳孔径4.0mm）である。62-27AM，64-41AM，65-25AM

★❹**撮影直後**から自動車運転が可能である。61-47AM，64-42AM，65-38AM

★❺撮影前の**眼圧測定**は**必要としない**。62-47AM，66-39AM

❻撮影前の**眼振**（眼球振盪：自分の意思とは関係なく眼球が動く現象）の**有無**は確認する。63-41AM

★❼撮影時に眼窩部，眼瞼部を**アルコール消毒はしない**。61-47AM，64-42AM

❽撮影時のフラッシュによる縮瞳のため，**連続撮影はできない**。65-38AM

❾近視，遠視にかかわらず，ピント合わせが可能である。66-39AM

❿待合は暗い部屋を用意する。65-38AM

★⓫眼球に最も近いレンズは対物レンズである。65-26AM，64-25AM

⓬眼底画像では**ミラージュ（ミラー）現象**はなく，**超音波画像**において出現する。

★⓭眼底画像はデジタル画像，ポラロイドフィルムなどで**カラー画像**として出力でき，X線フィルムのようなシャーカステンでの観察はしない。61-47AM，64-42AM，65-25AM

★：2回以上出題

イエロー・ノート⇒1章58

知識の幅を広げよう

検査法

- 額受けと顎受けにより患者を固定する。
- **位置合わせ**のために照明は**赤外線**を使用する。❷
- 固視標を注視させ，眼球を固定する。
- スプリット輝線合致式でピントを合わせる。
- 黄斑部と視神経乳頭の中央が画像中心になるように位置合わせをする。
- **撮影時**は**まばたきをしない**ように指示する。
- 撮影スイッチを押すことで，ストロボ発光により撮影される。
- 撮影時の発光により対光反射で縮瞳が起こるため，**両眼撮影**時には片方の撮影後少なくとも**5分は待ち**（**10〜15分程度**），もう片方の目を撮影する。したがって，**短時間での連続撮影は不可能**である。❽
- 基本的には両眼を検査する。
- 無散瞳撮影では，自然散瞳のため撮影視野に限界があり，乳頭・黄斑を中心とした眼底後極部のみの画像となる。

撮影の注意事項

- 検査前に**コンタクトレンズは外す**。
- 検査前は散瞳のため薄暗い待合室にて待機させる。❿
- 無散瞳眼底カメラを設置する暗室（撮影用暗室）は，常時10名程度の被験者が待機できる広さと“かろうじて新聞の見出しの文字が読める程度”の暗さが必要である。また，暗室内には被験者を誘導するための介助者をおくことが望ましい。
- 高齢者の撮影：65歳以上の被験者では，暗室内で20分以上待たせておいても瞳孔が充分に散大しない場合がある。
- **眼瞼下垂**の患者には上眼瞼を挙上するよう指示して撮影する。

無散瞳眼底カメラの特徴

- 観察用の**赤外線モニタ**で撮影位置決定および焦点調節を行う。
- 照明光はリングスリットによりドーナツ状の光となり，有光ミラーにより曲げられ対物レンズに届く。
- 網膜の反射光は対物レンズと有孔ミラーの中心を通過して撮影用カメラに届く。
- 記録素子には現在**CCDカメラ**が用いられている。
- 最近のデジタルカメラを使用した装置では，ポラロイドカメラや35mmフィルムと比べて光量も少なくして撮影可能である。続けて撮影する場合には個人差があるが，通常10〜30秒程度時間を空けることで撮影可能な大きさまで瞳孔を開かせる。また，光量の多段階調整が可能であり，画質も良い特徴を有する。⓭

アーチファクト⓬

- **フレアアーチファクト**：画面辺縁に「もや」が生じるアーチファクトで，被写体とカメラの前後の位置関係が不適切な場合に発生する。
- **三日月状アーチファクト**：被写体とカメラとの左右の不適切な位置関係によるアーチファクト。画面上に三日月状の縁が描出される→原因：アライメント不良

検査目的と対象疾患

- **眼底出血**，**緑内障**，視神経萎縮，網膜はく離，加齢黄斑変性，網膜静脈閉塞症などの診断が可能となる。
- 高血圧性網膜症（動脈硬化）：網膜動脈の狭窄が認められる。
- 糖尿病網膜症：毛細血管瘤，網膜点状出血，硬性白斑が認められる。

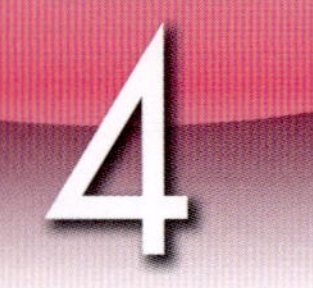

画像解剖（Ⅱ）　MR像

川村 拓

出題基準

●**MR像（正常画像，異常像の形成要因と形状表現，主要疾患画像）**

弱点克服への道　頭部MRAの画像解剖は血管造影，3D-CTAと合わせて覚えよう。

●シーケンスや撮像条件により，さまざまな組織コントラストの画像を取得できる。主にSE法による**T1強調像**では，**短い**T1を有する組織（例：脂肪など）は高信号に描出され，**T2強調像**では**長い**T2を有する組織（例：**脳脊髄液**など）は高信号に描出される（**表1**）。

表1　主な組織のMR信号強度

	信号強度			
	無	低	中	高
T1強調像	・肺（空気） ・石灰化		・筋肉　・骨皮質 ・靭帯　・半月板	・脂肪・骨髄
T2強調像	・肺（空気） ・石灰化		・筋肉　・骨皮質 ・靭帯　・半月板	・脳脊髄液（水）

●MRAは血管造影やCTA同様，血管の走行異常や奇形，**動脈瘤**の同定・診断に用いられる。脳MRA画像では血管造影同様，前面，側面から観察した画像のほか，尾側（または頭頂側）から観察した画像が出題される。血管造影の正面像・側面像やCTA像とともに**血管の画像解剖**を把握する必要がある。

●正常像について，頭部MRIでは**大脳基底核**の画像解剖，脊椎MRIでは頸椎と腰椎の矢状断像，腹部MRIでは女性骨盤矢状断像を覚える必要がある。また，四肢・関節MRIでは，膝関節の前・後十字靱帯と半月板の解剖学的位置を覚えておく必要がある。

●異常像について，頭部MRIでは**脳梗塞**における**DWI画像**所見，頭部MRAでは**脳動脈瘤**画像所見，頸椎および腰椎MRIでは**椎間板ヘルニア**画像所見，膝関節MRIでは**前十字靭帯損傷**の画像所見を理解する必要がある。

ポイントねらい撃ち　過去問から，覚えるべきポイントをピックアップ！

❶頭部MR矢状断像（**図a**）はアが視床，イが中脳，ウが小脳，エが橋，オが下垂体である。[62-48AM]

❷頭部MRA像（**図b**）における矢印は**脳底**動脈である。[61-32AM]

❸頸部MRA像（**図c**）は，アが右椎骨動脈，イは左鎖骨下動脈，ウは左総頸動脈，エは左外頸動脈，オは右内頸動脈である。[66-47AM]

❹骨盤部矢状断像（T2強調像，**図d**）におけるアは椎間板，イは子宮体部，ウは直腸，エは膀胱，オは恥骨である。[66-46AM]

❺骨**皮質**はT2強調像で**低**信号である。[63-47AM]

❻**図e-1**，**e-2**における異常所見は**橋**に存在し，**T2強調像**，**拡散強調像**でともに高信号に描出。

❼頭部MRI像（**図f**）は脳腫瘍であり，**f-1**がFLAIR冠状断像，**f-2**はT2強調横断像，**f-3**はT1強調横断像，**f-4**はGd造影後T1強調横断像である。[65-45AM]

❽**図g**の腹部MRAにおける動脈瘤は，**腹部大動脈**および**総腸骨動脈**に存在する。[63-46AM]

イエロー・ノート ⇒ 1章55

❾拡散強調像はほかのシーケンスと比較して，脳梗塞が早期に描出可能である。61-40AM

★❿**アルツハイマー病，子宮頸癌，前立腺癌，靭帯損傷，半月板損傷，椎間板ヘルニア**はX線CTよりも**MRI**の検出**感度**が**高く**，MR検査の有用性が認められる。65-29AM，64-30AM，61-35AM

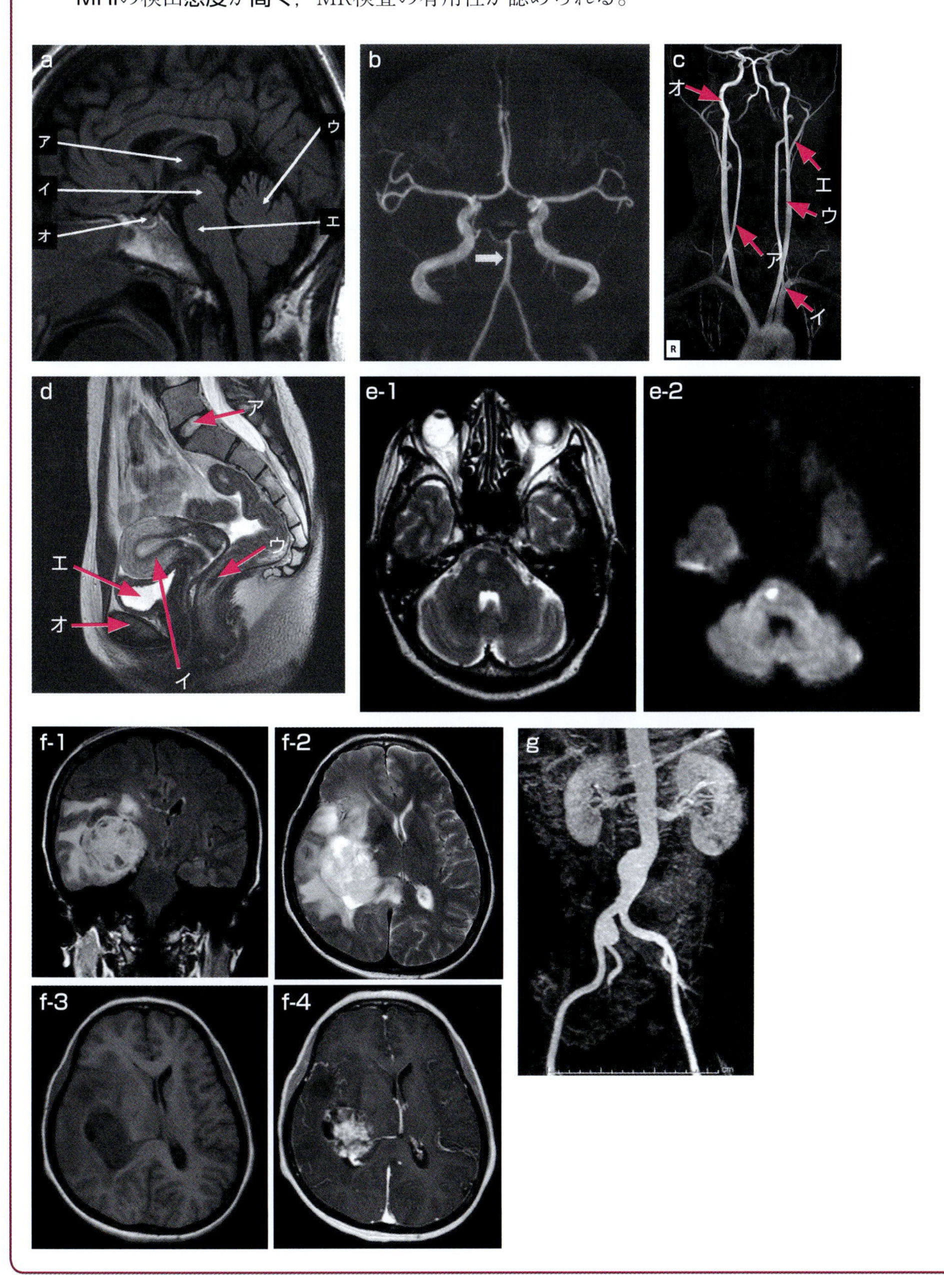

★：2回以上出題

知識の幅を広げよう

正常組織の信号強度

■頭部MRI画像（図1）

- 通常のT1強調像，T2強調像に加えて，FLAIR画像，MRA画像，DWI像を取得する。**FLAIR像**はT2コントラストを有しつつ，脳脊髄信号を抑制した画像である。**脳脊髄液**は**T1**強調像で**低**信号，**T2**強調像で**高**信号，**FLAIR**画像で**無**信号を示す。
- 大脳**皮質**等の**灰白質**には神経細胞が密に存在し，大脳**白質**には神経線維が存在する。脳脊髄も含めたMRIにおける画像コントラストは，T1強調像で白質（高信号）>灰白質>脳脊髄液（低信号），T2強調像で脳脊髄液（高信号）>灰白質>白質（低信号）となる。大脳基底核は神経核の集合体で**被殻**，**淡蒼球**，**尾状核**などからなる。

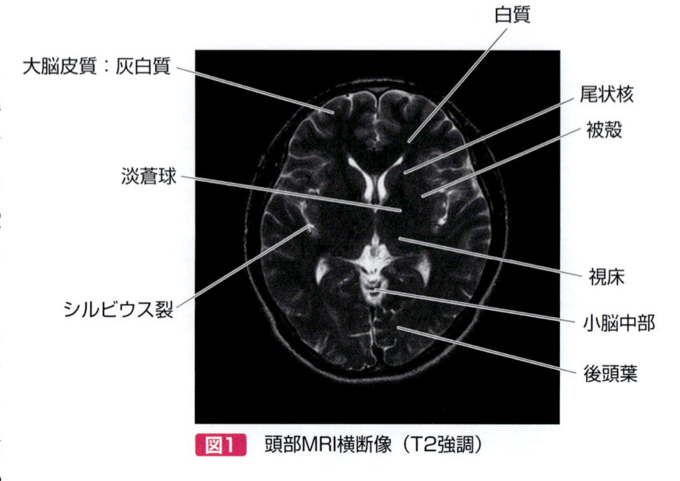

図1 頭部MRI横断像（T2強調）

頭部MRA画像（図2，3）

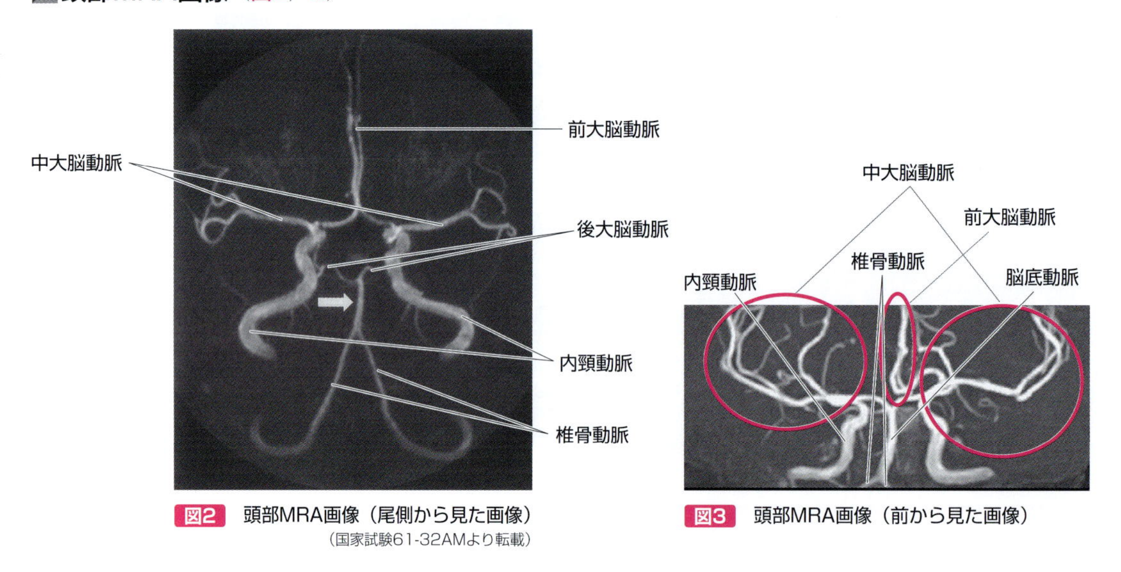

図2 頭部MRA画像（尾側から見た画像）
（国家試験61-32AMより転載）

図3 頭部MRA画像（前から見た画像）

椎体MRI画像（図4～7）

椎間板はT1強調像で中～低信号，T2強調像で椎間板中の髄核のみ高信号でそれ以外は中～低信号である。椎体は内部の海綿骨が脂肪を含むためT1強調像で高信号，FSEでのT2強調像で高信号となる。脊髄液は脳脊髄液同様，T1強調像で低信号，T2強調像で高信号となり，画像の判別に役立つ。中の脊髄はT1・T2強調像ともに中信号である。脊椎遠位には馬尾がある。

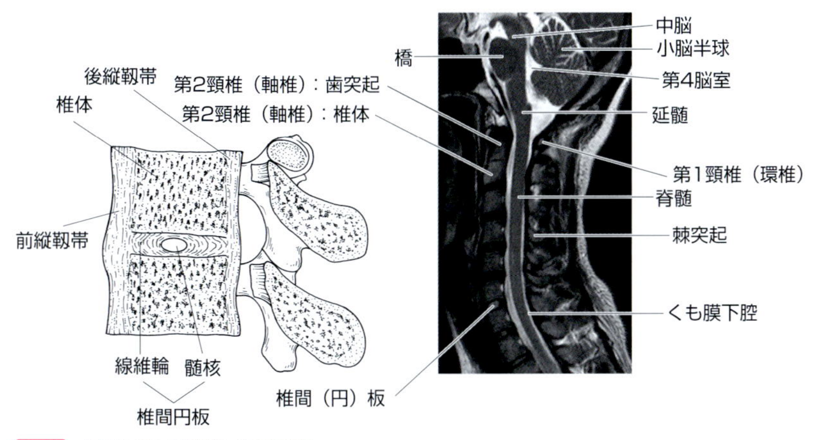

図4 頸椎MR矢状断像（T2強調）
（a…松村 明 ほか 監，磯辺智範 編：改訂第2版 若葉マークの画像解剖学，p.159，図3より引用）

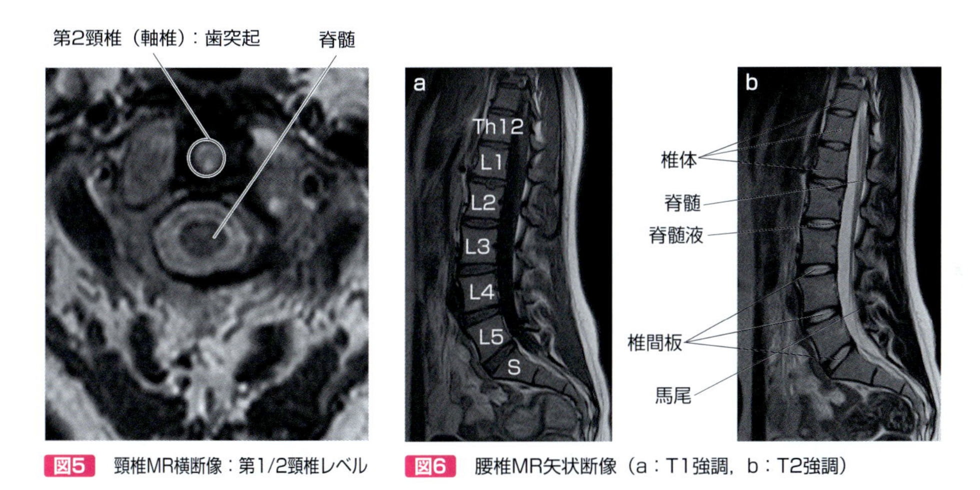

図5 頸椎MR横断像：第1/2頸椎レベル

図6 腰椎MR矢状断像（a：T1強調，b：T2強調）

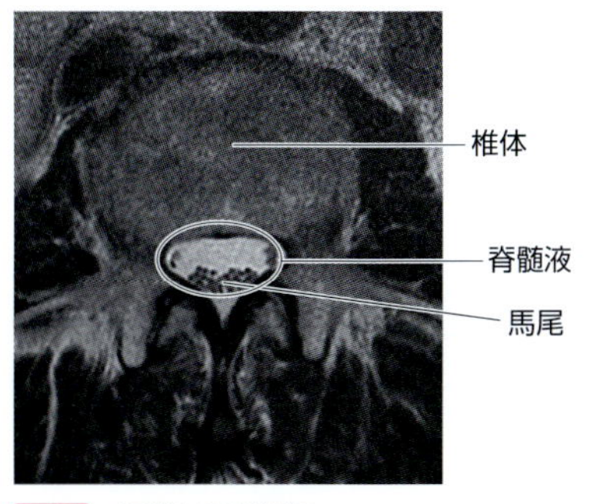

図7 腰椎MRI横断像

膝関節MR画像（図8）

後十字靱帯は大腿骨遠位端付近の横断像にて描出でき，大腿骨内外顆後面を結ぶラインに対直行する面に平行で，大腿骨顆間部を斜めに走行している。前十字靱帯は後十字靱帯に約15°外旋方向に走行しており，大腿骨遠位端付近の横断像にて描出できる。

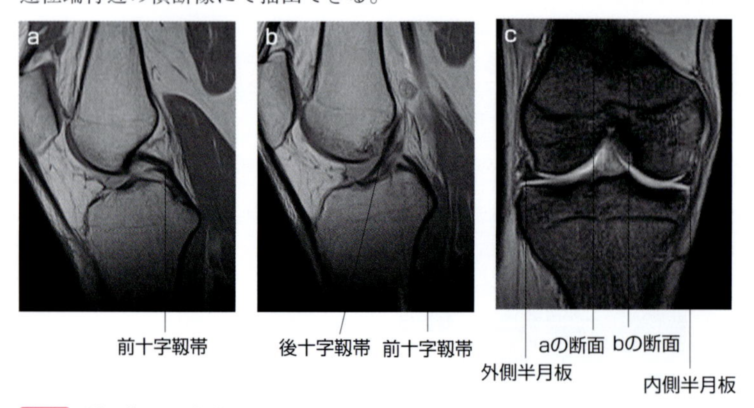

図8　膝関節MR画像像
a，b：プロトン密度矢状断像　c：T2冠状断像

異常画像と典型疾患

- **脳梗塞**（表2）：拡散強調像（DWI）で**高信号**に描出されるため早期に検出可能である。MRAにより血管の状態を非侵襲的に診断可能である。

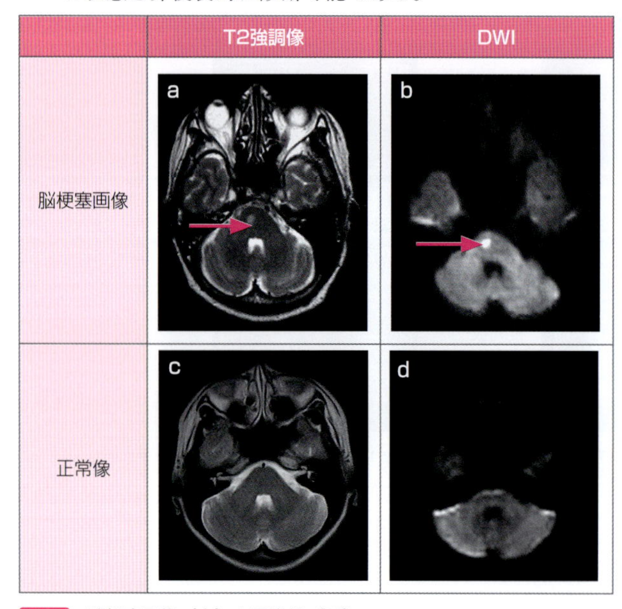

表2　脳梗塞画像（上）と正常像（下）
画像所見：T2強調像とDWIで橋に高信号域
（a，b：国家試験66-41AMより転載）

- 脳動脈瘤（図9）：血管造影やCTAよりも非侵襲的に検査が可能である。

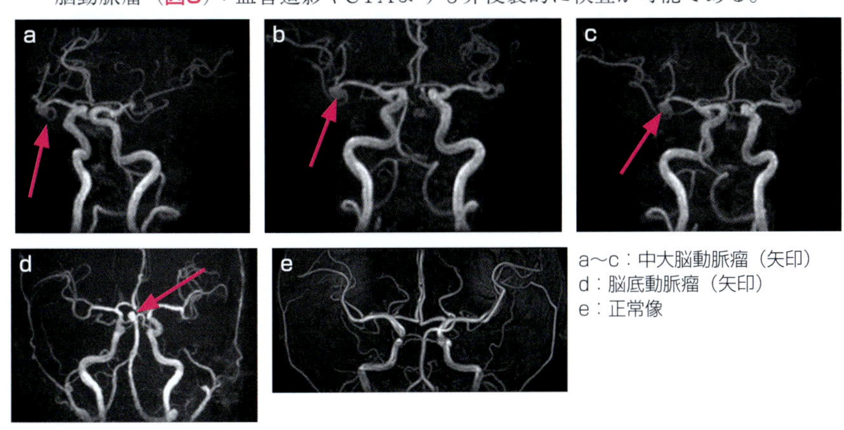

a～c：中大脳動脈瘤（矢印）
d：脳底動脈瘤（矢印）
e：正常像

図9 MRA画像

（a～c…国家試験64-44AM，d…66-40AMより転載）

- 下肢の関節：膝，半月板損傷
- **椎間板ヘルニア**：単純X線画像では椎間板の狭小化や骨変化しか描出できないのに対して，MR画像では軟部組織である椎間板が描出でき，後方突出（矢印）の様子も明瞭に観察可能である（頸椎椎間板ヘルニア：図10，腰椎椎間板ヘルニア：図11）。

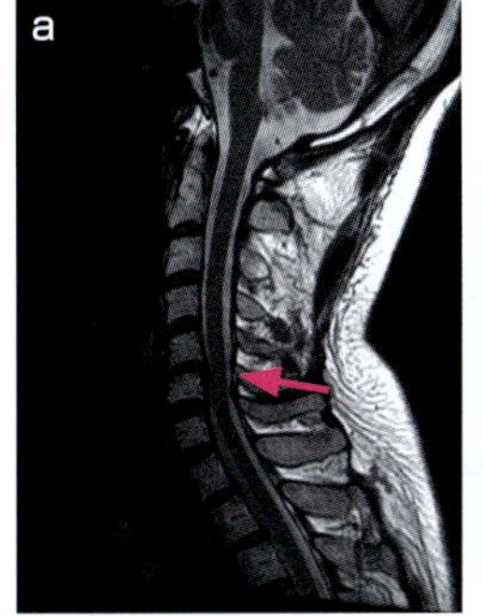

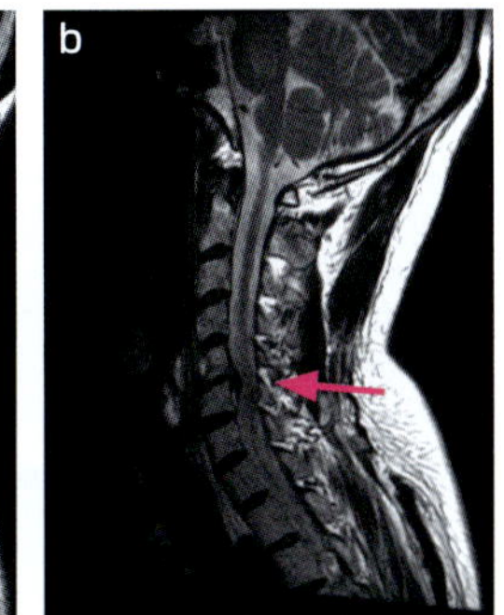

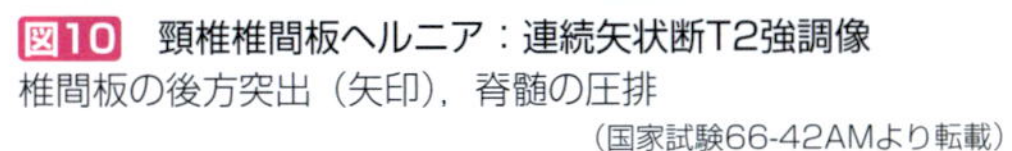
図10 頸椎椎間板ヘルニア：連続矢状断T2強調像
椎間板の後方突出（矢印），脊髄の圧排
（国家試験66-42AMより転載）

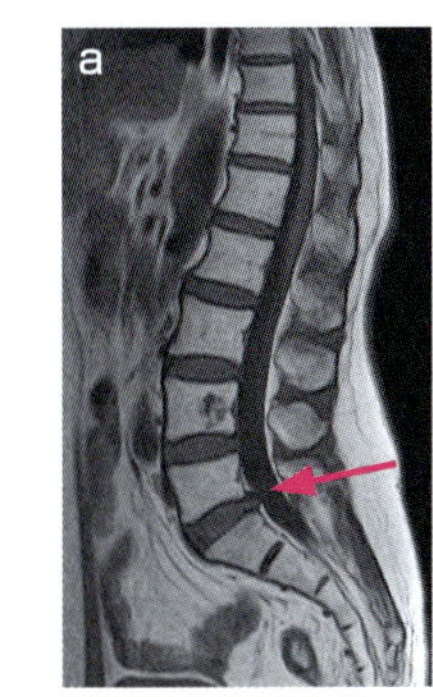

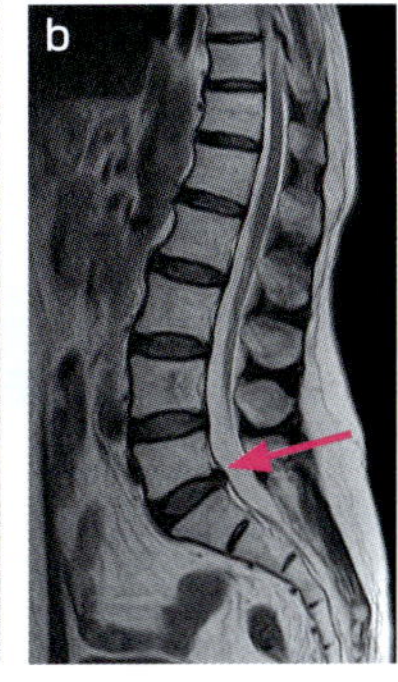

図11 腰椎矢状断像：椎間板ヘルニア（a：T1強調像，b：T2強調像）
椎間板の後方突出（矢印）

- **子宮筋腫**（図12）：平滑筋腫で良性腫瘍。**T1強調像，T2強調像ともに低信号**を呈し，**境界明瞭**な腫瘤である。

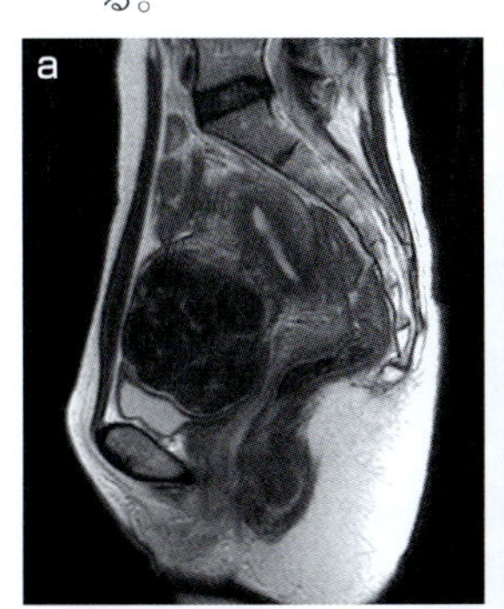

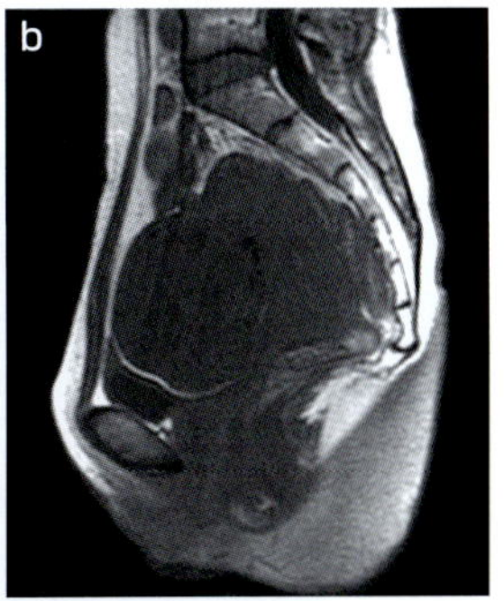

図12 女性骨盤矢状断像（子宮筋腫）
aはT2強調矢状断像，bはT1強調矢状断像。T1強調，T2強調ともに低信号（矢印）を示し，境界明瞭
（土屋一洋 ほか 編：診療放射線技師 画像診断 マスター・ノート，p.357，図1，2，2005．より転載）

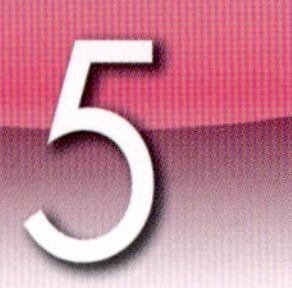

5 画像解剖（Ⅱ）超音波画像

川村 拓

出題基準

●**超音波画像（正常画像，異常像の形成要因と形状表現，主要疾患画像）**

弱点克服への道　肝胆膵の解剖を把握して走査法と描出画像が一致するようにしよう。

◉**肝臓**

- 基本的に肝静脈を基準に区域化されており，**S1～4（左葉）とS5～8（右葉）**がある。下大静脈と**胆嚢中肝静脈**は，**肝右葉と左葉の境界**を走行する。

◉**胆嚢**

- 健常者の胆嚢は肝下縁に位置し，内腔は無エコーに描出される。
- 食事摂取後には胆嚢が収縮し，壁は肥厚する。
- 右季肋部斜走査：探触子を右季肋部で斜めに当てると，胆嚢の長軸方向断面が描出できる。
- 右肋間走査：探触子を右肋間に当てると，肝右葉前区域に接した胆嚢が観察できる。胆嚢頸部の観察に適している。

◉**膵臓**

- 健常者の膵臓は均一な点状エコーで，肝と同等の輝度あるいはやや高エコーである。

ポイントねらい撃ち　過去問から，覚えるべきポイントをピックアップ！

❶心窩部縦走査（図a）によって描出されるアは腹部大動脈，イは上腸間膜動脈，ウは腹腔動脈，エは脾静脈である。62-45AM

❷心窩部横走査（図b）は，膵臓の背側に脾静脈が描出されている。65-46AM

★❸**肝嚢胞**は境界明瞭な**無エコー**領域として描出される。62-45AM，63-35AM，66-38AM

❹図cの**低エコー**領域（矢印）は**腹水**である。64-48AM

★❺右肋間走査で得られる画像（図d）は高輝度肝を示しており，**脂肪肝**である。61-46AM，64-46AM

★❻**胆嚢腺筋腫症**では**コメットサイン**が観察されやすい。62-46AM，64-40AM

❼**肝血管腫**では**カメレオンサイン**が特徴的である。63-38AM

❽急性胆嚢炎はMRIよりも超音波の有用性が高い。63-31AM

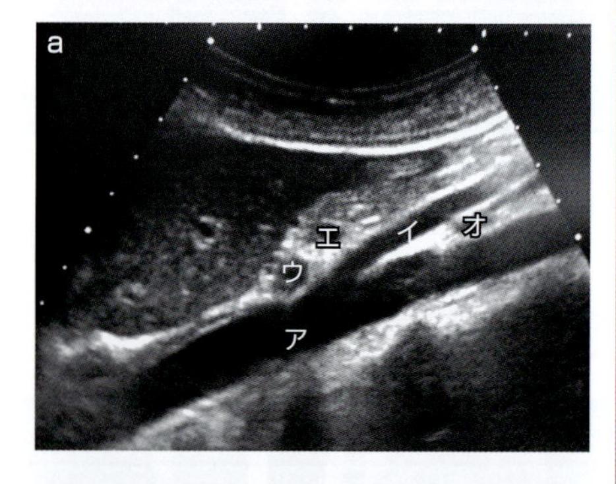

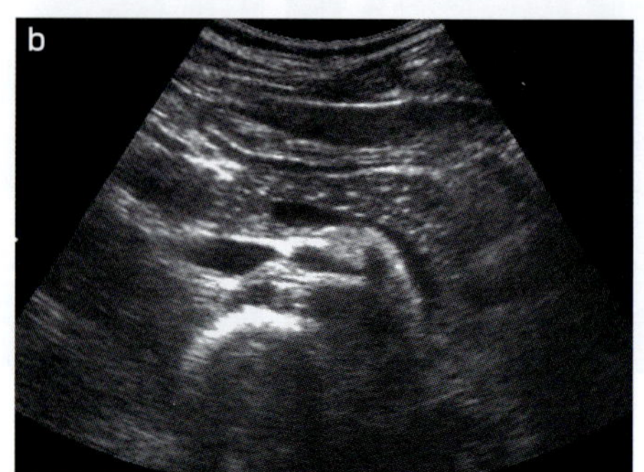

イエロー・ノート ⇒ 1章57

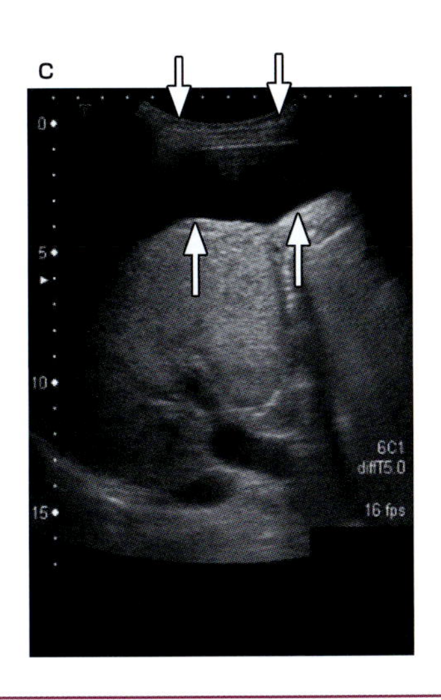

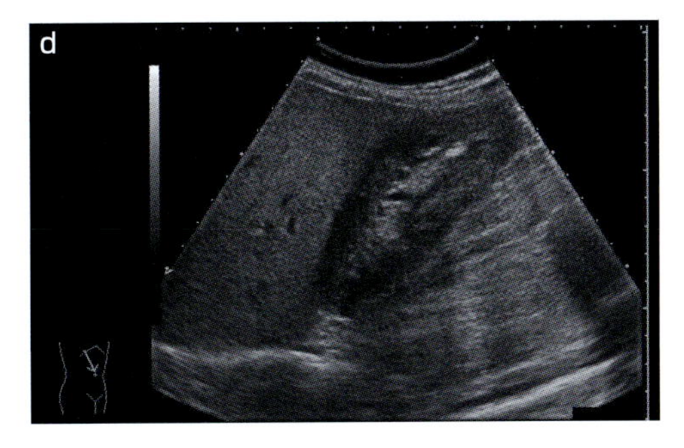

★：2回以上出題

知識の幅を広げよう

正常画像

■肝臓

- 正常肝は表面平滑，辺縁鋭角で，肝実質には微細な点状エコーが均一に広がっている。境界面には高エコーの横隔膜や低エコーの胆嚢がある。
- 右肋骨弓下走査（図1）：探触子を右肋骨弓下に当て，尾側から頭側に向けて横隔膜をのぞくように走査すると，右肝静脈と**中肝静脈**，胆嚢と**肝内門脈**が順に描出される。
- 右肋間走査：探触子を右肋間に当てると，肝右葉前区域（S5，S8）が描出される。
- 心窩部縦走査：探触子を剣状突起下の正中線に当てる。腹部大動脈，肝左葉，腹腔動脈などが描出される。❶
- 心窩部横走査：探触子を心窩部で横に当て横隔膜をのぞくように傾けると，肝左葉の横断像が得られる。
- 右側腹部斜走査：探触子を右側腹部で斜めに当てると，右腎に接して肝右葉後区域が描出される。

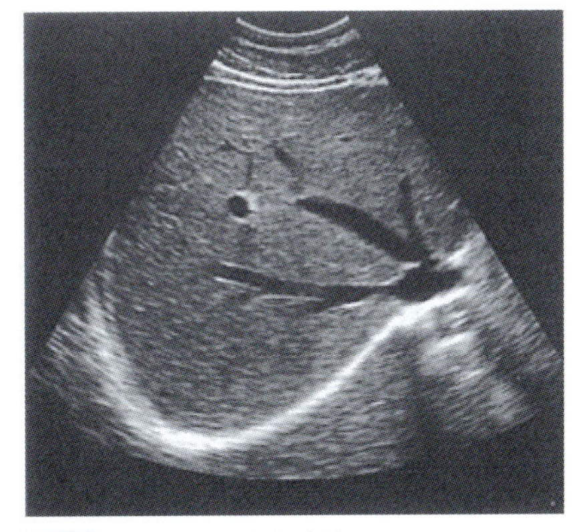

図1　右肋骨弓下走査（肝）
（国家試験57-48AMより転載）

異常画像と典型疾患および特徴的所見

■肝臓

- 肝細胞癌：画像所見として，(1) **モザイクパターン**（内部に異なったエコー信号），(2) 腫瘤周辺に**ハロー**（低エコー帯），(3) 後方陰影増強，球形腫瘤被膜の場合には外側陰影がみられる。
- **肝嚢胞**（図2）：画像所見として (1) 内部**無エコー**，(2) 薄く均一な嚢胞壁，(3) 後方エコー増強，(4) 境界明瞭がみられる。❸

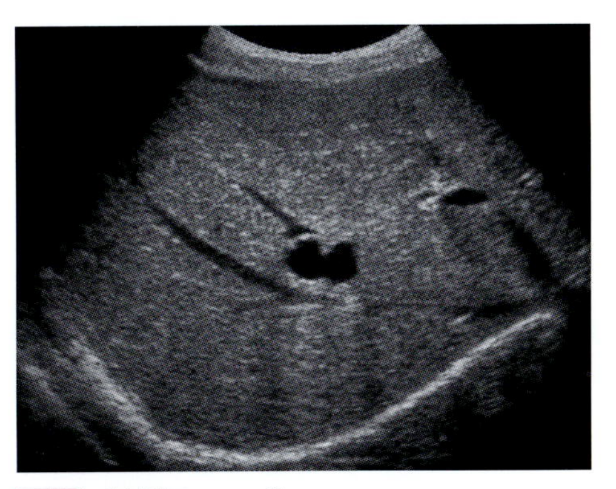

図2　肝嚢胞のエコー像
（土屋一洋 監：診療放射線技術 画像診断マスター・ノート，p.378，図9，メジカルビュー社，2005．より転載）

- 肝硬変：画像所見として，(1) 肝表面の凹凸不整，(2) 肝縁の鈍化，(3) 尾状葉の腫大，(4) 門脈圧亢進症に伴う脾腫や側副血行路の存在がみられる。
- **脂肪肝**（図3）：画像所見として，(1) **高輝度肝**を示し肝腎コントラスト上昇，(2) 右腎との境界不明瞭，(3) 肝内脈管の不明瞭化がみられる。❺
- **肝血管腫**（図4）：画像所見として，(1) 内部エコーパターンは粗いが均一，(2) 後方エコー増強効果がみられる場合がある。また，**カメレオンサイン**（体位や時間で内部エコー信号が変化）は肝血管腫特異的なサインである。❼

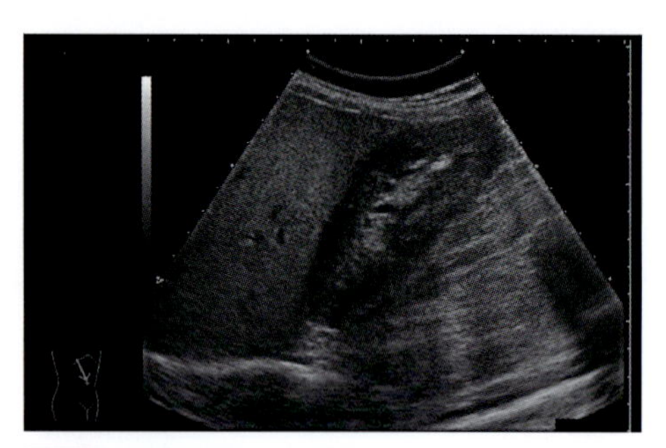

図3 右側腹部走査（脂肪肝）
超音波画像所見：(1) 右腎との境界不明瞭，(2) 肝内脈管の不明瞭化，(3) 肝腎コントラストの上昇。単純X線CT画像でも特徴的な画像所見を示すことを覚えておこう
（国家試験64-46AMより転載）

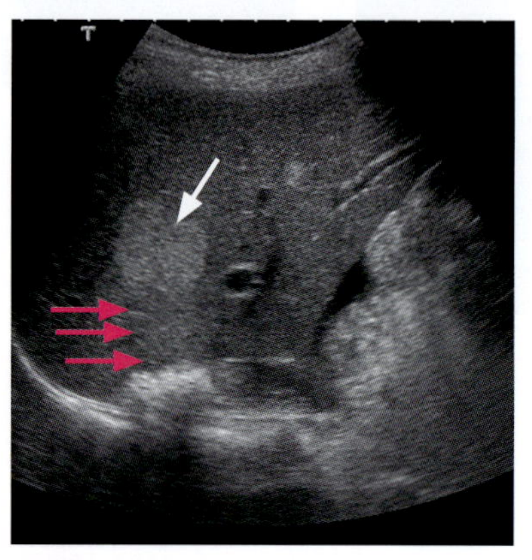

図4 肝血管腫画像
超音波画像所見（白矢印）：(1) 比較的均一な高エコー，(2) やや辺縁不整，(3) 後方エコー増強効果（色矢印）
（梁川　功 ほか 監：診療放射線技師マスター・テキスト 下巻，p.249，図12，メジカルビュー社，2008．より転載）

■**胆嚢**
- 急性胆嚢炎：超音波所見として，(1) 胆嚢腫大，(2) 胆嚢壁肥大，(3) 胆泥の貯留が認められる。❽
- 胆嚢ポリープ：コレステロールポリープ（図5）
- **胆嚢線筋腫症**（図6）：胆嚢壁のびまん性あるいは限局性の肥厚を特徴とする病変であり，超音波所見として**局所的肥厚**，あるいは**全周性肥厚**を認め，胆嚢壁内に**コメットサイン**が出現する場合もある。❻
- 胆石：画像所見として，(1) 胆石自体の高エコー信号，(2) 胆石後方に**音響陰影**（結石成分より変化）が発生する場合がある。胆石は背臥位や座位などの**体位変換**により**移動**する。

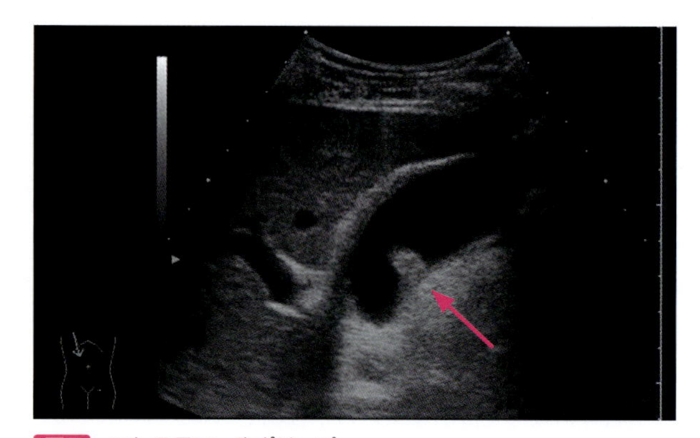

図5 コレステロールポリープ
超音波画像所見：(1) 胆嚢壁と接する高エコー像，(2) 体位変換での可動性は胆石症と異なりみられない
（国家試験64-47AMより転載）

■**乳房**（図7）
- 嚢胞：内部エコーがなく（無エコー像），後方エコー増強像
- 腫瘤の形状を示す指標として，縦横比が用いられる。

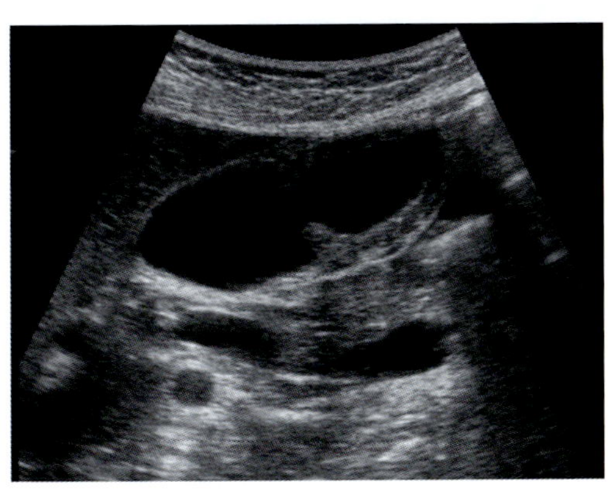

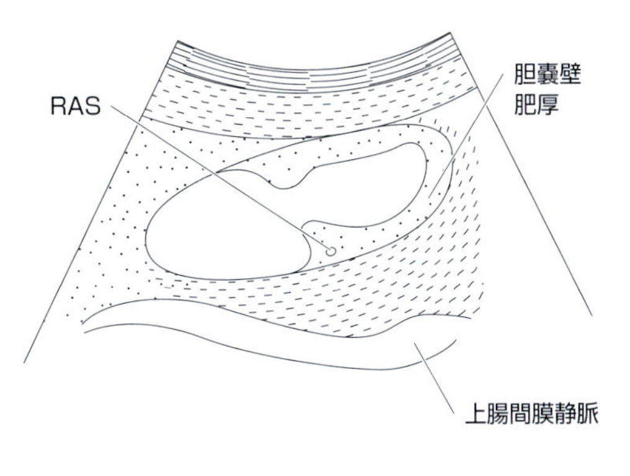

図6 胆嚢腺筋腫症画像
（宗近宏次 監，中澤靖夫 編：改訂2版 診療放射線技師 画像検査フルコース，p.484，図26，メジカルビュー社，2010．より転載）

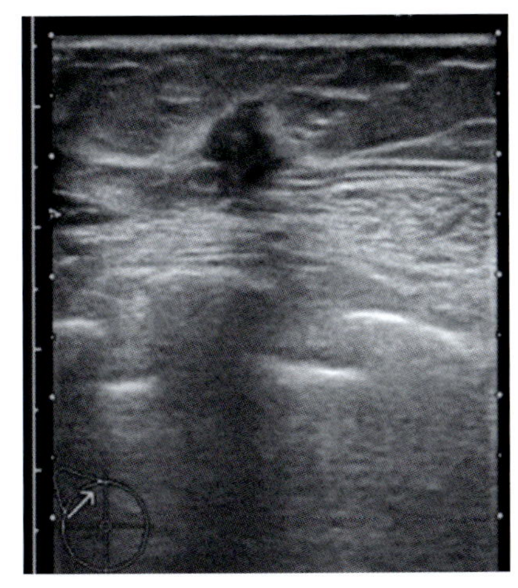

図7 乳房超音波異常画像
超音波画像所見。（1）辺縁不整かつ（2）縦横（D/W）>1
（国家試験65-44AMより転載）

豆知識

●他モダリティと組み合わせて覚えたい異常症例

・**脂肪肝**（図3参照，図8）：超音波画像では右肋弓下走査・右肋弓下縦走査によって描出可能であり，**高輝度肝**（bright liver），肝内脈管の不明瞭化，**肝腎コントラストの上昇**（肝と腎の濃度差大），右腎との境界不明瞭を示す。単純X線CT画像での正常肝よりも脂肪沈着により**低吸収（HU）値の画像所見**と合わせて判定可能である。

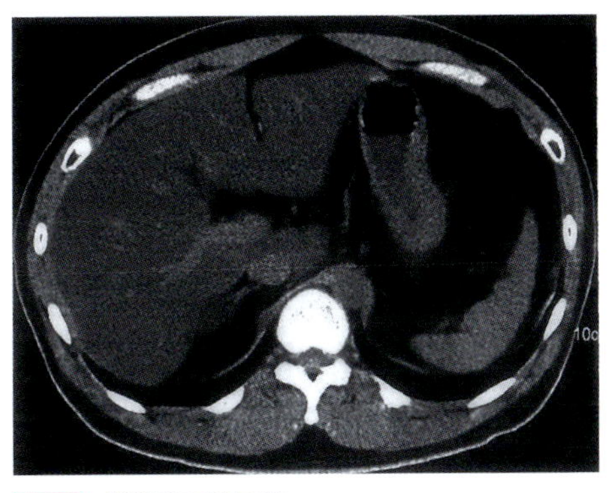

図8 脂肪肝のCT画像
（国家試験61-46AMより転載）

画像解剖（Ⅱ）　眼底画像

川村 拓

出題基準

- 眼底画像（正常画像，異常像の形成要因と形状表現，主要疾患画像）

弱点克服への道　眼底画像について理解しよう！

正常画像について

- **視神経乳頭**，**黄斑部**，**動静脈交差部**が得られるよう，黄斑部付近を中心とした画像が得られる。
- 眼の左右は視神経乳頭と黄斑部の位置から識別する。視神経乳頭部は，眼底画像では黄斑部よりも**鼻側**に位置するよう撮影する。
- **視神経乳頭部**は視神経進入部ともいい，画像上は白っぽく円盤状に認められる。中央には乳頭陥凹というくぼみが存在し，動静脈が出入りする。また，視神経乳頭は視細胞を欠き盲点となる。
- **黄斑**は，中心に**中心窩**が存在する。画像上には視神経乳頭よりも耳側に描出され，やや暗い卵円形の褐色域として認められる。
- 網膜の血管は視神経乳頭から分布し，動脈と静脈は並走している。**網膜細動脈**は鮮紅色をした0.1mm以下の細い血管で，**網膜細静脈**は暗赤色で網膜細動脈より太い。

ポイントねらい撃ち　過去問から，覚えるべきポイントをピックアップ！

❶眼底画像は白黒画像ではなく，**カラー画像**である。63-27AM
❷図aは左眼底画像で，アは視神経乳頭，イは黄斑部である。65-48AM
❹動脈に比べて**静脈**は**太く明るく鮮紅色**に描出されている。65-48AM
★❺黄斑部と視神経乳頭は重ねて撮影しない。62-47AM，66-39AM
❻**中心窩**は**黄斑部**に存在する。65-48AM

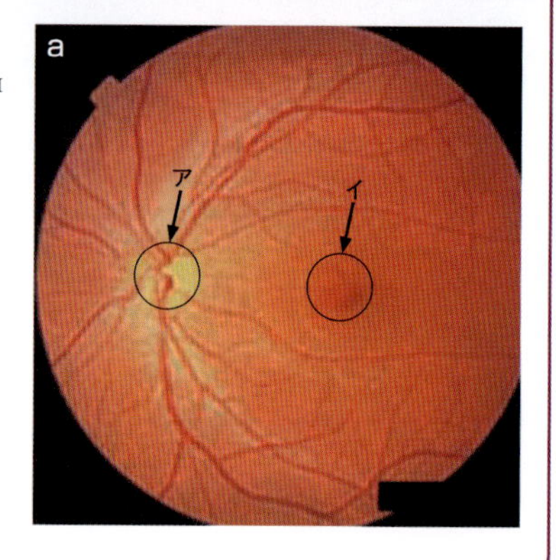

★：2回以上出題

知識の幅を広げよう

網膜の血管（網膜細動脈，網膜細静脈）

- 視神経乳頭を起点として2分枝を繰り返しながら広がり，毛細血管となる。
- 太さは**動脈：静脈＝2：3**であり，**動脈は明るくやや黄色味**であるのに対して，**静脈**は**暗紅色**に描出される。❹

10章

核医学検査技術学

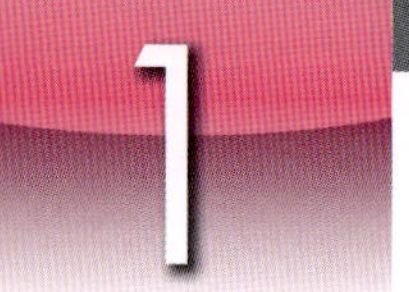

診療放射線技師の役割と義務

津田 啓介

出題基準

- 医療倫理（技師の役割，患者接遇，関連法規と倫理規定，他の医療職種との連携），安全を守るための技術（医療事故の防止と対策，放射線安全管理，感染予防，医療環境）

弱点克服への道　核医学検査従事者の対応を理解しよう。

◉診療放射線技師の役割

- 核医学検査技術学の質の向上を図り，確かな知識と技術をもって職務を果たす。

◉安全を守るための技術

- 核医学検査室および核医学検査機器を整備し医療事故の防止に努める。患者確認，検査準備，院内感染の防止に努める。

ポイントねらい撃ち　過去問から，覚えるべきポイントをピックアップ！

◉医療安全

❶検査方法の説明は放射性医薬品投与前に行う。[64-49AM]

❷氏名確認の際に自ら名乗ってもらうように患者に促した。[66-49AM]

◉放射線安全管理

❸**陽電子待機室**の設置目的は被検者以外の被ばく防止である。[64-50AM]

❹放射性医薬品によって診療放射線技師の皮膚の創傷面が汚染されたときには**健康診断**を受ける。[61-49AM]

❺放射性医薬品の残液を含んだ注射器はドラム缶で**一時保管**する。[65-49AM]

❻汚染された**医療廃棄物**は放射線が検出されなくなるまで保管する。[65-49AM]

◉核医学検査従事者の対応

❼MRSA感染患者の検査は一日の最後に行う。[63-49AM]

❽放射性医薬品の注射時には注射器用の**遮へい筒**を使用する。[63-49AM]

❾除染は汚染レベルの**低い**ほうから行う。[64-49AM]

❿放射性医薬品投与直後の患者には管理区域内のトイレを使用させる。[62-49AM]

イエロー・ノート ⇒ 2章1

知識の幅を広げよう

医療安全

- 核医学検査室の整備：患者動線を整備し整理整頓を心掛ける。
- 核医学装置の点検：装置の始業点検を行い，状況を記録する。
- 医療事故の防止❶
- 院内感染症の防止❼
- ペイシェントケア：患者の取り違え防止❷
- EBMの推進
- チーム医療：患者を中心とした医療従事者の連携。

放射線安全管理

- 放射線防護：放射線被ばくを防護し低減化する。❸❽❿
- 健康診断の実施❹
- 放射性医薬品の管理：入手，使用，保管，廃棄にかかわる項目を記録する。❺❻
- 汚染拡大の防止❾

核医学検査従事者の対応

- 患者状態・前処置の確認
- 放射性医薬品の確認：投与量，投与時刻，投与順を確認する。
- コリメータの選択：ガンマカメラの場合，適切なコリメータを選択する。
- 患者ポジショニング：障害陰影となる患者の衣服を確認する。
- 撮像条件の選択：検査目的にあった撮像条件を選択する。
- 核医学画像処理
- 核医学装置のQA/QC
- 患者接遇

豆知識

●EBMとは？

EBM：Evidence Based Medicineの略。医療従事者は，患者へ根拠に基づいた医療を提供し，最善の医療を行う必要がある。

2 放射性医薬品

津田 啓介

出題基準

- シングルフォトン放射性医薬品（放射性医薬品の特徴，標識方法，品質管理），ポジトロン放射性薬剤（放射性薬剤の特徴，合成方法，品質管理），インビトロ放射性医薬品（放射性医薬品の特徴），インビボ放射性医薬品の集積（集積機序と動態，集積に影響する因子），放射性医薬品の副作用

弱点克服への道　放射性医薬品の特徴と集積機序を勉強しよう。

シングルフォトン放射性医薬品

- *in vivo*検査用では，半減期が短く（数日以内），γ線のみを放出する核種が望ましく，γ線のエネルギーは100～200keVの単一エネルギー核種が理想である。内用療法（治療用）の放射線医薬品は，治療効果をあげるため，物理的半減期は短すぎず，ある程度長いことが望ましく，β線放出核種を用いる。

ポジトロン放射性医薬品

- 生体構成元素の同位体で陽電子（ポジトロン）を放出する核種を用いる。このため，ポジトロン放射性医薬品は人体の代謝情報を示すことに優れる。

ポイントねらい撃ち　過去問から，覚えるべきポイントをピックアップ！

特徴

❶治療用の放射性医薬品は**β線**を放出する核種がよい。61-50AM

動態

❷正常の**血液脳関門**を通過するのは^{99m}Tc-HMPAOである。61-52AM

❸臓器への集積から排泄までの**動態**を評価するのは^{99m}Tc-PMTと^{99m}Tc-MAG$_3$である。66-53AM

前処置

❹^{99m}Tc-GSA投与前の前処置は**絶食**である。62-51AM

❺^{131}I-アドステロール投与前の前処置は**ルゴール投与**である。62-51AM

集積

❻健常成人で肝集積が強い放射性医薬品は^{67}Ga-クエン酸ガリウムと^{111}In-塩化インジウムである。61-51AM

❼**転移性肝腫瘍**で**陰性像**となるのは^{99m}Tc-フチン酸である。61-68AM

❽肝細胞に取り込まれるのは^{99m}Tc-GSAと^{99m}Tc-PMTである。62-52AM

❾**毛細血管塞栓**で集積するのは^{99m}Tc-MAAである。63-52AM

❿投与から撮像までの時間が最も長いのは^{131}I-アドステロールである。64-51AM

⓫健常成人で$^{99m}TcO_4^-$静注10分後の描出が最も弱い臓器は肺である。64-52AM

⓬腎集積が少ないのは^{131}I-アドステロールである。65-50AM

⓭集積した場合に腫瘍の種類を推定できるのは^{123}I-MIBGと^{131}I-ヨウ化ナトリウムである。66-50AM

排泄

⓮健常成人で尿中排泄率が最も高いのは^{99m}Tc-MAG$_3$である。62-66AM

⓯脳からの**洗い出し**が最も速いのは^{133}Xeである。65-51AM

イエロー・ノート ⇒ 2章2

知識の幅を広げよう

シングルフォトン放射性医薬品（表1）

表1 主なシングルフォトン放射性医薬品の核種と特徴

核種	半減期	壊変形式	γ線エネルギー [keV]	主な製造方法
^{67}Ga	78h	EC	93，185，300	サイクロトロン
^{81m}Kr	13s	IT	190	ジェネレータ
^{99m}Tc	6h	IT	141	ジェネレータ
^{111}In	67h	EC	173，245	サイクロトロン
^{123}I	13h	EC	159	サイクロトロン
^{131}I	8d	$β^-$	364（β線放出伴う）	原子炉
^{133}Xe	5d	$β^-$	80（β線放出伴う）	原子炉
^{201}Tl	73h	EC	135，167 71-80（Hg特性X線）	サイクロトロン

- 治療用に適した核種（β線の最大エネルギー）❶
  ^{131}I（0.606MeV）：甲状腺癌や甲状腺機能亢進症など
  ^{89}Sr（1.495MeV）：骨転移疼痛緩和
  ^{90}Y（2.28MeV）：低悪性度B細胞性非ホジキンリンパ腫およびマントル細胞リンパ腫

ポジトロン放射性医薬品（表2）

表2 主なポジトロン放射性医薬品の核種と特徴

核種	半減期	壊変形式	γ線エネルギー [keV]	主な製造方法
^{11}C	20m	$β^+$	511	サイクロトロン
^{13}N	10m	$β^+$	511	サイクロトロン
^{15}O	2m	$β^+$	511	サイクロトロン
^{18}F	110m	$β^+$	511	サイクロトロン

- ポジトロン放出核種のほとんどはサイクロトロンで製造されるが，^{18}Fは半減期が比較的長いため，製薬メーカからのデリバリー（^{18}F-FDG）が可能である。

インビボ放射性医薬品の集積（表3）

表3 主な集積機序

集積機序	放射性医薬品
貪食作用	^{99m}Tc-スズコロイド，^{99m}Tc-フチン酸❼
毛細血管塞栓	^{99m}Tc-MAA❾
化学吸着	^{99m}Tc-MDP，^{99m}Tc-HMDP
能動輸送	イオン輸送：^{201}TlCl，$^{99m}TcO_4^-$⓫ 前駆体：^{123}I，^{131}I-ヨウ化ナトリウム⓭，^{111}InCl❻，^{131}I-アドステロール❺❿⓬ エネルギー代謝：^{18}F-FDG，^{123}I-BMIPP 薬物代謝❸：^{99m}Tc-MAG_3⓮，^{99m}Tc-PMT❽
拡散	単純拡散：$^{99m}TcO_4^-$，^{133}Xe⓯，^{81m}Kr 脂肪性拡散：^{123}I-IMP，^{99m}Tc-ECD，^{99m}Tc-HMPAO❷
レセプター結合	^{123}I-イオマゼニル，^{99m}Tc-GSA❹❽

- 集積機序に関する出題が多いので，よく理解しよう。

3 核医学測定装置　ガンマカメラ

津田 啓介

出題基準

●ガンマカメラ（装置の概要と構成，コリメータの種類と性能，NaI〈Tl〉シンチレータ，光電子増倍管，位置計算回路，エネルギー選別機構，各種補正機構，付属機器，性能評価）

弱点克服への道　ガンマカメラの構造と特徴を理解しよう。

◉ガンマカメラの構成

- コリメータ，NaI（Tl）シンチレータ，ライトガイド，光電子増倍管，前置増幅器，位置演算回路，波高分析器，補正回路，画像表示機器からなり，これらの構成を理解する必要がある。

◉コリメータの種類

- 孔の向きによる分類：パラレルホール（平行多孔型），ダイバージング，コンバージング，ピンホール，スラントホール，ファンビーム
- エネルギーによる分類：低エネルギー用，中エネルギー用，高エネルギー用
- 性能による分類：高分解能型，高感度型，汎用型

◉性能評価

- 均一性（固有・総合），直線性（固有・総合），空間分解能（固有・総合），エネルギー分解能，計数率特性

ポイントねらい撃ち　過去問から，覚えるべきポイントをピックアップ！

◉構成

★❶**波高分析回路**の機能はエネルギー弁別である。62-54AM，65-53AM

❷**位置演算法**に**抵抗マトリックス方式**がある。62-54AM

◉コリメータ

❸**ピンホール**コリメータでは倒立画像が得られる。63-53AM

❹**平行多孔型**コリメータの空間分解能は線源からの距離に依存する。63-53AM

❺中エネルギー用コリメータが適しているのは^{67}Gaと^{111}Inである。64-55AM

❻**スラントホール**コリメータは斜め方向から撮像する。66-54AM

◉収集

❼有効視野51cmのガンマカメラで1.5倍拡大の撮像を行う場合，収集マトリックスを64×64とすると，**ナイキスト周波数**は0.94cycles/cmである。64-60AM

❽シンチグラム上で数cmの円形欠損像が生じた場合，**光電子増倍管**の不良が考えられる。66-57AM

◉性能評価

★❾**計数率特性**は**線源減弱法**で求まる。61-53AM，64-54AM

❿シンチカメラの性能評価で総合分解能は線線源を用いる。65-59AM

⓫**パラレルホール**コリメータの**総合空間分解能**R_sは，コリメータの分解能をR_g，シンチレーションカメラの**固有空間分解能**をR_iとすると$R_s^2 = R_g^2 + R_i^2$である。65-60AM

★：2回以上出題

イエロー・ノート ⇒ 2章3

知識の幅を広げよう

ガンマカメラ（図1）

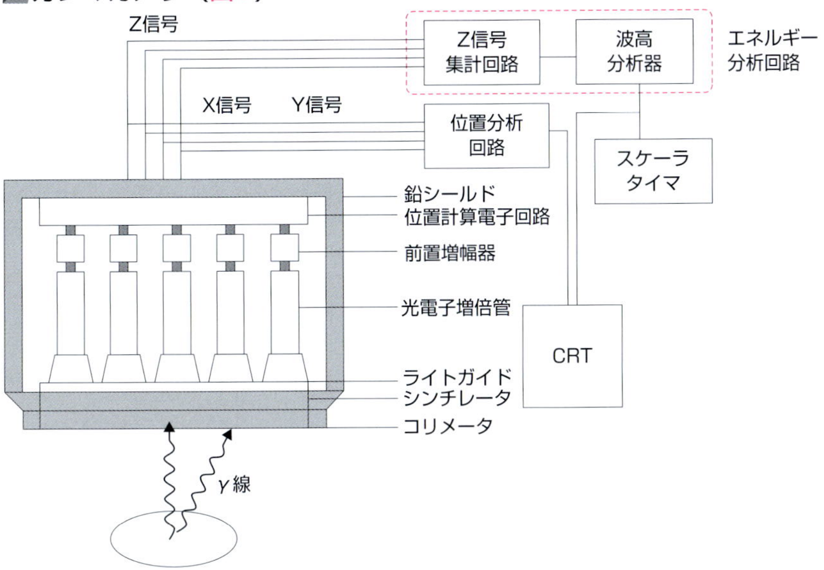

図1　ガンマカメラの構成❶❷❽
（福士政広 編：診療放射線技師 イエロー・ノート 臨床編 3rd edition, p.262, メジカルビュー社, 2012. より引用）

コリメータ（図2）

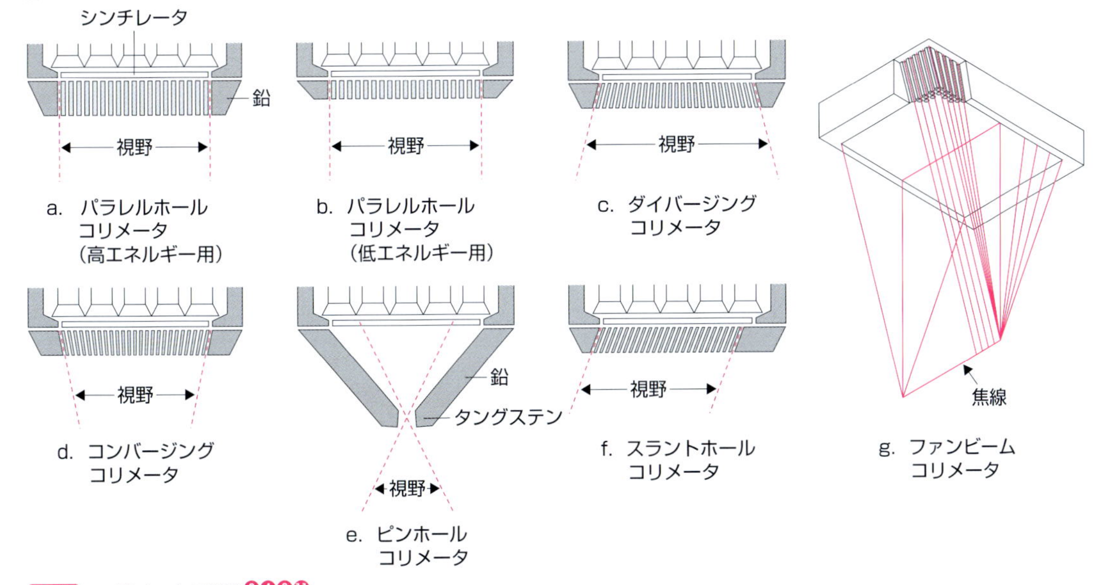

図2　コリメータの種類❸❹❻⓫
（三枝健二, 福士政広 ほか著：新版 放射線機器学（Ⅱ）, p.191, コロナ社, 2004. より改変引用）

- γ線エネルギーによるコリメータの分類

  低エネルギー用（～160keV）：^{99m}Tc, ^{123}I, ^{133}Xe, ^{201}Tl

  中エネルギー用（160～300keV）❺：^{67}Ga, ^{81m}Kr, ^{111}In

  高エネルギー用（300keV～）：^{131}I

性能評価（表1）❾❿⓫

表1 ガンマカメラの性能評価

基本性能	コリメータ	核種	線源	ファントム
感度均一性				
固有感度均一性	なし	^{99m}Tc	点線源	
総合感度均一性	あり		面線源	
画像直線性				
固有直線性	なし	^{99m}Tc	点線源	鉛スリットファントム
総合直線性	あり		面線源	鉛スリットファントム
空間分解能				
固有分解能	なし	^{99m}Tc	点線源	
総合分解能	あり		線線源	鉛バーファントム
エネルギー分解能	なし	^{99m}Tc	点線源	
計数率特性	なし	^{99m}Tc	点線源	

- データ収集の計数率は20 kcps以下とし，エネルギーウィンドウを20%とする。

4 核医学測定装置　SPECT装置

津田 啓介

出題基準

● SPECT装置（装置の概要と種類，原理とデータ収集法，画像再構成法，各種補正法，性能評価）

弱点克服への道　SPECT装置の特徴を理解しよう。

◉SPECT装置の概要

● SPECT（single photon emission computed tomography）は，二検出器あるいは三検出器のガンマカメラを使用して断層像を得る検査であり，近年はSPECT/CT装置が普及している。

◉画像再構成法

● フィルタ補正逆投影法（FBP法），逐次近似法（ML-EM法，OS-EM法）

◉画像処理

● 減弱補正（前処理法：sorenson法，後処理：cahng法，X線CT法），散乱線補正（TEW法），分解能補正（コリメータ開口補正：FDR法）

◉性能評価

● 総合空間分解能（散乱体なし，あり），総合均一性，総合感度，回転中心試験

ポイントねらい撃ち　過去問から，覚えるべきポイントをピックアップ！

◉収集

❶最適な**サンプリング角度**は画素サイズで決定される。[62-55AM]

❷**回転中心**のずれは**サイノグラム**から測定できる。[63-54AM]

★❸検出器の軌道は**円軌道**よりも**近接軌道**のほうが**空間分解能**は高い。[63-54AM，66-55AM]

❹2核種同時収集が可能である。[65-55AM]

◉画像再構成法

★❺**ML-EM法**では画素値の総和を保存できる。[61-55AM，64-57AM]

★❻**OS-EM法**は**ML-EM法**よりも計算時間が短い。[61-55AM，64-57AM]

❼**Shepp & Loganフィルタ**は**フィルタ補正逆投影法**に用いる。[61-55AM]

◉画像処理

★❽**減弱補正**にChang法やX線CT画像を用いる。[61-54AM，63-55AM]

◉アーチファクト

❾**リング状アーチファクト**の原因として，検出器の**均一性**低下と**回転中心**のずれが考えられる。[64-56AM]

◉画質評価

❿散乱線は画像コントラストに影響を及ぼす。[65-54AM]

⓫画質評価項目は**不均一性**と**空間分解能**である。[66-58AM]

★：2回以上出題

知識の幅を広げよう

回転中心（図1）[2,9]

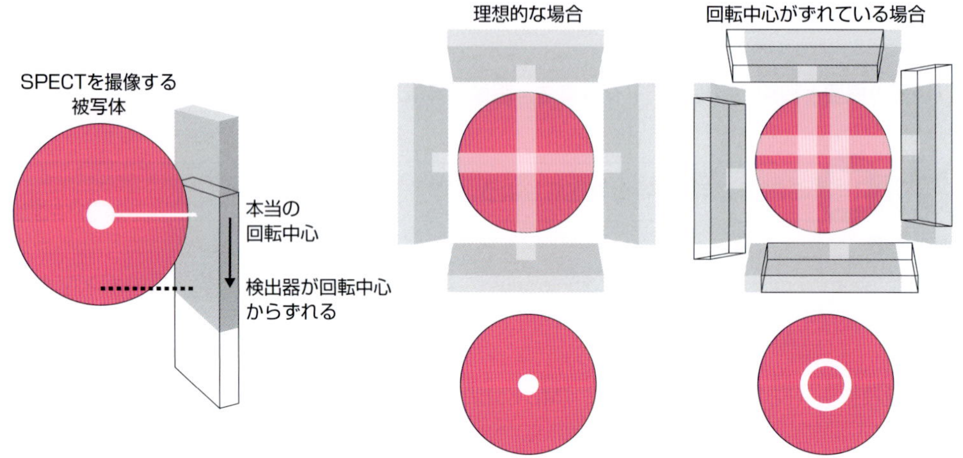

図1　SPECT回転中心のずれ

（福士政広 編：診療放射線技師 スリム・ベーシック6 核医学，p.95，メジカルビュー社，2010．より引用）

画像再構成法（図2）

- 解析的画像再構成法：filtered backprojection（FBP）法 ⇒ 負の値の画素値を有する
- 統計的画像再構成法：maximum likelihood expectation maximization（ML-EM）法[5,6]
  ordered subsets expectation maximization（OS-EM）法[6]
- 画像再構成フィルタ：ramp，shepp & logan，chesler

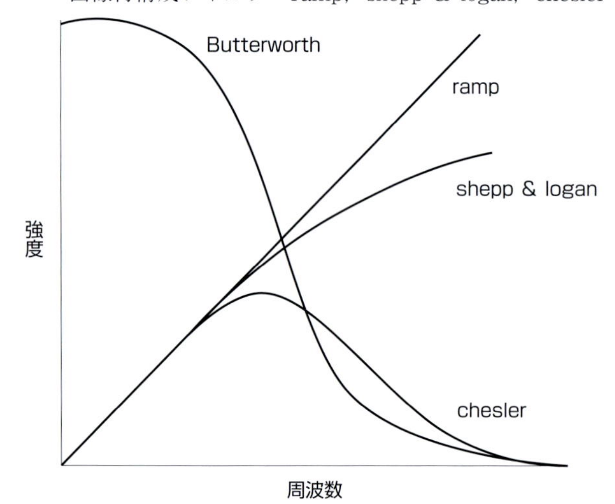

図2　画像再構成フィルタ[7] ⇒ FBP法

（福士政広 編：診療放射線技師 イエロー・ノート 臨床編 3rd edition，p. 279，メジカルビュー社，2012．より引用）

イエロー・ノート ⇒ 2章3

性能評価（表1）❾⓫

図3　ガンマカメラの性能の保守点検基準（JESRA X−67*B）

	項目	頻度
日常点検（目視確認）	エネルギーピークの確認	毎日
	均一性の確認	
	SPECT回転の異常の確認	

	性能点検項目		保守基準値	頻度
定期点検	固有均一性（CFOV）	微分値	仕様値の1.5倍以内	毎月
		積分値		
	SPECT回転中心のずれ		0.5ピクセル以内	
	SPECT均一性		目視にて アーチファクトがないこと	6月毎

●CFOVとは？

CFOV（central field of view）：UFOVの75％視野に縮小した中心視野
UFOV（useful field of view）：有効視野

5 核医学測定装置　PET装置

津田 啓介

出題基準

●PET装置（装置の概要と種類，原理とデータ収集法，画像再構成法，各種補正法，性能評価）

弱点克服への道　PET装置の特徴を理解しよう。

◉PET装置の概要

●PET（positron emission tomography）は，陽電子放出核種から消滅放射線を用いて断層像を得る検査であり，近年はPET/CT装置が普及している。

◉同時計数

●同時計数には真の同時計数，散乱同時計数，偶発同時計数がある。収集法は2D収集と3D収集があり，近年では3D収集専用機が主流となっている。SPECTと比較した場合，PETは高感度，高分解能であり定量性に優れる。

◉画像処理

●減弱補正（トランスミッション：外部線源法，X線CT法），散乱同時計数補正，偶発同時計数補正（遅延同時計数回路）

◉性能評価

●NEMA規格（空間分解能，計数率特性，感度，計数損失・偶発同時計数補正の精度，減弱・散乱補正の精度）

ポイントねらい撃ち　過去問から，覚えるべきポイントをピックアップ！

◉構成

❶光の減衰時間が短い検出器は最大**計数率**が高い。61-56AM

❷^{68}Ge-^{68}Gaは**減弱補正**用の**外部線源**として用いられる。66-56AM

❸多数の結晶に複数の**光電子増倍管**を配列した**ブロック検出器**を用いる。66-56AM

◉同時計数

❹同時計数には**真の同時計数**，**偶発同時計数**および**散乱同時計数**がある。66-56AM

★❺**陽電子**の**飛程**が長いほど空間分解能は低下する。64-58AM，66-56AM

❻同時計数回路の**分解時間**は約10～20 nsである。61-56AM

❼**偶発同時計数率**は**シングル計数率**の2乗に比例する。63-56AM

★❽**偶発同時計数**の除去に**遅延同時計数回路**を用いる。62-56AM，63-56AM

◉画像処理

❾実測した透過率データを**減弱補正**に用いる。63-56AM

◉性能評価

❿性能評価項目は，**感度**，**空間分解能**，**計数率特性**，**画像濃度の均一性**である。65-56AM

★⓫**三次元収集法**は**二次元収集法**より**感度**が高い。62-56AM，64-59AM

★：2回以上出題

イエロー・ノート ⇒ 2章3

知識の幅を広げよう

ブロック検出器（図1）と光電子増倍管[3]

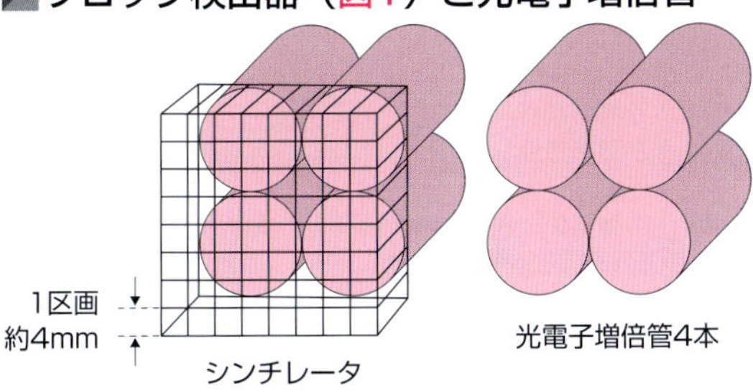

図1　ブロック検出器
（福士政広 編：診療放射線技師 スリム・ベーシック6 核医学，p.100，メジカルビュー社，2010．より改変引用）

同時計数（図2）[4][6]

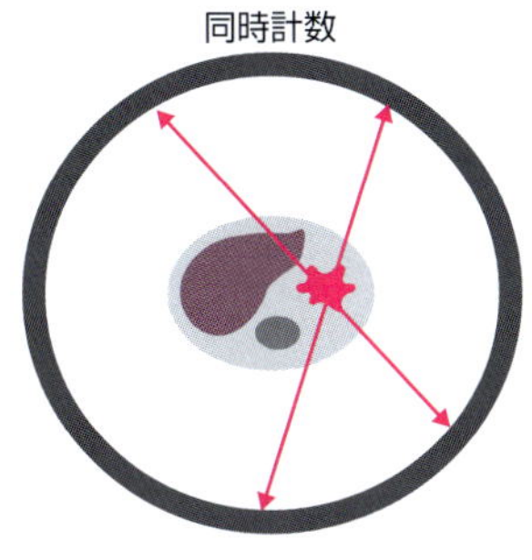

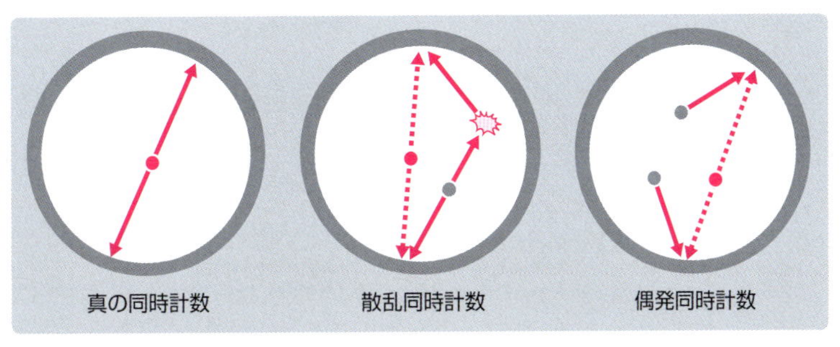

図2　同時計数の種類

- 偶発同時計数：シングル計数率あるいは放射能濃度の2乗に比例し，同時計数の分解時間に比例する。[7]
- 偶発同時計数の補正は遅延同時計数回路を用いる。[8]

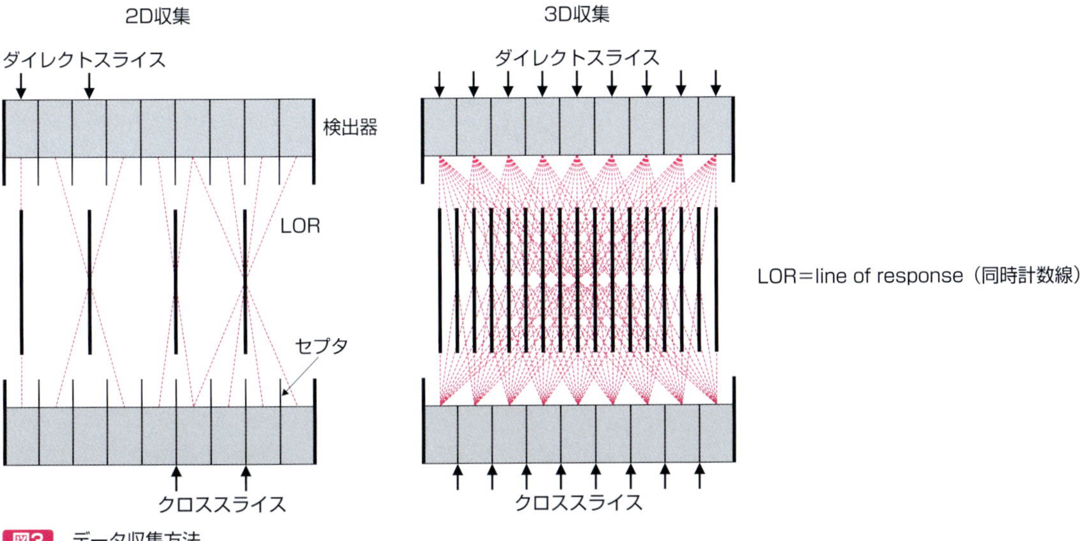

図3　データ収集方法
（福士政広 編：診療放射線技師 イエロー・ノート 臨床編 3rd edition，p.289，メジカルビュー社，2012．より引用）

- 2D収集：セプタを使用。3D収集：セプタを使用しないため，2D収集よりも7〜8倍以上の感度を有する。[11]

10
核医学検査技術学

性能評価（表1）⑩

表1 PETの性能評価

NEMA (NU 2-2001，2007)	JESRA (X-0073* A-2005)	日本核医学技術学会 (ガイドライン2007)
空間分解能 計数率特性 感度 計数損失・偶発同時計数補正の精度 減弱・散乱補正の精度	空間分解能 計数率特性 感度 計数損失・偶発同時計数補正の精度 減弱・散乱補正の精度 画像の位置合わせ精度	空間分解能 計数率特性 感度 計数損失・偶発同時計数補正の精度 減弱・散乱補正の精度 画像の位置合わせ精度 画像濃度の均一性

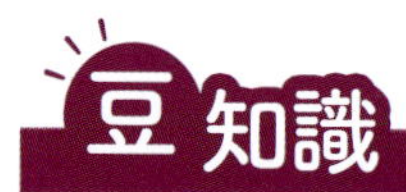

●**NEMA，JESRAとは？**

アメリカ電機工業会が作成した規格（NEMA：National Electrical Manufacturers Association）

日本画像医療システム工業会が作成した規格（JESRA: Japanese Engineering Standards of Radiological Apparatus）

6 核医学検査法の原理

津田 啓介

出題基準

- 体外計測検査法（摂取率測定法，動態測定法，全身撮影法，断層撮影法，2核種同時収集法，同期撮影法），試料計測検査法（希釈法，血液クリアランスによる測定），インビトロ検査（競合反応を利用した測定法，非競合反応を利用した測定法）

弱点克服への道　*in vitro*検査の分類を理解しよう。

◉*in vitro*検査

- 直接飽和分析法，競合法，非競合法に分類され，主に^{3}H，^{14}C，^{125}I，^{131}Iが用いられる（表1）。

表1　*in vitro*検査に利用される核種

核種	崩壊形式	半減期	放射線のエネルギー［keV］	
^{3}H	β^{-}	12y	−	19
^{14}C	β^{-}	5730y	−	156
^{125}I	EC	60d	35	−
^{131}I	β^{-}	8d	364	666

（福士政広 編：診療放射線技師 スリム・ベーシック6 核医学，p.142，メジカルビュー社，2010．より引用）

◉試料測定装置

- ウェル型シンチレーションカウンタ：NaI（Tl）シンチレータを使用し，試験管内にある試料からのγ線を計測する。γ線に対して検出効率が高いが，計数率特性，液量依存性および試験管の材質に影響する。
- 液体シンチレーションカウンタ：低エネルギーβ線（^{3}H，^{14}C）の測定に適している。

ポイントねらい撃ち　過去問から，覚えるべきポイントをピックアップ！

◉ラジオアッセイ

★❶標準曲線が必要である。61-57AM，62-58AM

★❷B（bound）とF（free）の分離を行う。61-57AM，62-58AM

❸試験管固相法ではB/F分離が容易である。63-58AM

❹免疫活性を測定している。61-57AM

❺抗原を放射性同位元素で標識する。61-57AM

❻ウェル型シンチレーションカウンタがよく使用される。61-57AM

◉ウェル型シンチレーションカウンタ

❼試料の自己吸収の影響を受ける。62-57AM

❽測定時間は計数率への影響が少ない。65-58AM

◉液体シンチレーションカウンタ

❾同時計数回路を用いる。63-57AM

❿低エネルギーβ線の測定に適している。63-57AM

★：2回以上出題

知識の幅を広げよう

in vitro検査（表2）

表2 *in vitro*検査の分類

分類	測定法
直接飽和分析法	直接飽和分析法（DSA）
競合法❹❺	放射免疫測定法（RIA）
	競合的タンパク結合能測定法（CPBA）
	放射受容体測定法（RRA）
非競合法	免疫放射定量測定法（IRMA）

a．競合反応測定法の原理

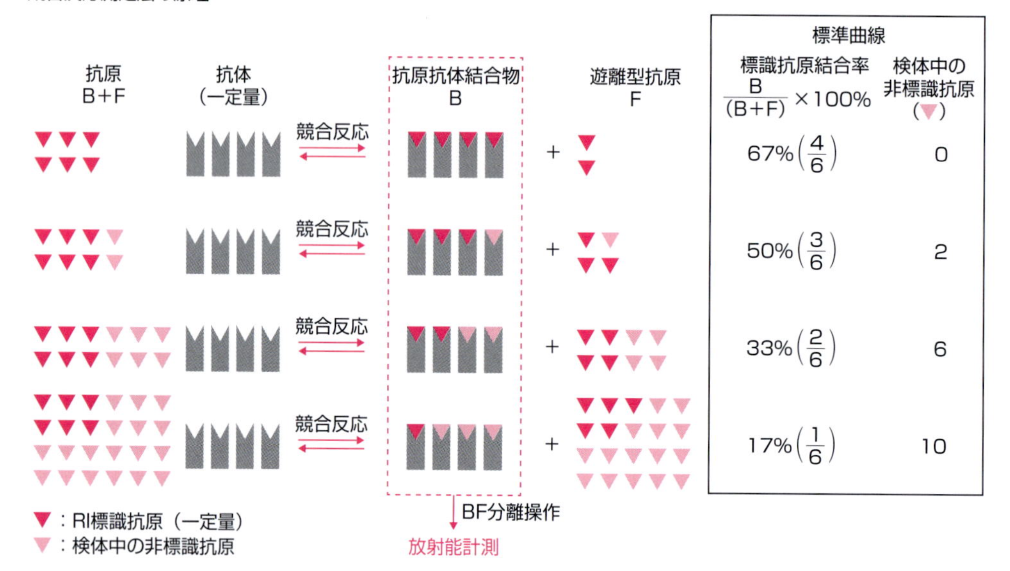

b　標準曲線

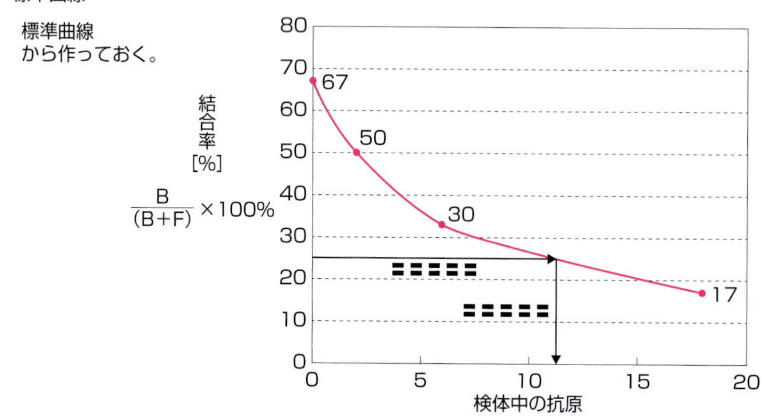

図1 競合反応測定法の原理と標準曲線❶❷❸

（福士政広 編：診療放射線技師 スリム・ベーシック6 核医学，p.145，メジカルビュー社，2010．より改変引用）

- 抗原：免疫応答の性質をもつ物質で，蛋白や糖質・脂質などが抗原となる。
- 抗体：モルモットやウサギで生産された多数の抗原決定基がある（ポリクロナル抗体，モノクロナル抗体など）。

イエロー・ノート ⇒ 2章6，7

ウェル型シンチレーションカウンタ（図2）[6,7]

計測されないγ線

計数率が減少する原因の幾何学的影響

試料自身によるγ線の吸収

試料自体で吸収されるγ線

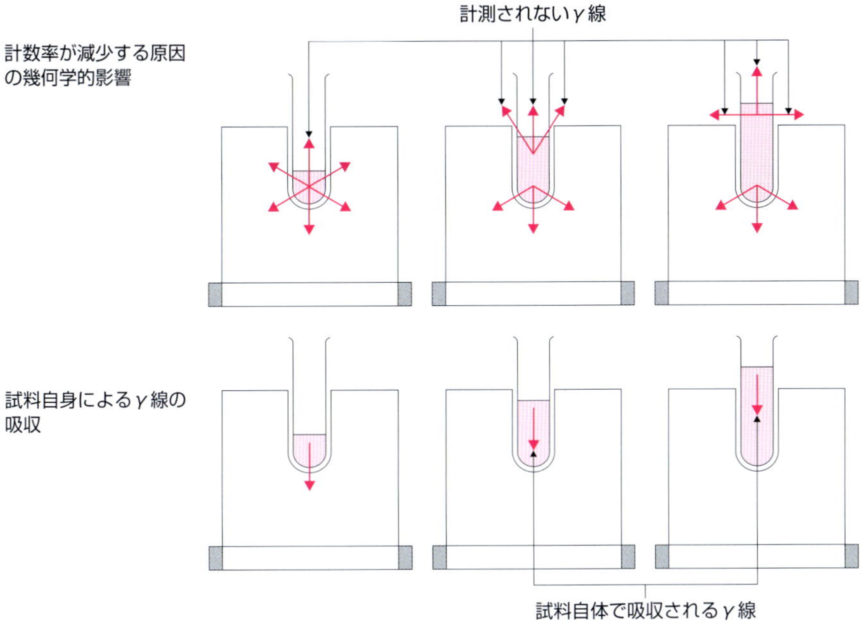

図2　ウェル型シンチレーションカウンタの液量依存性
（福士政広 編：診療放射線技師 スリム・ベーシック6 核医学，p. 115，メジカルビュー社，2010. より改変引用）

- 液量依存性：同じ放射能であっても，試験管内での残量により計数率が異なる。[8]

7 核医学データ解析

津田 啓介

出題基準

- 画像処理（画像処理装置の概要，フレーム演算処理，フィルタ処理，関心領域〈ROI〉処理，時間放射能曲線，バックグランド処理，輪郭抽出法，機能画像処理〈ファンクショナルイメージ処理〉，ゲート画像処理，三次元画像処理，画像表示），薬物動態解析（コンパートメント解析，デコンボリューション解析，平均通過時間）

弱点克服への道　核医学画像処理の特徴を理解しよう。

◉画像処理

- 核医学画像処理：基本的な核医学画像処理はデジタル画像を対象としており，関心領域（ROI）処理，グラフ解析，画像演算処理（画像フレーム演算），画像再構成処理，画像表示処理がある。
- 臨床解析処理：脳循環解析，心機能解析，腎機能解析，各種臓器の動態解析処理がある。

◉フィルタ処理

- フィルタ処理には，実空間フィルタ処理と周波数空間フィルタ処理がある。
- フィルタ処理では画素値の変化がともない，平滑化フィルタでは雑音を除去できるが解像度は低下する。

ポイントねらい撃ち　過去問から，覚えるべきポイントをピックアップ！

◉核医学画像処理

❶スムージングはノイズ低減効果がある。[62-59AM]

★❷バックグラウンド関心領域の形状と部位との設定で分腎機能測定値は変化する。[61-58AM，63-59AM]

★❸グレースケール表示をカラー表示に変えても画素値は変化しない。[61-58AM，63-59AM]

★❹サブトラクションは2画像間の減算である。[61-58AM，63-59AM，62-59AM]

◉画像フィルタ

★❺画像フィルタの使用によって画素値は変化する。[61-58AM，63-59AM，62-59AM]

❻スムージングフィルタは高周波雑音を除去する。[65-61AM]

◉解析法

❼平均通過時間は腎レノグラムで用いる。[65-62AM]

★：2回以上出題

イエロー・ノート ⇒ 2章2

知識の幅を広げよう

核医学画像処理（表1，図1，2）

表1 画像処理・解析の分類[2,4,7]

基本画像処理	ROI処理 曲線処理 演算処理（加算・減算など） 画像再構成処理
解析処理	心機能解析 脳循環解析 腎機能解析 その他の臓器機能解析

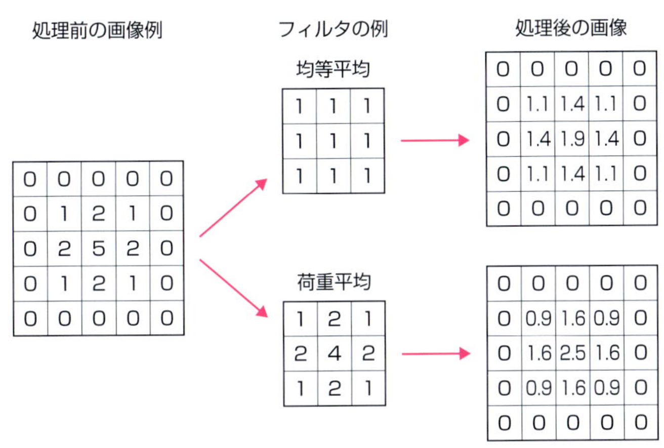

図1 スムージングフィルタの処理例[1,5,6]

平滑化フィルタでは，3×3マトリックスによる9点スムージングが多用される。5×5マトリックスによる25点スムージングでは処理時間を要する

（福士政広 編：診療放射線技師 スリム・ベーシック6 核医学，p.155，図3，メジカルビュー社，2010．より引用）

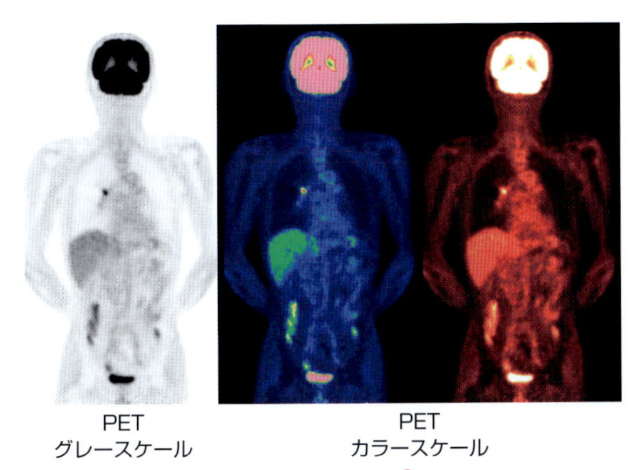

図2 グレースケール表示とカラー表示[3]

カラー表示には多数の選択肢があるが，カラー表示の種類が病変の診断精度に及ぼす影響に関しての検討はほとんどなされていない

臨床核医学検査　脳神経

津田 啓介

出題基準

●脳神経（脳血流シンチグラフィ，脳脊髄腔シンチグラフィ，神経受容体シンチグラフィ，PET）

弱点克服への道　脳血流シンチグラフィの特徴を理解しよう。

◉脳血流シンチグラフィ

- 放射性医薬品：^{99m}Tc-HMPAO，^{99m}Tc-ECD，^{123}I-IMP（再分布あり）
- 対象疾患：虚血性脳疾患，脳梗塞，アルツハイマー病，てんかん，統合失調症など
- 薬剤負荷：アセタゾラミド（ダイアモックス）
- 評価方法：RIの分布を局所脳血流量（mL/100g/min）に置き換えた定量画像は，グラフプロット法の1つであるpatlak plot法とlassenの補正式により局所脳血流量（rCBF）を求める。脳血流量の正常値は50mL/100g/min程度であり，灰白質血流量と白質血流量の比は4：1とされている。

ポイントねらい撃ち　過去問から，覚えるべきポイントをピックアップ！

◉脳血流シンチグラフィ

❶灰白質は白質よりも集積が強い。63-60AM

★❷脳血流シンチグラフィに用いられるのは^{99m}Tc-ECDと^{99m}Tc-HMPAOである。63-61AM，64-62AM

❸^{99m}Tc標識脳血流シンチグラフィ製剤とPatlak plot（パトラックプロット）法を用いた局所脳血流の定量に必要な手技はSPECTと動態プラナー撮像である。66-61AM

◉脳血流SPECT

❹脳血流SPECTで側頭頭頂葉優位の血流低下がみられるのはAlzheimer病である。61-59AM

❺図aは^{99m}Tc-ECD投与後に撮像された画像である。62-61AM

❻図bの脳血流SPECT軸位断像で，ウは視床である。64-61AM

❼早期Alzheimer型認知症の脳血流SPECTで血流低下所見がみられやすい部位は頭頂葉である。65-63AM

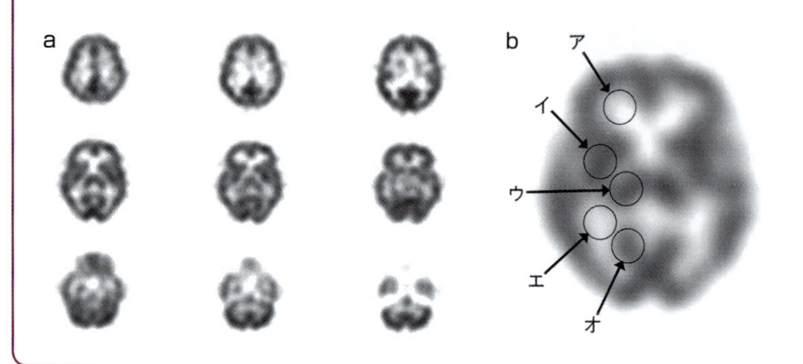

★：2回以上出題

イエロー・ノート ⇒ 2章5

知識の幅を広げよう

脳血流シンチグラフィ（表1）

表1 脳血流シンチグラフィ[2,5]

放射性医薬品	(1) ^{99m}Tc-HMPAO (2) ^{99m}Tc-ECD (3) ^{123}I-IMP
コリメータ	^{99m}Tc：低エネルギー平行多孔型高分解能，ファンビーム型 ^{123}I：同上または中エネルギー平行多孔型，ファンビーム型
集積機序	(1) HMPAOは脳血流関門通過の脂溶性拡散物質でグルタチオン依存性反応により水溶性の非拡散物質に代謝 (2) ECDは脳血流関門通過の脂溶性拡散物質でエラスターゼによる加水分解により水溶性の非拡散物質に代謝 (3) IMPは脳血流関門通過の中性の脂溶性拡散物質で非特異的アミン結合部位への結合
撮像開始時間	(1) HMPAO：5～30分 (2) ECD　：5分以後 (3) IMP　：早期像15～30分　遅延像3～5時間
排泄	尿
投与量（MBq）	(1) 740 (2) 740 (3) 111～222
投与方法	静注
像	陰性 脳血流の低下を生じた領域は血流の低下に応じて低集積，集積欠損を呈する
前処置および負荷	(3) 甲状腺ブロック 薬物負荷としてアセタゾラミド（ダイアモックス）使用

（福士政広 編：診療放射線技師 イエロー・ノート 臨床編 3rd edition，p.316，メジカルビュー社，2012．より改変引用）

a

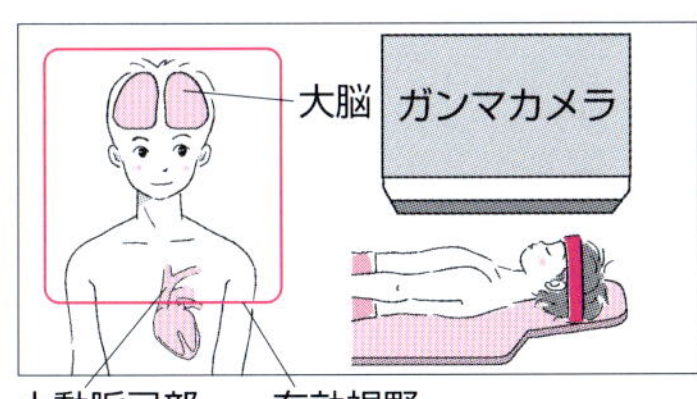

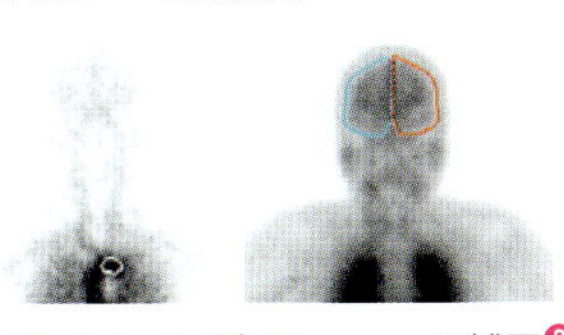

b

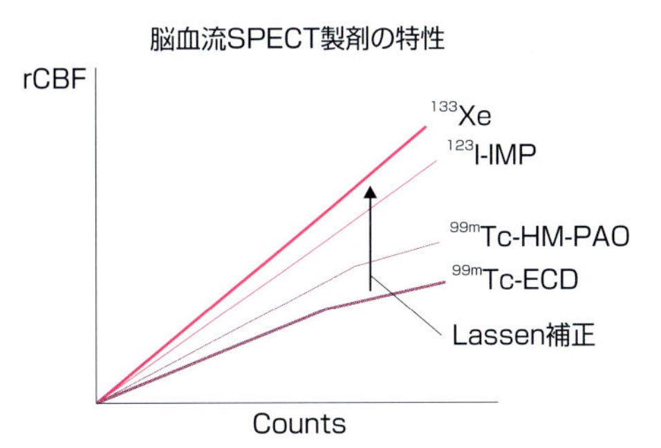

図1 Patlak plot法とLassenの補正[3]
a：Patlak plot法のための撮像とROIの設定　b：Lassenの補正
（a…梁川　功 ほか 監：真正放射線技師 マスター・テキスト下巻，p154，図2，メジカルビュー社，2088．より転載，b…福士政広 編：診療放射線技術 スリム・ベーシック6 核医学，p.174，図3，メジカルビュー社，2010．より引用）

- ^{99m}Tc-HMPAO，^{99m}Tc-ECDによるPatlak plot法：右肘静脈よりRIアンギオによる急速静注開始と同時に頭部と大動脈弓のダイナミック収集を約2分間（1秒/フレーム）行い，後にSPECTを収集する。

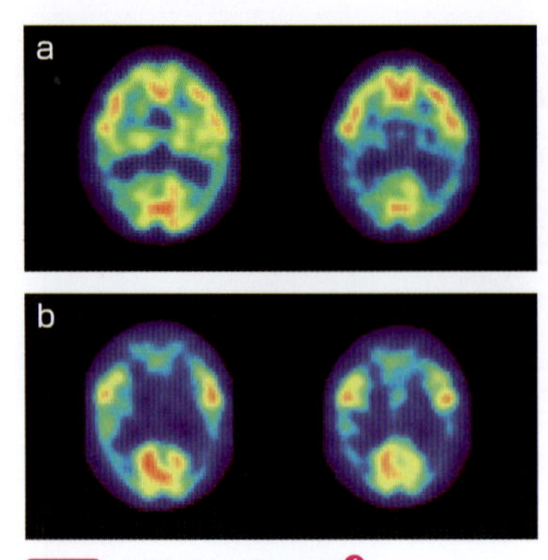

図2 アルツハイマー病[4]
a：早期像 b：中〜後期像
（福士政広 編：診療放射線技師 イエロー・ノート 臨床編 3rd edition，p.316，メジカルビュー社，2012．より転載）

- アルツハイマー病では帯状回後部，側頭葉，頭頂葉の血流低下が特徴的所見である。[7]

9 臨床核医学検査　内分泌

津田 啓介

出題基準

- 内分泌（甲状腺摂取率測定，甲状腺シンチグラフィ，副甲状腺シンチグラフィ，副腎シンチグラフィ）

弱点克服への道　甲状腺と副甲状腺シンチグラフィを理解しよう。

●甲状腺シンチグラフィ

- 放射性医薬品：Na^{123}I（カプセル），Na^{131}I（カプセル），$^{99m}TcO_4^-$
- 対象疾患：甲状腺機能亢進症（バセドウ病），慢性甲状腺炎（橋本病），亜急性甲状腺炎（^{123}I，^{131}Iは甲状腺に摂取されない）など。
- 甲状腺ヨウ素摂取率：正常値は，24時間値（10～35%），6時間値（平均13%），3時間値（平均10%）。
- 甲状腺$^{99m}TcO_4^-$摂取率：正常値は0.4～3.0%である。

●副甲状腺シンチグラフィ

- 放射性医薬品：^{99m}Tc-MIBI，^{201}TlCl/$^{99m}TcO_4^-$
- 対象疾患：原発性副甲状腺機能亢進症，二次性副甲状腺機能亢進症など。甲状腺疾患を合併している場合，^{201}TlClの集積が擬陽性を呈する可能性がある。

ポイントねらい撃ち　過去問から，覚えるべきポイントをピックアップ！

●甲状腺シンチグラフィ

❶$^{99m}TcO_4^-$を用いた甲状腺シンチグラフィで本来甲状腺の存在する部位に甲状腺がみられなかった場合，頸部側面像撮像の追加を考慮する。66-62AM

●甲状腺摂取率

❷^{123}I-ヨウ化ナトリウムを投与して24時間後の甲状腺摂取率を測定したところ70%であった場合，バセドウ病が考えられる。62-63AM

●副甲状腺シンチグラフィ

❸^{201}Tl-塩化タリウムを用いる。62-62AM

❹異所性副甲状腺の検出に優れる。62-62AM

●体幹部

❺図aは^{131}I-アドステロール投与7日後に撮像したクッシング症候群の腹部後面像である。61-60AM

❻図bは^{99m}Tc-MIBI投与10分後の画像である。63-50AM

❼分化型甲状腺癌の遠隔転移巣に特異性が高いのは^{131}I-ヨウ化ナトリウムである。63-66AM

a

b

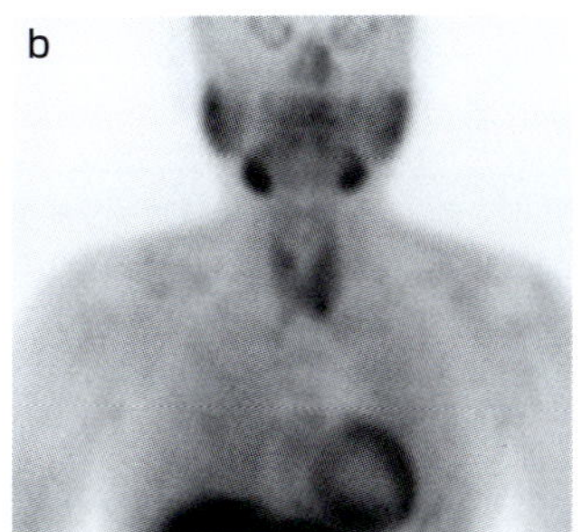

10 核医学検査技術学

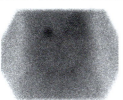

知識の幅を広げよう

甲状腺シンチグラフィ（表1，図1，2）

表1 甲状腺シンチグラフィ❶❼

	放射性医薬品	
	$Na^{123}I$，$Na^{131}I$	$^{99m}TcO_4^-$
コリメータ	・^{123}I：低エネルギー平行多孔型高分解能 ・^{131}I：高エネルギー並行多孔型高分解能 ＊イメージングのみの場合はピンホール型	・^{99m}Tc：低エネルギー平行多孔型高分解能 ＊イメージングのみの場合はピンホール型
集積機序	ホルモン合成 （無機ヨウ素の有機化）	甲状腺細胞の$^{99m}TcO_4^-$の捕捉能
撮像開始時間	3～24時間後	30分後
排泄	尿	尿
投与量（MBq）	3.7	74～185
投与方法	経口	静注
像	陰性	陰性
前処置および負荷	ヨウ素制限	不要

（福士政広 編：診療放射線技師イエロー・ノート臨床編 3rd edition，p.319，表17，2012．より一部改変引用）

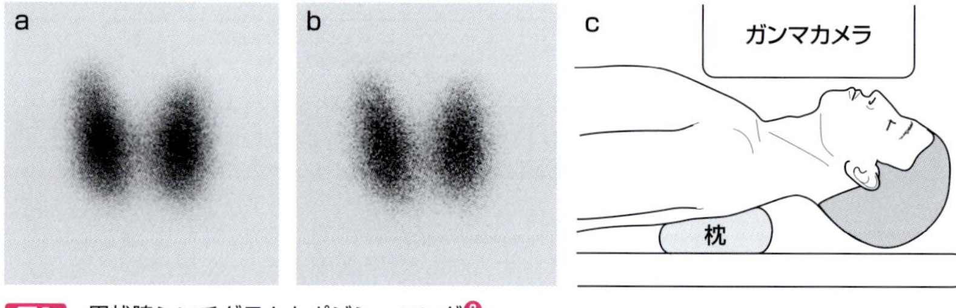

図1 甲状腺シンチグラムとポジショニング❷
a，b：甲状腺シンチグラムの画像。aは6%（3時間後），bは28%（24時間後）
c：甲状腺の撮像は肩の下に枕を配置し，前頸部を進展させて検出器に近づける
（a，b…土屋一洋 監：診療放射線技師 画像診断マスター・ノート，p.110，図3，メジカルビュー社，2005．より転載
c…福士政広 編：診療放射線技術 スリム・ベーシック6 核医学，p.185，図1，2010．より転載）

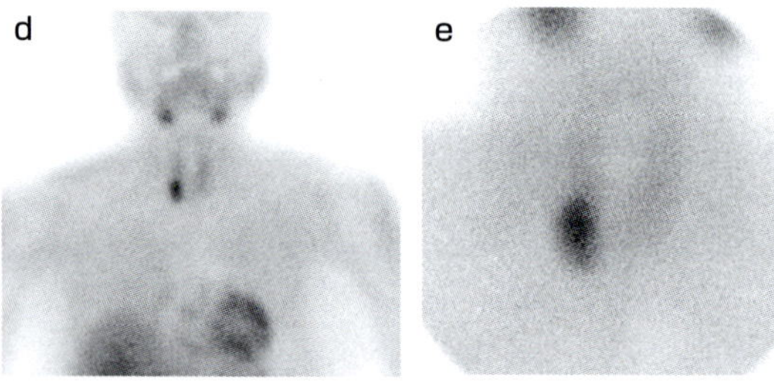

図2 副甲状腺シンチグラム❸❹
a～c：$^{201}TlCl/^{99m}TcO_4^-$によるサブトラクション
d，e：^{99m}Tc-MIBI法
（a～c…土屋一洋 監：診療放射線技師 画像診断マスター・ノート，p.115，図3，メジカルビュー社，2005．より転載
d，e…福士政広 編：診療放射線技師スリム・ベーシック6 核医学，p.188，図4，メジカルビュー社，2010．より転載）

10 臨床核医学検査　呼吸器

津田 啓介

出題基準

- 呼吸器（肺血流シンチグラフィ，肺換気シンチグラフィ）

弱点克服への道　肺血流・肺換気シンチグラフィを理解しよう。

肺血流シンチグラフィ

- 放射性医薬品：^{99m}Tc-MAA
- 対象疾患：肺梗塞・塞栓，大動脈炎症候群（高安病）における肺動脈病変，肺高血圧症など。肺高血圧症の評価の場合は座位で静注する。肺血流シンチグラムは肺動脈血流の分布とよく一致するため，肺血流の障害領域は欠損像として描出される。

肺換気シンチグラフィ

- 放射性医薬品：^{133}Xe，^{81m}Kr
- 対象疾患：肺梗塞・塞栓，肺線維症，大動脈炎症候群など。肺血流シンチグラフィとの組み合わせにより，肺のガス交換異常をV・Qミスマッチとして診断できる。

ポイントねらい撃ち　過去問から，覚えるべきポイントをピックアップ！

肺血流シンチグラフィ

❶ ^{99m}Tc-MAAを上肢から投与して肺血流シンチグラフィを施行したところ，**右左シャント**のため脳に高集積がみられた。[61-62AM]

肺換気シンチグラフィ

❷ ^{81m}Krは多方向からの撮像に適している。[61-61AM]

★❸ ^{81m}Krの方が^{133}Xeよりも半減期が短い。[61-61AM，64-63AM]

❹ ^{133}Xeは洗い出し検査に適している。[64-63AM]

❺ ^{133}Xeは肺換気分布，肺容積分布および洗い出し分布の評価に適する。[66-63AM]

★：2回以上出題

知識の幅を広げよう

肺血流シンチグラフィ（表1，図1）[1]

表1 肺血流シンチグラフィ

放射性医薬品	^{99m}Tc-MAA
コリメータ	低エネルギー平行多孔型高分解能
集積機序	^{99m}Tc-MAA（15～60μm）が肺毛細血管（直径10～30μm）で捕捉され，そこで微小塞栓が形成され，相対的肺血流分布が得られる
撮像開始時間	5分後
排泄	尿（MAAが分解することにより）
投与量（MBq）	150～200
投与方法	静注。重力による分布差を少なくするため仰臥位安静状態で行う。また，注射時に血液を注射器に引かない
像	陰性像
前処置および負荷	特になし

（福士政広 編：診療放射線技師イエロー・ノート臨床編 3rd edition，p.324，表20，2012．より一部改変引用）

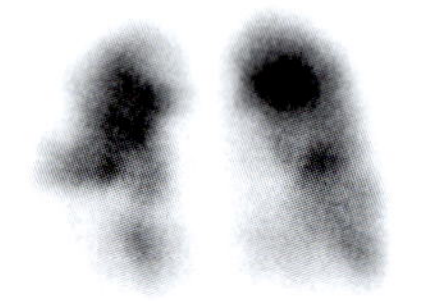
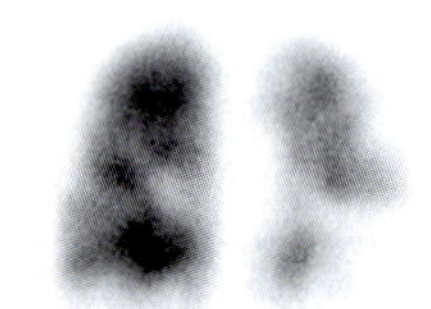

図1 多発肺塞栓
シャント率［%］[1]＝100×（全身カウント－肺カウント）/全身カウント
（福士政広 編：診療放射線技師スリム・ベーシック6 核医学，p.195，図3，メジカルビュー社，2010．より許可を得て転載）

肺換気シンチグラフィ（表2，図2）[4,5]

表2 肺換気シンチグラフィ

	放射性医薬品	
	^{133}Xe	^{81m}Kr
コリメータ	低エネルギー平行多孔型高分解能	中エネルギー並行多孔型
集積機序	1回の最大吸気により吸入された希ガスは，局所肺換気能に従い肺胞内に分布する。次いで，閉鎖回路を用いて反復呼吸を行うと，回路内の希ガス濃度は平衡状態に達し，肺胞全体に均等に分布する。その後，閉鎖回路を開くと，肺胞内の希ガスは局所肺換気能に従って洗い出される	
撮像開始時間	直後	
排泄	呼気	
投与量（MBq）	370	185～370
投与方法	吸入	
像	陰性像	
前処置および負荷	特になし	

（福士政広 編：診療放射線技師イエロー・ノート臨床編 3rd edition，p.324，表21，2012．より一部改変引用）

イエロー・ノート ⇒ 2章5

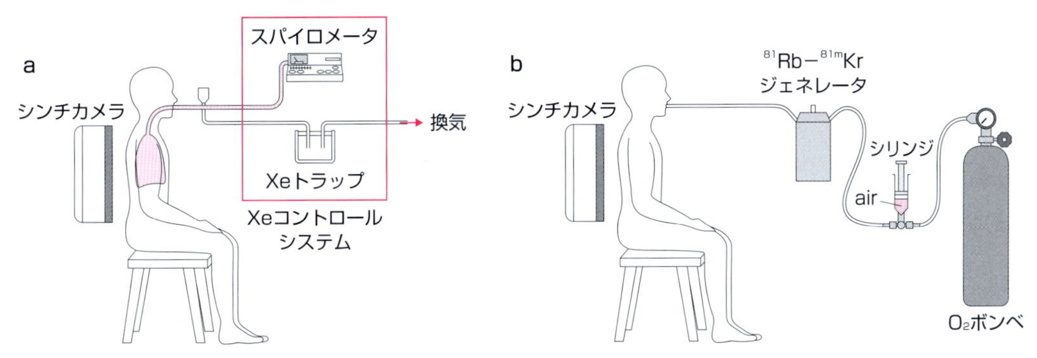

図2　吸入装置

a：^{133}Xeーガスの吸入装置（閉鎖回路）

b：^{81m}Kr-ガスの吸入装置。^{81m}Krの半減期は13秒であるためRIトラップ装置が不要であり，多方向からの撮像に適している❷❸

（a…宗近宏次 監：診療放射線技師 画像検査フルコース，p.399，図34，メジカルビュー社，2003.　b…久田欣一 監：最新臨床核医学 第3版，第2章 図2-3-22，金原出版，1999. を参考に作図）

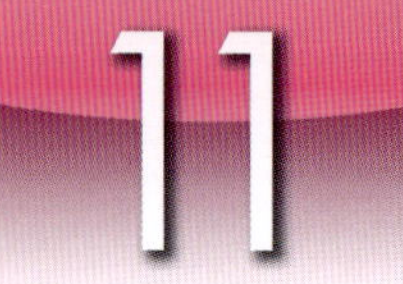

臨床核医学検査 循環器

津田 啓介

出題基準

●循環器（心筋血流シンチグラフィ，心筋梗塞シンチグラフィ，心筋脂肪酸代謝シンチグラフィ，心臓交感神経機能シンチグラフィ，心プールシンチグラフィ，末梢血管シンチグラフィ，PET）

弱点克服への道 循環器のシンチグラフィを理解しよう。

◉心筋血流シンチグラフィ

- 放射性医薬品：^{201}TlCl，^{99m}Tc-MIBI，^{99m}Tc-TF
- 対象疾患：虚血性心疾患と心筋生存率の診断。^{201}TlClは再分布があるが，^{99m}Tc製剤は再分布がない。
- 負荷検査：運動負荷（自転車エルゴメータ，トレッドミル），薬剤負荷〔ジピリダモール（ペルサンチン）〕
- ファーストパス法と心電図同期SPECT：心筋血流の状態と心機能の同時評価が可能

◉心筋梗塞（障害心筋）シンチグラフィ

- 放射性医薬品：^{99m}Tc-PYP
- 対象疾患：急性心筋梗塞部位の診断。心筋血流シンチグラフィが障害部位を欠損像とするのに対して，心筋梗塞シンチグラフィでは，急性心筋壊死や心筋障害部位を陽性像として描出する。
- 2核種同時収集：^{99m}Tc-PYPと^{201}TlClの2核種同時収集で，^{201}TlClが欠損を示した部位に^{99m}Tc-PYPが高集積を認めた部位は，心筋血流がなく心筋障害や心筋壊死であり，冠動脈完全閉鎖例が多い。

◉心プールシンチグラフィ

- 放射性医薬品：^{99m}Tc-HSA，^{99m}Tc-HSA-D，^{99m}Tc-RBC
- 心機能解析：ファーストパス法と心電図同期マルチゲート法により種々の心機能パラメータの算出や局所壁運動の評価が可能。また，心電図同期マルチゲート法は心エコーでの評価が困難な場合に行われる。

ポイントねらい撃ち 過去問から，覚えるべきポイントをピックアップ！

◉心筋血流シンチグラフィ

❶左右の短軸・長軸断面を再構成する。[63-63AM]

❷運動負荷^{201}Tl-塩化タリウム心筋血流SPECTで虚血部位は^{201}Tl-塩化タリウムの洗い出しが遅い。[61-63AM]

❸図1は^{99m}Tc-tetrofosminによるアデノシン負荷時と安静時のSPECT像であり下壁の虚血がみられる。[65-64AM]

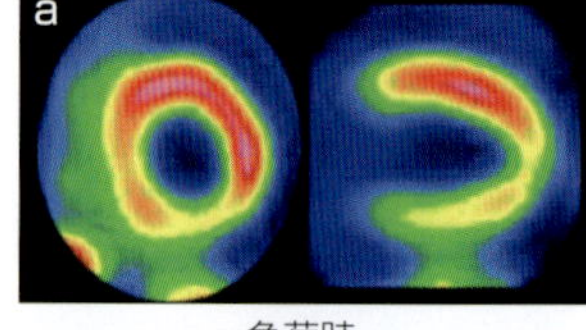

負荷時

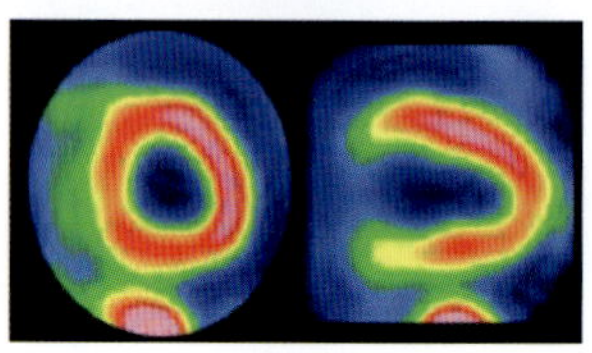

安静時

◉心筋脂肪酸代謝シンチグラフィ

❹^{123}I-BMIPPを用いる。[63-51AM]

◉心プールシンチグラフィ

❺右室駆出率の測定には**ファーストパス法**が適する。[62-65AM]

◉集積

❻急性心筋梗塞巣を陽性像として描出するのは^{99m}Tc-ピロリン酸である。[64-64AM]

イエロー・ノート⇒2章5

評価

★❼心筋血流と心機能の同時評価を行うのに適するのは^{99m}Tc-MIBIであり心電図同期SPECTを行う。63-63AM，66-60AM

❽^{99m}Tc-ヒト血清アルブミンは心機能を評価する。61-64AM

❾^{99m}Tc-ピロリン酸は心筋壊死を評価する。61-64AM

★：2回以上出題

知識の幅を広げよう

心筋血流シンチグラフィ（表1，図1～3）

表1　心筋血流シンチグラフィ❸❼

放射性医薬品	（1）^{201}TlCl （2）^{99m}Tc-MIBI，^{99m}Tc-TF
コリメータ	低エネルギー平行多孔型高分解能
集積機序	（1）^{201}Tlは陽イオンでK+と同様な挙動を示し，静注後血流に従って心筋に運ばれ，Na^{+}-K^{+}ポンプにより心筋細胞に能動的に摂取される （2）^{99m}Tc標識心筋製剤は脂溶性の化合物で，受動拡散により心筋に取り込まれ，心筋細胞の筋鞘やミトコンドリア膜電位に応じて筋細胞に集積する
撮像開始時間	（1）静注10後と3時間後 （2）静注30分後
排泄	（1）尿，糞便 （2）尿
投与量（MBq）	（1）74～111 （2）370～600
投与方法	静注
像	陰性 SPECT像ではよく，短軸断層像を心尖部を中心に，心基部を外側にして同心円状に配列して表示するブルズアイ表示が用いられる。その他，展開表示→3次元立体表示もある
前処置および負荷	（1）前食禁止 （2）前食禁止の場合もある

（福士政広 編：診療放射線技師 イエロー・ノート 臨床編 3rd edition，p. 326，メジカルビュー社，2012．より改変引用）

- ファーストパス法：RAO 30°（右心室と右心房の分離）❺
- 心電図同期マルチゲート法：LAO 30°～40°（左右心室，左心室，左心房の分離）

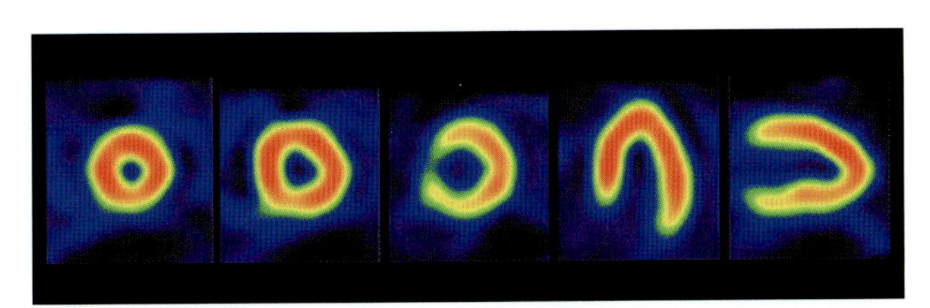

図1　心筋シンチグラム
（土屋一洋 監：診療放射線技術 画像診断マスター・ノート，p.231，図7b，メジカルビュー社，2005．より転載）

- ^{201}TlClは再分布があるが，^{99m}Tc製剤はない。

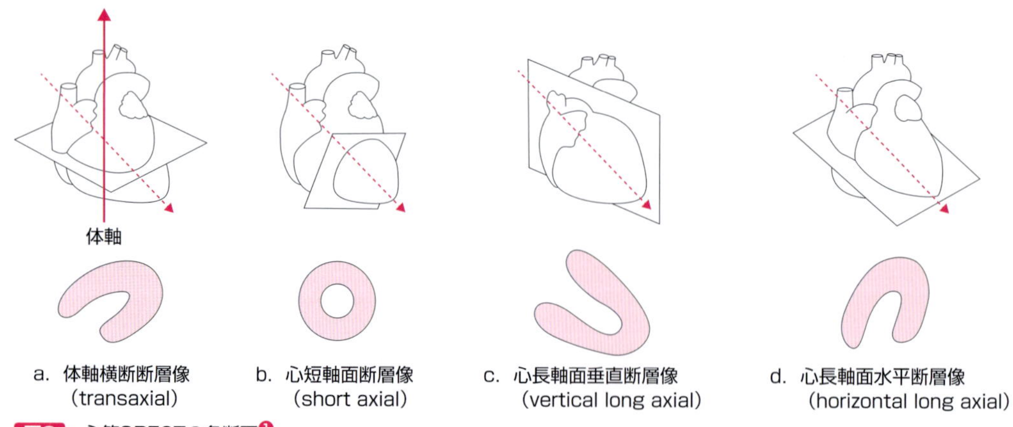

図2 心筋SPECTの各断面❶

(福士政広 編：診療放射線技師 スリム・ベーシック6 核医学，p.201，メジカルビュー社，2010. より引用)

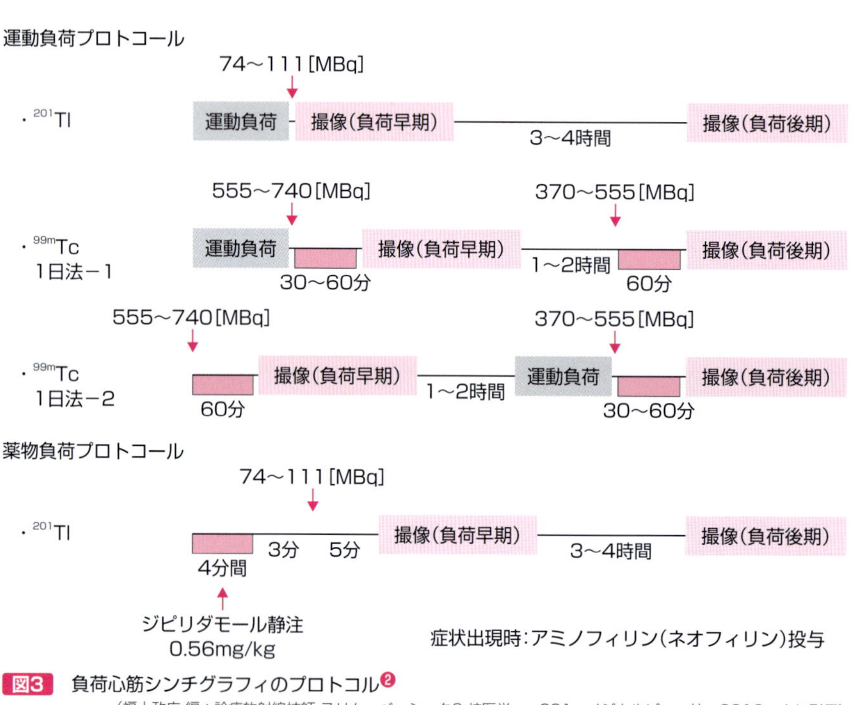

図3 負荷心筋シンチグラフィのプロトコル❷

(福士政広 編：診療放射線技師 スリム・ベーシック6 核医学，p.201，メジカルビュー社，2010. より引用)

12 臨床核医学検査　消化器

津田 啓介

出題基準

- 消化器（肝シンチグラフィ，肝受容体シンチグラフィ，肝胆道シンチグラフィ，唾液腺シンチグラフィ，異所性胃粘膜〈メッケル憩室〉シンチグラフィ，消化管出血シンチグラフィ）

弱点克服への道　消化器のシンチグラフィを理解しよう。

唾液腺シンチグラフィ

- 放射性医薬品：$^{99m}TcO_4^-$
- 対象疾患：耳下腺，顎下腺発生の腫瘤性病変，warthin腫瘍やシェーグレン症候群の診断に用いられる。ほとんどの唾液腺腫瘍は欠損像または集積低下として描出されるが，warthin腫瘍は陽性像を呈する。また，唾液腺シンチグラフィでは耳下腺，顎下腺が描出されるため，これら唾液腺の機能評価も行われる。
- 負荷検査：クエン酸や酒石酸，レモン汁などを用いる。

肝受容体シンチグラフィ

- 放射性医薬品：^{99m}Tc-GSA
- 対象疾患：肝アシアロ糖タンパク受容体の肝内分布と量を画像から評価し，局所の肝細胞機能および形態を定量評価できるため，急性肝炎・慢性肝炎・肝硬変の重症度評価が行える。
- 肝集積量指標：
  - 血中停滞率指標（HH15）＝H15/H3（3，15分後の心カウント：H3，H15，正常値：0.61以下）
  - 肝摂取率指標（LHL15）＝L15/（L15+H15）（15分後の肝カウント：L15，正常値：0.91以上）

異所性胃粘膜シンチグラフィ

- 放射性医薬品：$^{99m}TcO_4^-$
- 対象疾患：Meckel憩室は小さな円形の限局性陽性像として描出され，主に右下腹部に描出されることが多い。集積像の位置は体動によって変化する。

ポイントねらい撃ち　過去問から，覚えるべきポイントをピックアップ！

唾液腺シンチグラフィ

❶機能検査では酸による刺激を行う。[65-66AM]

❷Warthin（ワルチン）腫瘍の診断に有用である。[62-65AM]

肝受容体シンチグラフィ

❸肝機能低下で心プールの描出が遷延する。[64-65AM]

❹肝機能を評価するのにLHL_{15}が用いられる。[65-65AM]

異所性胃粘膜シンチグラフィ

★❺$^{99m}TcO_4^-$を用いる。[61-65AM, 66-64AM]

❻図aは$^{99m}TcO_4^-$を投与し，1時間後に撮像された腹部から骨盤にかけての前面像である。[65-52AM]

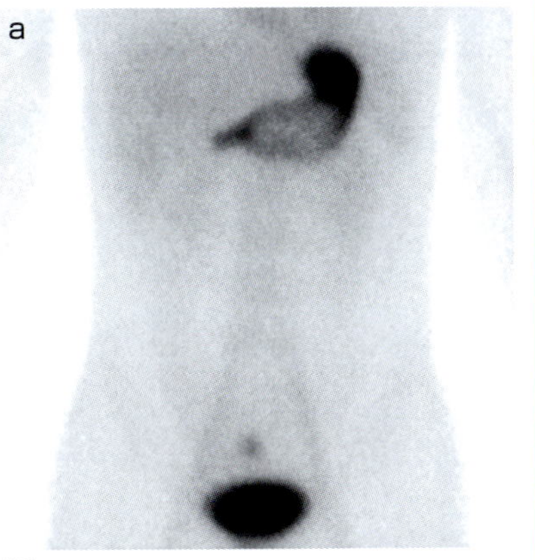

集積

❼健常人に^{99m}Tc-PMTを静脈投与したとき胆嚢が描出される。[63-64AM]

★：2回以上出題

知識の幅を広げよう

唾液腺シンチグラフィ（表1，図1）❶

表1 唾液腺シンチグラフィ

放射性医薬品	$^{99m}TcO_4^-$
コリメータ	低エネルギー平行多孔型高分解能
集積機序	唾液腺にはヨウ素，塩素などの陰イオンを摂取し，濃縮する作用があり，類似物質である$^{99m}TcO_4^-$も摂取される
撮像開始時間	10分後
排泄	唾液
投与量（MBq）	185〜370
投与方法	静注
像	陰性像および洗い出し評価
前処置および負荷	検査前1時間の絶飲食。刺激酸としてレモン汁・酒石酸が使用される❶

負荷検査は，口内炎のある患者では痛みを伴うので注意する❶

（福士政広 編：診療放射線技師イエロー・ノート臨床編 3rd edition，p.331，表33，メジカルビュー社，2012．より一部改変引用）

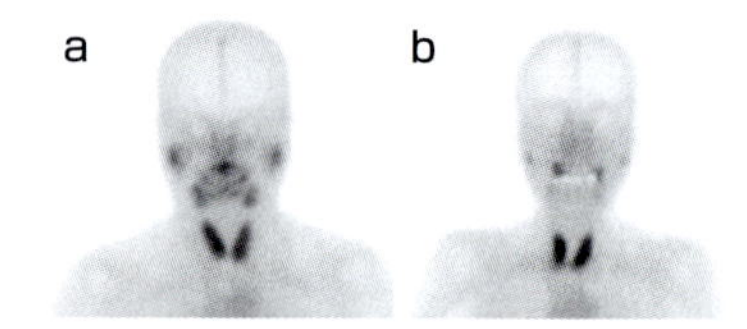

図1 唾液腺シンチグラム❶❷

a：正常例　b：シェーグレン症候群

（福士政広 編：診療放射線技師スリム・ベーシック6 核医学，p.221，図8，図9，メジカルビュー社，2010．より転載）

肝受容体シンチグラフィ（表2，図2）

表2 肝受容体シンチグラフィ

放射性医薬品	^{99m}Tc-GSA
コリメータ	低エネルギー平行多孔型高分解能
集積機序	GSAは肝細胞の類洞表面に存在するアシアロ糖蛋白受容体に特異的に親和性を有している
撮像開始時間	直後より40分間データ収集
排泄	糞便（主排泄経路），尿
投与量（MBq）	185
投与方法	静注
像	陰性像
前処置および負荷	検査前絶飲食

（福士政広 編：診療放射線技師イエロー・ノート臨床編 3rd edition，p.330，表31，メジカルビュー社，2012．より一部改変引用）

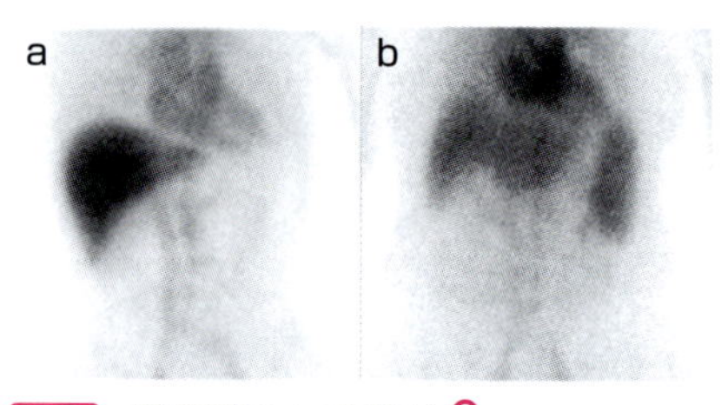

図2 肝受容体シンチグラム❸

aは正常例，bは肝機能異常。消化管のバリウム造影検査と同日に検査すると影響があるので避ける

（福士政広 編：診療放射線技師スリム・ベーシック6 核医学，218-219，図3，4，メジカルビュー社，2010．より転載）

イエロー・ノート ⇒ 2章5

異所性胃粘膜シンチグラフィ（表3）❺

表3　異所性胃粘膜シンチグラフィ

放射性医薬品	$^{99m}TcO_4^-$
コリメータ	低エネルギー平行多孔型高分解能
集積機序	$^{99m}TcO_4^-$は胃の粘膜産生細胞に摂取されるため，正常胃はもちろんのこと，異所性の胃粘膜を有する部位にも集積する
撮像開始時間	5，10，20，30，45，60分に撮像
排泄	糞便，尿
投与量（MBq）	185～370
投与方法	静注
像	陰性像
前処置および負荷	検査前日にH_2ブロッカーを服用し，翌日の空腹時に施行

（福士政広 編：診療放射線技師イエロー・ノート臨床編 3rd edition，p.332，表34，メジカルビュー社，2012. より一部改変引用）

13 臨床核医学検査　泌尿生殖器

津田 啓介

出題基準

●泌尿生殖器（腎静態シンチグラフィ，腎動態シンチグラフィ）

弱点克服への道　腎動態シンチグラフィを理解しよう。

◉腎動態シンチグラフィ

- 放射性医薬品：^{99m}Tc-DTPA，^{99m}Tc-MAG3
- 対象疾患：糸球体腎炎，尿路通過障害，腎尿路結石，糖尿病性腎炎，腎血管性高血圧症，腎腫瘤性病変など。

●定量評価：

- ^{99m}Tc-DTPA：糸球体濾過率（glomerular filtration rate：GFR）
- ^{99m}Tc-MAG3：有効腎血漿量（effective renal plasma flow：ERPF）

- 薬剤負荷：カプトリル，フロセミド（ラシックス®）

ポイントねらい撃ち　過去問から，覚えるべきポイントをピックアップ！

◉腎動態シンチグラフィ

❶左右それぞれの腎臓の機能を測定できる。64-66AM

❷^{99m}Tc-MAG$_3$は利尿負荷レノグラムに適する。66-65AM

❸フロセミド（ラシックス®）とカプトリルは負荷に用いる薬剤である。61-66AM

◉評価

★❹^{99m}Tc-DTPAは**GFR（糸球体濾過率）**の測定に用いられる。65-67AM，66-65AM

★❺^{99m}Tc-MAG3は**ERPF（有効腎血漿量）**の測定に用いられる。65-67AM，66-65AM

★：2回以上出題

イエロー・ノート ⇒ 2章5

知識の幅を広げよう

腎動態シンチグラフィ（表1，図1，2）

表1　腎動態シンチグラフィ[1,2,3]

放射性医薬品	(1) ^{99m}Tc-DTPA (2) ^{99m}Tc-MAG_3
コリメータ	低エネルギー平行多孔型高分解能
集積機序	(1) ^{99m}Tc-DTPAは糸球体より特異的に濾過され，尿細管からは排泄されない (2) ^{99m}Tc-MAG_3は静注直後より急速に尿細管細胞に集積し，速やかに近位尿細管より排泄される
撮像開始時間	直後
排泄	尿
投与量（MBq）	(1) 200 (2) 200
投与方法	—
像	レノグラムより腎機能を評価
前処置および負荷	30分前に250mLの水を摂取させる

（福士政広 編：診療放射線技師 イエロー・ノート 臨床編 3rd edition，p. 334，メジカルビュー社，2012．より改変引用）

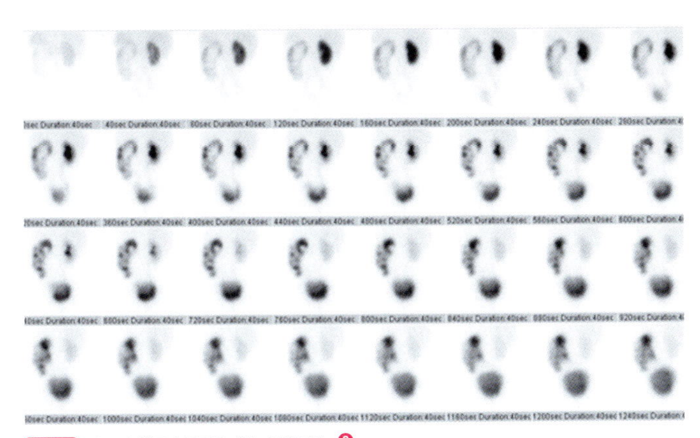

図1　レノグラム画像（左水腎症）[2]
（福士政広 編：診療放射線技師 スリム・ベーシック6 核医学，p.230，メジカルビュー社，2010．より引用）

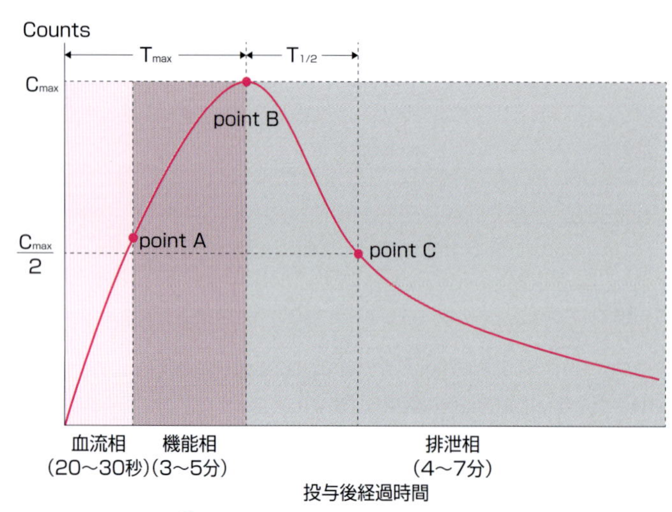

・第1相（seg a.：血流相または血管相）：主に腎血流と腎外血流，急上昇しややなだらかな第2相に移行する境（point A）までの相（^{99m}Tc-MAG3では20～30秒）。
・第2相（seg b.：機能相または集積相）：主に近位尿細管に摂取，または，糸球体濾過から分泌に至る（point A～point B）までの相（^{99m}Tc-MAG3では3～5分）。
・第3相（seg c.：排泄相）：近位尿細管に分泌され腎盂腎杯を経て排泄される（point B）より後の相。

図2 レノグラム❷

（福士政広 編：診療放射線技師 スリム・ベーシック6 核医学，p.230，メジカルビュー社，2010．より引用）

- レノグラムの形状は，腎機能と尿の通過動態より正常，軽度機能低下，中等度機能低下（尿路系狭窄），高度機能低下（無機能）と分類する。

14 臨床核医学検査　骨・関節

津田 啓介

出題基準

●骨・関節（骨シンチグラフィ，関節シンチグラフィ）

弱点克服への道　骨シンチグラフィを理解しよう。

●骨シンチグラフィ

- ●放射性医薬品：^{99m}Tc-MDP，^{99m}Tc-HMDP
- ●対象疾患：悪性腫瘍の骨転移の早期診断，原発性骨腫瘍，骨髄炎，骨折，異所性石灰化，代謝性骨疾患など。小児では，造骨機能の盛んな部位で高集積となる。膀胱集積は骨盤部の障害陰影となるため検査直前の排尿が必須であるが，この際に下着などが汚染されると陽性像として描出されるため注意が必要。
- ●転移性骨腫瘍：原発が肺癌，乳癌，前立腺癌が多い。

ポイントねらい撃ち　過去問から，覚えるべきポイントをピックアップ！

●骨シンチグラフィ

❶前面像と後面像の双方を撮像する。[66-67AM]

❷低エネルギー高分解能コリメータを用いる。[62-68AM]

❸心臓ペースメーカは欠損像の原因となる。[63-65AM]

❹全身のびまん性骨転移と関連する所見は腎臓の集積と四肢骨末端の集積が低いことである。[65-68AM]

★❺放射性医薬品投与2～3時間後に撮像を開始する。[62-68AM，66-67AM]

❻図aの骨シンチグラムを得た場合，排尿後に再度撮像する。[61-67AM]

❼図bは欠損状のアーチファクトが生じた骨シンチグラムであり，最初に行うべき対応は患者の着衣を点検する。[64-67AM]

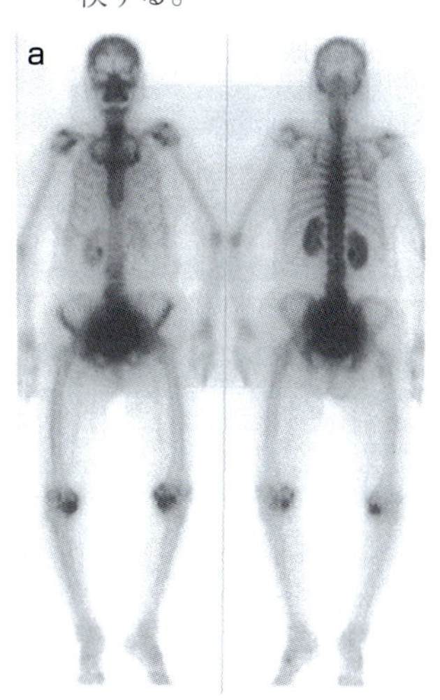

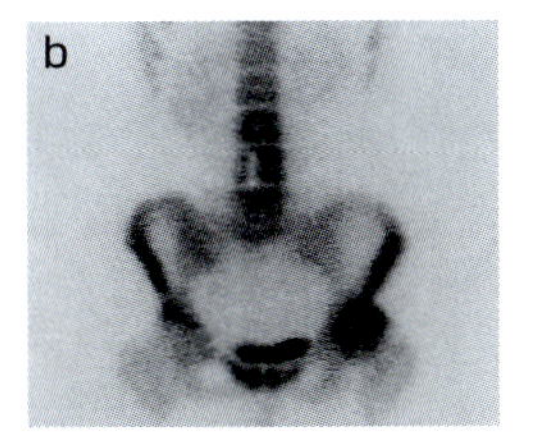

★：2回以上出題

イエロー・ノート ⇒ 2章5

知識の幅を広げよう

骨シンチグラフィ（表1，図1～3）

表1　骨シンチグラフィ❷❺

放射性医薬品	^{99m}Tc-MDP ^{99m}Tc-HMDP
コリメータ	低エネルギー平行多孔型高分解能
集積機序	骨は有機質，無機質，水分よりなる 無機質の成分はハイドロオキシアパタイト〔$Ca(PO_4)_6(OH)_2$〕結晶であり，ハイドロオキシアパタイトのCa，PO_4，OHイオンは結晶表面で血中のこれらのイオンと交換が容易であり，投与されたイオン化リン酸化合物は化学的吸着も加味されハイドロオキシアパタイト結晶に選択的に集積する
撮像開始時間	3～4時間後
排泄	尿
投与量（MBq）	400～800
投与方法	静注
像	陽性像
前処置および負荷	検査直前排尿

（福士政広 編：診療放射線技術 イエロー・ノート 臨床編 3rd edition，p.337，表41，メジカルビュー社，2012. より改変引用）

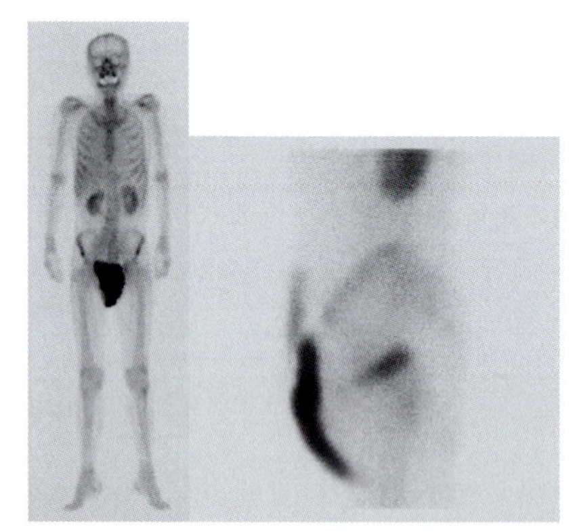

図1　骨シンチグラム（オムツ）❼
尿の衣類への付着は偽陽性となるので，検査前に衣類を確認する

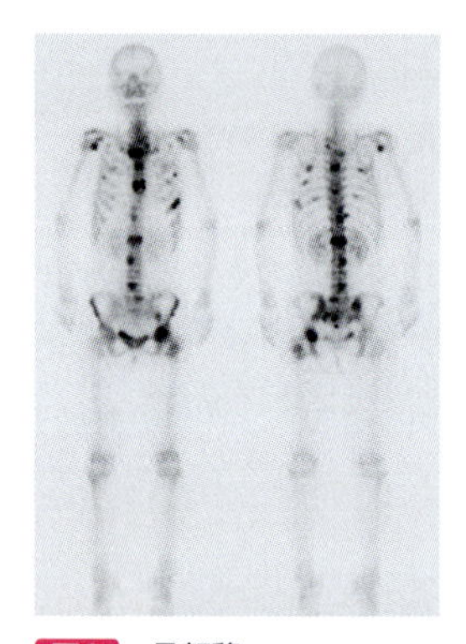

図2　骨転移
造骨型（前立腺癌で多い，陽性像），溶骨型（肺癌で多い，陰性像），混合型（乳癌で多い）

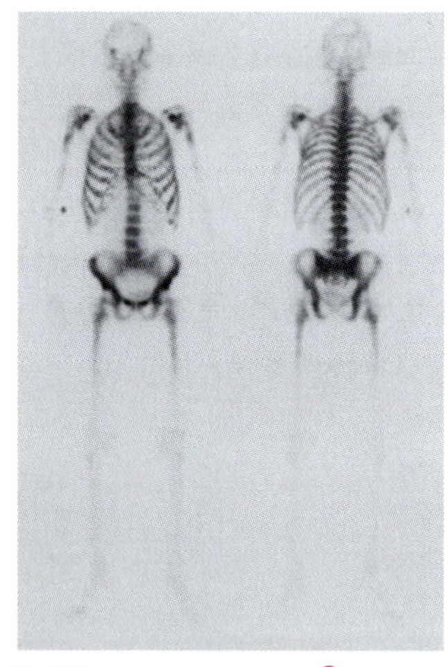

図3　スーパースキャン❹
全身骨への転移が増加し，骨への集積が著明なため腎臓への集積が認められないのが特徴（absent kidney sign）

15 臨床核医学検査　腫瘍・炎症

津田 啓介

出題基準

●腫瘍・炎症（腫瘍シンチグラフィ，炎症シンチグラフィ，PET）

弱点克服への道　^{18}F-FDG腫瘍PETを理解しよう。

◉ ^{18}F-FDG腫瘍PET

- 放射性医薬品：^{18}F-FDG
- 保険適応：早期胃癌を除くすべての悪性腫瘍（他の検査，画像診断により病期診断，転移，再発の診断が確定できない患者）
- 注意事項：^{18}F-FDGは糖代謝を反映するため，集積は血糖値の影響を受ける。また，生理的集積の増加を避けるため，投与後は安静にする。
- 評価指標：SUV（standardized uptake value）=（組織放射能/組織重量）/（投与放射能/体重）

ポイントねらい撃ち　過去問から，覚えるべきポイントをピックアップ！

◉ガリウムシンチグラフィ

❶放射性医薬品投与2，3日後に撮像する。63-68AM

◉ ^{18}F-FDG腫瘍PET

❷放射性医薬品投与前4時間以上絶食にする。62-53AM

★❸放射性医薬品投与後の運動で筋肉集積が亢進する。62-53AM, 64-68AM

❹撮像前に排尿する。64-68AM

❺投与前に**血糖値**を測定する。64-68AM

❻集積程度の定量的な評価に**SUV**を用いる。64-68AM

❼**SUV**の算出に体重を用いる。63-67AM

❽10時に200MBqであった^{18}F-FDGの全量を10時55分に患者に投与した。11時50分に撮像を開始し，13時40分に解析を行ったところ，病巣部の放射能測定値は12,000Bq/cm^{3}であった。患者は身長150cm，体重50kgとし，人体の密度を1g/cm^3，^{18}Fの物理的半減期を110分とすると**SUV**は6である。66-59AM

❾図aは悪性リンパ腫の症例で行われた^{18}F-FDG腫瘍PETのMIP正面像であり，縦隔リンパ節に病変が認められる。66-66AM

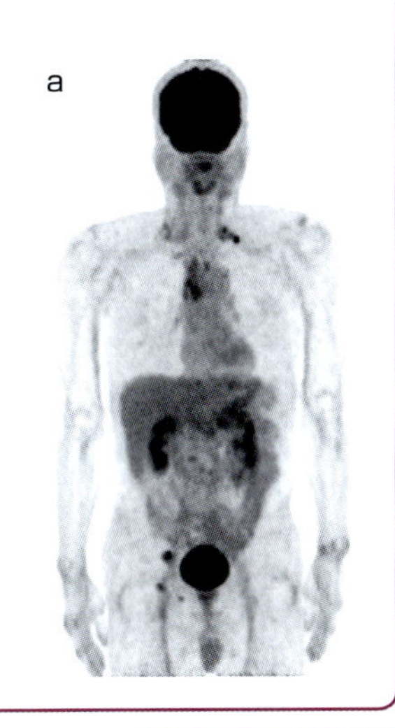

a

★：2回以上出題

知識の幅を広げよう

腫瘍シンチグラフィ（表1）

表1 腫瘍シンチグラフィ❶

放射性医薬品	(1) ^{67}Ga-クエン酸 (2) ^{201}TlCl
コリメータ	(1) 中エネルギー平行多孔型 (2) 低エネルギー平行多孔型高分解能
集積機序	(1) ^{67}Gaークエン酸が病巣に集積する機序についてはいまだ定説はなく，トランスフェリンとの関係が注目されている (2) ^{201}TlClの腫瘍に集積する機序については，血流が豊富であること，カリウムと同じ一価の陽イオンでNa-KLATPaseポンプにより取り込まれることの2点が関与している
撮像開始時間	(1) 2～3日後❶ (2) 10分後
排泄	(1) 糞便 (2) 糞便・尿
投与量（MBq）	74～111 74～148
投与方法	静注
像	陽性像
前処置および負荷	下剤投与，浣腸など

腫瘍シンチグラフィでは^{99m}Tcー MIBIも使用される
（福士政広 編：診療放射線技術 イエロー・ノート 臨床編 3rd edition，p.339，表43，メジカルビュー社，2012．より改変引用）

腫瘍PET（表2，図1）

表2 腫瘍PET❷

集積機序	^{18}F-FDG：糖代謝（185～370MBq） ^{11}C-メチオニン：アミノ酸代謝（370MBq） ^{13}N-グルタミン酸：アミノ酸代謝（370MBq）
投与方法	静注
撮像開始時間	^{18}F-FDG投与後1時間
像	陽性像
前処置および負荷	FDG検査では投与前4～6時間絶食する。❷ただし，糖分を含まない水分は可

腫瘍の悪性度の評価および治療効果判定に半定量的指標であるSUVが用いられる❻❼❽
（福士政広 編：診療放射線技術 イエロー・ノート 臨床編 3rd edition，p.339，表43，メジカルビュー社，2012．より改変引用）

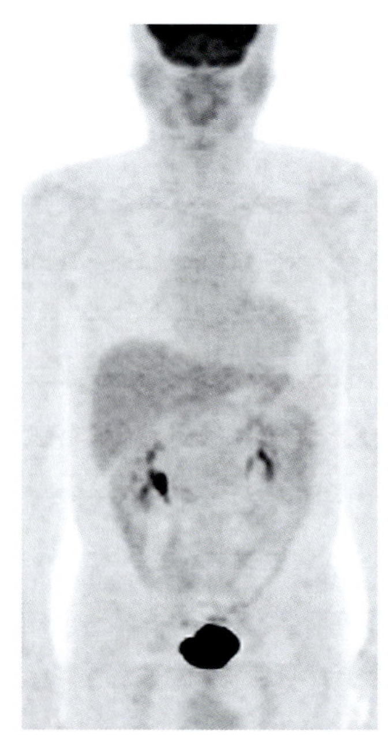

図1 ^{18}F-FDG腫瘍PET（正常例）
生理的集積部位：脳，心臓，肝臓，腎臓，膀胱

豆知識

●メタボリックトラッピングとは？

FDGはブドウ糖の類似物質であるため腫瘍細胞内へ取り込まれるが，ブドウ糖と異なり，それ以降代謝されずに細胞内に停滞する。この集積機序がメタボリックトラッピングである。

11章

放射線治療技術学

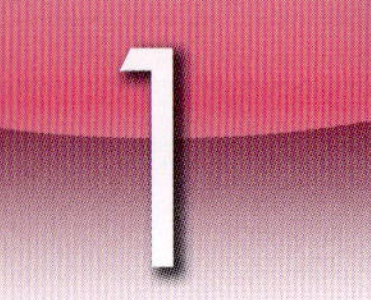

診療放射線技師の役割と義務

志田 晃一

出題基準

- 医療倫理（技師の基本的心得，放射線治療患者のケア〈患者の権利，QOL〉，関連法規と倫理規定），チーム医療（他の医療職種との連携，医療システム管理），安全を守るための技術（医療事故と医療危機管理，放射線安全管理，感染予防）

弱点克服への道　診療放射線技師の役割と義務について理解しよう!!

医療倫理・チーム医療・安全を守るための技術

- 診療放射線技師は医師または歯科医師の指示の下に，放射線を人体に照射することができるが，高エネルギーの放射線を使用し，**がん細胞等を殺傷する放射線治療の場では，より厳しい役割と義務が求められる**。
- 患者と接する期間も長いことから，**医療従事者として適切な行動**が求められる。
  守秘義務，コミュニケーション，インフォームドコンセント，患者接遇など
- **放射線治療では，治療期間が約2週間から2カ月に及ぶ**。
- 治療を遂行するには患者の理解を得ることはもちろん，医師，診療放射線技師，看護師，その他スタッフが治療中に患者さんひとりひとりをよく観察し**連携を密にとる必要がある**。
- **われわれが用いる放射線は，ひとつ使い方を間違えば患者および周囲に多大な被害を及ぼす**。
- スタッフは**各種関連法令を遵守**し，患者に危害を及ぼすようなことの内容，治療開始から終了まであらゆることに注意を払うスキルを磨かなければならない。

ポイントねらい撃ち　過去問から，覚えるべきポイントをピックアップ！

医療倫理・チーム医療・安全を守るための技術

❶治療台への移動の際に介助した。[64-69AM]

❷患者を安心させるためとはいえ，他の患者の治療経過を教えてはいけない。[64-69AM]

❸放射線治療中の患者の誤認を防ぐ方法としては，患者自身に名前をフルネームで名乗ってもらうのが最も有効である。[64-70AM]

❹チーム医療を実践するためにはスタッフの情報の共有が重要である。[66-69AM]

イエロー・ノート ⇒ 5章1

知識の幅を広げよう

放射線治療の流れ

放射線部門でこれだけの多くの職種がかかわる部署はない！❹

- 放射線治療が完遂するまでには，多くのスタッフが綿密にかかわっている（図1参照）。
- 最近では，治療の安全を担保するため，医学物理士や放射線治療品質管理士といった認定資格をもつ診療放射線技師が，放射線治療の精度管理，品質管理，品質保証を行う施設も増えてきている。
- **装置があればすぐに治療ができるわけではない。**

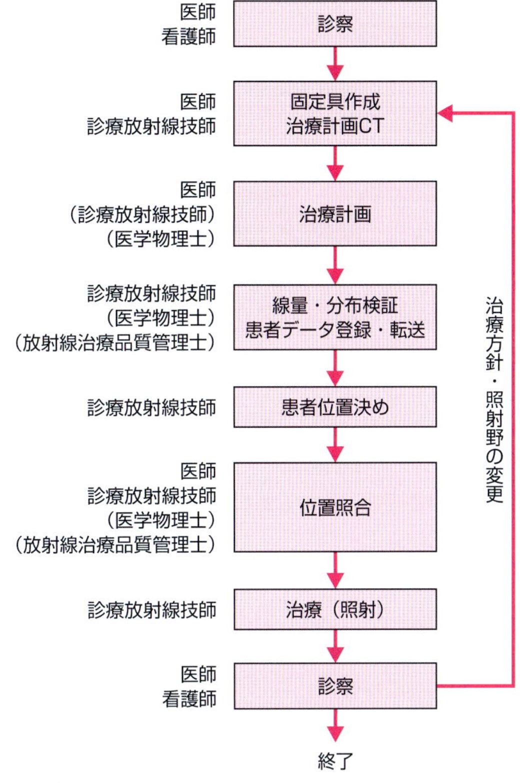

図1　放射線治療の流れとRTの役割
（松村　明 監，磯辺智範 編：診療放射線技師 若葉マークのペーシェントケア，p.181，メジカルビュー社，2011．より引用）

放射線治療の現場

放射線治療室

- 治療室は広く無機質な空間。
- 実際の治療時には患者1人がこの空間に取り残される。
- 治療寝台は1メートル以上上がるため❶，落下しないよう常に監視モニタでの注視が必要（図2）。
- 治療室は，さまざまな法律によって多重規制を受けている（図3）。
- 診療放射線技師は，**各法令を遵守**しなければならない。❷

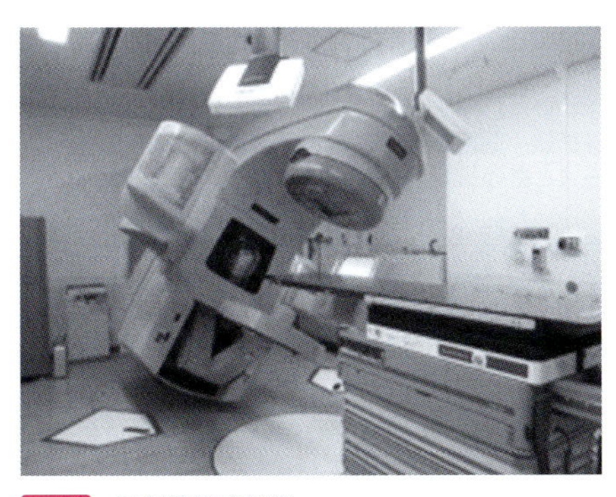

図2　放射線治療装置
（松村　明 監，磯辺智範 編：診療放射線技師 若葉マークのペーシェントケア，p.181，メジカルビュー社，2011．より引用）

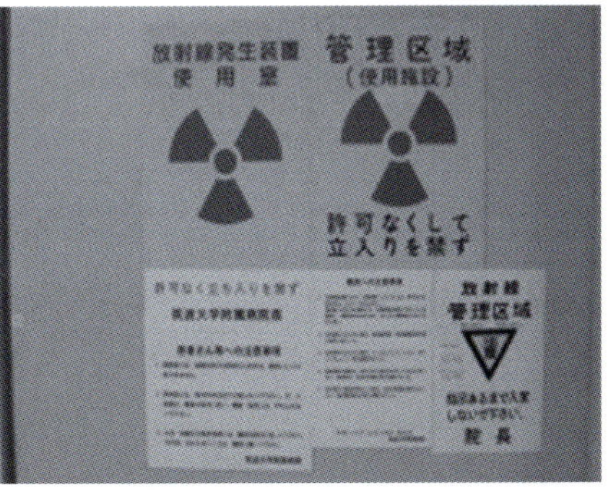

図3　治療室入口
（松村　明 監，磯辺智範 編：診療放射線技師 若葉マークのペーシェントケア，p.183，メジカルビュー社，2011．より引用）

2 癌治療総論

志田 晃一

出題基準

- 腫瘍の病理と病期（腫瘍の組織型と分化度，放射線治療における診断，病期分類），癌治療指針の基本（癌治療の目的と適応，集学的治療），癌の予後因子（早期癌と進行癌，患者の全身状態〈PS〉）

弱点克服への道　癌の病理や病気，治療指針について理解しよう!!

腫瘍の分類

- 腫瘍は良性腫瘍と悪性腫瘍に分類される。
- 悪性腫瘍（がん）は，上皮性と非上皮性に分けられる。

上皮性：基底膜の上にあり，外界と通じている細胞。空気に触れているもの，空気が通るもの，その他，分泌液や消化液を作るもの（**皮膚，頭頸部，食道，胃，肺，膵臓，肝臓，腎臓，膀胱，子宮頸部**など）

非上皮性：体の芯となっているもの（**筋肉，骨，血管，脂肪，脳，神経**など）

腫瘍の分化

- **腫瘍は組織学的分化度を基準として分類されている。**

未分化型，低分化型，中等度分化型，高分化型

一般に**分化度の低いほうが放射線感受性が高い**（ベルゴニー・トリモンドの法則）

がんの広がり

- 血行性転移，リンパ性転移，播種（はしゅ）の3つ

病期（TNM分類）

- 腫瘍の進展度分類として，TNM分類が用いられる。

T（Tumor）：原発腫瘍の大きさ。大きさによって，T_1～T_4に分ける。

N（Nodes）：所属リンパ節への転移状況。大きさによって，N_0（リンパ節を触れない）～N_3に分ける。

M（Metastases）：遠隔転移のあり，なし。M_0：遠隔転移なし，M_1：遠隔転移あり。

線量効果曲線と治療比（図1）

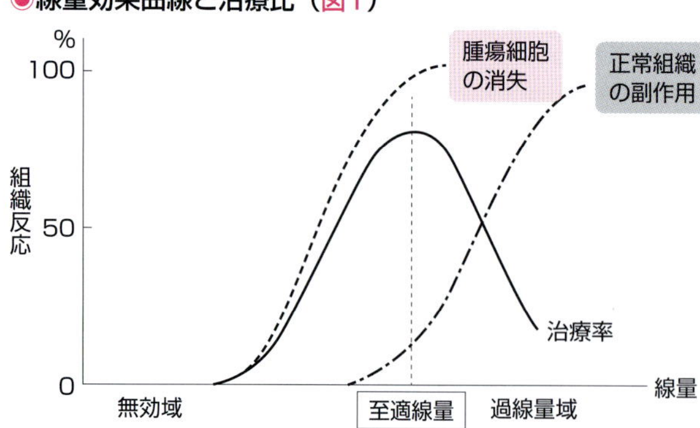

図1　線量効果曲線

至適線量：腫瘍細胞の消失と正常組織の障害の差が最大となる線量

$$治療比=\frac{正常組織の耐容線量}{腫瘍致死線量}$$

治療比＞1：治療可能
治療比＜1：治療困難

イエロー・ノート ⇒ 3章1

ポイントねらい撃ち 過去問から，覚えるべきポイントをピックアップ！

◉癌の病理

❶舌癌は，病理組織像で真珠様に見られることが多い。61-69AM

❷食道癌は扁平上皮癌である。61-69AM

❸前立腺癌は高分化癌から低分化癌になるほど悪性度が高く予後が悪くなる。65-71AM

❹精上皮腫は放射線感受性が高い腫瘍である。63-70AM

❺骨髄性白血病は上皮性の腫瘍ではない。66-70AM

❻喉頭癌は，扁平上皮癌が多い。66-70AM

- 声門癌は頸部リンパ節転移の頻度が低い。
- 咽頭癌では頸部リンパ節転移を起こすことがある。
- 前立腺癌は上皮性の腺癌が最も多い。
- 神経膠芽腫は非上皮性の悪性腫瘍である。
- 脳腫瘍は非上皮性の悪性腫瘍に分類される。

◉TNM分類

❼TNM分類は病期の分類である。62-69AM

★❽Tは原発巣の大きさを示す。62-69AM，65-70AM

❾同じTNM分類でも，疾患が異なれば治療成績は異なる。62-69AM

★❿N0はリンパ節転移がないということである。62-69AM，65-70AM

★⓫Mは遠隔転移の有無を示す。65-70AM，62-69AM

⓬Nでは転移したリンパ節数は関係ない。65-70AM

◉線量効果

- 放射線治療では，線量に対する腫瘍細胞の組織反応と正常組織の副作用の障害の差が最も大きくなる線量を使用して治療が実施される。
- 線量に対する腫瘍細胞と正常組織の組織反応との差が最も大きくなる線量を至適線量という。
- 治療比とは腫瘍致死線量に対する正常組織の耐容線量の比で表現される。
- 治療比が1より大きければ，放射線治療が適用可能と判断される。

★：2回以上出題

知識の幅を広げよう

腫瘍の組織学的分類（表1）

表1 腫瘍の病理組織学的分類とその好発部位

<table>
<tr><td rowspan="11">腫瘍</td><td rowspan="9">悪性腫瘍（癌）</td><td rowspan="4">上皮癌（癌腫）</td><td>扁平上皮癌❷❻</td><td>皮膚癌，頭頸部癌（舌，喉頭，咽頭など），食道癌，肺癌，肛門癌，子宮頸癌など</td></tr>
<tr><td>腺癌</td><td>肺癌，消化器癌（胃，大腸，直腸，膵，胆），乳癌，子宮体癌，前立腺癌，卵巣癌など</td></tr>
<tr><td>移行上皮癌</td><td>膀胱癌，尿管癌</td></tr>
<tr><td>その他</td><td>肝細胞癌，腎細胞癌</td></tr>
<tr><td rowspan="3">非上皮性</td><td>肉腫</td><td>筋肉腫（横紋筋），骨肉腫，血管肉腫，軟部組織肉腫（線維肉腫，脂肪肉腫，悪性線維性組織球腫）</td></tr>
<tr><td>造血組織腫瘍❺</td><td>白血病，悪性リンパ腫</td></tr>
<tr><td>その他</td><td>脳腫瘍（悪性膠腫，膠芽腫，髄芽腫など），肝芽細胞腫，腎芽細胞腫（ウィルムス腫瘍），神経芽細胞腫，硬膜芽細胞腫など</td></tr>
<tr><td colspan="2">上皮性，非上皮性の区別ができない</td><td>悪性黒色腫，癌肉腫</td></tr>
<tr><td colspan="3"></td></tr>
<tr><td rowspan="2">良性腫瘍</td><td colspan="2">上皮性</td><td>腺腫，乳頭腫，嚢腺腫</td></tr>
<tr><td colspan="2">非上皮性</td><td>線維腫，平滑筋腫，血管腫，脂肪腫</td></tr>
</table>

ここでいう好発部位とは，その部位に発生するいろいろな癌のうち80%以上を占めるものを示している。ただし，肺癌は扁平上皮癌と腺癌が40%ずつ，残りは小細胞癌といわれるものが占めている。また，子宮癌は子宮頸癌と子宮体癌に分けられ，子宮頸癌の約85%を扁平上皮癌が，子宮体癌の90%を腺癌が占めている

（遠藤啓吾 編：図解 診療放射線技術実践ガイド 第3版，文光堂，2014．より引用）

知っている腫瘍がどこに分類されるか，確認しておこう！

PS（Performance Status，患者の全身状態）

表2 Performance Status

0：まったく問題なく活動できる。発症前と同じ日常生活が制限なく行える。
1：肉体的に激しい活動は制限されるが，歩行可能で，軽作業や座っての作業は行うことができる。例：軽い家事，事務作業
2：歩行可能で，自分の身のまわりのことはすべて可能だが，作業はできない。日中の50%以上はベッド外で過ごす。
3：限られた自分の身のまわりのことしかできない。日中の50%以上をベッドか椅子で過ごす。
4：まったく動けない。自分の身のまわりのことはまったくできない。完全にベッドか椅子で過ごす。

〔がん情報サービス：パフォーマンスステータス（http://ganjoho.jp/public/qa_links/dictionary/dic01/Performance_Status.html，2014年11月現在）より引用〕

以上はECOG（米国の腫瘍学の団体の1つ）が決めた，Performance Status（PS）の日本臨床腫瘍研究グループ（JCOG）による日本語訳である。この規準は全身状態の指標であり，病気による局所症状で活動性が制限されている場合には，臨床的に判断することになっている。

病院に勤めれば当たり前のように飛び交う言葉である。ぜひ覚えておこう！

奏効率（治療効果判定基準，表3）

表3 治療効果判定

CR（Complete Response）	著効	腫瘍の消失
PR（Partial Response）	有効	腫瘍の体積が半分以下まで縮小
SD（Stable Disease）	不変*	有効でも増悪でもない
PD（Progressive Disease）	増悪	腫瘍が増大

*不変の表現としてNC（No Change）を使用する場合もある
（松村　明 監，磯辺智範 編：診療放射線技師 若葉マークのペーシェントケア，p.184，メジカルビュー社，2011．より引用）

■奏効率

「奏効率」とは，放射線や抗がん剤治療などの効果を判断する際に使われ，治療後にがんがどれくらい縮小したかを示すもの。

奏効率（%）＝100 ×（CR＋PR）/全症例数

豆知識

●がん，癌？

・「がん」と「癌」。明確に定義されているわけではないが，すべての悪性腫瘍に対しては「がん」というひらがなが用いられるのに対し，「癌（carcinoma）」という漢字は一般的に，上皮性の悪性腫瘍にのみ用いられる。非上皮性の悪性腫瘍に対しては，「肉腫（sarcoma）」であったり，白血球のがんであれば，「白血病」，悪性の脳腫瘍などに対しては「悪性膠芽腫」といった病名が用いられる。

3 放射線治療機器　外部放射線治療装置，定位放射線治療装置

志田 晃一

出題基準

- **外部放射線治療装置（コバルト遠隔照射装置，電子直線加速器〈リニアック〉，マイクロトロン），定位放射線治療装置（ガンマナイフ，リニアックサージャリ，サイバーナイフ）**

弱点克服への道　外部放射線治療装置について理解しよう!!

◉外部放射線治療装置

- 現代の放射線治療のほとんどが，光子（X・γ線）による治療である。

◉直線加速装置（高エネルギーX線，電子線）

構成するもの

- 電子銃：電子の発生・放出
- クライストロンまたはマグネトロン：高周波の発生
- サイラトロン：パルス状高電圧の変調回路
- **加速管**：**電子の加速，真空，銅，定在波型加速管（短），進行波型加速管（長）**
- 偏向（ベンディング）マグネット：加速電子の偏向と**エネルギーの均一化**
- ターゲット：X線の発生
- **フラットニングフィルタ**：**X線の平坦化**
- スキャッタリングフォイル：電子線の散乱体
- **モニタチェンバ（線量計）**：**出力線量監視用線量計，平坦度・対称性の監視**
- 2次コリメータ：X線を矩形に形成
- マルチリーフコリメータ：X線を任意の形に形成
- EPID（electronic portal imaging device）：照射位置確認用フラットパネル

電子の加速の違い（ともに直線加速）

- **定在波型**：定在波によって円筒（ドリフト管）の間に生じた電界が反転することによる加速
- **進行波型**：電子の高周波（進行波）への波乗り現象による加速

◉マイクロトロン（高エネルギーX線，電子線）

- **円軌道**の電子加速装置
- 電子を**直流磁場**で円運動させ加速させる。
- リニアックよりも**電子の収束性がよい**。
- 共振空洞にマイクロ波を与え加速させる。
- 円運動し電子は加速されるが，**共振空洞を必ず通過する**。

◉ガンマナイフ（γ線，頭部定位放射線治療装置）

- 201個（最近では192個のものもある）の^{60}Co線源を半球状（ヘルメット型）に配置した**定位放射線治療装置**である。
- 1度に高線量のγ線を集中的に照射することができる。
- 非常に細い**γ線を使用する**。
- リニアックのガントリーに細いビームが出る専用のコリメータを装着し，X線で治療する「X-ナイフ」という照射方法もある。
- 工業用ロボットアームにリニアックを取り付け，細いX線で治療ができる「サイバーナイフ」という治療装置もある。

イエロー・ノート ⇒ 3章2

ポイント ねらい撃ち　過去問から，覚えるべきポイントをピックアップ！

❶リニアックのガントリにはモニタ線量計，フラットニングフィルタなどが装備されている。63-72PM

★❷リニアックのパルス変調回路にはサイラトロンが用いられる。63-72AM，65-72AM

★❸マイクロ波発生にはマグネトロンまたはクライストロンが用いられる。65-72AM，63-72AM

●マグネトロンは自励発振管である。

❹同一加速エネルギーであれば，加速管の長さは定在波型より進行波型が長い。65-72AM

❺加速管は銅製であり，加速管内は真空である。65-72AM

❻偏向マグネット部は電子線のエネルギーを均一化する。66-73AM

❼フラットニングフィルタはX線のエネルギーを均一化する。66-73AM

●マイクロトロンは電子を直流磁場で円運動させる。

●マイクロトロンには共振空洞があり，円運動した電子は必ず共振空洞を通過する。

●マイクロトロンで加速される電子の円軌道半径は徐々に増大する。

●マイクロトロンで加速された電子はビームトランスポートを複数の治療室に運ぶことが可能である。

●ガンマナイフは^{60}Co密封放射性同位元素を用いた放射線治療機器である。

●ガンマナイフの^{60}Co密封線源は一点に焦点を結ぶように配置されている。

●ガンマナイフは脳外科領域専用の放射線治療機器である。

●ガンマナイフは定位放射線治療専用の治療装置である。

●リニアックでも専用システムを用いればガンマナイフ同様の治療が可能である。

●リニアックでも定位放射線治療が可能である。

●リニアックの中にも定位放射線治療専用の治療装置がある。

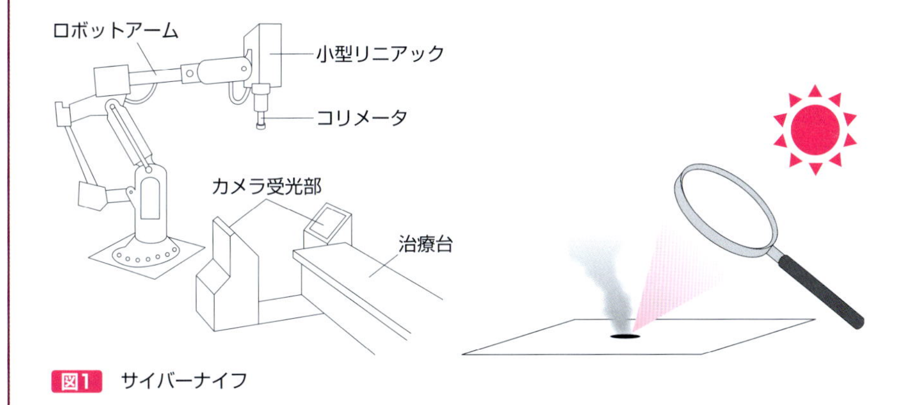

図1　サイバーナイフ

★：2回以上出題

知識の幅を広げよう

直線加速装置

- 現在，外部放射線治療の主流は直線加速装置（Linear Accelerator：LINAC）である。❶
- 診断用X線装置と同じで，フィラメントから発生した**熱電子**を真空加速管❺と高周波を利用してMeVまで加速させる。❸その後，偏向磁石（ベンディングマグネット）を経て❻ターゲットへと衝突させ高エネルギーX線を発生させる（ターゲットに当てなければ高エネルギー電子線として取り出すことが可能）。その後，フラットニングフィルタ❼，コリメータなどによって，最適な線量分布に調整され，ターゲットへと照射される。

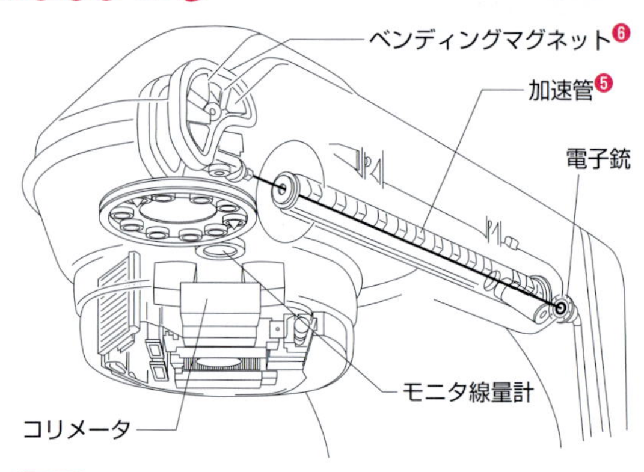

図2　リニアックの構造

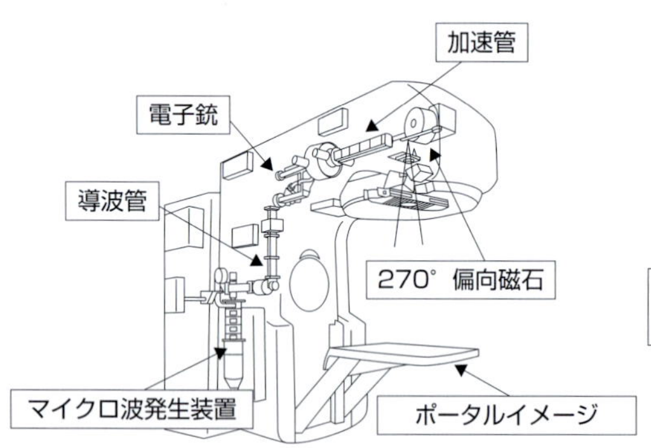

図3　リニアックの構成

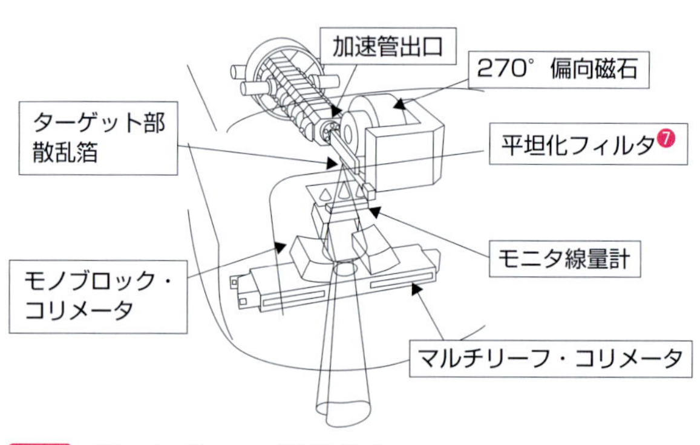

図4　リニアック・ヘッド部の構成

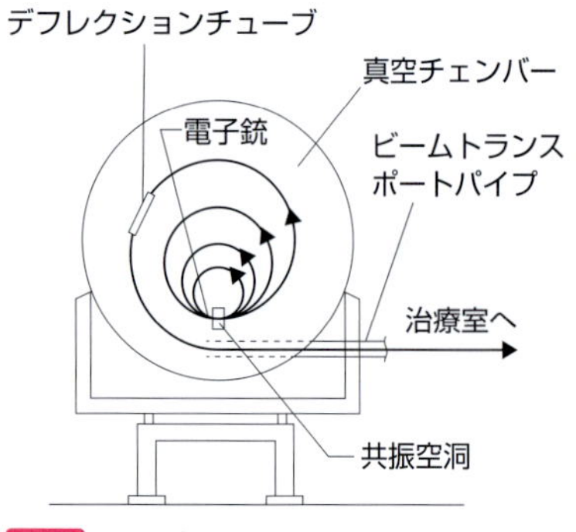

図5　マイクロトン

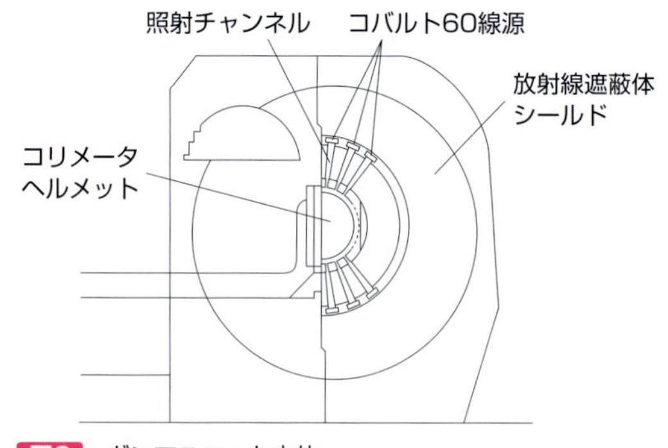

図6　ガンマユニット本体

偏向マグネットの役割[6]

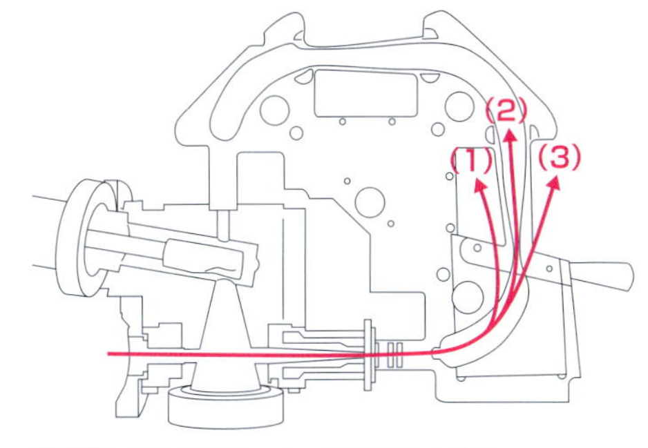

図7 偏向マグネット（バリアン社製）

- 偏向マグネット〔ベンディングマグネット（図7）〕の主な目的は，**直線に加速されてきた電子の角度を変えること**であるが，もう1つ大きな役目を果たしている。
- 偏向マグネットの磁場は，加速された電子がどこにもぶつからず，加速されたエネルギーを保ちながらきれいに回るように設定されてある。
- 電子のエネルギーが設定通りなら（2）のようにきれいに曲がっていく。つまり，均一なエネルギーということになる。

 もし，電子のエネルギーが低ければ，磁場によって電子は曲がりすぎ，（1）のように内側にぶつかって消えてしまう。逆にエネルギーが高ければ曲がりきれずに（3）のように外側に逃げてしまう。

 このように**偏向マグネットはエネルギーを均一にする役目**も担っているのである。

モニタ線量計の役割

- モニタ線量計（図8）の役割は，もちろん**放射線量の出力**を正・副2つの線量計でモニタリングすることであるが，もう2つ大事な役目がある。
- 図3のように，2つの線量計の向きを90°変えて重ねることで，**平坦度・対称性**もモニタリングしている。一定の許容値を超えたとき，インターロックが働き，ビームがストップする機構になっている。

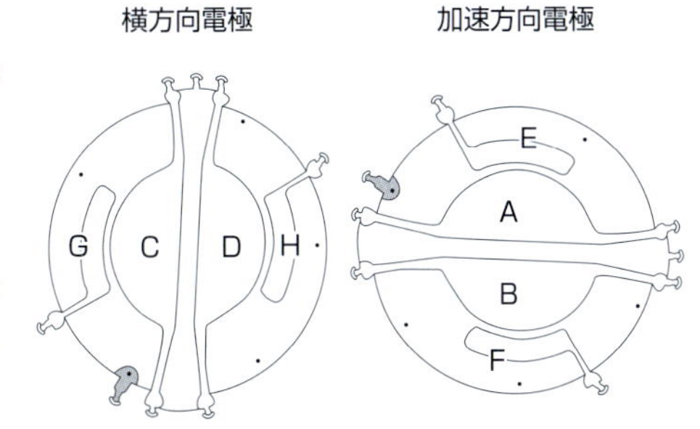

図8 モニタ線量計（バリアン社製）
- A+B=主モニタ線量計のカウント
- C+D=副モニタ線量計のカウント
- (A−B)+(E−F)=対称性1（加速方向）
- (C−D)+(G−H)=対称性2（横方向）

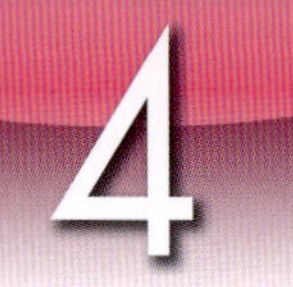

放射線治療機器　重粒子・陽子線照射装置等

志田 晃一

出題基準

●重粒子・陽子線照射装置等（サイクロトロン，シンクロトロン，シンクロサイクロトロン，原子炉）

弱点克服への道　X，γ線以外の放射線治療装置について理解しよう!!

◉サイクロトロン

電子より重いイオンや，陽子，荷電粒子を加速させる（**電子は加速できない**）。

- D（ディー）とよばれる**半円形**の電極対の間（中心）に**イオン源**が設置されている。
- コイルに**直流電流**，磁極に**直流磁場**をかけ，Dには**高周波**電源が接続されている。
- イオン源は直流磁場により円運動を行い，**極性を半周ごとに切り替える**ことで加速を行う。加速イオンの回転半径は周期ごとに大きくなる。
- より効率よく加速させるためにAVF型というものもある。

◉シンクロトロン

直線加速装置であらかじめ数MeVまで加速（前段加速という）させたイオンを円周上（数百mから数km）の加速器に投入。

イオンは加速されながら円上を回り続ける（**電子も加速できる**）。

- コイルには**直流電流**，**直流磁場**，電極部分には**高周波**電場をかける。
- イオンは**電極部分のみで加速される**。
- 高周波電場の周波数を大きくすると電極部で加速するが，直流磁場の磁束密度を上げることで一定起動でイオンは回り続ける。⇔**サイクロトロンとの大きな違い！**
- イオンが磁石で方向を曲げられる際に接線方向に単色のX線を放出する（**放射光**）。

ポイントねらい撃ち　過去問から，覚えるべきポイントをピックアップ！

★❶シンクロトロンの偏向電磁石の磁場はイオンの加速とともに大きくなる。66-74AM，65-73AM

❷サイクロトロンの高周波電圧の周波数は一定である。66-74AM

★❸シンクロトロンの入射器として線形加速器を用いる。66-74AM，65-73AM

❹陽子線治療にシンクロトロン，サイクロトロンともに用いられている。66-74AM

❺シンクロトロンでは，加速エネルギーは可変である。65-73AM

- サイクロトロンでは，前段加速の必要はない。
- サイクロトロンはDとDの間で加速される。
- 電子加速用シンクロトロンは存在するが，サイクロトロンでは電子は簡単に光速に近づいてしまうため加速できない。
- AVFとはAzimuthally Varying Field（扇形変形磁場）のことで，粒子の収束・発散を交互に発生させることでより高いエネルギーまで効率よく加速できる。

★：2回以上出題

知識の幅を広げよう

やヤこしや〜。サイクロトロン，シンクロトロン，どっちがいいの？

- サイクロトロン，シンクロトロン，マイクロトロン，と加速器は「トロン」という語尾が付くものが多い。どれがどれなのか，どれがいいのか，学生時代はよくわからず，理解しづらいことが多いと思う。
- マイクロトロンは文字通り，マイクロ波を使って電子を加速させる円形加速器である。
- サイクロトロンはイオン源を中心に渦巻きをまくようにイオンが加速され，軌道がどんどん大きくなる（図1）。それはまるで竜巻（サイクロン）のような加速器である。
- シンクロトロンは一定起動でイオンを回し続けるため，イオンが周回し加速するのに合わせ高周波の周波数と直流磁場の磁束密度を上げている（シンクロさせている，図2）。

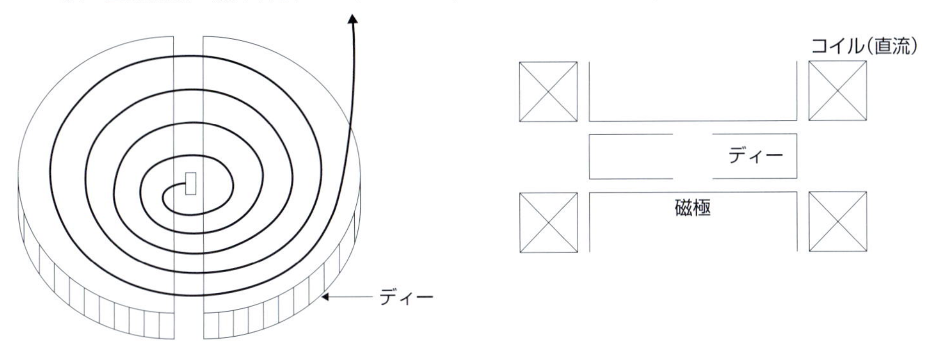

図1　サイクロトロンの加速原理
（福士政広 編：診療放射線技師 イエロー・ノート 臨床編 3rd edition，p.370，メジカルビュー社，2012．より引用）

- サイクロトロンは加速できるエネルギーに上限があるため，AVF型のような工夫を施し加速エネルギーを上げることで小型化できるという利点がある。
- **サイクロトロンは加速器を小さくできる**ことを利用し，医療機関での**陽子線治療装置**の粒子の加速や**陽電子断層撮影装置（PET）の陽電子放出核種の生成**に用いられることが多い。

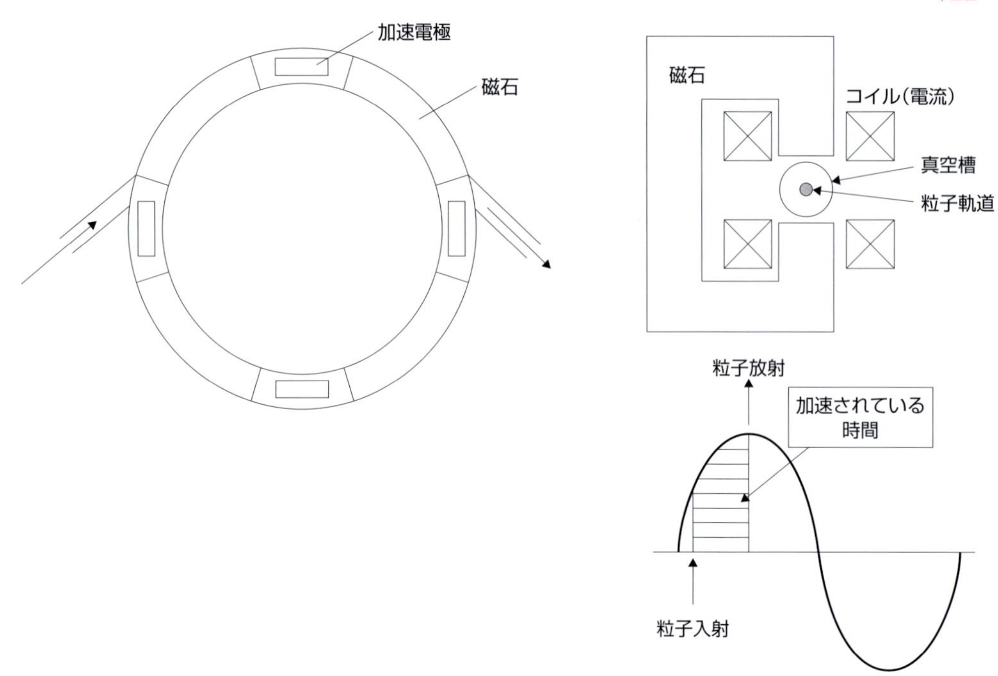

図2 シンクロトロンの加速原理
（福士政広 編：診療放射線技師 イエロー・ノート 臨床編 3rd edition，p.371，メジカルビュー社，2012．より引用）

- シンクロトロンは加速器の原理上，**広い接地面積**を要する。
- シンクロトロンは加速器の円周を長くすればするほど重い粒子を加速可能である。
- シンクロトロンはさまざまな粒子を加速できるため，**研究目的に利用されている**ものが多い。
- また，単色の**シンクロトロン放射光**も期待されており，さまざまな応用研究がされている。
- 医療現場では，**炭素線による重粒子線治療**への期待が大きい。

5 放射線治療機器　密封小線源治療装置

志田 晃一

出題基準

- 密封小線源治療装置（遠隔操作式後充填システム〈RALS〉，一時刺入用密封小線源，永久刺入用密封小線源），非密封核種内照射療法（ヨウ素，ストロンチウム，RI標識モノクローナル抗体）

弱点克服への道　密封小線源治療装置について理解しよう!!

◉一時刺入（挿入）線源

- 患部に密封小線源を**一時的に刺入（挿入）する**治療方法である。
- アプリケータ等を用いて，子宮頸部などの腔内に挿入する方法を**腔内照射**という。
- 癌組織が大きい，または癌組織に腔内から到達できない場合には，針状の密封線源を直接刺入する方法がとられる。これを**組織内照射**という。
- 一時刺入（挿入）線源には，一般的に線量率の高い線源が用いられる。（^{192}Irや^{60}Co）
- **現在の主流は^{129}Ir**。半減期が短いため，定期的な線源交換が必要。
- 一時刺入（挿入）線源による治療では，日にちの間隔をあけ，分割して照射を行う方法や，朝夕と1日2回，連日（2～4日）で実施する方法など治療方法がある。

◉永久刺入（挿入）線源

- 患部に**短半減期**の密封小線源を**永久的に刺入する**治療方法である。
- 癌組織に直接針状のガイドを刺入し，そこから密封線源を挿入する。
- 一般的に数十個，患部に挿入し，その後取り出すことはない。
- 現在用いられていてるのは^{125}Iや^{198}Auである。

◉RALS（remote after loading system：遠隔後装填システム）

- 腔内照射，組織内照射を実施する際，**遠隔で線源を挿入する**ためのシステム。
- あらかじめ，線源の停留位置を模擬線源などで確認した後，**術者は治療室から退出**し，実際の治療を行う。よって**術者の被ばくをなくすことができる**。

ポイントねらい撃ち　過去問から，覚えるべきポイントをピックアップ！

★❶組織内照射では永久挿入線源として^{125}Iや^{198}Auが用いられる。66-75AM

★❷前立腺癌の密封小線源永久挿入法に光子エネルギーが27.5keVの^{125}Iを用いた。65-74AM

❸RALSでは，^{129}Irや^{60}Coなどのγ線源が用いられる。61-75AM

- 子宮頸癌の治療ではタンデム・オボイドといったアプリケータを用いた腔内照射が行われる。
- 舌癌には^{198}Auを用いた組織内永久刺入照射が行われる。

★：2回以上出題

知識の幅を広げよう

RALS（remote after loading system：遠隔後装填システム）

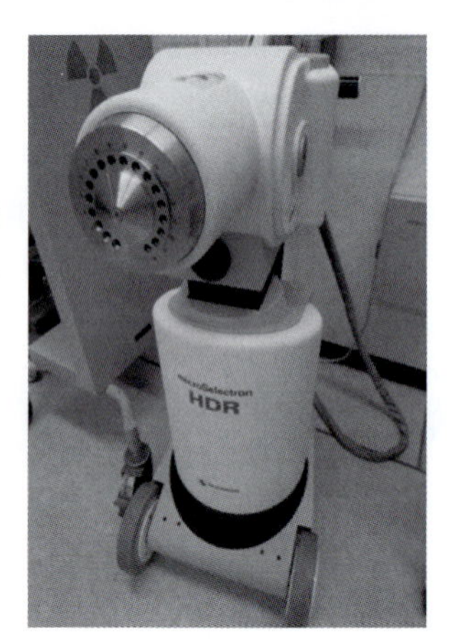

図1　RALS

- 現在の小線源治療は，このシステムをなくしては成り立たないと言っても過言ではない。
- このシステムの大きな特徴は，**十分な遮蔽能力のある装置自体に線源を格納・保管ができる**ため，治療室内に保管しておくことができるという点である。
- 線源が出ていないときの空間漏洩線量はほとんどなく，**術者の被ばくもない**。
- 現在では，HDR（high dose rate：高線量率）- RALSで治療が可能なため，治療時間も短縮でき，患者への負担も少ない。

永久刺入（挿入）

- 永久的に挿入しておくには，癌組織に十分な線量を与えることができること，かつ半減期が短い核種である必要がある。
- 現在，国内で用いられているのは^{125}Iと^{198}Auである。
- 挿入後，脱落するおそれもあるため，管理には十分注意が必要。
- 人体に挿入後は，医療法の範疇として管理される。

表1　永久刺入用線源の種類

核種	半減期	壊変	利用線源	エネルギー	使用方法
^{125}I	60.1日	EC	γ線	27，35 keV	前立腺癌永久刺入
^{198}Au	2.7日	β^-	γ線	041 MeV	Auグレイン永久刺入

一時刺入（挿入）線源

- 以前は，^{226}Raや^{137}Csの針やシードを用いた低線量率小線源治療が行われていたが，現代の主流はRALSを用いた，高線量率小線源治療が主となっている。

表2　RALS用線源の差

核種	半減期	壊変	利用線源	エネルギー	使用方法
^{192}Ir	74.2日	β^-	γ線	0.35，0.469 MeV	HDR-RALS
^{60}Co	5.27年	β^-	Γ線	1.17，1.33 MeV	HDR-RALS

非密封線源

- 密封小線源のほかに，放射線治療では非密封放射性同位元素も用いられる。
- 各種の組織への集積機序を利用して選択的に治療が可能である。
- 最も多く用いられているのが，骨転移の除痛目的の^{89}Srである（静注）。

表3　非密封線源の種類

核種	半減期	壊変	利用線源	エネルギー	使用方法
^{89}Sr	50.5日	β^-	β線	1.49 MeV	多発性骨転移
^{131}I	8日	β^-	β線	0.61 MeV	バセドウ病 甲状腺癌
^{90}Y	2.7日	β^-	β線	2.27 MeV	悪性リンパ腫

6 放射線治療機器　品質保証，品質管理

志田 晃一

出題基準

- 品質保証，品質管理（性能評価法，精度管理，コミッショニング，精度管理用器具）

弱点克服への道　QA，QCについて理解しよう!!

品質保証（quality assurance：QA）と品質管理（quality control：QC）

- 放射線治療における放射線量は一般撮影やCTとは桁違いである。細胞を殺すくらいの線量を扱っていることを考えれば，放射線が正しくターゲット（病巣）に当たっているか否かということは非常に重要であり，はずしてしまえば正常組織に大きな影響を及ぼすことを想像するのは容易である。
- そのため，診療放射線技師は，放射線治療システムが**自施設で決めた許容範囲内**で正常に動作していることを確認する義務がある。そのために必要なのが，QA，QCである。

QA

- ユーザーに納入した装置の性能特性や動作，安全性が，メーカーの示す仕様書通りであることを確認し保証できること。
- 言い換えれば，患者とその家族に要求されるすべての治療行為および装置の十分な質を保証するために医療側が行う体系的活動。
- **放射線治療の質を保証すること。**
- **受入れ試験（引渡し試験）**：装置性能が設計基準やIEC，JISなどの標準規格に準拠し，安全性が確保されているかを確認するもの。メーカとユーザの双方で確認し署名する。
- **コミッショニング**：受け入れ試験後に行う患者の治療前の試運転をいい，治療に必要な線束データの測定などの試験を含む。臨床使用上，システムの性能が問題ないことを保証できること。また，自施設のシステムの限界を把握すること。

　→**その施設のリファレンス（基準）のデータとなる**

QC

- 装置導入時における運転性能の**恒常性を定期的に計測・評価**すること。
- 言い換えれば，患者に対する診療行為とそれに関連する医療手段すべての管理。
- **各施設で実施される放射線治療の水準（装置，システムの品質管理）をそろえ，維持すること。**

例）線量測定，加速器の幾何学的試験　→**質的管理**

QAのためにQCを行う

・管理プログラムの基準はガイドラインを参考に，その施設にあったものを決める

・どんなに立派なプログラムでも，実施できなければ意味がない

ポイントねらい撃ち　過去問から，覚えるべきポイントをピックアップ！

❶相対電子密度はMR像から計算はできない。[65-76AM]

❷計算した線量分布はCT像上に重ねて表示される。[65-76AM]

❸計算マトリックスの間隔を大きくすると計算時間が増大する。[65-76AM]

❹精度管理の基準はガイドラインを参考に施設ごとに決めることが大事である。[65-77AM]

❺保守管理プログラムの試験項目では，線量モニタシステムの校正頻度は1週間ごとである。[64-73AM]
★❻X線照射野は月1回点検する。[63-69AM, 64-73AM]
❼X線ビームの平坦度は6カ月に一度の点検項目に含まれている。[61-74AM]
❽モニタ線量計の応答の直線性は6カ月に一度の点検項目に含まれている。[61-74AM]
❾X線深部線量曲線測定は1年ごとの頻度で実施する。[64-73AM]
★❿リファレンス線量計は年1回校正を受ける。[63-69AM, 65-78AM]
⓫引渡試験は納入業者とユーザーで行う作業である。[65-77AM]
⓬コミッショニングはユーザーが行う。[63-69AM]
⓭モニタ線量計の校正には校正用水ファントムを用いる。[63-69AM]
⓮投与線量で許容される不確かさは処方線量の±5％以内である。[63-69AM]
⓯品質管理は専任の職員のみが行うのではなく，スタッフで協力して実施する。[65-77AM]

★：2回以上出題

知識の幅を広げよう

品質管理の実際

- 放射線治療を正確に精度よく実施するためには，放射線治療装置の線量や幾何学的精度，そして治療関連機器の品質管理が重要となる。❹
- 各治療施設が統一された定数・補正係数を用いて，**線量に関する管理**がプログラム通りに行われれば施設間での相違や系統誤差は少なくなる。
- 治療装置およびその他の機器の**幾何学的な精度**は，定期的なQCを行うことで維持できる。
- これら品質管理業務の内容は多岐にわたり，膨大であるため，専任の技術者が施設にいることが望ましく，スタッフで協力して行うべきである。⓯

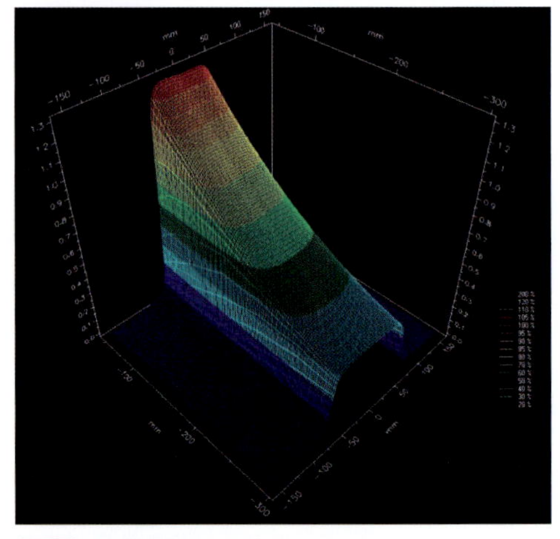

図1　深部線量データの3次元表示

外部放射線治療装置の管理項目，許容誤差，点検頻度（JASTO 保守管理プログラム，QAガイドライン，表1）

- 保守管理プログラムには，A.線量管理項目とB.幾何学的管理項目の2つがある。
- 頻度としては，直接患者に甚大な被害を与える可能性のある項目は1週間ごとや1カ月ごとなど頻繁に，システム上，ずれる可能性が少ないまたは起こりにくい項目は6か月から1年ごとの点検頻度で実施することとなっている。❺～❿
- 表1では，過去に国家試験で問題として頻出しているものは太字で表示してある。

表1　外部放射線治療装置の管理項目，許容誤差，点検頻度

項目	許容誤差	点検頻度
A.線量管理項目		
0.線量計，温度計，気圧計		
0.1.リファレンス線量計の校正	±0.5%	**1年**
0.2.リファレンス線量計のチェック	±1%	1月
0.3.温度計	±0.5°C	1～2年
0.4.気圧計	±0.5kPa	1～2年
1.線量計，温度計，気圧計		
1.1.校正	±2%（X） ±3%（e）	**1週**
1.2.再現性	±0.5%（X，e）	6月～1年
1.3.直線性	±2%（X） ±3%（e）	**6月～1年**
1.4.1日安定性	±2%（X） ±3%（e）	6月～1年
1.5.架台角度依存性	±3%（X，e）	1年
1.6.運動照射中の安定性	±2%（X，e）	1年
1.7.運動照射の終了位置	±5%（X），±3°（X）	1年
2.深部線量・分布特性		
2.1.X線の深部線量または校正深との線量比	±2%	**6月～1年**
2.2.電子線の深部線量または校正深との線量比	±3%または±2mm	1月
2.3.線量プロファイルの平坦度（精密な点検）	1.06（X30x30cm以内） 15mm（e）	**6月～1年**
2.4.線量プロファイルの対称性および平坦度（簡単な点検）	1.03（X30x30cm以内） 1.05（e）	1週～1月
2.5.架台角による深部線量安定性	±2mm（X，e）	1年
2.6.深部線量曲線（中心軸，ビルドアップ領域を含む）	±2%（X，e）	**1年**
2.7.出力係数	±2%（X）	1年
B.幾何学的誤差の管理項目		
3.照射野		
3.1.X線照射野の表示		
3.1.1.X線照射野 （与えられた1つの組についての数値および光表示との一致）	±2mm	**1月**
3.1.2.光照射野表示（数値との一致）	±2mm	**1月**
3.1.3.照射野限定システムの平行・直角性	±0.5°	1年
3.2.電子線照射野の表示 （数値と光表示との一致，照射野限定システムを使用しているとき）	±2mm	1月
4.アイソセンタからのビーム軸の変位	±2mm	**6月～1年**
5.X線ビーム軸の指示		
5.1.患者への入試点の指示	±2mm	1月
5.2.患者への射出点の指示	±3mm	1月
6.患者設置のための付属機器		
6.1.アイソセンタからの指示点の変位	±2mm	**1月**
aクロスヘア		
bフロントポインタ（または光）		
Cバックポインタ（または光）		
dサイドポインタ（または光）		
eその他		
6.2.アイソセンタからの距離	±2mm	1月
6.3.線源からの距離（非アイソセントリックまたはSAD可変な装置）	±2mm	1月
7.回転目盛りのゼロ位置		
軸1，架台回転	±0.5°	1年
軸2，放射線ヘッドの横揺れ	±0.1°	
軸3，放射線ヘッドの縦揺れ	±0.1°	
軸4，照射野限定システムの回転	±0.5°	
軸5，治療台のアイソセントリック回転	±0.5°	
軸6，治療台天板回転	±0.5°	
軸7，治療台天板の縦揺れ	±0.5°	
軸8，治療台天板の横揺れ	±0.5°	
8.治療台		
8.1.**治療台天板の垂直な上下**	±2mm	**1月**
8.2.治療台のアイソセントリック回転軸	2mm	1月
8.3.治療台天板の縦方向の剛性	5mm	1年

7 吸収線量の評価　治療用放射線計測の基礎

志田 晃一

出題基準

- **治療用放射線計測の基礎（放射線の種類と特性・相互作用，電子平衡・ビルドアップ，水吸収線量校正定数，線質変換係数，線量計とその校正・補正，基準の距離と線量評価点，ファントム）**

弱点克服への道　治療用放射線計測の基礎について理解しよう!!

◉放射線の種類

- 外部放射線治療では主に1MeVを超える**高エネルギーX線**，**電子線**が用いられる。
- X線，電子線は**線質によって電子平衡**，**ビルドアップが異なり**，それぞれの特徴がある。
- 近年では粒子線の研究も盛んであり，一部の施設ではあるが，**陽子線**，**炭素線**，**中性子線**などの**粒子線治療**が研究・臨床応用されている。
- これらは放射線はすべて，**物理的**，**生物的相互作用が違い**，症例によって適した放射線が使い分けられている。

◉水吸収線量

- 人体の約7割が水であることから，放射線治療では**吸収線量の基準は水**である。
- 人体を模擬したものを**ファントム**という。水を利用する場合，**水ファントム**とよばれる。
- 電離箱で得られる値は**電荷量**（**クーロン**）であるので，これを吸収線量に変換する必要がある。そのために，**水吸収線量校正定数$N_{D,W}$**が必要となる。
- 基準の線質は**^{60}Co γ線**である。^{60}Co γ線の水吸収線量から対象とする線質の吸収線量を計算で求める。そのために**線質変換係数k_Q**が必要となる。**^{60}Co γ線の場合，係数は1**。
- 基準とする測定器は**空気電離箱線量計**である。各施設ごとにリファレンス線量計として校正を受けた電離箱線量計を所有する必要がある。

ポイントねらい撃ち　過去問から，覚えるべきポイントをピックアップ！

❶リファレンス線量計の校正には^{60}Co γ線を用いる。65-78AM

❷リファレンス線量計の校正には水ファントムを用いる。65-78AM

- リファレンス線量計の水吸収線量校正乗数は他の補正係数を用いず直接与えられる。

❸線質変換係数は電離箱の壁材質に依存する。64-74AM

❹電子線では深部量半価深の関数で表される。64-74AM

❺基準線質に対する測定対象線質の水吸収線量校正定数の比として定義される。64-74AM

❻^{60}Co γ線に対するする線質係数の値は1である。64-74AM

イエロー・ノート ⇒ 3章3

知識の幅を広げよう

トレーサビリティ

- 電離箱線量計，気圧計，温度計は吸収線量を測定するうえで最も基本となるツールである。これらは，トレーサビリティ*の確立された施設で定期的（年1回を推奨）に校正し，正しく表示することを保証しておかなければならない。

＊：計測器の表す値が国家標準さらに国際標準にたどりつく経路が明らかで，かつ表記された不確かさで国家標準さらに国際標準の値を反映していることを，それらが**国家標準に対してトレーサブルである**といい，このような**体系が確立されていることをトレーサビリティ**という。各施設では，国家標準に対しトレーサブルな基準となる線量計（リファレンス線量計），気圧計，温度計を保有する必要がある。

リファレンス線量計❶❷❸

- 電離箱線量計は，同じメーカー，型番でも個体差がある。また，電離箱線量計が表示する値は電荷量であるため，吸収線量を導くうえで正しい値を表示するのかわからない。よって，ユーザーはトレーサブルな線量計と校正し，その差を校正定数として得ることで，初めて自施設の基準（リファレンス）となる線量計として使用することができる。

基準の距離と線量評価点

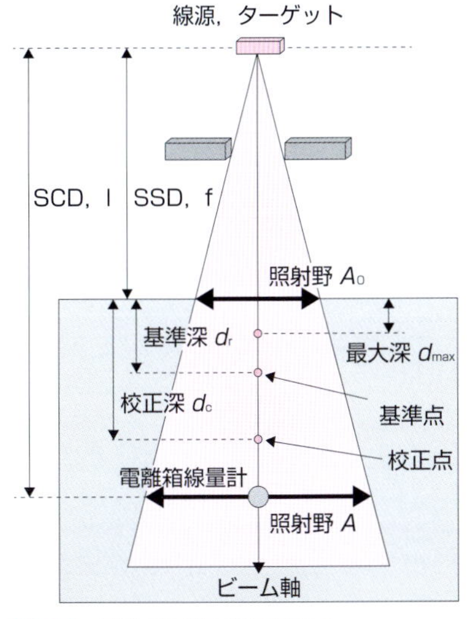

図1　基準の距離と線量評価点

- 照射野を表面で定義するときはA_0，任意の深さ（d_{max}，d_r，d_c）で定義するときはA。
- 基準点・深は測定をするうえで基準となるところ（d_{max}，10cmなど任意で，必ずしも最大深ではない）。
- SCD（STD）をアイソセンタ（回転中心）にするときは，

SCD(STD)＝SAD

STD：source to target distance
SCD：source to chamber distance
SAD：source to axis distance
SSD：source to surface distance

8 吸収線量の評価　吸収線量計測法

志田 晃一

出題基準

●吸収線量測定法（X，γ線の吸収線量測定法，電子線の吸収線量測定法，小線源γ線吸収線量測定法）

弱点克服への道　吸収線量計測法について理解しよう!!

◉吸収線量計測の概要

- 吸収線量の計測は**日本医学物理学会**が発刊している**標準計測法12**に準じて実施する。
- 吸収線量の計測には**水ファントム**を用い，水吸収線量として評価する。
- 線量計は**電離箱線量計**を用いる，測定はX線，電子線ともに校正深で行う。
- 校正深は**X線ではエネルギーにかかわらず深さ10g/cm²一定**，**電子線はエネルギー（線質）に依存する**。
- 校正深水吸収線量計算は照射野10cm×10cm，ビーム軸中心で実施するため，軸外線量比，出力係数などの係数は必要とはしない。

◉標準計測法12の特徴

- X線，電子線ともに電離箱で得られる値は電荷量であるため，これを吸収線量へ変換しなければならない。また，収集した電荷は電離箱を挿入したことによる場の乱れ（擾乱）や，電離箱個体の特性，測定時の温度・気圧により真の電荷量ではないため，これを補正する必要がある。さらに，真の電荷量から計算した吸収線量は^{60}Co γ線を基準とした吸収線量であるため，自施設の線質に合わせた値になるよう，変換する必要がある。

ポイントねらい撃ち　過去問から，覚えるべきポイントをピックアップ！

◉高エネルギーX線（標準計測法12）

★❶高エネルギーX線の標準計測法12ではファーマ形（円筒形）電離箱を用いる。61-76AM，64-76AM

❷リファレンス線量計の校正時には幾何学的中心を用いる。64-76AM

❸線質指標は$TPR_{20,10}$である。61-76AM

★❹校正深は電離箱の幾何学的中心である。63-75AM，64-76AM

❺校正深は加速エネルギーに依存せず10g/cm²一定である。61-76AM

❻照射野は10cm×10cmである。63-75AM

❼ファーマ形電離箱はビルドアップキャップを外して使用する。61-76AM

❽線量測定時には気温および気圧を測定する。（ただし，気温が水温と平衡状態であることが前提）61-76AM

❾TMR測定には実効中心（変位法）を用いる。64-76AM

❿実効中心は$0.6r_{cyl}$ターゲット側である。64-76AM

●SCDは100cmである。

◉高エネルギー電子線（標準計測法12）

●リファレンス線量計の校正時には実効中心を用いる（平行平板形の場合）。

⓫線質指標はR_{50}である。61-76AM

★⓬校正深は加速エネルギー（線質）に依存して変化する。61-76AM，66-77AM

★⓭校正深に実効中心を合わせる。63-75AM，64-78AM

⑭R_{50}校正深≦4g/cm^{2}の条件の電子線では水等価ファントムの使用が例外的にみとめられる（水ファントムを強く推奨）。[63-75AM]

⑮≦4g/cm^{2}の条件の電子線では，指頭形電離箱の計測も可能である。[64-78AM]

⑯指頭形を使用する場合，実効中心は0.5r_{cyl}ターゲット側である。[64-78AM]

⑰深部量百分率と深部電離量百部率は異なる。[64-78AM]

⑱電子線の校正深は0.6R_{50}-0.1g/cm^{2}である。[66-77AM]

⑲SSDは100cmである。[66-77AM]

◉計算問題

★⑳治療用X線に対して線量測定を行った。極性効果，イオン再結合は無視できることとし，算出時に使用すべき表に示す。校正点水吸収線量は以下の方法で求める。[62-74AM, 61-77AM]

電離箱の水吸収線量校正定数［mGy/nC］	50.0
水中10cm深での電離箱の収集電荷［nC］	20.0
水中20cm深での電離箱の収集電荷［nC］	12.0
測定時の温度	22.0
測定時の気圧	101.3

線質：$TPR_{20,10}$	0.5	0.6	0.7	0.8
線質変換係数	1.004	1.000	0.988	0.962

まずは，このX線の線質変換係数を算出する必要がある。線質は$TPR_{20,10}$から表より求める。水中10cm深での電離箱の収集電荷と水中20cm深での電離箱の収集電荷より，

$TPR_{20,10}=12/20=0.6$ → よって，線質変換係数kaは1.000。

次に温度気圧補正係数を算出する。

$$k_{TP}=\frac{273.2+T}{273.2+22.0}\cdot\frac{101.33}{P}=\frac{273.2+22.0}{273.2+22.0}\cdot\frac{101.33}{101.33}=1.000$$

極性効果，イオン再結合は無視できることから，真のMは20.0［nC］となる。

よって，校正点水吸収線量は，

$$D(d_c)=M_Q N_{D,W} k_Q=20.0\times 50.0\times 1.000=1000[\mathrm{mGy}]=1.000[\mathrm{Gy}]$$

㉑照射野10cm×10cmの条件で右図の組織最大線量比を示す高エネルギーX線100MUの照射に対し校正点でリファンレンス線量計により15nCを得た。このときのDMUの値［Gy/MU］として最も近いのはどれか。ただし，リファレンス線量計の水吸収線量校正定数は50mGy/nC，測定時の温度と気圧は22°C，1013hPaであり，イオン再結合や極性効果は無視できる。[64-75AM]

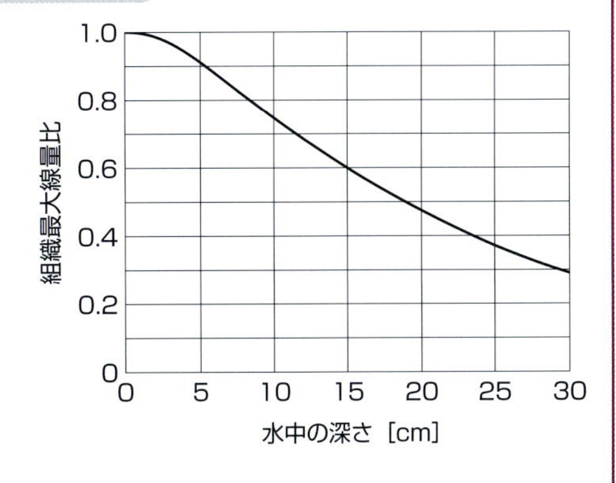

校正深は10cmである。右のTMR表から深さ10cmのTMRはおよそ0.75であることがわかる。10cmの深さで100MU照射したときの電荷が15nC，水吸収線量校正定数が50mGy/nCであるから，DMUは，

$$\mathrm{DMU}=\frac{15[\mathrm{nC}]}{100[\mathrm{MU}]}\times\frac{1}{0.75}\times 0.05[\mathrm{Gy/nC}]=0.010[\mathrm{Gy/MU}]$$

★：2回以上出題

11 放射線治療技術学

知識の幅を広げよう

標準計測法12（表1，2）

表1 光子線の水吸収線量計測の基準条件

項目	基準値あるいは基準条件
ファントム材質	水
電離箱	ファーマ型❶
校正深d_c	10gcm^{-2}❺
電離箱の基準点	電離空洞の幾何学的中心❹
電離箱の基準点の位置	校正深d_c
SCD/SSD	80cmまたは100cm*1
照射野	10cm×10cm*2

＊1：*SCD*または*SSD*は臨床で使用しているセットアップ値とする
＊2：照射野サイズは，SSDセットアップではファントム表面，SAD（STD）セットアップでは校正深での大きさとする

表2 電子線の水吸収線量計測の基準条件

項目	基準値または基準特性
ファントム材質	水（R_{50}≧4gcm^{-2}） 水または固体ファントム（R_{50}<4gcm^{-2}）⓮
電離箱	平行平板形またはファーマ形（R_{50}≧4gcm^{-2}）⓯ 平行平板形（R_{50}<4gcm^{-2}）
校正深	0.6R_{50}−0.1gcm^{-2}⓬⓲
電離箱の基準点⓭	平行平板形：電離空洞内前面の中心 ファーマ形：電離空洞の幾何学的中心から0.5rcyl線源側⓰
SSD	100cm⓳
照射野（A_0）	10cm×10cm （または出力係数の基準とする照射野）

吸収線量の評価　外部X，γ，電子線の線量計算

志田 晃一

出題基準

- 外部X，γ線の線量計算（深部量百分率〈PDD〉，組織空中線量比〈TAR〉，組織最大線量比〈TMR〉，組織ファントム線量比〈TPR〉，照射野・等価照射野・出力係数，モニタユニット〈MU〉，線量計算アルゴリズムと不均質補正法，インバースプランニング），外部電子線の線量計算（吸収線量評価点，吸収線量計算法，深部量百分率〈PDD〉，モニタユニット〈MU〉，線量計算アルゴリズムと不均質補正法）

弱点克服への道　外部X，γ，電子線の線量計算を克服しよう!!

- 前項の吸収線量計測法を理解しているのが大前提である。
- 高エネルギーX線と高エネルギー電子線では線種がまったく異なることが理解できていないとまったく話にならない。
- 深部量曲線の違いを十分理解する。　✓PDD（PDI）　✓TPR　✓TMR　✓OCR
- 高エネルギーX線と高エネルギー電子線の線量計算で，それぞれ使用する係数を区別できるようにすること。
- WF，OPFなどの補正係数やPDD，TMRなどの線量率（比）が何のために存在しているのかを十分理解すること。
- DMU［Gy/MU］の重要性を認識すること。
- 線量計算のための式の意味を理解すること。

ポイントねらい撃ち　過去問から，覚えるべきポイントをピックアップ！

❶TMRはエネルギーによって変わる。[64-81AM]
❷PDDはSSDによって変わる。[64-81AM]
❸TMRは照射野によって変わる。[64-81AM]
❹PDDは照射野によって変わる。[64-81AM]
❺TMRはSSDによっては変化しない。[64-81AM]
★❻電子線の吸収線量測定での校正深はエネルギーによって変わる。[62-77AM，63-75AM]
❼深部量百分率の測定には水/空気平均制限衝突阻止能比が必要である。[62-77AM]
★❽高エネルギーになるほど電子線の表面線量は多くなる。[65-80AM，62-75AM]
★❾高エネルギー電子線では水/空気の質量阻止能比は深部ほど大きくなる。[65-80AM，62-77AM]
❿10MeV以下の電子線に対しては平行平板形電離箱を使用する。[62-77AM]
⓫散乱線量は照射野サイズに依存する。[62-75AM]
⓬電子線の平均エネルギーは深さに依存する。[62-75AM]
⓭半影は線源の大きさに依存する。[62-79AM]
⓮標的体積と線量分布の一致性は治療計画の妥当性の指標となる。[62-79AM]
⓯DVH，OCR，PDD，TPRは線量分布に関係するが，SCDは関係しない。[63-78AM]

◉計算問題

★⓰ウェッジフィルタを使用した直行2門照射で病巣に2Gyを照射するとき，1門当たりのモニタ単位［MU］を求めると以下のようになる。条件として，線量の重み付け1：1，TMR 0.92，ウェッジ係数0.70，出

力係数0.95，モニタ校正値1.02cGy/MUが与えられている。[66-76AM，64-79AM]

- 1門あたりのモニタ単位［MU］を求めるので，1門あたりの比率をrとすると$r=1/2$となる。あとは与えられた条件を以下の式に代入していく。

$$D(d_r,A=10\text{cm}\times10\text{cm})=\frac{D(d_r,A)\times r}{TMR(d,A)\times WF\times OPF(A)}=\frac{2[Gy]\times100\times\frac{1}{2}}{0.92\times0.7\times0.95}=163[cGy]$$

- モニタ校正値が1.02cGy/MUなので，上記の答えをこの値で割り単位をそろえるとMUが算出される。

$$163[cGy]\div1.02[cGy/MU]=160[MU]$$

★⑰SADセットアップ，照射野サイズ10cm×10cmで100MUを照射したときの基準点吸収線量$D(d_r,10\text{cm}\times10\text{cm})$は101.0cGyであった。このとき，同じSADで100MU照射した場合のビーム軸上の深さd，照射野サイズAでの吸収線量[cGy]を求める。条件として，TMR$(d,A)=0.88$，TMR$(d,10\text{cm}\times10\text{cm})=0.90$，OPF$(d_r,A)=0.97$が与えられている。[65-79AM，64-75AM]

- 問題にはTMRが2つ出てきているが，実際に使うのは，照射野サイズAの0.88（ひっかけ問題）。よって，式は

$$D(d,A)=D(d,10\text{cm}\times10\text{cm})\times TMR(d,A)\times OPF=101.0\times0.88\times0.97=86.0$$

⑱4MV X線，照射野8cm×8cm，SSD法1門照射で深さ5cmの病巣に2Gy照射したときのMU値は220であった。5cm深のPDD［%］を求める。条件として，出力係数が0.95，DMUは1.0cGy/MUが与えられている。[63-76AM]

- 問題では8cm×8cmの照射野，深さ5cmに2Gy与えるには220MU必要だったということから，100cGy与えるには110MUでよいことがわかる。このときの出力係数が0.95であり，DMUが1.0cGy/MUであることから，PDD[%]＝100[cGy]×100[%]/0.95×110[MU]×1.0[cGy/MU]＝96[%]となる。

⑲STD一定の3門照射でターゲットに2Gy照射することとした。条件は以下のとおりである。1から3の各門に対し設定すべきMU値はいくらか。[62-76AM]

門	100MU当たりのアイソセンタ位置での吸収線量の実測値［Gy］	ターゲットへの線量寄与の比率
1	0.70	1.0
2	0.35	0.5
3	0.35	0.5

- 100MU当たりのアイソセンタでの吸収線量を3門合算すると140cGyになる。200cGy与えるには，200[cGy]/140[cGy]≒1.43倍の線量が必要となる。線量寄与の比率を変えないわけだから，単純にすべてを1.43倍すればよい。つまり，3門とも143MUとなる。

⑳最深部3cmの腫瘤に対し，9MeV電子線を用いて照射野12cm×12cmで治療する処方線量2Gyを与えるためのMUを求めるにはどうすればよいか。ただし，出力係数は1.02，DMUは1.0cGy/MU，深度3cmのPDDは82%，吸収線量最大深は2cmである。[64-79AM]

- 深度3cmのPDDが82%と治療可能域であるから，最大深で2Gyになるようにすればよい。DMUと出力係数を用い，200[cGy]/(1[cGy/MU]×1.02)＝196[MU]となる。

★：2回以上出題

イエロー・ノート ⇒ 3章3

知識の幅を広げよう

- この分野は最も得点のとりづらい分野である。
- 求めてくるのは，吸収線量［Gy］かMU値であり，DMUを用いればどちらの問題が出題されても計算は難しくない。

線量計測のまとめ

■SSD法による計算

- 照射筒を使用した電子線照射などでは，$SSD\ f$cm，表面の照射野A_0 cm^{2}のとき，深さd cmの病巣にD_d Gyを照射する場合，基準点（$SSD+dr$）の線量D_r（A_0）は次式で求められる。

$$D_r(A_0)=\frac{D_d\times 100}{PDD\times WF\times OPF}\ [\mathrm{Gy}]$$

■STD（またはSAD）法の計算

- 高エネルギーX線でSTDが一定の場合，$STD\ h$ cm，深さd cmの照射野がA_d cm^{2}のときに病巣にD_d Gyを照射する場合，病巣と同位置での空気中の吸収線量（空中組織吸収線量）$D_{\Delta m}(A_d)$と組織中の基準点吸収線量$D_r(A_d)$は次式で求められる。

$$D_{\Delta m}(A_d)=\frac{D_d}{TAR\times WF\times OPF}\ [\mathrm{Gy}]$$

$$D_r(A_d)=\frac{D_d}{TMR\times WF\times OPF}\ [\mathrm{Gy}]$$

＊$D_{\Delta m}(A_d)$と$D_r(A_d)$には以下の関係がある。

$$D_{\Delta m}(A_d)=\frac{D_r(A_d)}{SF}$$

- PDD：$SSD\ f$cm，照射野A_0 cm^{2}における深さd cmの深部量百分率
- TAR，TMR：$STD\ h$ cm，照射野A_d cm^{2}の深さd cmの組織空中線量比および組織最大線量比
- WF：くさびフィルタの補正係数（ウエッジ・ファクタ）
- OPF：出力係数（照射野10×10cm^2：に対する補正係数）
- SF：散乱係数

＊多門照射で1門当たりの値を求めるには門数で割っておくこと。

＊2門以上の照射で，各方向から1対1のウェイト比で照射されない場合は，例えば前後対向2門照射で2対1なら前方から2/3，後方から1/3を照射すると考える。→これを1門当たりの比率として計算する。

■プリセット線量，MU値について

- 基準点の吸収線量に正しく線量を投与するためのプリセット線量，MU値は以下のように計算する。

$$\text{プリセット線量}, MU\text{値}=\frac{\text{基準点の吸収線量}[\mathrm{cGy}]}{\text{モニタ線量計の校正値}[\mathrm{cGy/MU}]}$$

10 照射術式

志田 晃一

出題基準

- X，γ線（SSD法，STD法〈SAD法〉，固定照射，運動照射，原体照射，全身照射，定位放射線照射，ノンコプラナ照射，強度変調放射線治療〈IMRT〉，画像誘導放射線治療〈IGRT〉），電子線（エネルギーと飛程，照射方法），重粒子線（陽子線を含む）（ブラッグピークの拡大〈SOBP〉，ビームの拡大法），中性子線（ホウ素中性子捕捉療法），放射性核種（密封小線源治療，非密封核種内照射療法，退室基準）

弱点克服への道　照射術式ついて理解しよう!!

X線，γ線

- **正常組織への影響を減らすため**，STD（SAD）法で多方向から照射する。
- 固定照射の門数・方向は，ターゲット，正常組織の位置と線量分布を評価して決定される。
- 運動照射，原体照射はできるだけ正常組織を避けるために選択される。
- 全身照射の目的は**腫瘍の根絶**と**免疫制御**。
- ノンコプラナー照射は**正常組織を避ける**，**線量を集中させる**，または**線量分布改善**のために選択される。なかでも定位照射は小さい腫瘍に，数mmの精度で線量を集中させる照射法。
- IMRTは，照射野内に不均一な線量分布を作成する特殊治療。**インバースプランニング**の可能な治療計画装置を用いて計画を行う。
- IGRTは，治療直前に画像を基に位置照合の精度を向上させる**支援システム**である。

電子線

- 深さ方向で十分腫瘍をカバーできるエネルギーの電子線を選択する。
- 表層の治療を行うため，**SSD法**を用いる。

陽子線・重粒子線

- 粒子線は線量分布のよいブラッグピークを利用し，**正常組織へのダメージを減らす**ことができる。
- 拡大ブラッグピーク（SOBP）を用いることで，深さ方向の線量分布を改善する。

放射性核種

- 密封小線源治療では，線源を腫瘍の近傍にアプリケータなどを用いて治療を行う腔内照射と針状のガイドを使って刺入する組織内照射，線源を永久的に留置する永久刺入がある。腔内照射ではRALSを用いて，術者の被ばくがない環境で治療が可能。
- 非密封核種内療法は，RIを経口または静注によって体内に投与し，**生物学的な集積作用を利用**し，目的とした腫瘍にRIを集め，内部から照射する方法。

ポイントねらい撃ち 過去問から，覚えるべきポイントをピックアップ！

❶全身照射（TBI）では，10cGy/分程度の線量率で照射する。66-80AM
❷全身照射（TBI）の重大な合併症に放射線肺炎がある。66-80AM
❸リッジフィルタはSOBPの形成に用いる。66-81AM
❹炭素線のSOBPでは物理線量は深部で小さくなる。66-81AM
❺線量計算に使用される関数で深部量百分率はSSDに依存する。61-80AM
★❻定位放射線照射は脳動脈奇形，早期肺がん，転移性脳腫瘍などが適応となる。62-80AM，63-79AM
❼強度変調放射線治療はリスク臓器の線量低減のために行われる。61-81AM
●SCDは線量分布に影響を及ぼさない。
●ノンコプラナー照射はSTDを一定とし複数の非同一断面から照射を行う方法である。
❽低いエネルギーのX線で乳房に接線対向二門照射を行うと高いエネルギーのときより皮膚線量が高くなる。64-80AM
❾炭素線は他の線種よりも生物学的効果比（RBE）が高い。63-80AM
❿炭素線は酸素増感比が低い。63-80AM
⓫^{10}B(n, α)^{7}Li反応を利用してホウ素中性子捕捉療法が行われる。63-81AM
★⓬^{60}Co，^{192}Irなどの核種が密封小線源治療に用いられる。62-81AM，65-81AM
⓭小線源組織内照射治療では，術者による効果の差が大きく出ることがある。63-83AM
⓮舌癌^{198}Au治療や前立腺癌^{125}I治療は放射線治療病室での治療が必要である。63-82AM
⓯^{125}I治療から出るγ線のエネルギーは^{192}Irより低い。65-81AM
⓰子宮頸癌の治療では^{192}Irリモートアフターローディング法が用いられる。65-81AM
⓱散乱箔（スキャッタリングフォイル）は電子線の線束を広げるために用いられる。61-71AM

★：2回以上出題

知識の幅を広げよう

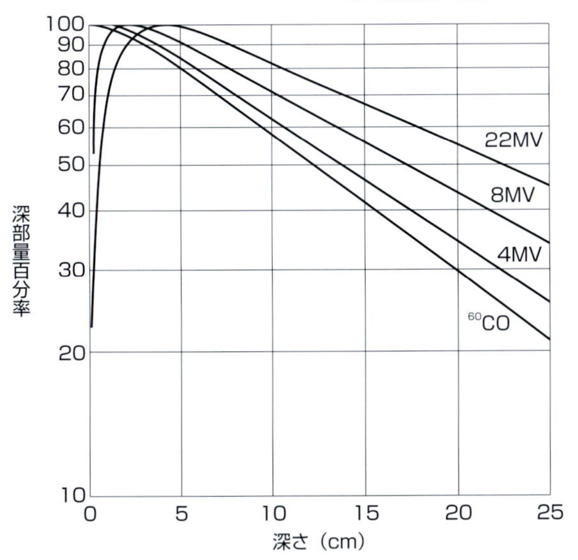

図1 X線，γ線深部量百分率曲線

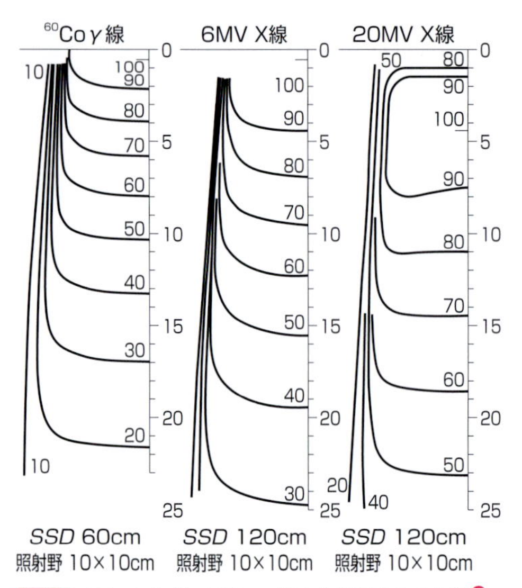

図2 高エネルギーX線，γ線水中線量分布の比較[8]
〔Johns,HE and Cunningham,JR:The physics of Radiology.3rd ed.（1969）,4th ed.（1983）,Charles,C Thomas. Publisher,Springfield.より引用〕

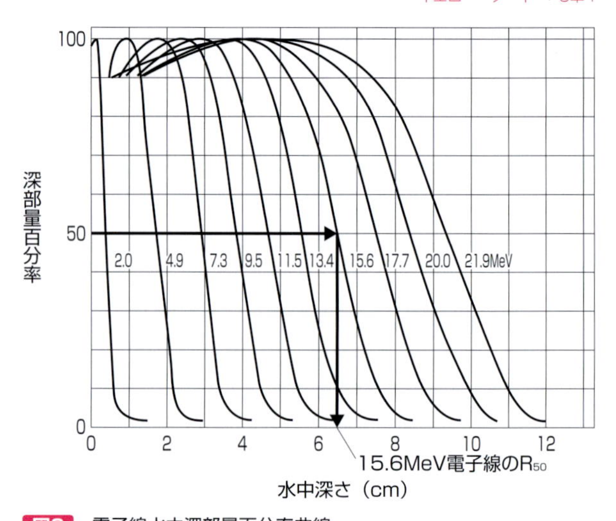

図3 電子線水中深部量百分率曲線
（福士政広 編：診療放射線技師 イエロー・ノート 臨床編 3rd edition，p.403，メジカルビュー社，2012．より引用）

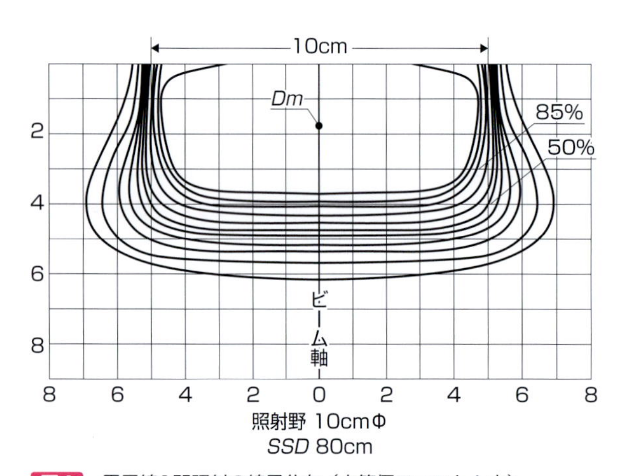

図4 電子線1門照射の線量分布（水等価ファントム中）
（福士政広 編：診療放射線技師 イエロー・ノート 臨床編 3rd edition，p.403，メジカルビュー社，2012．より引用）

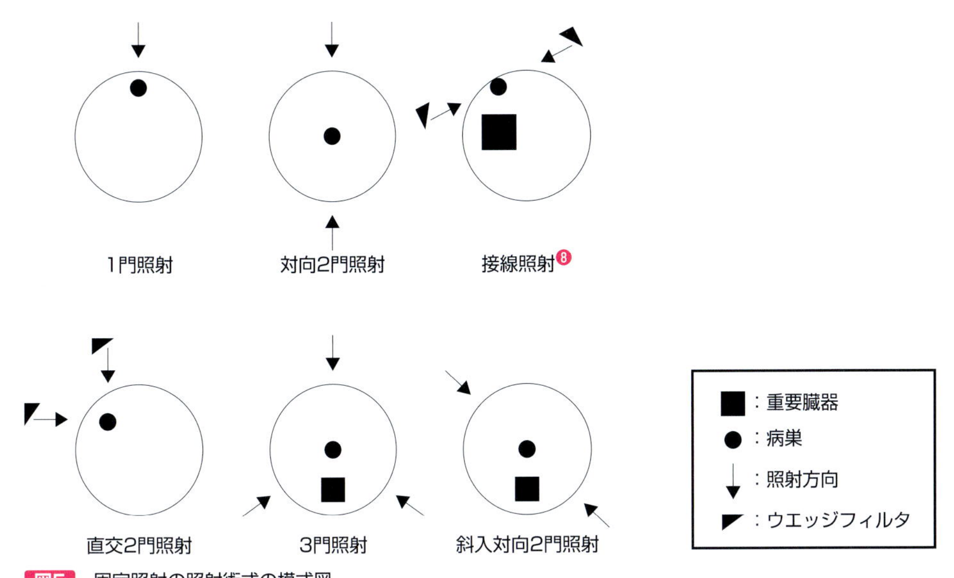

図5 固定照射の照射術式の模式図
（福士政広 編：診療放射線技師 イエロー・ノート 臨床編 3rd edition，p.404，メジカルビュー社，2012．より引用）

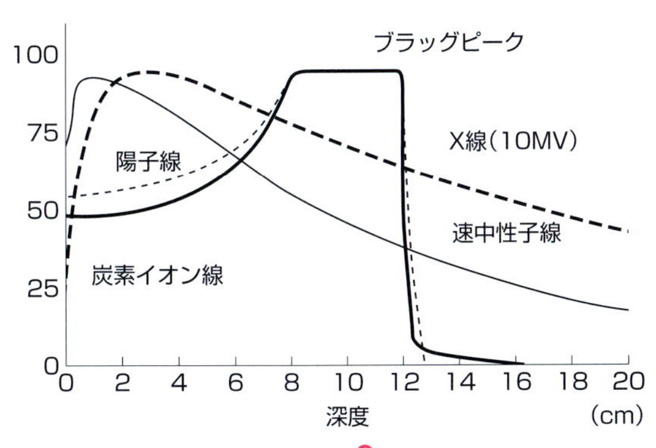

図6 各種放射線の深部線量比較[4]
（辻井博彦 編：重粒子線治療の基礎と臨床，医療科学社，2000．より引用）

11 放射線治療

志田 晃一

出題基準

- **正常組織と腫瘍の放射線感受性（正常組織の耐容線量，腫瘍の致死線量，放射線治療可能比），放射線治療の目的（根治的照射・姑息照射・対症照射，緊急照射），他の治療法との併用（術前・術中・術後照射，化学療法との併用，温熱療法との併用，集学的治療），放射線治療計画（治療計画の流れ，放射線治療の体積，空間的線量分布），時間的線量配分（1回線量・総線量・全治療期間，通常分割照射〈単純分割照射〉，多分割照射，小〈寡〉分割照射，生物学的等価線量），各臓器腫瘍の放射線治療（脳・脊髄，頭頸部，肺・縦隔，消化器，泌尿器，生殖器，皮膚，乳腺，骨・軟部組織，造血器・リンパ系組織，転移性腫瘍，良性疾患），有害事象〈副作用・障害〉（急性反応，後期反応，晩期反応〈晩期障害〉，直列臓器・並列臓器），記録・評価（照射の記録，吸収線量の統一と評価）**

弱点克服への道　放射線治療の臨床について理解しよう!!

正常組織と腫瘍の放射線感受性

- **ベルゴニー・トリボンドーの法則**によって，放射線の感受性は異なる。**正常組織の代表的な耐容線量（水晶体，脊髄，肺，脳，腸）**はおおよその値を覚えておくこと。同様に腫瘍の放射線感受性も法則にほぼ従う。**低分化な腫瘍ほど放射線感受性は高い**。

放射線治療の目的

- 根治照射，予防照射，姑息照射，緊急照射の適応となる疾患の条件を整理する。

放射線治療計画

- 放射線治療の一連の流れを理解する。
- 放射線治療の**標的体積の各名称**と考え方は最も重要なので，必ず覚える。

GTV<CTV<ITV（=CTV+IM）<PTV（=CTV+IM+SM）
RPV=OAR+margin

各臓器腫瘍の放射線治療

- 臓器ごとの放射線治療の条件と特徴を覚える。
- 臓器ごとだけでなく，他の臓器の癌と比べ放射線感受性がどちらが高いかを整理する。

有害事象〈副作用・障害〉

- 急性反応と晩期反応の時期，違いを整理する。
- **直列臓器**と**並列臓器**を理解する。

ポイントねらい撃ち　過去問から，覚えるべきポイントをピックアップ！

★❶成人で耐容線量が最も低いのは水晶体である。[62-84AM, 66-82AM]
❷精上皮腫は食道がんや胃癌よりも放射線感受性が高い。[63-70AM]
❸通常分割照射の場合，脊髄の耐容線量は50Gyである。[62-85AM]
❹臓器全体が照射された場合，成人では肺の放射線耐容線量が脊髄や食道よりも低い。[63-84AM]
❺全骨盤照射を行う場合，卵巣が他の周辺臓器よりも耐容線量が最も低い。[64-82AM]
❻神経鞘腫や甲状腺眼症は放射線治療の適応となりうる。[61-87AM]

★❼脳転移，気道閉塞，脊髄圧迫，上大静脈（SVC）症候群は緊急照射の適応となる。65-84AM, 66-83AM
❽前立腺癌はホルモン療法と外照射が同時併用される代表的疾患である。66-84AM
❾食道癌では肺の障害を減少させるために，通常は対向二門照射が行われる。66-79AM
❿食道癌は術前照射の対象となりうる。61-84AM
⓫肝臓は放射線治療に伴う有害事象を考慮する場合の並列臓器の1つである。66-88AM
⓬小細胞肺癌では多分割照射と化学療法との同時併用が根治的治療として用いられる。66-85AM
⓭抗悪性腫瘍薬と放射線療法の同時併用療法として上咽頭癌や食道癌が挙げられる。65-85AM
⓮D_{95}とは対象とする体積の95%体積を含む線量である。65-86AM
⓯V_{20}は対象とする臓器体積における20Gy以上照射される体積の割合である。65-86AM
⓰中咽頭がんは多分割照射法が有効な癌の1つである。64-84AM
⓱食道癌はHDR小線源治療の適応となる。61-72AM
★⓲予防的全脳照射は小細胞肺癌や小児白血病の適応となる。61-83AM, 62-87AM
⓳骨転移に対する放射線治療で除痛効果が高いのは乳癌や前立腺癌である。61-86AM
⓴網膜剥離は放射線治療の適応とはならない。63-71AM
★㉑単発の転移性脳腫瘍は定位放射線治療の適応となる。61-82AM, 64-86AM
㉒照射開始3カ月後に出現する可能性がある有害事象として放射線肺癌がある。61-85AM
㉓放射線治療の晩期障害として脊髄炎が挙げられる。65-88AM

★：2回以上出題

知識の幅を広げよう

表1 正常組織の耐容線量

臓器・組織	障害の種類	$TD_{5/5}$*	照射範囲
卵巣❺	不妊	2～3Gy	全域
精巣	不妊	5～15Gy	全域
水晶体❶	白内障	5Gy	全域
骨（幼児）	成長阻止	10Gy	10cm
腎	腎硬化	23Gy	全域
肝	肝障害・腹水	25Gy	全域
肺❹	肺炎・肺線維症	30Gy	$100cm^3$
脊髄	壊死	45Gy	5cm
小腸	潰瘍・狭窄	45Gy	$100cm^3$
脳	壊死	50Gy	全域
直腸	潰瘍・狭窄	55Gy	$100cm^3$
皮膚	潰瘍・高度の線維化	55Gy	$100cm^3$
口腔粘膜	潰瘍・高度の線維化	60Gy	$50cm^3$
骨（成人）	壊死・骨折	60Gy	$10cm^3$

*$TD_{5/5}$：1回2Gy週5回の分割照射によって，対象とする障害が5年間に1～5%の発生のリスクがある線量
（福士政広 編：診療放射線技師 イエロー・ノート 臨床編 3rd edition, p.431，メジカルビュー社，2012．より引用）

イエロー・ノート ⇒ 3章5

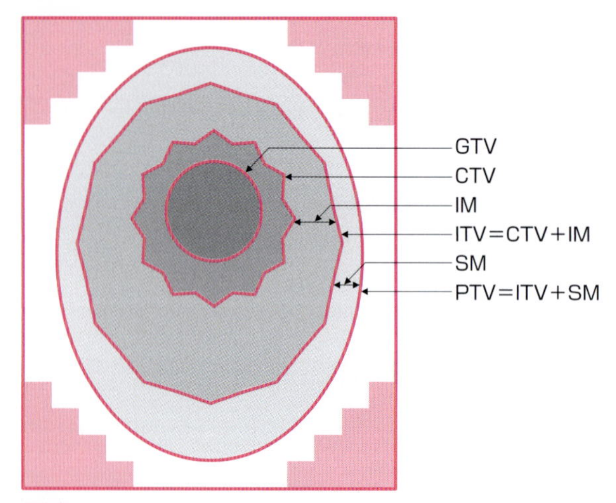

図1 各種体積の2次元的模式図
（福士政広 編：診療放射線技師 イエロー・ノート 臨床編 3rd edition，p.441，メジカルビュー社，2012．より引用）

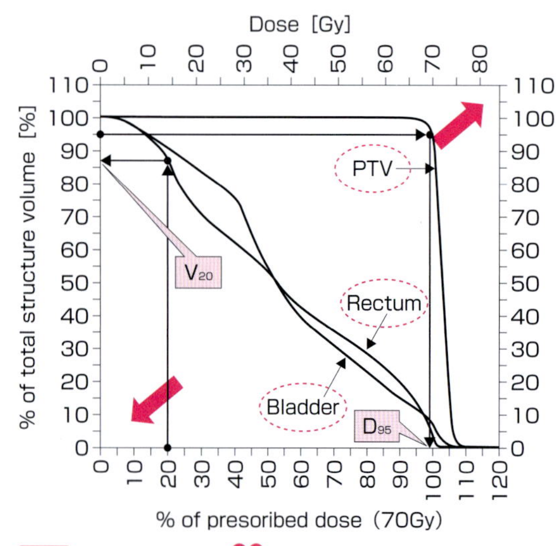

図2 DVH（積分型）⓮⓯
曲線で囲まれる面積が大きいほど線量が多い。積分型ではPTV（ターゲット）は右上方に，リスク臓器は左下方にあるほうが治療計画が良好とされる

■ 参考文献

福士政広 編：診療放射線技師 イエロー・ノート 臨床編 3rd edition，メジカルビュー社，2012.
福士政広 編：診療放射線技師 ブルー・ノート 基礎編 3rd edition，メジカルビュー社，2012.
国立がん研究センター がん対策情報センター がん情報サービス（http://ganjoho.jp/public/qa_links/dictionary/dic01/Performance_Status.html，2014年11月現在）

12章

画像工学

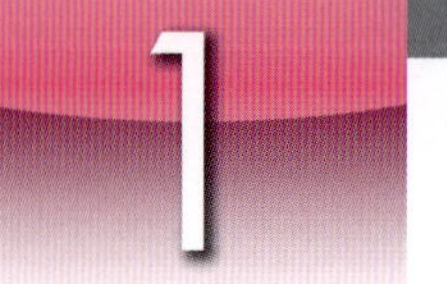

1 画質　評価

中世古 和真

出題基準

● 評価（方法，入出力特性，解像力特性，雑音特性，信号検出理論，ROC，DQE，NEQ）

弱点克服への道　画質を評価するため，「◯◯特性」と評価法を結びつけよう。

◉**物理評価**

● 物理的評価には解像度特性を示すMTF（modulation transfer function），粒状性を示すRMS（root mean square）粒状度，自己相関関数，WS（wiener spectrum）などがある。アナログ画像とデジタル画像では評価関数が異なる点に注意が必要である。

ポイントねらい撃ち　過去問から，覚えるべきポイントをピックアップ！

❶RMS粒状度の値が大きいほど粒状性は悪い。61-88PM

❷RMS粒状度はマイクロデンシトメータのアパーチャサイズで変化する。61-88PM

❸量子検出効率DQEと雑音等価量子数NEQは以下の関係にある，qは単位面積当たりに入射したX線光子数。61-89PM

$$DQE = \frac{NEQ}{q}$$

❹C-Dダイアグラムの作成はバーガーファントムを用いる。64-89PM

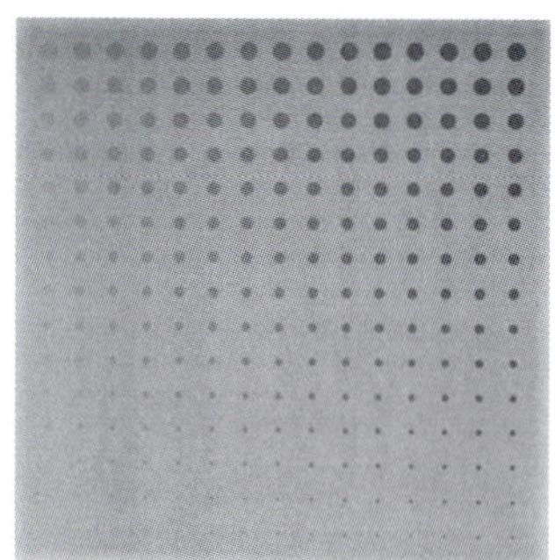

図1　バーガーファントム
（国家試験65-88PMより転載）

❺ROC解析で5段階のカテゴリーを用いた方法を評定確信度法とよぶ。63-91PM

イエロー・ノート ⇒ 4章18〜24

知識の幅を広げよう

デジタル特性曲線

- デジタル画像の特性曲線の導出はCR装置の場合，図2のように検出器特性，デジタル特性，表示特性，オーバーオール特性より導出する。その際，画素値を用いることが特徴である。

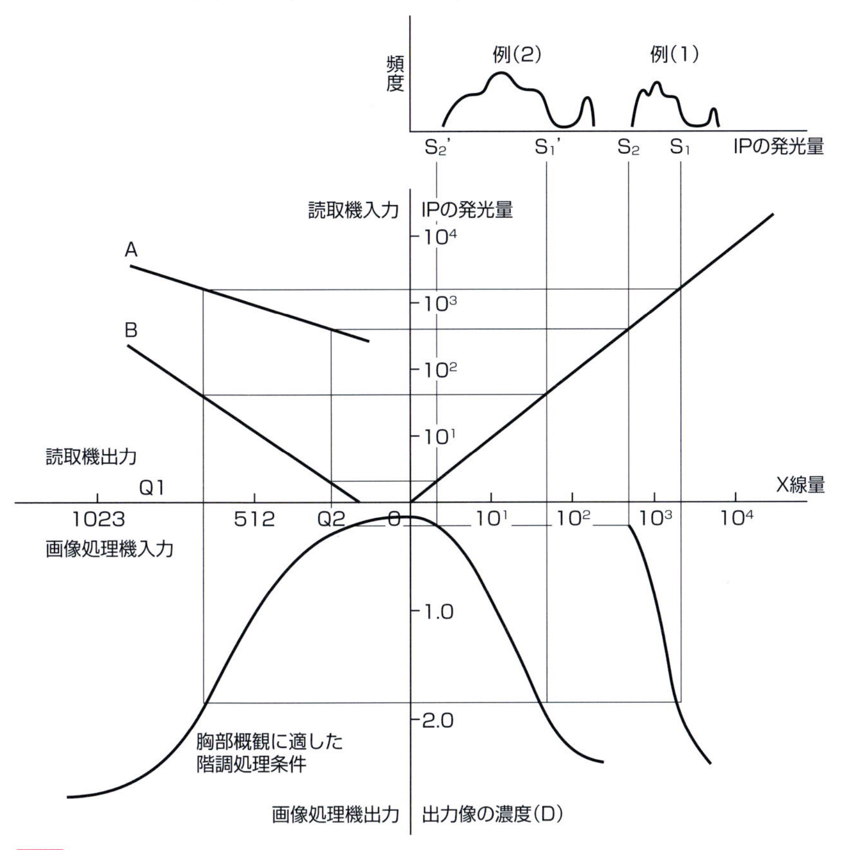

図2 デジタル特性曲線

(放射線写真学，p.247，富士フイルムメディカル社，2002. より引用)

MTF

- 解像度特性を示すMTFはPSF（point spread function）から導出される。PSFを離散フーリエ変換することで得られるOTF（optical transfer function）の実部と虚部の2乗の和の平方根より導出できる。理想的なシステムの場合は，PSFはデルタ関数になるため，MTFは一定の値を示す。
- アナログ画像のMTFの測定方法として，スリット法，矩形チャート法，エッジ法がある。スリット法ではトランスケーションエラーを防ぐために倍数露光，外挿LSFを用いる。矩形チャート法は矩形波レスポンス関数を求め，コルトマンの式によってMTFを導出する。なお，MTFを導出する際に用いる濃度計はマイクロデンシトメータである。
- デジタル画像の解像度特性はプリサンプリングMTFを用いる。プリサンプリングMTFはデジタル特性曲線により系の線形化を行うことで導出できる。特徴して，エリアシングエラーを含まないMTFとなる。

ノイズの構成

- アナログ，デジタル画像に現れるノイズは図3のように構成される。

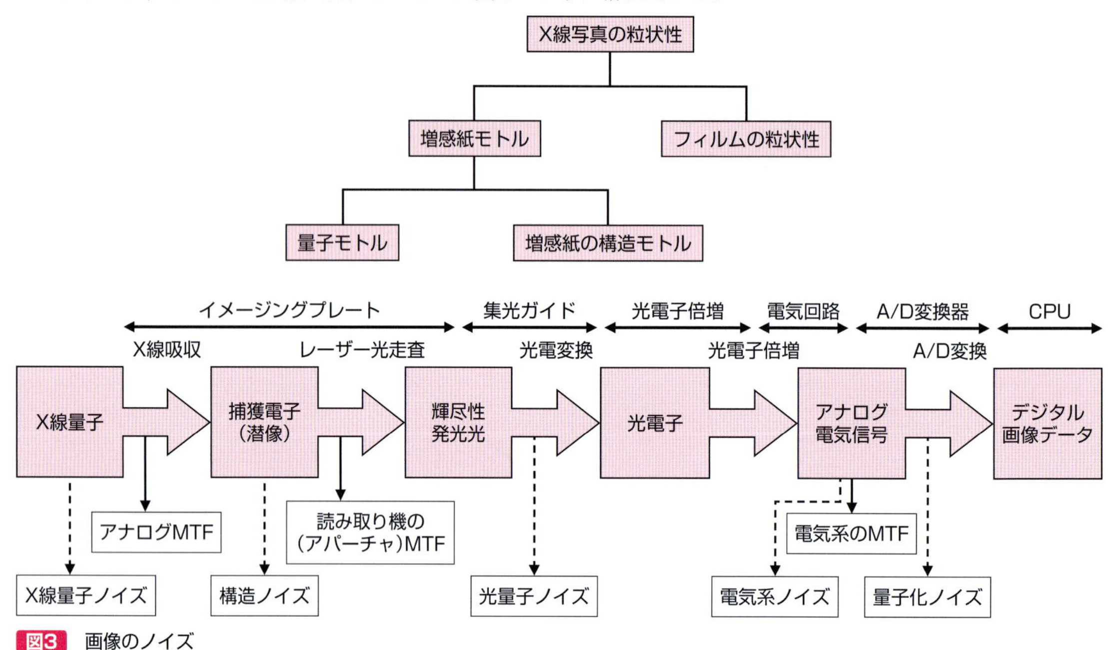

図3　画像のノイズ

（福士政広 編：診療放射線技師 イエロー・ノート 臨床編 3rd edition，p.519-520，メジカルビュー社，2012．より引用）

ノイズ特性

- 画像中の画素値のばらつきなどを示すノイズ特性はRMS粒状度，自己相関関数ACF（auto correlation function），WSがある。それぞれの導出は以下の式を用いる。

$$RMS=\sqrt{\frac{\sum_{i=1}^{N} D_i+\overline{D}}{N-1}}$$

$$ACF(x)=\int_{-\infty}^{\infty} f(x')f(x+x')\,dx'$$

$$WS(u)=F\{ACF(u)\}$$

- なお，$\overline{D}$は画像中の画素値の平均，$F\{ACF(u)\}$ は自己相関関数のフーリエ変換を示す。入力信号とそのWSの関係性を第61回診療放射線技師国家試験問題の図を用いて示す（図4）。ノイズの振幅が大きいものほど，WSの値は大きい。また，ノイズの周波数が高いものほど，空間周波数の高い領域での値が大きくなる。

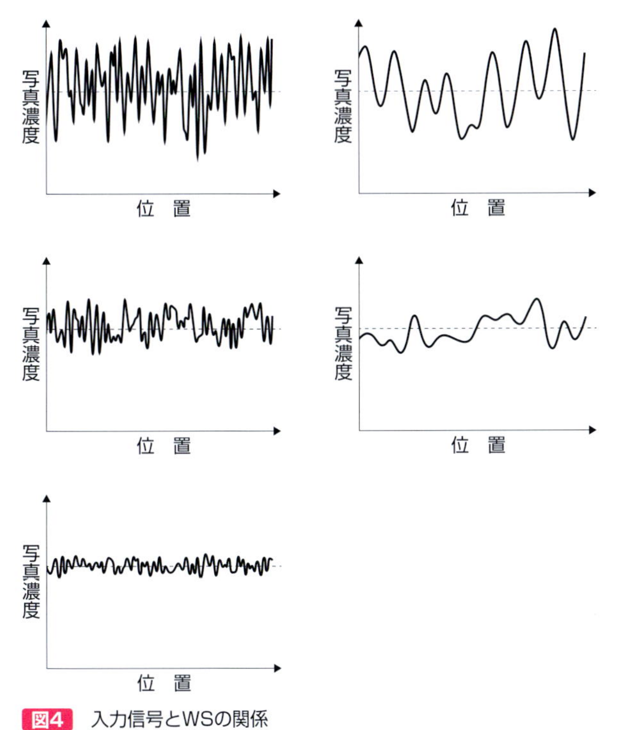

図4 入力信号とWSの関係

(国家試験61-91PMより引用)

DQE (detective quantum efficiency), NEQ (noise equivalent quanta)

- DQEは信号対雑音比SNR (signal to noise ratio) に基づき, システムの入出力時のSNRの比の2乗, NEQは出力時のSNRの2乗である。DQE, NEQはそれぞれ以下の式で求められる。なお, Gはシステムの入出力特性の傾き, qは単位面積あたりに入射したX線量子数を示す。

$$DQE(u) = \frac{G^2 \times MTF^2(u)}{q \times WS(u)}$$

$$NEQ(u) = \frac{G^2 \times MTF^2(u)}{WS(u)}$$

- DQEは入射したX線量子数で規格化していることから, 撮影条件の影響は受けにくく, 異なるX線検出システムの画質特性を比較できる。

主観評価

- 医用画像が診断にどれほど役立てられるかの指標として主観評価であるROC解析が用いられる。ROC解析では横軸に偽陽性 (病変ではない領域を病変と判断した確率), 縦軸に真陽性 (病変を病変と判断した確率) を用いる。簡易的なROC曲線を図5に示す。

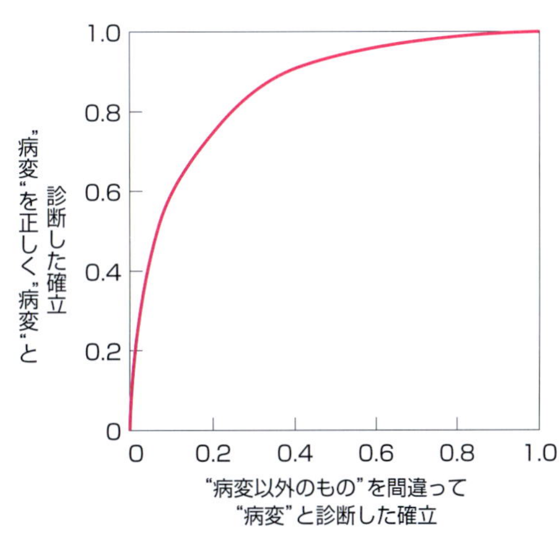

図5 ROC曲線
(桂川茂彦 編:医用画像情報学, p.111, 南山堂. より改変引用)

- ROC解析では両正規分布を用いる。信号の強弱に対する観測者の反応は正規分布とすると，横軸に信号の強度，縦軸に確率をとる反応の分布は図6のようになる。

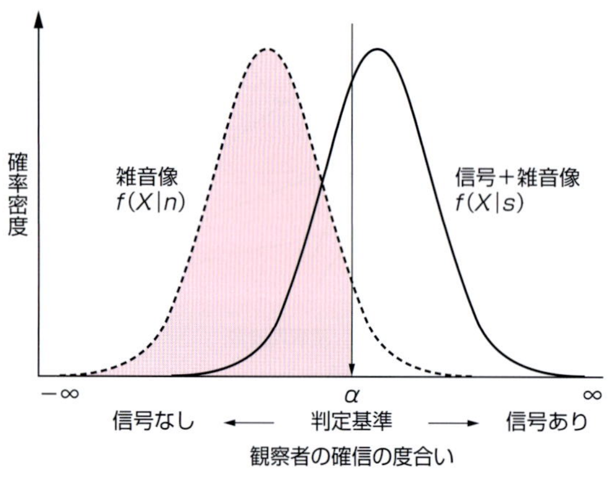

図6 信号の強度に対する観測者の反応の分布
（福士政広 編：診療放射線技師 イエロー・ノート 臨床編 3rd edition，p.523，メジカルビュー社，2012．より引用）

- 次に，観測者の信号に対する反応は以下のようになる（表1）。

表1 主観評価における観測者の反応

真陽性	TP（true positive）	信号ありの標本に信号ありと反応する
真陰性	TN（true negative）	信号なしの標本に信号なしと反応する
偽陽性	FP（false positive）	信号なしの標本に信号ありと反応する
偽陰性	FN（false negative）	信号ありの標本に信号なしと反応する

- ROC解析ではTPから縦軸の値TPF（true positive fraction）を，FPから横軸の値FPF（false positive fraction）を求め，ROC曲線を作成し統計的検定を行い評価する。ROC曲線の統計的検定には異なる観測者間の評価には両側t検定，同一の観測者での評価にはJackknife法を用いる。なお，ROC解析と同様の理論的背景をもつLROC解析がある。LROC解析では観測者は信号の有無だけではなく，信号がある場合にはその位置についても検出する。

13章

医用画像情報学

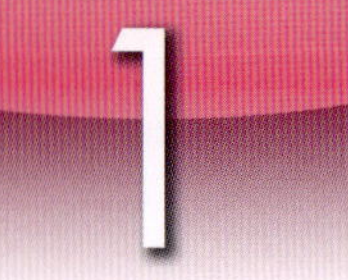

医用画像情報総論　情報の表現

中世古 和真

出題基準

- 情報の表現（数の表現，基数変換）

弱点克服への道　デジタル信号の扱いは2進数が多く用いられている。

2進数，10進数，16進数

- n進数とは，0から始まりn－1までの数を用いて数値を表現する。なお，16進数では10進数での10～15の値は数字では表現できないため，A～Fを用いる。

表1　n進数に用いられる数字

	用いる数字
2進数	0, 1
10進数	0, 1, 2, 3, 4, 5, 6, 7, 8, 9
16進数	0, 1, 2, 3, 4, 5, 6, 7, 8, 9, A, B, C, D, E, F

(n=2,10,16)

ポイントねらい撃ち

- 第61～66回国家試験では，文章題は出題されていない。
- しかし，n進数の表現はデータ量の算出などを理解するうえでも必要な知識のため，しっかり身につけよう。

知識の幅を広げよう

10進数 ⇔ 2進数

- 10進数を2進数に変換する方法は，変換したい数値を2のべき乗の和で示すことで変換できる。今，10進数で375を2進数に変換すると以下のようになる。このとき，求めたい値に含まれない2のべき乗の値の前には0を置く。

$$\begin{aligned}375 &= 256+64+32+16+4+2+1\\ &= 1\times2^8+0\times2^7+1\times2^6+1\times2^5+1\times2^4+0\times2^3+1\times2^2+1\times2^1+1\times2^0\\ &= 101110111\ (2進数)\end{aligned}$$

- 次に，2進数を10進数に変換する方法は，2進数の値を2のべき乗の和で示すことで変換できる。今，2進数で11001110を10進数に変換すると以下のようになる。

$$\begin{aligned}11001110 &= 1\times2^7+1\times2^6+0\times2^5+0\times2^4+1\times2^3+1\times2^2+1\times2^1+0\times2^0\\ &= 128+64+8+4+2\\ &= 212\ (10進数)\end{aligned}$$

イエロー・ノート ⇒ 4章1

10進数 ⇔ 16進数

- 10進数から16進数への変換，および16進数から10進数への変換もそれぞれ16のべき乗の和を求めることによって導出することができる。今，10進数で375を16進数に変換すると以下のようになる。

$$375 = 1 \times 256 + 7 \times 16 + 7 \times 1 = 1 \times 16^2 + 7 \times 16^1 + 7 \times 16^0 = 177\text{(16進数)}$$

小数の2進数への変換

- 小数の10進数から2進数の変換は，少数の値がなくなるまで2を乗じ，そのときの整数部の値を基に導出する。手順は以下のようになる。

(1) 小数に2を乗ずる。
(2) 得られた値の整数が1であれば小数点第一位の値は1，整数が0であれば0となる。
(3) (2) の値の小数部のみ取り出し，2を乗ずる。
(4) 得られた値の整数が1であれば小数点第二位の値は1，整数が0であれば0となる。
(5) (3)～(4) の手順を小数部分の値がなくなるまで繰り返す。

・例として，10進数で0.625の2進数への変換を示す（図1）。

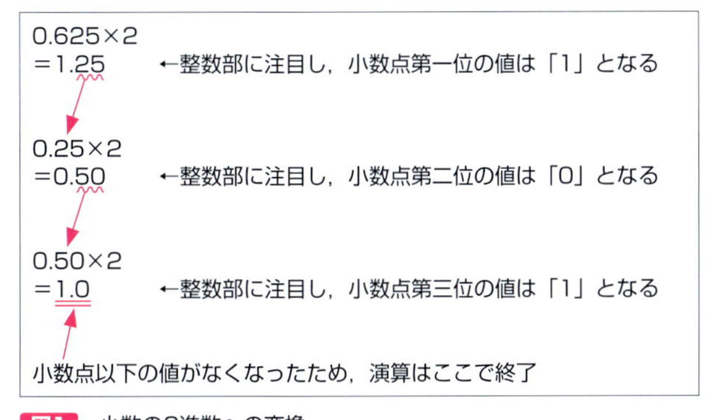

図1　小数の2進数への変換

• なお，10進数の値によっては無限に計算が続く場合があり，無限小数とよぶ。そのうち，特定の計算を繰り返す場合を循環小数とよぶ。循環小数の例として，10進数で0.20の2進数への変換を示す（図2）。

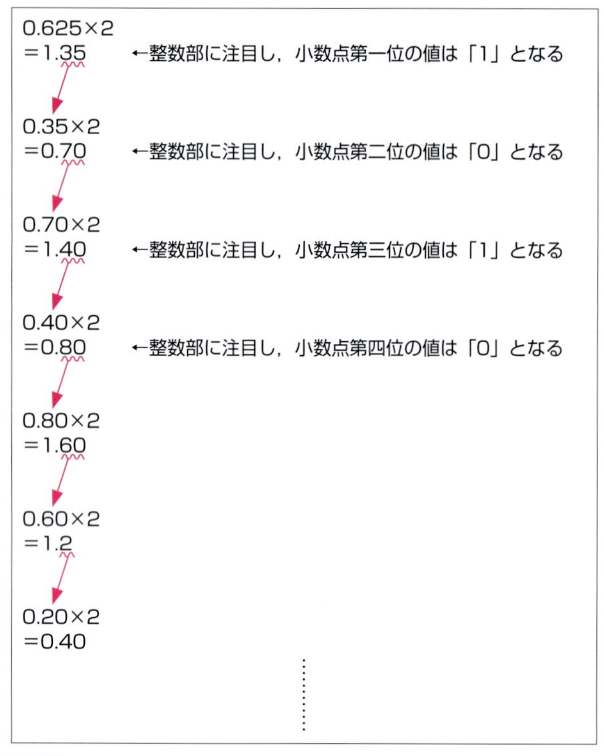

図2 循環小数

2 医用画像情報総論　論理回路

中世古 和真

出題基準

- 論理回路（論理素子，論理演算，論理回路）

弱点克服への道　論理演算は式とベン図と論理回路で表現されている。

論理演算

- 論理演算は0と1の2つの値を用いて，図1のようなベン図で表すことができ，基本的なものとして，OR，AND，NOTなどがある。

A＝1

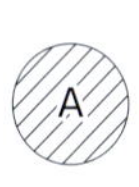

A＝0

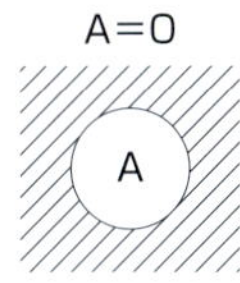

図1　事象のベン図

- 2つの事象A，BのOR（A＋B），AND（A・B），NOT（$\overline{A+B}$，$\overline{A\cdot B}$）を図2に示す。

OR
A＋B

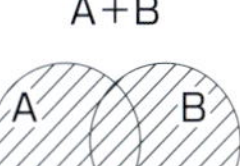

AND
A・B

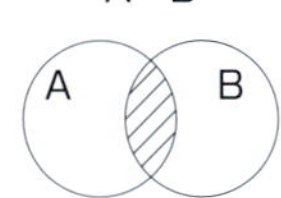

NOT
$\overline{A+B}$

$\overline{A\cdot B}$

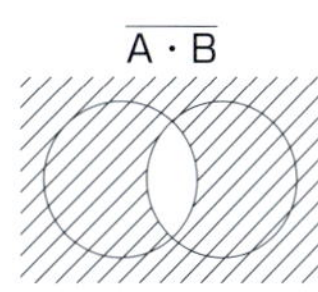

図2　論理の基礎

ポイントねらい撃ち

- 第61～66回国家試験では，文章題は出題されていない。
- しかし，論理演算での式とベン図，式と論理回路の結びつけを正しく理解しよう。

知識の幅を広げよう

- OR，AND，NOTをド・モルガンの法則（図3）を用いると以下のように表される。

ド・モルガンの法則－$\begin{cases}\overline{A+B}=\overline{A}\cdot\overline{B}\\ A+B=\overline{\overline{A}\cdot\overline{B}}\end{cases}$

$\overline{A+B}=\overline{A}\cdot\overline{B}$

（左辺）　　　　　（右辺）

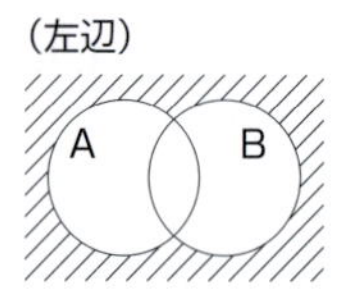

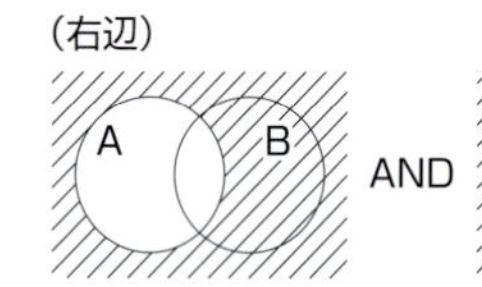

AND

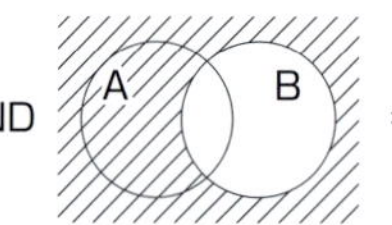

=

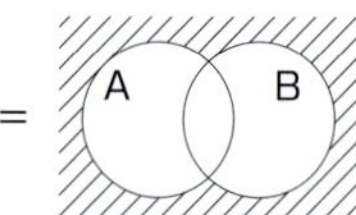

$A+B=\overline{\overline{A}\cdot\overline{B}}$

（左辺）　　　　　（右辺）

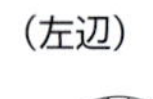

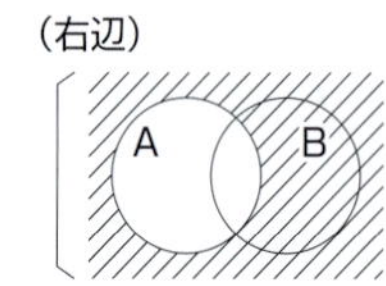

AND

の否定 ⇒

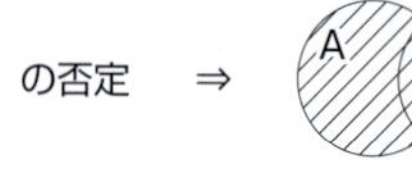

図3 ド・モルガンの法則

- また，分配則（**図4**）に従い，以下のように表される。

$$
\text{分配則}\begin{cases} A\cdot(A+B)=A \\ A+(B\cdot C)=(A+B)\cdot(A+C) \end{cases}
$$

$A\cdot(A+B)$

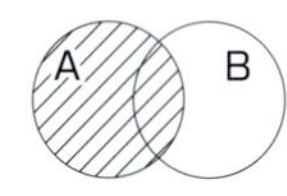

AND

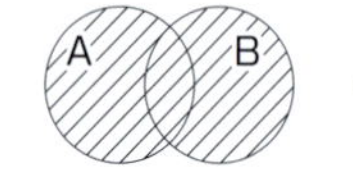

⇒

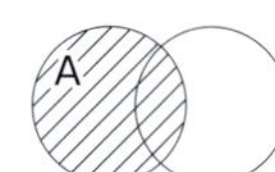

$A+(B\cdot C)=(A+B)\cdot(A+C)$

（左辺）

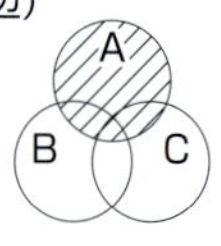

OR

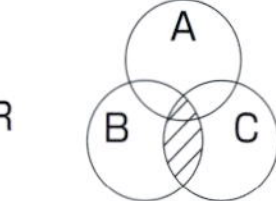

⇒

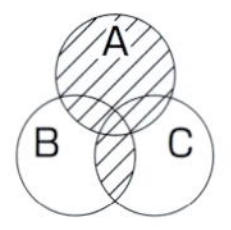

（右辺）

A+B

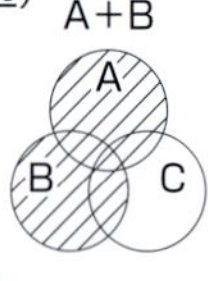

AND

A+C

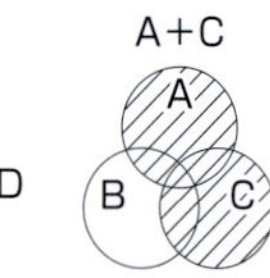

⇒

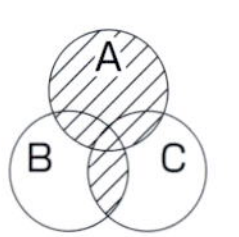

図4 分配則

- 事象をA，B，Cなどと表現せず，2つの数値0と1を用いた場合に得られる結果は以下のようになる。

$$
\text{OR:}\begin{cases} 1+1=1 \\ 1+0=1 \\ 0+1=1 \\ 0+0=0 \end{cases}
\quad
\text{AND:}\begin{cases} 1\cdot1=1 \\ 1\cdot0=0 \\ 0\cdot1=0 \\ 0\cdot0=0 \end{cases}
\quad
\text{NOT:}\begin{cases} \overline{1+1}=0 \\ \overline{1+0}=0 \\ \overline{0+1}=0 \\ \overline{0+0}=1 \end{cases},
\begin{cases} \overline{1\cdot1}=0 \\ \overline{1\cdot0}=1 \\ \overline{0\cdot1}=1 \\ \overline{0\cdot0}=1 \end{cases}
$$

論理回路

- 論理回路は論理演算を回路として示す。論理演算と同様にOR，AND，NOTが存在し，その他にNOR，NAND，Ex-OR，Ex-NOR回路がある。
- それぞれの論理演算と論理回路の関係は以下のようになる（表1）。

表1 論理回路

	論理式	ベン図	記号
OR	$A+B$		
AND	$A \cdot B$		
NOT	$\overline{A}$		
NOR	$\overline{A+B}$		
NAND	$\overline{A \cdot B}$		
Ex-OR	$A \cdot \overline{B}+\overline{A} \cdot B$		
Ex-NOR	$\overline{A} \cdot \overline{B}+A \cdot B$		

- 論理回路から論理式への変換は各記号につながる事象を確認することで行える。
- 例として，第64回診療放射線技師国家試験問題に用いられた論理回路を論理式に変換する。この論理回路には(1)～(5)の論理記号があり，それぞれにつながる事象を確認し，全体の論理式を求める。

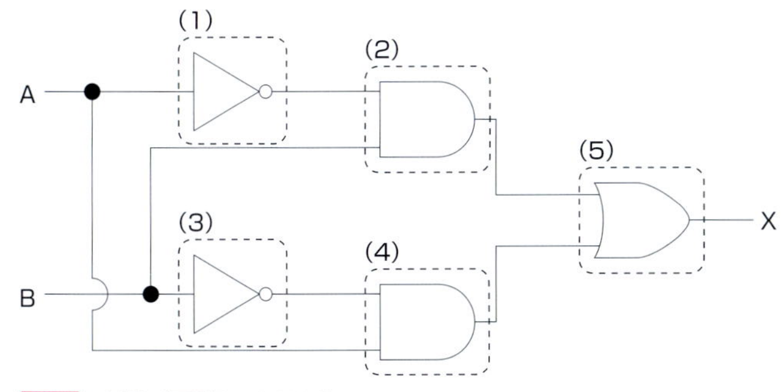

図6 例題（国試64-90AM）

（国家試験64-90PMより引用）

(1) Aを否定しているため$\overline{A}$となる。

(2) (1)で否定されたAとBがANDにつながっているため，$\overline{A} \cdot B$となる。

(3) Bを否定しているため$\overline{B}$となる。

(4) (3)で否定されたBとAがANDにつながっているため，$A \cdot \overline{B}$となる。

(5) (2)と(4)から出力された信号がORにつながっているため，全体の論理式は
$X = \overline{A} \cdot B + A \cdot \overline{B}$となる。

3 医用画像情報総論　コンピュータの基礎

中世古 和真

出題基準

● コンピュータの基礎（ハードウェア構成，ソフトウェアの役割，LANとインターネットの仕組み）

弱点克服への道　一般的にコンピュータで用いられる略語の意味を理解する。

● コンピュータは図1のように入力装置，記憶装置，演算装置，出力装置，制御装置から構成される。入力装置から与えられた信号を記憶装置が保存，入力された処理を演算装置で信号処理し，出力装置に結果を出力する。

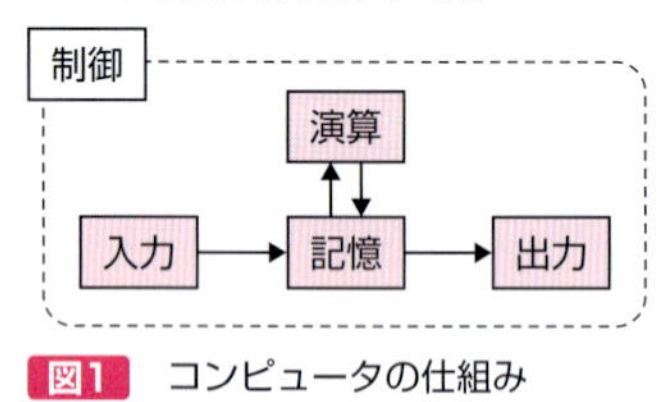

図1　コンピュータの仕組み

ポイントねらい撃ち　過去問から，覚えるべきポイントをピックアップ！

❶CRTディスプレイは液晶ディスプレイと比較して時間応答特性に優れる。[63-91AM]

知識の幅を広げよう

各装置に関連する略語

GUI（graphic user interface）：コンピュータの操作を画面上のアイコンなどで行う手法
OS（operating system）：コンピュータのシステム全体を管理するプログラム
CPU（central processing unit）：コンピュータの処理を行う電子回路，中央演算処理装置
GPU（graphic processing unit）：画像情報を処理する集積回路
ROM（read only memory）：読み込み専用の記憶装置
RAM（random access memory）：読み込み，書き込み可能の記憶装置
LCD（liquid crystal display）：液晶ディスプレイ

ネットワークの種類

LAN（local area network）：建物，敷地内のネットワーク
WAN（wide area network）：LAN同士を接続する広域でのネットワーク

• ネットワークを理解するうえで必要となる略語は以下のようなものがある。
TCP/IP（transmission control protocol/internet protocol）：インターネットでの通信手順
html（hyper text markup language）：ホームページを作成する際に用いる言語
http（hyper text transfer protocol）：ホームページを作成する手順
www（world wide web）：広域ネットワークの分散型記憶装置

イエロー・ノート ⇒ 4章4

CRTディスプレイと液晶ディスプレイ

- 現在，医療現場では液晶ディスプレイを用いるのが主流である。CRTディスプレイと比較した液晶ディスプレイの利点は以下のような点がある。
  1）消費電力が少ない
  2）軽量
  3）高解像度
- なお，従来のCRTディスプレイは時間応答特性に優れていたため超音波装置に用いられてきたが，現在は液晶ディスプレイに移行してきている。

4 画像　アナログ画像，デジタル画像

中世古 和真

出題基準

- アナログ画像（増感紙フィルムシステム，アナログ写真作成プロセス，センシトメトリ），デジタル画像（画素，画像データ量，画像のデジタル化，空間周波数とフーリエ変換，画像作成）

弱点克服への道

アナログ写真，デジタル画像が形成される過程をそれぞれ理解する。アナログで現像・定着の際の薬品の役割・特徴，デジタルでは検出器によるX線読み取りの違いなどがある。

- アナログ画像はX線フィルムに出力する撮影方法であり，増感紙を使用せずファイル乳剤を感光させる直接法と増感紙を用いてそこから得られる光によってフィルム乳剤を感光させる間接法がある。
- 撮影したX線フィルムは現像処理を行った後に，定着処理を行い，水洗・乾燥を行う。現像液には現像主薬，促進剤，保恒剤，抑制剤，硬膜剤などが含まれ，定着液には定着主薬，酸化剤，緩衝剤，保恒剤，硬膜剤などが含まれる。X線フィルムの濃度は拡散光，平行光を用いた濃度計によって計測する。得られた濃度と相対露光量より特性曲線を求め，画質評価を行うことができる。
- デジタル画像はIPやFPDなどといった検出器から読み取られたデータに対して，画素値を割り当て濃淡で表現することで画像を形成している。デジタル画像の形成は連続データに対して，標本化と量子化を行うことによって行われる。

ポイントねらい撃ち

過去問から，覚えるべきポイントをピックアップ！

❶MQ現像液はメトールとハイドロキノンを併用する。61-90AM
❷PQ現像液はフェニドンとハイドロキノンを併用する。61-90AM
❸PQ現像液はMQ現像液よりも液の褐色汚染が少ない。61-90AM
❹PQ現像液はMQ現像液よりも粒状性に優れる。61-90AM
❺IPはダイナミックレンジが増感紙－フィルム系に比べて広い。61-92AM
❻増感紙の蛍光体の厚さを薄くすると鮮鋭度が向上する。62-90AM
❼増感紙の蛍光体の厚さを厚くすると感度が向上する。62-90AM
❽増感紙の蛍光体層の結合剤を着色すると鮮鋭度は向上する。62-90AM
❾平行光濃度は拡散光濃度より高い値になる。63-95AM
❿一定濃度に必要な露光量と感度は反比例する。63-95AM
⓫ラチチュードが狭いほどコントラストは高い。64-92AM
⓬相対感度は（ベース濃度＋カブリ濃度＋1.0）の比露光量の逆数を比較したものである。64-92AM
⓭炭酸ナトリウムは促進剤である。64-93AM
⓮(画像のデータ量[byte])＝(FOV[mm])／(pixel size[mm])×(1画素当たりの容量[byte])61-95AM
⓯Gbps＝Giga bit per second61-98AM
⓰標本化間隔を小さくするとアナログ画像に近づく。63-89AM
⓱一定の視野内でマトリクスサイズが大きいほど画素サイズは小さい。63-89AM
⓲量子化レベル数が大きいほど量子化誤差は小さくなる。64-94AM
⓳標本化定理を満たさない間隔で標本化するとエイリアシングが生じる。64-94AM

イエロー・ノート ⇒ 4章5～11

知識の幅を広げよう

現像液と定着液

現像主薬：フェニドン（急性），メトール（急性），ハイドロキノン（緩性）
促進剤（アルカリ剤）：水酸化ナトリウム（強アルカリ），炭酸ナトリウム，炭酸カリウム
抑制剤：臭化カリウム，臭化ナトリウム

定着主薬：
酸化剤：酢酸
緩衝剤：ホウ酸，メタホウ酸ナトリウム

- 現像液と定着液ともに含まれる薬品
  保恒剤：亜硫酸ナトリウム（特に現像液に用いられる）
  硬膜剤：カリミョウバン

濃度計

- 濃度測定に用いる光の種類によって異なる。通常の濃度計は拡散光を，マイクロデンシトメータは平行光を用いて測定する。

各種写真現象

- X線フィルムが感光を起こしてから，現像処理が終わるまでの間にさまざまなことが影響して写真濃度が変化する。
  相反則不軌：相対露光量に対する写真濃度が一定の割合で変化（相反則）しないことによって低濃度になる。
  間欠効果：分割して感光を起こすことによって写真濃度が相反則不軌に基づき変化する。低照度の場合は低濃度に，高照度の場合は高濃度になる。
  ソラリゼーション：最大濃度を示す露光量以上の光を当てると低濃度になる。
  ビラール効果，サバチエ効果，アルバート効果：反転像ができる。
  圧力効果，スタチック，偽写真効果（ラッセル）：フィルムの取り扱いによって起こる。

特性曲線（H&D曲線）

- X線フィルムの入出力特性の評価を行う際に横軸に露光量，縦軸の濃度を示す特性曲線を用いる。特性曲線の導出方法は，距離法，Boot Strap法，タイムスケール法があり，各部位の名称は図1のようになる。

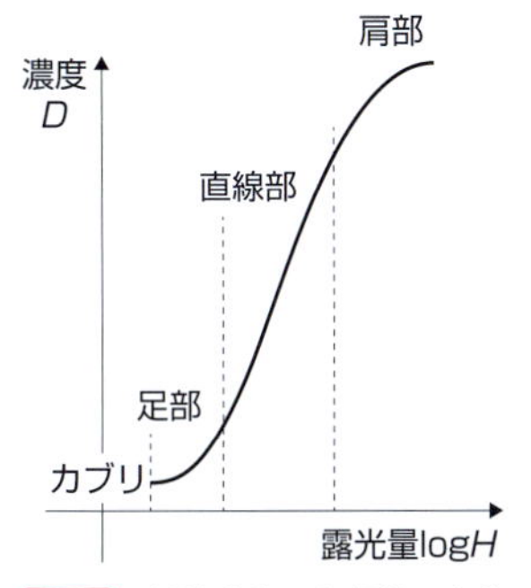

図1　特性曲線の各部位の名称

- また，特性曲線から導出できる値である感度S，平均階調度（gamma）$\overline{G}$，寛容度（latitude）Lは図2のようになる。

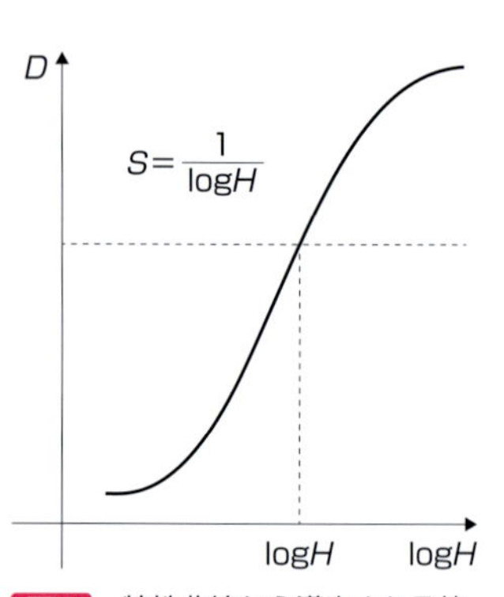

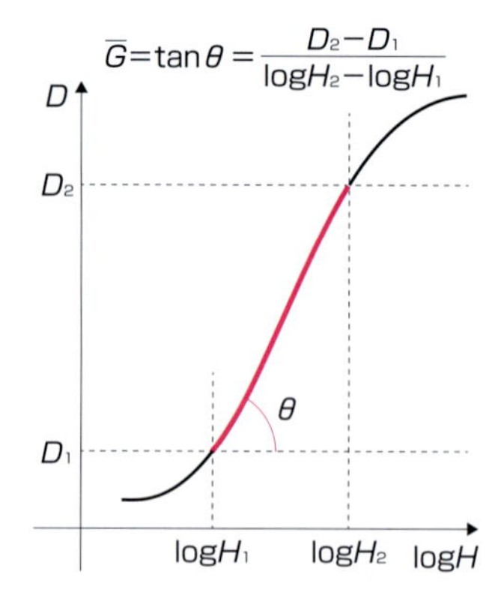

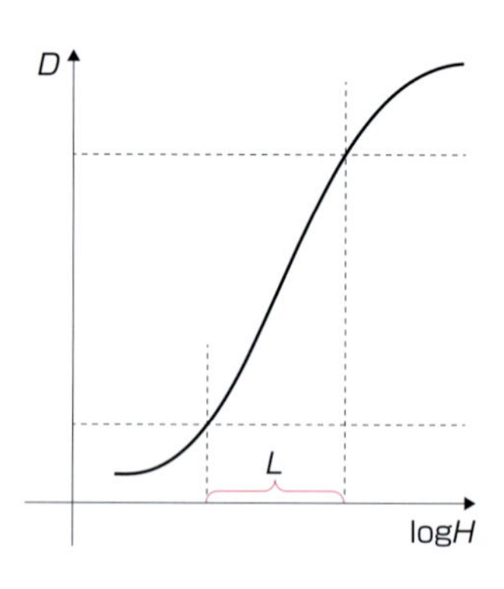

図2　特性曲線から導出される値

標本化

- 連続データを一定区間で区切る処理を標本化という。標本化の際に区切る間隔をΔx［mm］とした場合に，ナイキスト周波数f［cycles/mm］は以下のように表される。

$$f=\frac{1}{2\Delta x}\text{[cycles/mm]}$$

- 連続データが含む最大周波数の2倍のサンプリングを行わないと，離散データにした場合の情報量は欠落があるとされる。これを標本化定理という。

量子化

- 標本化で得られたデータを階調数に従って画素値に変換する処理を量子化という。

5 画像 処理

中世古 和真

出題基準

●処理（階調処理，フィルタリング，データ圧縮，サブトラクション処理，三次元表示，支援診断）

弱点克服への道 画像処理では実空間で行うもの，周波数空間で行うものがある。

- デジタル画像に対して処理を加えることによってより診断に適する画像にする場合がある。
- 画像処理の基礎として，重畳積分，フィルタリング，2値化などがある。

ポイントねらい撃ち 過去問から，覚えるべきポイントをピックアップ！

❶エッジ検出フィルタはSobel，Prewitt，Laplacianフィルタである。[61-93AM]
❷画像圧縮法のうち，DCT法は非可逆圧縮である。[63-90AM]
❸ハフマン符号化はエントロピー符号化の一種である。[63-90AM]
❹平滑化処理は雑音を低減させる。[63-94AM]
❺微分フィルタ処理は高周波領域を強調する。[63-94AM]
❻ウィンドウ幅を狭くするとコントラストは向上する。[63-94AM]
❼エッジ強調に関与するのはマッハ効果，位相コントラスト，アンシャープマスキング処理である。[65-95AM]
❽ボリュームレンダリング法はデータの精度が落ちず，ボクセル値に合わせた不透明度より透過度を計算する。[65-96AM]

知識の幅を広げよう

2値化

- 画像から得たヒストグラムに対して閾値を設定し，画素値を0と1に分ける処理を2値化という。2値化処理において閾値を決定する手法として，手動で決定する閾値法，面積を用いるp-タイル法，分散を用いる判別分析法がある。
- また，2値化処理後の画像は膨張収縮処理の原画像とするなど，さまざまな処理に用いられる。

重畳積分

- 重畳積分はフィルタリングにも用いられる。また被写体を撮影した後に医療システムを通過する際に発生するボケにも関連する。入力関数$f(x)$，応答関数$h(x)$の重畳積分$g(x)$は以下のようになる。

$$g(x)=\int_{-\infty}^{\infty}f(x')h(x-x')dx'$$

フーリエ変換

- 実空間の画像を周波数空間の画像に変換するためにフーリエ変換を用いる。矩形信号のフーリエ変換の特徴として，図1のように実空間の矩形の幅が狭いほど周波数空間の高周波領域に値をもつ結果となる。

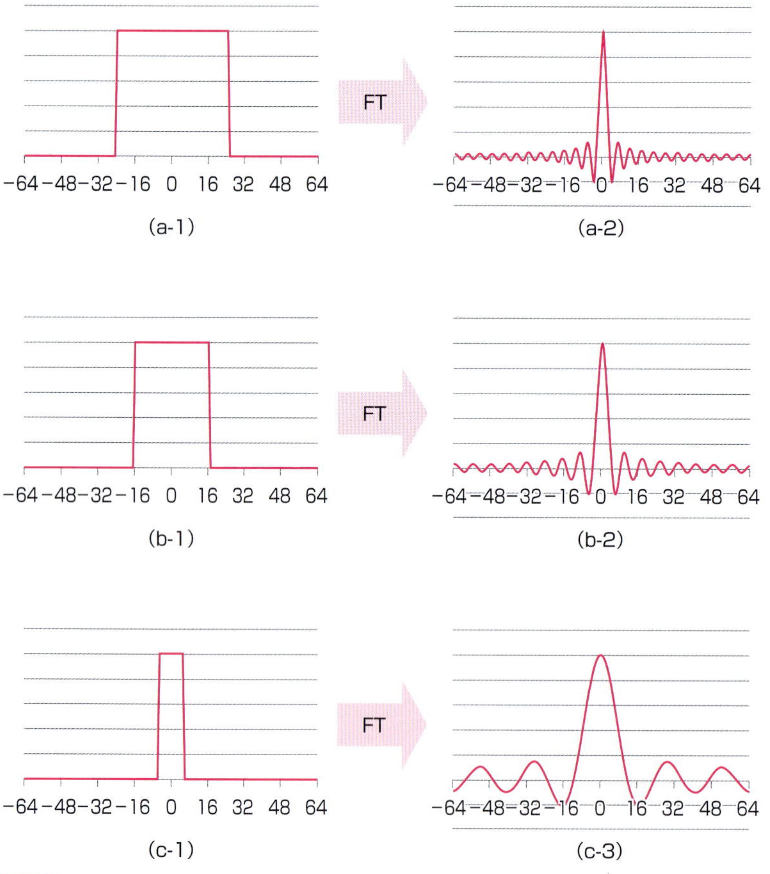

図1 矩形信号のフーリエ変換

(a) 幅の広い矩形関数のフーリエ変換前後
(b) 幅の中程度の矩形関数のフーリエ変換前後
(c) 幅の狭い矩形関数のフーリエ変換前後

イエロー・ノート ⇒ 4章12~17

フィルタリング

- フィルタリングに用いられるフィルタは線形フィルタと非線形フィルタとして表1のように分けられる。

表1 フィルタの種類

分類	名称	効果	オペレータ
線形フィルタ	移動平均	平滑化を行う。ノイズの軽減に用いられる	$\frac{1}{9}\begin{bmatrix}1 & 1 & 1\\ 1 & 1 & 1\\ 1 & 1 & 1\end{bmatrix}$
	荷重平均	中央に重み付けをする。移動平均よりエッジ成分が残る	$\frac{1}{16}\begin{bmatrix}1 & 2 & 1\\ 2 & 4 & 2\\ 1 & 2 & 1\end{bmatrix}$
	Prewitt	一次微分フィルタの一種であるが，微分した後に平滑化を行っている	$\begin{bmatrix}-1 & 0 & 1\\ -1 & 0 & 1\\ -1 & 0 & 1\end{bmatrix}$ Prewitt x $\begin{bmatrix}-1 & -1 & -1\\ 0 & 0 & 0\\ 1 & 1 & 1\end{bmatrix}$ Prewitt y
	Sobel	一次微分フィルタの一種であるが，平滑化の際に中央に重み付けをしている	$\begin{bmatrix}-1 & 0 & 1\\ -2 & 0 & 2\\ -1 & 0 & 1\end{bmatrix}$ Sobel x $\begin{bmatrix}-1 & -2 & -1\\ 0 & 0 & 0\\ 1 & 2 & 1\end{bmatrix}$ Sobel y
	Laplacian	二次微分の結果が得られ，エッジ成分を得ることができる	$\begin{bmatrix}0 & 1 & 0\\ 1 & -4 & 1\\ 0 & 1 & 0\end{bmatrix}$
	鮮鋭化	エッジ成分を強調した画像となる	$\begin{bmatrix}0 & -1 & 0\\ -1 & 5 & -1\\ 0 & -1 & 0\end{bmatrix}$
非線形フィルタ	メディアン	注目画素とその8近傍の画素を昇順に並べ，中間の値をもつ画素値を処理後の画素値として出力する ごま塩雑音の除去に用いる	

- 各フィルタの処理後画像は図2のようになる。

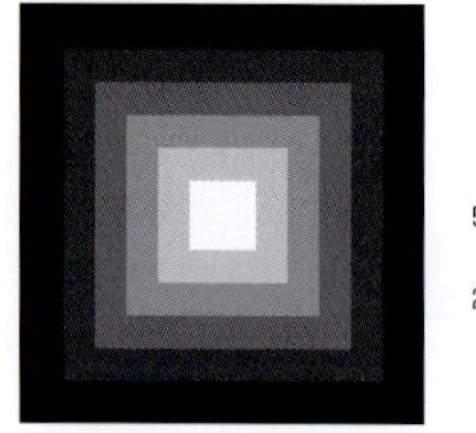

原画像

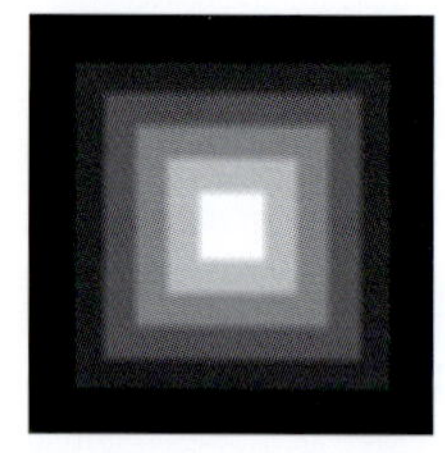

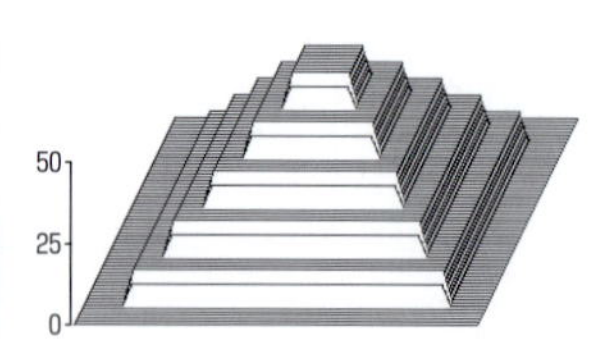

移動平均フィルタ

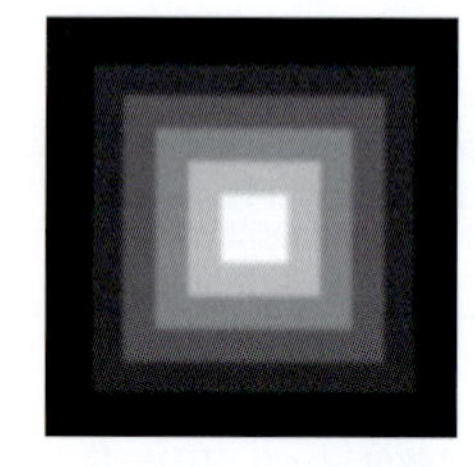

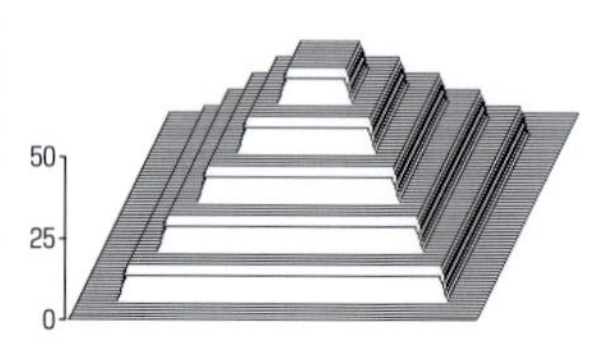

荷重平均フィルタ

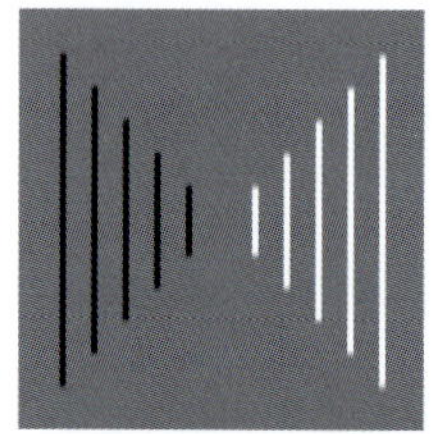

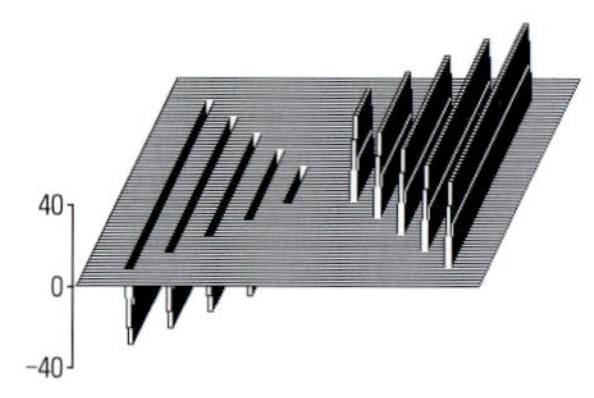

Prewittフィルタ（x方向）

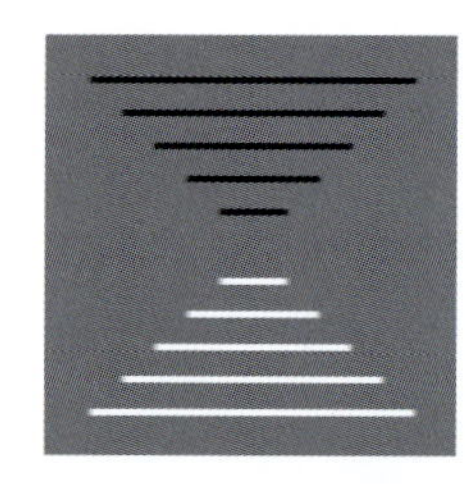

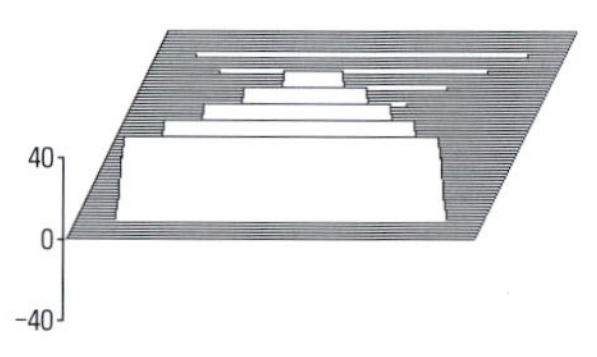

Prewittフィルタ（y方向）

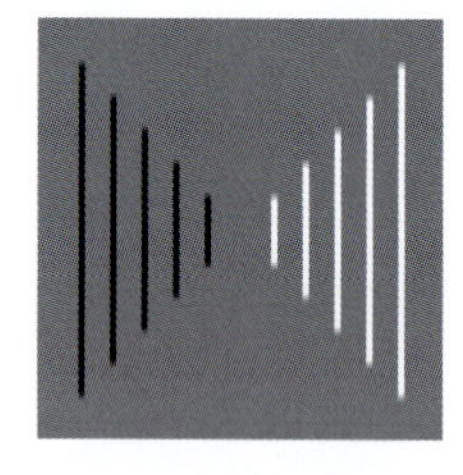

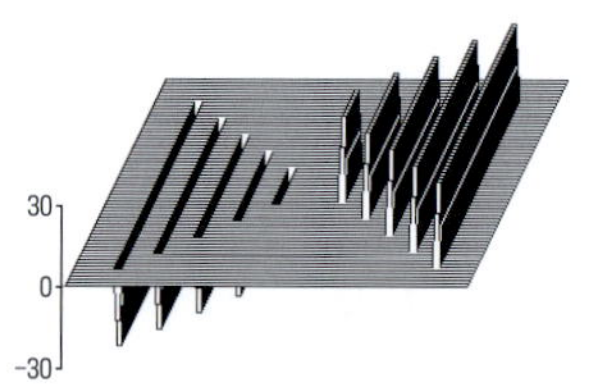

Sobelフィルタ（x方向）

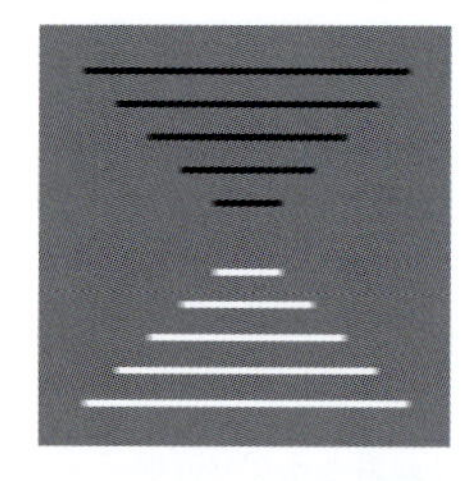

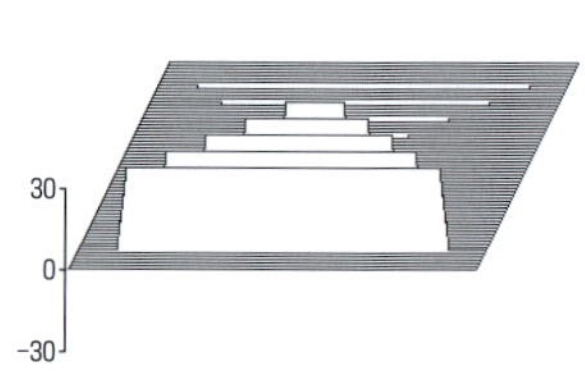

Sobelフィルタ（y方向）

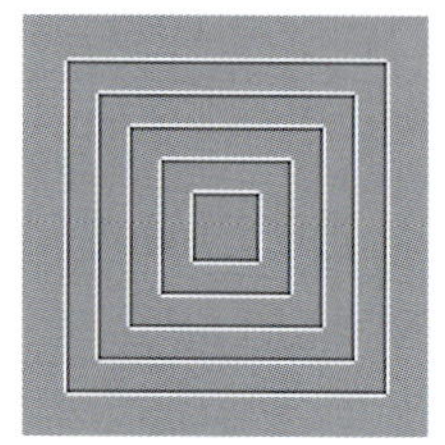

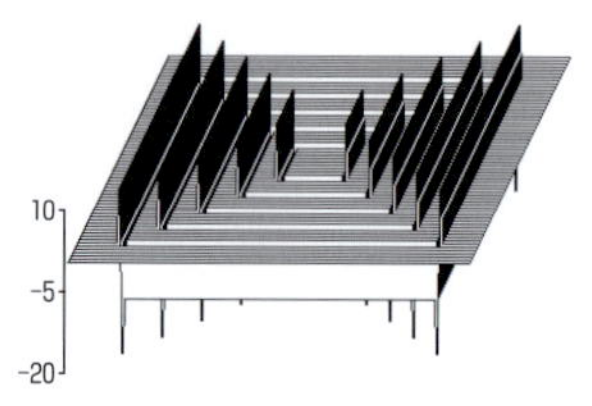

Laplacianフィルタ

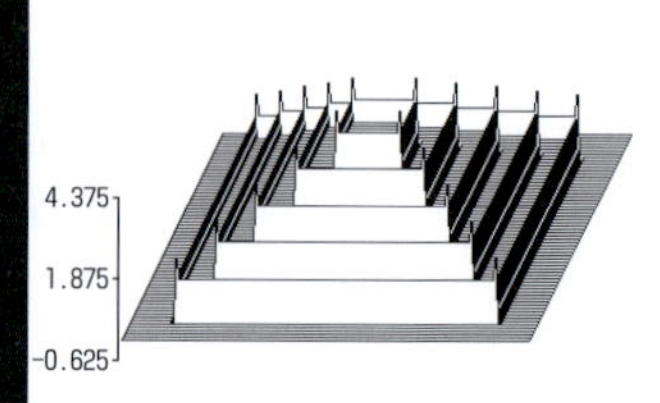

鮮鋭化フィルタ

図2 各フィルタ処理後画像

6 医療情報 システム

中世古 和真

出題基準

- システム（病院情報システム，放射線情報システム，医用画像保存・通信システム，画像表示システム）

弱点克服への道　臨床で用いる装置のシステムを理解する。

- 病院内での情報の取り扱いは，各撮影装置などで撮影したデータを保存するサーバー，病院内での医療情報システムであるHIS，放射線部門に限った医療情報システムであるRISで行う。

ポイントねらい撃ち　過去問から，覚えるべきポイントをピックアップ！

❶電子媒体の保存の3条件は見読性，保存性，真正性。64-97AM

❷医療情報システムを扱うコンピュータには個人のソフトをインストールしない。65-97AM

知識の幅を広げよう

システムの種類

- 各撮影装置の端末とサーバーなどをつなぐ方式は図1のように分けることができる。

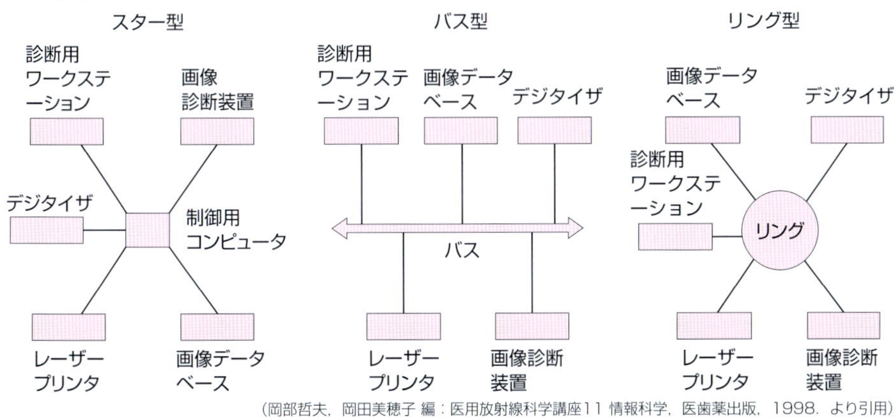

（岡部哲夫，岡田美穂子 編：医用放射線科学講座11 情報科学，医歯薬出版，1998．より引用）

図1　システムの種類

イエロー・ノート⇒4章25，26

HISとRISでの取り扱う情報の違い

- HIS（hospital information system（は病院情報システム，すなわち医事会計，カルテ管理，診療画像管理・伝送などを取り扱い，RIS（radiology information system）はHISのうち放射線に関連する検査依頼や医師による読影レポートなどを取り扱う。

医療情報の取り扱いに関連する略語

HL-7（health level 7）：医療情報の規格

DICOM（digital imaging and communications in medicine）：医用画像を保存・伝送する際の規格

PACS（picture archiving and communication system）：医用画像を管理・伝送するシステム

14章

放射線安全管理学

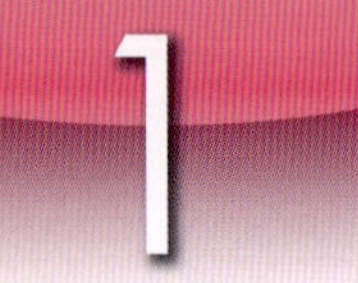

放射線防護の基本概念

井上 一雅

出題基準

- 放射線防護体系（行為の正当化，防護の最適化，線量限度，介入，補助限度），放射線防護に用いられる諸量（基本的な量と単位），放射線被ばくの定義と種類（自然放射線による被ばく，医療被ばく，職業被ばく，公衆被ばく，内部被ばくと外部被ばく，全身被ばくと局所被ばく，閾値，緊急時の被ばく）

弱点克服への道　放射線防護体系の基本理念をしっかりと押さえよう。

放射線防護の原則

- **行為の正当化**：放射線被ばくの状況を変化させるようなあらゆる決定は，**害よりも便益が大となるべき**である。放射線被ばくを伴う行為を行う場合は，**最初に行わなければならない**。
- **防護の最適化**：被ばくする可能性，被ばくする人の数，およびその人たちの個人線量の大きさ，すべて，**経済的および社会的な要因を考慮して，合理的に達成できる限り低く保たれるべき**である。行為の正当化が行われた後に行われなければならない。
- **個人の線量限度**：患者の医療被ばくを除く計画被ばくの状況（通常被ばくと潜在被ばく）において，規制された線源からのいかなる個人への総線量も，**委員会が勧告する適切な限度を超えるべきではない**。

放射線防護に用いられる諸量

- **放射線加重係数**：放射線の種類やエネルギー（線質）による影響の強さの違いを考慮した係数。この加重係数が大きいほど生物学的効果は大きい。
- **組織加重係数**：各臓器・組織の相対的な生物学的効果を考慮するための係数。この加重係数が大きいほど放射線感受性は高い。

線量を規制する値

- **線量限度**：個人が**すべての被ばく源**から受ける総線量を制限する値。計画被ばく状況における職業被ばくと公衆被ばくに適用されている。
- **線量拘束値**：個人が**ある線源**から受ける予測線量の制限値。防護の最適化における予測線量の上限値となっており，拘束値を超える場合は線源に対して防護が最適化されていないことになる。計画被ばくにおける職業被ばく，公衆被ばくおよび**医療被ばく**（**介助者，介護者および研究における志願者のみ，患者の医療被ばくは除く**）に適用されている。

被ばくの定義

(1) **職業被ばく**：放射線業務に従事する個人が受ける被ばく。線量限度（実効線量および等価線量）が適用される。

(2) **医療被ばく**：診断，IVR，治療を目的として**患者が受ける被ばく**。その他，集団検診，家族や知人などの介助者，生物医学研究の志願者の被ばくが含まれる。(1) の職業被ばくにおける**個人線量限度は適用されない**。

(3) **公衆被ばく**：(1) (2) 以外の被ばく。

被ばくの種類

- **内部被ばくと外部被ばく**：体内に取り込まれた放射線源からの被ばくを内部被ばくという。**自然放射性核種（カリウム−40やラドン−222等）や核医学検査で受ける被ばく**などが該当する。一方で，体外の放射線源からの被ばくを外部被ばくという。
- **しきい値**：放射線の影響は，しきい値が存在する確定的影響と，しきい値が存在しない確率的影響に分けられる。

イエロー・ノート⇒5章5〜8，12

ポイントねらい撃ち 過去問から，覚えるべきポイントをピックアップ！

●放射線防護の原則

★❶放射線防護体系の考え方は，行為の正当化，防護の最適化，個人の線量限度の順に考えなければならない。64-93PM，66-93PM

❷被ばくを伴う行為は正当化されなければならない。66-93PM

❸防護の最適化は経済的・社会的要因を考慮しなければならない。66-93PM

❹医療被ばくを除き，個人の被ばくは線量限度を超えてはならない。66-93PM

❺患者の医療被ばくには線量拘束値が適用されていない。66-93PM

❻肺がんが疑われる患者に胸部造影CTを施行することは放射線防護の原則に合致する。65-93PM

❼肝嚢胞の経時変化を観察する場合，被ばく低減の観点から3カ月ごとのX線CT検査から超音波などの代替え検査に変更することは放射線防護の原則に合致する。65-93PM

❽検診目的の胸部CT検査では，通常診療より低いX線管電流を用いることは放射線防護の原則に合致する。65-93PM

❾X線CT検査で自動曝射コントロール（AEC）を用いることは放射線防護の原則に合致する。65-93PM

❿放射線部看護師の被ばく線量をガラスバッジで管理することは，放射線防護の原則に合致する。65-93PM

●放射線防護に用いられる諸量

⓫組織加重係数（ICRP 2007年勧告）が最も低いのは，骨表面，皮膚，脳，唾液腺であり，加重係数は0.01である。65-95PM

⓬組織荷重係数（ICRP 2007年勧告）は，1より小さい。62-99PM

⓭組織荷重係数（ICRP 2007年勧告）は，各臓器または組織によって異なる。62-99PM

⓮組織荷重係数（ICRP 2007年勧告）は，実効線量を定義するために導入された。62-99PM

⓯組織荷重係数（ICRP 2007年勧告）は，骨髄（赤色），結腸，肺，胃，乳房が最も高い。63-101PM

⓰等価線量を算出するためには，放射線荷重係数と組織の平均吸収線量が必要である。64-100PM

●線量限度

★⓱放射線業務従事者の線量限度は実効線量で50mSv/年かつ100mSv/5年である。61-97PM，63-98PM，64-98PM，65-94PM

★⓲女子の実効線量限度は5mSv/3カ月である。61-97PM，64-98PM，65-94PM

★⓳緊急作業に対する実効線量限度は100mSvである。61-97PM，63-98PM，64-98PM，65-94PM

★⓴眼の水晶体および皮膚の等価線量限度は，それぞれ150mSv/年および500mSv/年である。61-97PM，63-98PM，64-98PM，65-94PM

★㉑妊娠の申し出から出産までの腹部表面等価線量限度は2mSvである。61-97PM，63-98PM，65-94PM

㉒X線CT検査の被験者（患者）に対する線量限度は定められていない。62-93PM

●被ばくの定義

★㉓職業被ばくには，術者の被ばく，研究者の被ばく，ジェット機のパイロットの被ばくが含まれる。61-93PM，64-102PM

★㉔医療被ばくには，X線CT検査を受けた患者の被ばく，胃集団検診時の被験者の被ばく，介助者，臨床研究のための志願者の被ばくが含まれる。61-93PM，64-102PM

㉕公衆被ばくには，放射線業務従事者の胎児の被ばくが含まれる。64-102PM

●被ばくの種類

★㉖確定的影響には，不妊，脱毛，白内障，皮膚紅斑が該当する。62-94PM，63-93PM

★㉗確率的影響には，発がん（肺がん，白血病など），遺伝的影響が該当する。62-94PM，63-93PM

㉘ラドンガスによる主な被ばくは内部被ばくである。65-96PM

★：2回以上出題

知識の幅を広げよう

放射線防護量[16]

- **等価線量（H_T）**：放射線のタイプ（R）から受ける特定の臓器・組織の体積中の平均吸収線量（$D_{T,R}$）。放射線加重係数（w_R）と$D_{T,R}$の積で定義されている。

$$H_T = \sum_R w_R D_{T,R} \quad \text{単位：シーベルト(Sv)}$$

- **実効線量（E）**：組織等価線量の加重和によって定義されている。組織（T）の組織加重係数（w_T）と等価線量の積で定義されている。

$$E = \sum_T w_T H_T \quad \text{単位：シーベルト(Sv)}$$

表1 放射線加重係数（w_R）（ICRP 2007年勧告）

放射線の種類	w_R
光子	1
電子とミュー粒子	1
陽子と荷電パイ中間子	2
アルファ粒子，核分裂片，重イオン	20
中性子	$2.5+18.2e^{-[\ln(E_n)]^2/6}$　$E_n<1\text{MeV}$ $5.0+1.70e^{-[\ln(2E_n)]^2/6}$　$1\text{MeV}\leqq E_n\leqq 50\text{MeV}$ $2.5+3.25e^{-[\ln(0.04E_n)]^2/6}$　$E_n>50\text{MeV}$

表2 組織加重係数（w_T）（ICRP 2007年勧告）[11]〜[15]

組織	w_T	Σw_T
骨髄（赤色），結腸，肺，胃，乳房，残りの組織*	0.12	0.72
生殖腺	0.08	0.08
膀胱，食道，肝臓，甲状腺	0.04	0.16
骨表面，脳，唾液腺，皮膚	0.01	0.04
合計		1.00

*残りの組織：副腎，胸郭外部位，胆嚢，心臓，腎臓，リンパ節，筋肉，口腔粘膜，膵臓，前立腺，小腸，脾臓，胸腺，子宮/子宮頸部

表3 職業被ばくの線量限度[17]〜[22]

実効線量限度	等価線量限度
100 mSv/5年*1かつ50mSv/年*2 （女子：5mSv/3カ月*3）	水晶体：150mSv/年 皮膚：500mSv/年
妊娠女子の内部被ばく 1mSv/妊娠期間	妊娠女子の内部被ばく 腹部表面：2mSv/妊娠期間
緊急作業時 100mSv	緊急作業時 水晶体：300mSv/年 皮膚：1Sv/年

*1：平成13年4月1日以降の5年ごとの期間　*2：4月1日を始期とする1年間
*3：4月1日，7月1日，10月1日，1月1日を始期とする各3カ月間

表4 公衆被ばくの線量限度（ICRP 2007年勧告）

実効線量限度	等価線量限度
1mSv/年	水晶体：15mSv/年 皮膚：50mSv/年

表5 全身ガンマ線被ばく後の成人の臓器および組織にかかわる罹病の1%発生率と死亡に体する急性吸収線量の閾値の予測推定値（ICRP 2007年勧告）[26]

影響			臓器/組織	影響発生	吸収線量
				時間	(Gy)
罹病	一時的不妊		睾丸	3～9週間	～0.1
	永久不妊		睾丸	3週間	～6
	永久不妊		卵巣	＜1週間	～3
	造血系機能低下		骨髄	3～7日	～0.5
	皮膚発赤の主要期		広範囲皮膚	1～4週間	<3～6
	皮膚の火傷		広範囲皮膚	2～3週間	5～10
	一時的脱毛		皮膚	2～3週間	～4
	白内障		眼	数年	～1.5
死亡	骨髄症候群	治療しない場合	骨髄	30～60日	～1
		手厚い治療を行った場合	骨髄	30～60日	2～3
	胃腸管症候群	治療しない場合	小腸	6～9日	～6
		手厚い治療を行った場合	小腸	6～9日	>6
	間質性肺炎		肺	1～7カ月	6

2 関係法規　診療放射線技師法

井上 一雅

出準基題

● 診療放射線技師法

弱点克服への道

診療放射線技師法，それに係る施行令および施行規則についてしっかりと押さえよう。

◉法律の目的

- 診療放射線技師の資格を定めるとともに，その業務が適正に運用されるように規律し，もって**医療および公衆衛生の普及および向上に寄与すること**を目的とする。

◉放射線の定義

- アルファ線およびベータ線
- ガンマ線
- 100万電子ボルト以上のエネルギーを有する電子線
- エックス線
- 陽子線および重イオン線
- 中性子線
- 後に説明する放射線障害防止法および電離放射線障害防止法で定義されている放射線の種類と異なる部分があるため，注意する必要がある。この法律で「診療放射線技師」とは，厚生労働大臣の免許を受けて，**医師または歯科医師の指示の下に，放射線を人体に対して照射することを業とする者**をいう。照射機器または放射性同位元素（その化合物および放射性同位元素またはその化合物の含有物を含む）を人体内に挿入して行う業は除かれる。

◉診療放射線技師籍

- 厚生労働省に診療放射線技師籍が備えられており，診療放射線技師国家試験に合格した者が都道府県知事を経由して免許申請することにより登録される。**診療放射線技師籍に登録された後に診療放射線技師としての業を行うことができる。**

◉登録事項

- 登録番号および登録年月日
- 本籍地都道府県名，氏名，生年月日および性別
- 診療放射線技師国家試験合格の年月
- 免許の取消しまたは業務の停止の処分に関する事項
- 厚生労働大臣の定める事項
- 登録事項に変更を生じたときは，申請書に申請の原因たる事実を証する書類を添えて**30日以内**に診療放射線技師籍の訂正を申請しなければならない。

◉免許証

- 免許申請を行った後に厚生労働大臣から診療放射線技師免許証が交付される。免許証を失い，または破損した者は，申請により免許証の再交付を受けることができる。免許証の再交付を受けた後，失った免許証を発見したときは，旧免許証を**10日以内**に厚生労働大臣に**返納**しなければならない。免許を取り消された者は，**10日以内**に免許証を厚生労働大臣に返納しなければならない。

◉欠格事由

- 次に掲げる者には，免許を与えられない場合がある。
- 心身の障害により診療放射線技師の業務を適正に行うことができない者として厚生労働省令で定める

イエロー・ノート ⇒ 5章9～11

もの。

● 診療放射線技師の業務に関して犯罪または不正の行為があった者。

◉守秘義務

● 診療放射線技師は，正当な理由がなくその業務上知り得た人の秘密を漏らしてはならない。診療放射線技師でなくなった後においても同様である。

ポイントねらい撃ち　過去問から，覚えるべきポイントをピックアップ！

◉診療放射線技師の業務

★❶医師または歯科医師の具体的な指示を受けなければ，放射線を人体に対して照射してはならない。64-95PM，65-97PM，66-95PM

★❷放射性同位元素を人体内に挿入して照射することはできない。63-94PM，64-95PM，65-97PM

❸緊急時においても医師または歯科医師の指示なしに放射線を人体に照射することはできない。62-95PM

★❹医師の指示があっても人体内に診療用放射線照射器具を挿入し照射することはできない。62-95PM，66-95PM

❺病院または診療所以外の場所において多数の者の健康診断を一時に行う場合，100万電子ボルト未満のエネルギーを有するエックス線を照射する場合においても医師の立会いを必要とする（胸部エックス線検査およびその他厚生労働省令で定める検査を除く）。64-95PM

❻治療目的で超音波を照射できない。65-97PM

❼放射線にはマイクロ波は含まれない。65-97PM

★❽医師または歯科医師の包括的な指示のもとでも，診療の補助として造影剤注入のために静脈穿刺を行うことはできない。63-94PM，66-95PM

◉診療放射線技師免許

❾診療放射線技師籍の登録事項に変更が生じたら30日以内に訂正を申請しなければならない。62-95PM

❿免許証を失い，再交付を受けた後，失った免許証を発見したときは，旧免許証を30日以内に厚生労働大臣に返納しなければならない。64-95PM

⓫免許を取り消された者は，10日以内に免許証を厚生労働大臣に返納しなければならない。64-95PM

◉守秘義務

★⓬診療放射線技師でなくなった後も業務上知り得た人の秘密をもらしてはならない。63-94PM，66-95PM

◉照射録

⓭照射の年月日を記載する必要がある。61-94PM

★⓮指示を受けた医師または歯科医師の氏名を記載する必要がある。61-94PM，66-95PM

⓯指示を受けた年月日は記載する必要がない。61-94PM

⓰照射を受けた者の住所は記載する必要がない。61-94PM

⓱照射録を作成する義務は診療放射線技師にある。61-94PM

⓲照射録に医師の指示内容を記載する必要がある。61-94PM

★：2回以上出題

知識の幅を広げよう

画像診断装置を用いた検査の業務

- 診療放射線技師は，**医師または歯科医師の指示の下**，診療の補助として，（1）**磁気共鳴画像診断装置**，（2）**超音波診断装置**，（3）**眼底写真撮影装置**（散瞳薬を投与した者の眼底を撮影するためのものを除く），（4）**核医学診断装置**（放射性医薬品を体内に投与したうえで，身体から放出される微量な放射線を検出器により計測し，体内における放射線同位元素の分布・流れを画像化・数値化して，診断情報を得る検査に用いる装置）を用いた検査を行うことができる。

業務場所の制限[5]

診療放射線技師は，病院または診療所以外の場所において業務を行ってはならない。ただし，以下の場合は除く。

- 医師または歯科医師が診察した患者について，その医師または歯科医師の指示を受け，**出張して100万ボルト未満のエネルギーを有するエックス線を照射する場合**（在宅医療）。
- **多数の者の健康診断を一時に行う場合**において，**胸部エックス線検査（コンピュータ断層撮影装置を用いた検査を除く）**，その他の厚生労働省令で定める検査のため100万ボルト未満のエネルギーを有するエックス線を照射するとき。
- **多数の者の健康診断を一時に行う場合**において，**医師または歯科医師の立ち会いの下**に100万ボルト未満のエネルギーを有するエックス線を照射するとき（前文の場合を除く）。

照射録[13]～[18]

診療放射線技師は，放射線を人体に対して照射したときは照射録を作成して，その照射について指示をした医師または歯科医師の署名を受けなければならない。この法律では，照射録の保存期間に関しては規定されていない。

■ **記載事項**

- 照射を受けた者の氏名，性別および年齢
- 照射の年月日
- 照射の方法（具体的にかつ精細に記載すること）
- 指示を受けた医師または歯科医師の氏名およびその指示の内容

登録の消除

診療放射線技師が死亡し，または失そうの宣告を受けたときは，戸籍法による死亡または失そうの届出義務者は，30日以内に診療放射線技師籍の登録の消除を申請しなければならない。

診療の補助行為

技師法第24条第2項の（2）関係の補助として行える行為は，省令で定められる。以下の行為が**省令の改正が発せられる予定の平成27年4月1日**より，「保助看法に関わらず」検査の関連行為として**診療放射線技師の業務範囲に加わる**こととなる。

（1）造影剤の血管内投与に関する業務

1. CT検査やMRI検査などにおいて医師または看護師により確保された静脈路に**造影剤を接続すること**および**造影剤自動注入器を用いた造影剤投与を行うこと**。
2. 造影剤投与終了後の**静脈路の抜針**および**止血**を行うこと。

（2）下部消化管検査に関する業務

1. 下部消化管検査に際して，カテーテル挿入部（肛門）を確認のうえ，**肛門よりカテーテルを挿入すること**。
2. 肛門より挿入したカテーテルより，**造影剤および空気の注入を行うこと**。

（3）画像誘導放射線治療（image-guided radiotherapy：IGRT）に関する業務

1. 画像誘導放射線治療に際して，カテーテル挿入部（肛門）を確認のうえ，**肛門よりカテーテルを挿入すること**。
2. 肛門より挿入したカテーテルより，**空気の吸引を行うこと**。

3 関係法規　医療法

井上 一雅

出題基準

● 医療法（医療法施行規則）

弱点克服への道　医療法施行規則についてしっかりと押さえよう。

◉**装置・線源の定義**

- **エックス線装置**（定格出力10キロボルト以上かつエネルギーが1メガ電子ボルト未満のもの）
- **診療用高エネルギー放射線発生装置**（1メガ電子ボルト以上のエネルギーを有する電子線またはエックス線の発生装置）および**診療用粒子線照射装置**
- **診療用放射線照射装置**（密封放射性同位元素で，医療法施行規則で定められている下限数量の1000倍を超えるもの）
- **診療用放射線照射器具**（密封放射性同位元素で，医療法施行規則で定められている下限数量の1000倍以下のもの）
- **放射性同位元素装備診療機器**（密封放射性同位元素を装備している機器のうち，厚生労働大臣が定めるもの）
- **診療用放射性同位元素または陽電子断層撮影診療用放射性同位元素**

◉**届出の時期（表1）**

表1　届出の時期

<table>
<tr><th rowspan="2"></th><th colspan="3">都道府県知事に届け出</th></tr>
<tr><th>新　規</th><th>変　更</th><th>廃　止</th></tr>
<tr><td>エックス線装置</td><td>使用後10日以内</td><td>10日以内</td><td rowspan="5">廃止後
10日以内</td></tr>
<tr><td>診療用高エネルギー放射線発生装置</td><td rowspan="6">あらかじめ
（使用前）</td><td rowspan="6">あらかじめ
（使用前）</td></tr>
<tr><td>診療用放射線照射装置</td></tr>
<tr><td>診療用放射線照射器具</td></tr>
<tr><td>放射性同位元素装備診療機器</td></tr>
<tr><td>診療用放射性同位元素</td><td rowspan="2">10日以内廃止措置の
概要を30日以内</td></tr>
<tr><td>陽電子断層撮影診療用放射性同位元素</td></tr>
</table>

◉**線量限度**

作業室

天井，床および周囲の画壁は，その外側における実効線量が**1mSv/週以下**になるように遮へいしなければならない。該当する装置・線源として，**エックス線装置，診療用高エネルギー放射線発生装置，診療用放射線照射装置，診療用放射線照射器，放射性同位元素装備診療機器，診療用放射性同位元素，陽電子断層撮影診療用放射性同位元素**がある。

放射線治療病室

診療用放射線照射装置，診療用放射線照射器具，診療用放射性同位元素または陽電子断層撮影診療用放射性同位元素により治療を受けている患者を入院させる病室をいう。作業室と同様に画壁等の外側の実効線量が**1mSv/週以下**になるように遮へいしなければならない。

◉**管理区域**

病院または診療所内で以下の（1）～（4）に該当する場合は，管理区域である旨を示す標識を付け，人がみだりに立ち入らないような措置を講じなければならない。

(1) 外部放射線の線量は，実効線量が**1.3mSv/3月**を超えるおそれのある場所。
(2) 空気中の放射性同位元素の濃度は，**3月間平均で濃度限度の1/10**を超えるおそれのある場所。
(3) 放射性同位元素によって汚染される物の**表面密度限度の1/10**を超えるおそれのある場所。
(4) (2) と (3) が同時にある場合は，**規定された線量に対する割合の和が1**となるような値。

● **敷地の境界等**

病院または診療所内の人が居住する区域および**病院または診療所の敷地の境界**における線量を**250μSv/3月以下**としなければならない（図1）。

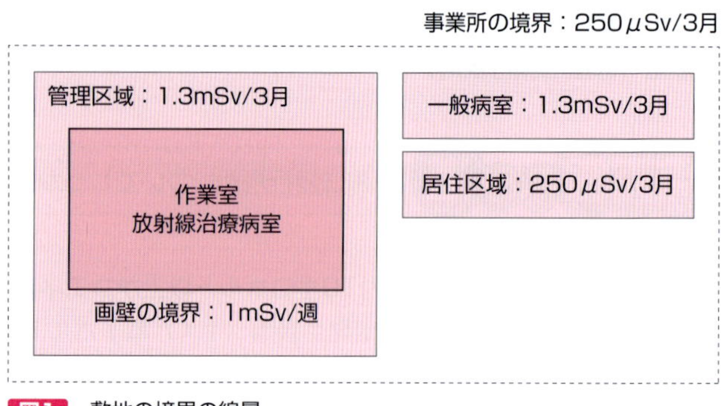

図1 敷地の境界の線量

ポイントねらい撃ち　過去問から，覚えるべきポイントをピックアップ！

● **医療法上の装置分類**

❶診療用エックス線装置には，歯科用パノラマ断層撮影装置が含まれる。61-95PM
❷診療用放射線照射器具には，^{125}Iシードが含まれる。61-95PM
❸診療用放射線照射装置には，ガンマナイフが含まれる。61-95PM
❹診療用高エネルギー放射線発生装置には，リニアックが含まれる。61-95PM
❺放射性同位元素装備診療機器には，^{137}Cs血液照射装置が含まれる。61-95PM

● **医療法上の届出**

❻エックス線装置の届出は使用開始後10日以内に行う。65-98PM
❼エックス線装置は定格電圧により規制される。65-98PM
❽同型の装置に更新する場合においても届出が必要である。65-98PM
❾エックス線障害の防止に関する構造施設の概要を記載する必要がある。65-98PM
❿エックス線診療に従事する医師，歯科医師，診療放射線技師または診療エックス線技師の氏名を記載する必要がある。65-98PM
⓫エックス線装置の届出事項で，放射線診療従事者の数は規定されていない。66-96PM

● **医療法上の線量限度**

★⓬一般病室の実効線量限度は1.3mSv/3月である。61-96PM，62-96PM，63-97PM，66-97PM
★⓭事業所境界の実効線量限度は250μSv/3月である。61-96PM，62-96PM，63-97PM，66-97PM
★⓮管理区域境界の実効線量限度は1.3mSv/3月である。61-96PM，62-96PM，63-97PM，66-97PM
★⓯放射線治療病室の画壁の外側の実効線量限度は1mSv/週である。61-96PM，63-97PM，66-97PM
★⓰病院内の人が居住する区域の実効線量限度は250μSv/3月である。61-96PM，62-96PM，63-97PM，66-97PM

● **構造設備基準**

⓱主要構造部を耐火構造または不燃材料を用いた構造にすることが規定されているのは，診療用高エネルギー放射線発生装置使用室である。63-95PM
⓲エックス線診療室は，人が常時出入りする出入口は1カ所とする必要はない。64-96PM
⓳エックス線診療室は，エックス線診療室である旨を示す標識を付する必要がある。64-96PM
⓴エックス線診療室は，主要構造部を耐火構造とする必要はない。64-96PM

イエロー・ノート⇒5章16～21

㉑エックス線診療室は，エックス線発生時に自動的にその旨を表示する装置を設ける必要はない。64-96PM

●放射線障害が発生するおそれのある場所の測定頻度

㉒病院または診療所の敷地の境界では，6月を超えない期間に1回測定する必要がある。63-96PM

㉓排水設備の排水口では，排水の都度測定する必要がある。63-96PM

㉔診療用放射性同位元素使用室では，1月を超えない期間に1回測定する必要がある。63-96PM

㉕放射線治療病室では，1月を超えない期間に1回測定する必要がある。63-96PM

㉖貯蔵施設では，1月を超えない期間に1回測定する必要がある。63-96PM

●在宅医療におけるX線撮影

㉗歯科用X線撮影を行うことができる。66-102PM

㉘脱臼整復のためX線透視は行うことができない。66-102PM

㉙可搬型装置においても定期的な保守管理が必要である。66-102PM

㉚撮影時に家族は患者から2m離れて待機する。66-102PM

㉛撮影者は0.25mm鉛当量の防護衣を着用する。66-102PM

★：2回以上出題

知識の幅を広げよう

規制される診療用装置等

■エックス線装置❶

診療用撮影エックス線装置（直接撮影用，断層撮影，胸部集検用間接撮影用，口内法撮影用，歯科用パノラマ断層撮影，骨塩定量分析エックス線装置およびエックス線CT線装置），透視用エックス線装置，治療用エックス線装置，移動型および携帯型エックス線装置（移動型透視用エックス線装置，移動型エックス線CT装置），輸血用血液照射エックス線装置など。

診療用高エネルギー放射線発生装置❹

診療用高エネルギー放射線発生装置には，直接加速器（リニアック，ライナック），ベータトロン，マイクロトロンなど。

診療用放射線照射装置❸❺

コバルト60遠隔照射装置，セシウム137遠隔照射装置，リモートアフターローディング，セレクトロン（Co-60，Cs-137），マイクロセレクトロン（Ir-192，Cs-137），ラルストロン（Co-60），ガンマナイフ（Co-60）など。

■診療用放射線照射器具❷

Ir-92ワイヤー，I-125シード，Au-198グレイン，Ra-262針・管など。

■放射性同位元素装備診療機器

骨塩定量分析装置（I-125，Gd-153など），ECDガスクロマトグラフ装置（Ni-63），Cs-137血液照射装置など。

■診療用放射性同位元素または陽電子断層撮影診療用放射性同位元素

放射性医薬品で密封されていない放射性同位元素（^{99m}Tc-ECD，^{18}F-FDGなど）

表2 届出事項[6]～[11]

施設	構造
エックス線装置の届出	(1) 病院または診療所の名称および所在地 (2) エックス線装置の製作者名，型式および台数 (3) **エックス線高電圧発生装置の定格出力** (4) **エックス線装置およびエックス線診療室のエックス線障害の防止に関する構造設備および予防措置の概要** (5) **エックス線診療に従事する医師，歯科医師，診療放射線技師または診療エックス線技師の氏名およびエックス線診療に関する経歴**
診療用高エネルギー放射線発生装置の届出	(1) 病院または診療所の名称および所在地 (2) 診療用高エネルギー放射線発生装置の製作者名，型式および台数 (3) 診療用高エネルギー放射線発生装置の定格出力 (4) 診療用高エネルギー放射線発生装置および診療用高エネルギー放射線発生装置使用室の放射線障害の防止に関する構造設備および予防措置の概要 (5) 診療用高エネルギー放射線発生装置を使用する医師，歯科医師または診療放射線技師の氏名および放射線診療に関する経歴
診療用放射線照射装置の届出	(1) 病院または診療所の名称および所在地 (2) 診療用放射線照射装置の製作者名，型式および個数ならびに装備する放射性同位元素の種類およびベクレル単位で表した数量 (3) 診療用放射線照射装置，診療用放射線照射装置使用室，貯蔵施設および運搬容器ならびに診療用放射線照射装置により治療を受けている患者を入院させる病室の放射線障害の防止に関する構造設備および予防措置の概要 (4) 診療用放射線照射装置を使用する医師，歯科医師または診療放射線技師の氏名および放射線診療に関する経歴 (5) 予定使用開始時期
診療用放射線照射器具の届出	(1) 病院または診療所の名称および所在地 (2) 診療用放射線照射器具の型式および個数ならびに装備する放射性同位元素の種類およびベクレル単位で表した数量 (3) 診療用放射線照射器具使用室，貯蔵施設および運搬容器ならびに診療用放射線照射器具により治療を受けている患者を入院させる病室の放射線障害の防止に関する構造設備および予防措置の概要 (4) 診療用放射線照射器具を使用する医師，歯科医師または診療放射線技師の氏名および放射線診療に関する経歴 (5) 予定使用開始時期 (6) 病院または診療所に，診療用放射線照射器具を備えている場合，**毎年12月20日までに**，翌年において使用を予定する当該診療用放射線照射器具について（1）および（2）を記載した届出書を提出する。
放射性同位元素装備診療機器	(1) 病院または診療所の名称および所在地 (2) 放射性同位元素装備診療機器の製作者名，型式および台数ならびに装備する放射性同位元素の種類およびベクレル単位で表した数量 (3) 放射性同位元素装備診療機器使用室の放射線障害の防止に関する構造設備および予防措置の概要 (4) 放射線を人体に対して照射する放射性同位元素装備診療機器にあっては当該機器を使用する医師，歯科医師または診療放射線技師の氏名および放射線診療に関する経歴 (5) 予定使用開始時期
診療用放射性同位元素または陽電子断層撮影診療用放射性同位元素の届出	(1) 病院または診療所の名称および所在地 (2) 使用を予定する診療用放射性同位元素または陽電子断層撮影診療用放射性同位元素の種類，形状およびベクレル単位で表した数量 (3) ベクレル単位で表した診療用放射性同位元素または陽電子断層撮影診療用放射性同位元素の種類ごとの最大貯蔵予定数量，1日の最大使用予定数量および3月間の最大使用予定数量 (4) 診療用放射性同位元素使用室，陽電子断層撮影診療用放射性同位元素使用室，貯蔵施設，運搬容器および廃棄施設ならびに診療用放射性同位元素または陽電子断層撮影診療用放射性同位元素により治療を受けている患者を入院させる病室の放射線障害の防止に関する構造設備および予防措置の概要 (5) 診療用放射性同位元素または陽電子断層撮影診療用放射性同位元素を使用する医師または歯科医師の氏名および放射線診療に関する経歴 (6) 病院または診療所に，診療用放射性同位元素または陽電子断層撮影診療用放射性同位元素を備えている場合，**毎年12月20日までに**，翌年において使用を予定する診療用放射性同位元素または陽電子断層撮影診療用放射性同位元素について（1）および（2）を記載した届出書を提出する。

表3 構造設備[17]〜[21]

施 設	構 造
エックス線診療室	・エックス線装置を操作する場所を設けない（別室に操作する場所を設ける必要がある）。ただし，近接撮影，乳房撮影を行う場合は除外される。 ・エックス線診療室である旨を示す標識を付する。
診療用高エネルギー放射線発生装置使用室	・人が常時出入する**出入口は1カ所**とし，出入口には，放射線発生時に自動的にその旨を表示する装置を設ける。 ・診療用高エネルギー放射線発生装置使用室である旨を示す標識を付する。
診療用放射線照射装置使用室	・主要構造部等は，**耐火構造または不燃材料を用いた構造**とする。 ・人が常時出入する**出入口は1カ所**とし，出入口には，放射線発生時に自動的にその旨を表示する装置を設ける。 ・診療用放射線照射装置使用室である旨を示す標識を付する。
診療用放射線照射器具使用室	・人が常時出入する**出入口は1カ所**とする。 ・診療用放射線照射器具使用室である旨を示す標識を付する。
放射性同位元素装備診療機器使用室	・主要構造部等は，**耐火構造または不燃材料を用いた構造**とする。 ・扉等外部に通ずる部分には，**かぎその他閉鎖のための設備または器具**を設ける。 ・放射性同位元素装備診療機器使用室である旨を示す標識を付する。 ・間仕切りを設けることその他の適切な放射線障害の防止に関する予防措置を講ずる。
診療用放射性同位元素使用室	・主要構造部等は，**耐火構造または不燃材料を用いた構造**とする。 ・診療用放射性同位元素の調剤等を行う室（**準備室**）とこれを用いて診療を行う室に区画する。 ・人が常時出入する**出入口は1カ所**とする。 ・診療用放射性同位元素使用室である旨を示す標識を付する。 ・内部の壁，床など汚染するおそれのある部分は突起物，目地など間隔が少ないこと。 ・出入口付近に汚染検査に必要な放射線測定器，汚染の除去に必要な器材，洗浄設備，更衣設備を設ける。
陽電子断層撮影診療用放射性同位元素使用室	・主要構造部等は，**耐火構造または不燃材料を用いた構造**とする。 ・陽電子断層撮影診療用放射性同位元素の調剤等を行う室（**陽電子準備室**），これを用いて診療を行う室および陽電子断層撮影診療用放射性同位元素が投与された患者等が待機する室に区画する。 ・人が常時出入する**出入口は1カ所**とする。 ・陽電子断層撮影診療用放射性同位元素使用室である旨を示す標識を付する。 ・陽電子断層撮影診療用放射性同位元素使用室の室内には，陽電子放射断層撮影装置を操作する場所を設けない。 ・内部の壁，床など汚染するおそれのある部分は突起物，目地など間隔が少ないこと。 ・出入口付近に汚染検査に必要な放射線測定器，汚染の除去に必要な器材，洗浄設備，更衣設備を設ける。
放射線治療病室	・放射線治療病室である旨を示す標識を付する。 ・内部の壁，床など汚染するおそれのある部分は突起物，目地など間隔が少ないこと。 ・出入口付近に汚染検査に必要な放射線測定器，汚染の除去に必要な器材，洗浄設備，更衣設備を設ける（診療用放射線照射装置，照射器具のみの治療は除外）。

エックス線装置等の測定

病院または診療所の管理者は，治療用エックス線装置，診療用高エネルギー放射線発生装置，診療用粒子線照射装置および診療用放射線照射装置について，その放射線量を6月を超えない期間ごとに1回以上線量計で測定し，その結果に関する記録を5年間保存しなければならない。

表4 放射線障害が発生するおそれのある場所の測定[22]~[26]

項目	場所
放射線の量	・エックス線診療室，診療用高エネルギー放射線発生装置使用室，診療用粒子線照射装置使用室，診療用放射線照射装置使用室，診療用放射線照射器具使用室，放射性同位元素装備診療機器使用室，診療用放射性同位元素使用室，陽電子断層撮影診療用放射性同位元素使用室 ・貯蔵施設 ・廃棄施設 ・放射線治療病室 ・管理区域の境界 ・病院または診療所内の人が居住する区域 ・病院または診療所の敷地の境界
放射線同位元素による汚染の状況	・診療用放射性同位元素使用室および陽電子断層撮影診療用放射性同位元素使用室 ・診療用放射性同位元素または陽電子断層撮影診療用放射性同位元素により治療を受けている患者を入院させる放射線治療病室 ・排水設備の排水口 ・排気設備の排気口 ・排水監視設備のある場所 ・排気監視設備のある場所 ・管理区域の境界

放射線障害が発生するおそれのある場所の測定頻度[22]~[28]

- 病院または診療所の管理者は，放射線障害の発生するおそれのある場所について，**診療を開始する前に1回**および診療を開始した後にあっては**1月を超えない期間ごとに1回測定**する。
- ただし，装置を固定して取扱い，かつ取扱い方法および遮へい壁等の位置が一定である場合は，**エックス線診療室，診療用高エネルギー放射線発生装置使用室，診療用粒子線照射装置使用室，診療用放射線照射装置使用室，放射性同位元素装備診療機器使用室，管理区域の境界，病院または診療所内の人が居住する区域**および**病院または診療所の敷地の境界**における放射線の量の測定は**6月を超えない期間ごとに1回測定**する。
- **排水設備の排水口，排気設備の排気口，排水監視設備**のある場所および**排気監視設備**のある場所における放射性同位元素による汚染の状況の測定は**その都度**行う。連続して排水し，または排気する場合は**連続して**行う。

在宅医療におけるX線撮影[27]~[31]

- 適切な診療を行うために，エックス線撮影が必要であると**医師または歯科医師が認めた部位**に対して**エックス線撮影（透視撮影は不可）**ができる。
- エックス線撮影装置を直接操作する医師または診療放射線技師は，放射線診療従事者として登録し，**個人被ばく線量計を着用する**必要がある。
- 操作者および介助者は，**0.25mm鉛当量以上の防護衣を着用**するなど防護に配慮する必要がある。
- エックス線撮影に必要な医療従事者以外（家族および介護者を含む）は，エックス線撮影管容器および患者から**2m以上**離れて，エックス線撮影撮影が終了するまで待機すること。また，2m以上離れることができない場合には，0.25mm鉛当量以上の防護衣等で，防護措置を講ずる必要がある。
- 歯科口内法エックス線撮影においても，上記と同様の防護が必要となる。これに加えて，(1) 照射方向の設定に十分に留意・確認すること，(2) 照射筒を皮膚面から離さないようにして照射野の直径は8センチメートルを超えないこと，(3) 原則として，フィルム保持と照射方向を支持する補助具（インジケータ）を使用することが必要となる。

4 関係法規　放射線障害防止法，労働安全衛生法

井上 一雅

出題基準

●放射性同位元素等による放射線障害の防止に関する法律〈放射線障害防止法〉(放射線障害防止法施行規則)，労働安全衛生法(電離放射線障害防止規則)

弱点克服への道　健康診断に係る放射線障害防止法施行規則と電離放射線障害防止規則の違いを押さえよう。

◉放射線の定義

放射線障害防止法

- アルファ線，重粒子線，陽子線その他の重荷電粒子およびベータ線
- 中性子線
- ガンマ線および特性エックス線(軌道電子捕獲に伴って発生する特性エックス線に限る)
- 1メガ電子ボルト以上のエネルギーを有する電子線およびエックス線

電離放射線障害防止法

- アルファ線，重陽子線および陽子線
- ベータ線および電子線
- 中性子線
- ガンマ線およびエックス線

◉健康診断(表1)

表1　健康診断

	放射線障害防止法	電離放射線障害防止法
対象者	放射線業務従事者 (一時的に管理区域に立ち入る者を除く)	放射線業務に常時従事する労働者で管理区域に立ち入るもの
時期	初めて管理区域に立ち入る前 **1年を超えない時期ごと**	雇い入れ，配置換えの際 **6カ月以内ごとに1回(定期)**
問診	(1) 放射線の被ばく歴の有無　被ばく歴を有する者の作業の場所，内容，期間，線量，放射線障害の有無，その他被ばくの状況	(1) 被ばく歴の有無，自覚症状の有無　被ばく歴を有する者の調査と評価，作業の場所，内容，期間，放射線障害の有無
検査	(2) 末梢血液中の血色素量またはヘマトクリット値，赤血球数，白血球数および白血球百分率 (3) 皮膚 (4) 眼	(2) 白血球数および白血球百分率 (3) 赤血球数および血色素量またはヘマトクリット値 (4) 皮膚 (5) 眼(白内障に関して)
省略	・立ち入り後は，(2)～(4) の検査は医師が必要と認めた場合に行う((1) は必須) ・初めて管理区域に立ち入る前の健康診断は，(2) と (3) は省略できない	・雇い入れ，配置換えの際は使用する線源の種類に応じて (5) の検査を省略できる ・定期の際は医師が必要ないと認めるときは (2)～(5) の検査項目を省略できる ・前1年間に受けた実効線量が**5mSv**を超えず，当該1年間に受ける実効線量が5 mSvを超えるおそれがない者は，医師が必要と認めないときは (2)～(5) の検査を行うことは要しない
記録	実施年月日，対象者の氏名，健康診断を行った医師名，健康診断の結果，健康診断の結果に基づいて講じた措置	電離健康診断個人票を作成
保存	**永久保存**	**30年間保存**　電離健康診断結果報告書を所轄労働基準監督署長に提出

ポイントねらい撃ち 過去問から，覚えるべきポイントをピックアップ！

◉健康診断

❶管理区域に初めて立ち入る前に行う健康診断の項目は，皮膚の検診，末しょう血液中の白血球数および赤血球数，被ばく歴の有無に関する問診が含まれる。61-98PM

❷管理区域に立ち入った放射線業務従事者に対し行う定期健康診断項目は，眼，皮膚，赤血球数，白血球数が含まれる。63-99PM

❸放射線障害防止法における健康診断において，結果を電磁方法により保存した場合においても永久保存する必要がある。66-98PM

❹放射線障害防止法における健康診断において，実効線量限度を超えて被ばくしたおそれがあるときは遅延なく行う。66-98PM

❺放射線障害防止法における健康診断において，管理区域に立ち入った後は1年を超えない期間ごとに行う。66-98PM

❻放射線障害防止法における健康診断において，一時的に管理区域に立ち入る者に対して健康診断を行う必要はない。66-98PM

❼放射線障害防止法における健康診断において，放射性同位元素により皮膚の創傷面が汚染されたおそれがあるときは遅延なく行う。66-98PM

❽電離放射線障害防止規則に規定されている健康診断において，結果は30年間の保存義務がある。65-99PM

❾電離放射線障害防止規則に規定されている健康診断において，問診は医師の判断にかかわらず省略することはできない。65-99PM

❿電離放射線障害防止規則に規定されている健康診断において，電離放射線健康診断個人票を作成し管理する。65-99PM

⓫電離放射線障害防止規則に規定されている健康診断において，前年度の実効線量が5mSvを超えなかった場合，医師が必要と認めないときは問診以外の項目を省略できる。65-99PM

⓬電離放射線障害防止規則に規定されている健康診断において，管理区域に立ち入った後は6カ月以内ごとに1回行う。65-99PM

イエロー・ノート⇒5章14，15

知識の幅を広げよう

法律の目的

- **放射線障害防止法**：**原子力基本法**の精神にのっとり，放射性同位元素の使用，販売，賃貸，廃棄その他の取扱い，放射線発生装置の使用および放射性同位元素または放射線発生装置から発生した放射線によって汚染された物（「放射性汚染物」）の廃棄その他の取扱いを規制することにより，これらによる**放射線障害を防止**し，**公共の安全を確保**することを目的とする。
- **電離放射線障害防止法**：事業者は，**労働者**が電離放射線を受けることをできるだけ少なくするように努めなければならない。

緊急の健康診断（放射線障害防止法関連）❹❼

放射線業務従事者が次の（1）～（4）に該当するときは，**遅滞なく**，その者につき健康診断を行うこと。

（1）放**射性同位元素を誤って吸入摂取**し，または**経口摂取**したとき。

（2）**放射性同位元素により表面密度限度を超えて皮膚が汚染**され，その汚染を容易に除去することができないとき。

（3）放射性同位元素により**皮膚の創傷面が汚染**され，または汚染されたおそれのあるとき。

（4）**実効線量限度または等価線量限度を超えて放射線に被ばく**し，または被ばくしたおそれのあるとき。

電磁的方法による保存（放射線障害防止法関連）❸

- 健康診断の結果についての記録は，電磁的方法により記録することにより作成し，保存（永年保存）することができる。
- 電磁的方法による保存をする場合には，同項の記録が必要に応じ電子計算機その他の機器を用いて直ちに表示されることができるようにしておかなければならない。
- 電磁的方法による保存をする場合には，原子力規制委員会が定める基準を確保するよう努めなければならない。

放射線障害を受けた者または受けたおそれのある者に対する措置（放射線障害防止法関連）

- 放射線業務従事者が放射線障害を受け，または受けたおそれのある場合には，放射線障害または放射線障害を受けたおそれの程度に応じ，**管理区域への立入時間の短縮**，**立入りの禁止**，**放射線に被ばくするおそれの少ない業務への配置転換等の措置**を講じ，必要な**保健指導**を行うこと。
- 放射線業務従事者以外の者が放射線障害を受け，または受けたおそれのある場合には，**遅滞なく**，医師による診断，必要な保健指導等の適切な措置を講ずること。

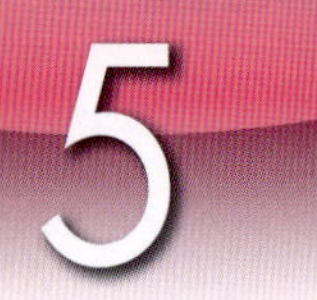

放射線管理の目的と方法

放射線管理に用いる測定機器，外部被ばく管理

井上 一雅

出題基準

- 放射線管理に用いる測定機器（種類，用途，使用方法，保守管理），外部被ばく管理（外部被ばく線量評価の目的と方法，実効線量及び等価線量の評価，個人被ばく線量測定，場所の測定，周辺線量当量，方向性線量当量，外部被ばく線量測定に使用する実用量，外部被ばく線量評価のための換算係数，全身被ばくと局所被ばくの線量評価）

弱点克服への道　放射線管理に係る放射線測定器の種類とその用途について押さえよう。

放射線測定器と使用用途

- **電離箱式サーベイメータ**：エネルギー特性がよいが感度が低いため，管理区域内の**高放射線場の空間線量率測定**に適している。主として，X線およびγ線測定に用いられるが，前面部のキャップをはずすことによりβ線の測定も可能である。
- **GM管式サーベイメータ**：X線，γ線およびβ線の測定に用いられる。β線を測定する際は前面部のキャップをはずして使用する。主な用途は，測定管理区域内のβ線による**表面汚染の測定**である。
- **シンチレーション式サーベイメータ**：電離箱式サーベイメータと比較して，X線およびγ線に対する感度が高いため**低線量率場の空間線量率測定**に適している。主な用途として，**表面汚染の測定**，**管理区域の境界**，**居住区域および事務所の境界**などの**空間線量率の測定**に用いられる。検出器としては，NaI（Tl）およびCsI（Tl）シンチレータが使用されている。そのほかに，α線測定用にZnS（Ag）やCsI（Tl）シンチレータ，β線測定用にプラスティックシンチレータなどがある。
- **中性子カウンタ**：中性子線用のサーベイメータであり，核反応を利用したBF_3比例計数管や^3He比例計数管が利用される。一般的には，10keV～数MeV程度の広いエネルギーにわたってエネルギー依存性の小さい**ロングカウンタ**や，熱中性子（0.025eV）～20MeV程度の中性子を検出できる**レムカウンタ**が用いられる。
- **ハンドフットクロスモニタ**：身体表面および衣類などの**表面汚染の測定**に用いられる。管理区域の汚染検査室に設置されており，作業者の手指，スリッパ底，衣類などの汚染のチェックに用いられる。
- **個人被ばく線量計**：**蛍光ガラス線量計**，**熱ルミネッセンス線量計（TLD）**，**光刺激ルミネッセンス線量計（OSLD）**などが用いられる。そのほかに，一時立入者用に**ポケット線量計**（電離箱式，半導体式）などがある。

表面汚染密度限度

管理区域内の表面汚染密度限度は，**α線を放出する核種で4Bq/cm²**，**α線を放出しない核種で40Bq/cm²**と定められている。それぞれの**表面汚染密度限度の1/10**を超えているものは，管理区域外への持ち出しができない。

表面汚染の測定

汚染箇所が固着性汚染の場合は，サーベイメータを用いた直接測定法（**サーベイメータ法**）により測定する。汚染箇所が遊離性汚染の場合は，ろ紙を用いた拭き取りによる間接測定法（**スミア法**）により測定する。また，床面の表面汚染を効率よく測定可能にするために，**フロアモニタ**がある。

イエロー・ノート ⇒ 5章23，24

ポイントねらい撃ち 過去問から，覚えるべきポイントをピックアップ！

●放射線測定器と使用用途

★❶TLDおよびガラス線量計は，個人被ばく線量測定に用いられる。61-99PM，66-99PM

❷ウェル型シンチレーションカウンタは，排水中の放射性同位元素濃度の測定に用いられる。66-99PM

★❸GM管式サーベイメータは，管理区域床面の表面汚染の測定に用いられる。61-99PM，66-99PM

❹フロアモニタは，管理区域床面の表面汚染の測定に用いられる。61-99PM

❺電離箱式サーベイメータは，高放射線場の空間線量の測定に用いられる。66-99PM

★❻NaI（Tl）シンチレーション式サーベイメータは環境の空間線量率測定に用いられる。61-99PM，66-99PM

❼ハンドフットクロスモニタは，手足や衣服の表面汚染の測定に用いられる。61-99PM

●個人被ばく線量計

❽放射線治療病室への一時立入者の個人被ばく線量測定にはポケット線量計が最も適している。62-98PM

❾IVR実施時では頭頸部にも装着する。62-100PM

❿プロテクタの内側にも装着する。62-100PM

⓫最も被ばくすると思われる部位にも装着する。62-100PM

⓬指の局所被ばく測定にはリングバッジを装着する。62-100PM

⓭個人被ばく線量計で蛍光量を用いるものとしてTLD線量計，ガラスバッジおよびOSL線量計がある。62-100PM

●安全管理および除染方法

⓮放射能汚染除去の際は汚染箇所を明示する。62-101PM

⓯化学的に活性度の低い除染剤を優先する。62-101PM

⓰皮膚の除染剤として中性石鹸を用いる。62-101PM

⓱傷口が汚染された場合には出血を促す。62-101PM

⓲汚染レベルの低いほうから高いほうに向かって除染する。62-101PM

⓳傷口の汚染は直ちに温流水で洗い流す。64-101PM

⓴体内摂取防止には湿式除染が有効である。64-101PM

㉑皮膚の除染には，流水または中性洗剤を用いる。64-101PM

㉒非密封線源の安全管理において除染処理は汚染箇所の外側から中央部に向けて行う。66-101PM

㉓管理区域内の床面や壁は液体が浸透しにくい材質とする。66-101PM

㉔ポリエチレンろ紙はポリエチレン側が下側になるように敷く。66-101PM

㉕管理区域内では放射性核種を取り扱っていない場合でも飲食してはいけない。66-101PM

㉖ハンドフットクロスモニタ使用時にはスリッパを履いたまま汚染の有無を確認する。66-101PM

●表面汚染密度の測定

㉗表面汚染の検出にはスミア法が有効である。64-101PM

㉘表面密度限度の10分の1以下であれば管理区域外へ持ち出してよい。64-101PM

㉙表面汚染密度（Bq/cm^2）の算出には計数効率，拭き取り効率，拭き取り面積を考慮する必要がある。63-102PM

㉚固着性汚染の場合はサーベイメータ法を用いる。65-101PM

㉛遊離性汚染の場合はスミア法を用いる。65-101PM

㉜α線を放出する核種の汚染密度限度は4Bq/cm^{2}である。65-101PM

㉝β線を放出する核種の汚染密度限度は40Bq/cm^{2}である。65-101PM

㉞表面が浸透性の材質では拭き取り効率が非浸透性よりも低い。65-101PM

★：2回以上出題

● **異常時の措置**

㉟放射線事故の対応で応急処置の原則として，通報，安全保持，拡大防止，過大評価がある。65-102PM

知識の幅を広げよう

表面汚染の対策㉔

- **作業前および作業中の汚染測定**：作業前にサーベイメータ等で作業環境の汚染の有無を確認する。また，作業中も常にサーベイメータ等を作業環境に設置して継続的に汚染の有無を確認する必要がある。
- **作業台等の環境**：作業台全面に，ポリエチレンろ紙（**ろ紙側が上，ポリエチレン側が下**）を敷き，表面汚染が生じても除染を容易にする。
- **除染作業の準備**：汚染が生じた場合に，直ちに除染作業を行えるように必要な器材等を準備しておく必要がある。

除染時の注意事項⑭〜㉒

- **汚染拡大の防止**：除染は**低レベルから高レベルに向けて**，汚染箇所の**外側から中心に向けて**行う。液体の場合は，吸収材などを敷いて汚染の拡大を防ぐ。
- **汚染規模の確認**：サーベイメータ法またはスミア法を用いて汚染の状況を調査して**汚染箇所を明示**する。汚染の度合いによっては汚染区域に縄張りや標示などを行う。
- **早期に除染**：時間経過に伴い除染効率が低下するため，なるべく**早期に除染**を行う。
- **作業者の除染**：除染作業者の汚染検査を行い，汚染がある場合は直ちに除染を行う。
- **湿式作業**：塵埃や空気を汚染するような場合は，内部被ばく防止のために**湿式作業**が原則となる。
- **除染作業者の防護**：除染作業者は，被ばく線量計を着用して**個人モニタリング**を行う。
- **除染剤**：汚染の状況に適した除染剤の選択が必要となる。**はじめに水**を用いて除染作業を行い，その後，**化学的活性度の低いものから**順次使用する。
- **除染計画**：汚染の状況から適切な除染計画を立てる必要がある。短半減期核種による汚染の場合は減衰法が有効である。また，除染作業によって生じる放射性廃棄物の量も考慮した計画が必要である。

外部被ばくの線量測定⑨〜⑫

- 外部被ばくによる線量の測定は，**1cm線量当量**および**70μm線量当量**を放射線測定器を用いて測定する。
- 外部被ばく線量は，個人被ばく線量計を**男子は胸部，女子は腹部**に装着して測定する。
- 体幹部を「頭部および頸部」「胸部および上腕部」ならびに「腹部および大腿部」に3区分した場合において，被ばくする線量が最大となるおそれのある区分が胸部および上腕部（女子の場合は腹部および大腿部）以外であるときは，当該区分についても測定する。また，被ばくする線量が最大となるおそれのある人体部位が体幹部以外の部位であるときは，当該部位についても測定する。
- 外部被ばくによる線量の測定は，管理区域に立ち入っている間**継続して行う**。

内部被ばくの線量測定

- 内部被ばくによる線量の測定は，排泄物や体液試料中に含まれる放射性物質の濃度を測定する**バイオアッセイ法**，体内摂取された放射性物質から放出される放射線を体外で計測する**体外計測法**，放射性医薬品の投与による内部被ばく線量の評価方法として**MIRD法**がある。体外測定法では，一般的に全身計測のために**ホールボディカウンタ**が用いられる。

異常時の措置

- **安全保持**：人命および身体を第一に考える。
- **通報**：近くにいる人，放射線管理担当者，放射線取扱主任者，その他関係者に連絡する。
- **影響の拡大防止**：汚染の拡大防止を最大限図り，過度な被ばくおよび吸入摂取を避ける。
- **過大評価**：事故の危険性を安全側に考えて過大評価を心がける。

索引

診療放射線技師

先手必勝！ 弱点克服完全ガイド

2015年 1月 10日 第1版第1刷発行

■編 集 福士政広 ふくし まさひろ

■発行者 鳥羽清治

■発行所 株式会社メジカルビュー社
〒162-0845 東京都新宿区市谷本村町2-30
電話 03(5228)2050(代表)
ホームページ http://www.medicalview.co.jp/

営業部 FAX 03(5228)2059
E-mail eigyo@medicalview.co.jp

編集部 FAX 03(5228)2062
E-mail ed@medicalview.co.jp
■印刷所 シナノ印刷 株式会社

ISBN978-4-7583-1498-5 C3047